실용
한방처방집

신흥메드싸이언스

실용

한방처방집

日本漢方協會

조 기 호 옮김

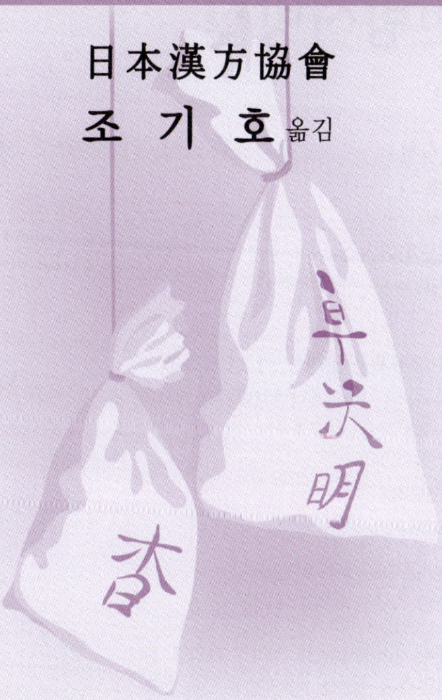

신흥메드싸이언스

실용 한방처방집

2010년 9월 발행

지 은 이 : 일본한방협회
옮 긴 이 : 조 기 호
발 행 인 : 홍 성 혁
발 행 처 : **신흥메드싸이언스**
편 집 : 박 혜 림
디 자 인 : 조 유 영

주 소 : 서울시 영등포구 양평동3가 15-1번지
월드메르디앙 비즈센터 501호
등록번호 : 제318-2007-000077호
전 화 : 02) 2165-8670~4
팩 스 : 02) 2165-8675
홈페이지 : www.shmed.co.kr

I S B N : 978-89-6498-001-9 93510
정 가 : 35,000원

개정 3판 서문

일본한방협회는 1970년에 일본한방협의회로 발족하였고, 이 처방집은 창립 20주년을 기념하여 1989년에 출판되었다. 당시 젊었던 『처방집 편집위원회』 멤버는 이제 협회에서 중추적인 역할을 하고 있다. 그 동안 한방의 발전은 눈부셔 메이지 이래 悲願이 달성된 듯하다. 이 처방집이 나오기까지의 변천을 열거한다.

1989 : 일본동양의학회에 한방전문의제도가 생겨, 동양의학회의 의사 회원이 급증하였다. 또한 각 지역에 한방외래가 신설되었다.

1991 : 일본동양의학회가 일본의사회에 가입하였다.
한방 엑기스 재평가 (黃連解毒湯 桂枝加芍藥湯 芍藥甘草湯 小柴胡湯 小青龍湯 大黃甘草湯 白虎加人蔘湯 六君子湯) 개시.

1993 : 국립대학 최초의 和漢診療學講座가 토야마의과약과대학에 개설.
厚生省이 『약국업무운영 가이드라인』(약국=보험약국임)을 발간.

1994 : 小柴胡湯과 인테페론 상호작용에 의한 간질성폐렴이 문제가 됨.
이후 부작용과 다른 약과의 상호작용에 대한 첨부문서 개정이 빈번히 이루어짐.

1995 : PL법 실시에 따라 첨부문서가 중요하게 된다(예 : 임신부에 대한 주의사항).

1996 : 의료용한방제제의 첨부문서 주의사항에 『본제의 사용에 맞는 환자의 證(체질, 증상)을 고려하여 투여할 것.……』이 추가되었다.
일본약사회가 『약국 grand design』(기간약국을 핵심으로 한 지역분업)을 책정.

1999 : 일반용 의약품 첨부문서 기재요항(일본한방제제협회).
그 후에도 첨부문서의 개정은 발 빠르게 진행되었다.

2000 : 『種의 보존법』 개정에 따라 일부 생약의 수입이 문제가 되어 자연보호단체의 항의가 일어났다.

2002 : 『일반용 의약품 승인합리화위원회』가 『self medication에 있어서 일반용 의약품의 유용성』에 대한 중간 결과를 내었다. 이에 일반용 의약품 평가방법확립을 위해 AUR, 생약제제(허브를 포함)의 승인심사 검토, 한방제제

(일반용 한방제제 승인 신청내규, 즉, 210처방)의 재검토가 시작되었다.
약학대학, 약학과의 신설 붐이 일어남.

2005 : 의학교육 커리큘럼에 『和漢藥을 개설할 수 있다』라는 항목이 들어갔다.
제조승인제에서 제조판매제로 바뀌었다.
의약품 risk 분류(3분류)에서 생약, 생약제제는 B등급으로 되었다.

2006 : 약학대학 6년제 도입. 약학교육 핵심 커리큘럼에 한방약에 대한 항목이 포함되었다. 또한 한방과를 내건 약학대학도 등장했다.
제15개정 일본약국방에 한방 엑기스제가 수록되었다.

의약품의 흐름은 물질(hard)면에서 사용법 · 사용상 주의점 같은 정보(soft)면으로 중심이 이동하고 있다. 그러나 한방에서는 soft면이 이전부터 중시되어 왔는데 즉 환자 개인별로 처방되어 왔다. 이 처방집은 그러한 정보도 모아놓은 것이며, 선현의 지혜가 포함되어 있다고 자부한다. 모든 분의 지적, 의견을 존중하여 보다 좋은 처방집으로 발전시키고자 하였다.

나아가 이번 개정에서 바쁜 와중에도 시간을 쪼개어 일을 해주신 三上正利 부회장, 小根山隆祥 학술부장을 비롯한 일본한방협회 이사 · 위원 및 편집담당 山田眞知子 씨에게 감사드린다.

2006년 6월

일본한방협회회장

飯島 弘

이번 개정에서는 다음 사항에 중점을 두었다.

① 독자로부터 받은 오류 정정
② 한방학회 등에서 화제가 된 처방의 추가
③ 하단에 사용목표가 되는 구결과 주의사항을 증보
④ 전체 구성과 문체를 통일시켰다.
⑤ 원전과 문헌인용에는 손을 대지 않았지만, 그러한 문헌 발행 시 미스프린트가 명백한 부분은 정정한 곳도 있다.

2판에 따른 개정에 즈음하여

1. 지난 번 개정과 같이 이용자로부터의 의견을 모아 보강하였다.
2. 1996년 4월 1일에 『제13개정 일본약국방』이 공포되었는데, 여기에 맞추어 『일본약국방외 생약규격』의 개정이 이루어졌다. 이상의 개정을 받아들여, 약국제조업 제조품목 일부 개정이 이루어졌다. 본 『실용한방처방집』도 그 개정에 맞추어 藥을 개정하였다.

약국제조업의 제조품목 변경은 다음과 같다.

- 신규추가 품목
  ① 胃風湯 ② 化食養脾湯 ③ 驅風解毒湯
  ④ 桂枝加苓朮附湯 ⑤ 滋陰至寶湯 ⑥ 蔘苓白朮散料 蔘苓白朮散
  ⑦ 半夏白朮天麻湯 ⑧ 分消湯

- 기존품에 제형 등 일부 다른 점을 추가(번호로 추가)
  ① 乾薑人蔘半夏丸(料는 丸으로서 기존에 있는 것이고, 이번에는 丸料로 변경)
  ② 柴胡加龍骨牡蠣湯(黃芩) (黃芩이 없는 것은 기존)

- 명칭 변경(末은 폐지하고 散의 전탕제는 散料로 하였다)
  茵蔯五苓散 → 茵蔯五苓散料　茵蔯五苓散末 → 茵蔯五苓散
  應鍾散 → 應鍾散料　應鍾散末 → 應鍾散
  乾薑人蔘半夏丸 → 乾薑人蔘半夏丸料
  香蘇散 → 香蘇散料　香蘇散末 → 香蘇散
  四逆散 → 四逆散料　四逆散末 → 四逆散
  當歸散 → 當歸散料　當歸散末 → 當歸散
  排膿散 → 排膿散料　排膿散末 → 排膿散

- 효능 · 효과 변경
  ① 黃芪建中湯 ② 小建中湯 ③ 大建中湯

개정판 서문

이 책은 일본한방협회 창립 20주년을 기념하여 출판된 것이다.

본 협회는 올바른 한방지식 교육과 보급을 목적으로 당대 한방의약계의 지도 인 모든 선생님들의 도움을 받아 한방특별강좌, 실천한방통신강좌를 개강하였 수천 명의 수강자를 배출하였다. 1983년부터 회원제를 도입, 현재 1100명의 회원 확보하고 있다. 이 책의 개정은 다음과 같이 이루어졌다.

1. 이용자로부터 취합된 오류 지적을 검토하여 정정이 필요한 것은 바로잡았 前版에서는 원래 처방집에 기록되어 있던 그대로 옮겨 적는 것을 방침으로 하였으나, 이번 版부터는 확실하게 잘못되었다고 여겨지는 것은 바르게 잡 다. 앞으로도 계속 거듭된 정정을 통하여 보다 나은 내용이 되도록 할 예정 므로 여러분의 의견을 보내주시길 부탁드린다.
2. 藥의 약국제제수록품목은 1992년 6월에 개정이 이루어졌기 때문에, 여기 따라 개정 또는 추가하였다.

   1989년 9월 일본약국방외 생약규격 개정, 1991년 4월 제12개정 일본약국방 포를 받아들여, 약국제제 성분명 · 규격 · 시험법의 일부를 변경하였다.

   [예시] 일본약국방 젤라틴　　일본약국방외 생약규격 아교

   동시에 9품목 추가와 2품목(蛇床子湯, 八味逍遙散)의 삭제가 이루어졌다. 삭 2품목의 앞에 『舊(藥)』이라는 표시를 붙여 처방내용은 남겨 두었다. 또한 小 胡湯에 대해서는 예전대로 竹節人蔘을 사용한 『小柴胡湯(竹參)』(명칭변경) 인삼으로 변경한 『小柴胡湯』(추가)의 2 종류가 된다.

이번 약국제제 변경작업 과정에서 대개정 때에는 다음 사항을 검토하였다. 약국 제 품목 명칭에 대해서는 탕제에 『丸』『散』이 붙어 있는 경우가 있고, 散劑에 『散末 이라는 명칭이 붙은 것이 있어, 통일성이 결여되어 있기 때문에 제형에 따른 명칭 통일하였다. 丸, 散의 분량은 1일량으로 표시하였다. 분량 · 용법에 대해서는 고전 문에 가깝도록 하였다. 규격에 대해서도 현재 『별지규격』으로 되어 있는 생약이 일 약국방 · 일본약국방외 생약규격에 수록되어 있다면, 그 규격으로 변경하였다.

앞으로 이용자들의 의견을 모아 보다 실용처방집으로서의 면모를 갖추고자 하 로 여러분의 협력을 부탁드린다.

1993년 10월　일본한방협

서문

일본한방협회의 한방처방집 발간에 즈음하여, 먼저 이 책을 감수하여 주신 일본 한방계를 대표하는 藤平健, 山田光胤 두 박사님께 진심으로 감사의 말씀을 드린다.

본 협회는 창설(1970년)한지 만 20주년을 맞이하여 기념사업의 일환으로 실용적인 처방집을 출판하기로 하였다. 그리하여 편집위원회를 결성, 기획구성안을 만들어 검토를 반복하고, 사전 편찬과 똑같이 카드작성과 문헌 정리 등의 세세한 작업을 시작한지 벌써 3년이 지났다. 간행에 이르러 이 책이 일상 한방치료의 실제 현장에서 활용되길 희망하며, 동시에 한방을 학습하는 모든 분에게 도움이 되길 간절히 바란다.

옛날부터 한방처방(정식으로는 약방)은 분량과 구성약물 · 성분비 등 여러 가지 문제점을 가지고 있으나, 이 책에서는 어디까지나 표준을 제시하고 있기 때문에 이른바 『대충배합』 등은 실제 임상의 현장에서 비교, 검토하여 연구하길 바란다.

이 처방집을 편집 · 발간하면서 근대(쇼와시대, 1925~1988)에 들어와서 일본에서 출판된 저명하거나 권위 있는 한방처방집 및 문헌류는 대부분 참고하였다. 참고된 學恩에 대하여 깊은 감사의 말씀을 전한다.

또한 원고작성 · 교정 등 번거로운 작업을 해준 三上正利 전무이사를 중심으로 이루어진 훌륭한 본 협회 학술위원들, 인쇄출판의 수고를 해준 약업시보사에 감사를 드림과 함께, 귀중한 문헌을 빌려주신 藤井美樹 박사에게 깊은 감사의 말씀을 전한다.

1989년 4월
일본한방협회학술부장
야마노우치 신이치

번역하면서

우리나라 한의학에서 한약물의 EBM이 이루어질 수 없는 환경은 규격화 · 표준화된 QC(quality control)가 부족할 뿐 아니라, 공인된 처방집 조차 한 권 가지지 못하였기 때문이다. 2010년을 맞이한 시점에서 『동의보감』 처방을, 혹은 『방약합편』을 표준처방집으로 한다는 것도 우스운 일이다. 각 한의과대학 부속 한방병원에서는 나름대로 『한방처방집』을 가지고 있는데, 이 모두 비매품으로 비밀주의를 벗어나지 못하고 있다. 이러한 표준화된 한방 처방집에 대한 갈증이 나던 차 일본에서 가장 신뢰성 있는 『실용한방처방집』을 보고 번역하여 소개하기에 이르렀다.

이 책은 현대 일본 한방의학의 약물처방이 약 1,600개 수록되어 사전처럼 사용할 수 있으며, 아울러 오늘날 관점에서 필요한 처방을 병명중심으로 정리하였고, 최근 유행한 중국처방과 『동의보감』 처방까지 포함시켜 한 · 중 · 일 3국의 국가를 초월한 전통의학처방집으로서 가치가 있다. 처방이 가지고 있는 효능을 현대 의학적으로 해석하였으며, 증례보고를 아울러 소개하여 근거 중심에서 이탈하지 않고, 중요한 원문을 병기하여 문헌고찰 또한 소홀히 하지도 않았다. 오늘날 사용하지 않는 질병개념이 들어 있는 것이 옥에 티다.

일본사회문화의 특징 가운데 하나가 「회의」하다가 한 평생 보낸다는 말이 있는데, 이들이 합의점을 도출해 내는 과정은 지루해 보이기도 하지만, 일단 결과물이 나오면 몇 십 년은 유효하게 된다. 이번 번역작업을 하면서 우리들이 하여야 할 「한방처방 규격집」에 대한 하나의 샘플로 될 수 있다는 생각도 하게 되었다.

일본 의사들이 공통의 처방집을 만들게 된 계기는 1960년대 개별 한약물 혹은 한방 복합처방이 보험에 들어가면서 정부기관의 요청이었다. 앞으로 우리나라에서 한방 복합처방 제제가 본격적으로 보험이 이루어지고, GMP 시설을 갖춘 제약회사들이 한방제제에 착수할 때, 적어도 한의계에서 공인된 처방집이 있어야 하는데, 그렇지 못한 환경 또한 문제가 될 수 있고, 한다고 하더라도 정해진 시일에 쫓겨 날림공사가 될 여지가 많다. 이 때문에 미리 한의계의 중지를 모아 한국 한의학을 대표하는 처방집을 마련하여야 한다. 곧 우리 모두 공유할 수 있는 우리의 「한방처방집」이 나오길 기대하는 마음으로 세상에 「졸역」을 선보인다.

이번 번역작업에는 경희의료원 한방병원 2내과 의국원들, 변형식, 박주영, 임새, 박수경, 윤승규, 권승원 선생들이 워드작업을 하여주었고, 특히 권승원 선생은 초벌 번역을 혼자서 다 하다시피 하였다. 본서는 젊은 선생들의 짬을 낸 노력의 대가로 세상에 나오게 되었다. 신흥출판사의 영업부 김경수 차장과 편집부 박혜림 대리가 디자인 연구를 많이 하여 원본보다 더 깔끔한 책이 나오게 되었다. 마음 속 깊이 고마운 마음을 표한다.

2010. 8

경희의료원 한방병원

연구실에서 조기호 쓰다.

일러두기

1. 수록한 처방

현재 사용되고 있는 한방처방집에 기록된 처방을 전부 수록하고자 하였다(합계 약 1,600).

(1) 제 1차 선택처방집

經 『경험 · 한방처방분량집』 大塚敬節, 矢數道明 감수 (醫道의 日本社)

龍 『한방처방집』 龍野一雄 편저 (중국한방출판)

中 『중의처방해설』 고베중의학연구회 (醫齒藥출판)

『중의학입문』 고베중의학연구회 (醫齒藥출판)

( ) 내 숫자는 일본에서 사용되는 양

藥 약국제제수록폼목. 승인서에 따랐다.

般 『일반용 한방처방매뉴얼』 [후생성약무국감수 (약업시보사, 현재 지호출판)]수록 처방 중에서 藥에 없는 처방

이들 처방집 내용은 모두 기재하였다. 동일한 처방명이면 내용이 다르더라도 한 곳에 병기하였다.

(2) 제2차 선택처방집

矢 『임상응용한방처방해설』 矢數道明 저 (創元社, 1979년)

《醫典》『한방진료의전』 大塚敬節, 矢數道明, 淸水藤太郎 (南山堂)

柴 『고전 약물 분량』 柴田良治 저 (한방치료좌담회)

《實際》『한방치료의 실제』 大塚敬節 저 (南山堂)

《漢方處方應用의 實際》『한방처방응용의 실제』 山田光胤 저 (南山堂)

《漢方診療의 實際》 大塚敬節, 矢數道明, 淸水藤太郎 (南山堂)

《類》 類聚方廣義

漢 『한방과 한약』 (春陽堂) 하단의 숫자는 권, 호, 페이지

龍 『한방처방집』 龍野一雄 저 舊版

勿 『勿誤藥室方函 · 口訣』 淺田宗伯 저. 다만 분량에 대해서는 『東洋和漢醫學處方各論』(松園渡邊熙 편찬)을 참고하였다.

細 聖光園細野진료소 관계

제 1선택에 기재되지 않았던 처방을 이들 처방집에서 수록하였다.

2. 구성

〈왼쪽 처방〉

분량은 세는 숫자로 표기하고, 단위인 g, mL는 오해가 생기지 않는 범위에서 생략하였다.

분량은 지금까지 각 g이라고 하였으나, 이 책에서는 오류가 없도록 각 약물 뒤에 기재하였다.

經의 乾生薑, 龍의 乾薑은 JP生薑이라고 표기하였다.

龍의 일반전탕법은 1일분에 물 400mL을 넣고 200mL가 되게 끓인 후, 찌꺼기를 버리고 식전 3회로 나누어 복용한다. 이 책에서 특별히 지정하지 않고 일반전탕법이라고 한 것은 모두 이 방법에 따른다. 물 반량은 200mL의 물을 100mL가 되게 끓이는 것이다.

〈오른쪽 고전〉

참고한 부분을 발췌한 것이다. 원전을 찾을 수 없는 것은 일본에서 사용하게 된 계기가 된 책을 인용하여 놓았다.

목표 · 응용 : 참고한 처방집 등에서 요점을 추렸다.

(注): 처방을 운용할 때 주의하여야 할 점과 편집 중에 발견된 사항을 정리하였다.

질환명에 대해서는 현재, 치매증은 인지증, 정신분열병은 통합실조증이라는 명칭이 있으나 인용문헌을 그대로 따랐다.

3. 이 책에서 사용하는 기호 등

= : 별명

☞ : 참고

처방명 옆의 숫자는 수록된 페이지를 표시한다.

소아량 환산표 (성인량을 1로 할 때)

<table>
<tr><th>저자
연령</th><th>矢數有道
(임상한방의학총론)</th><th>高橋眞太郎
(유고집, 한방약과 발전사)</th><th>龍野 一雄
(한방처방집)</th><th>荒木 正胤
(한방양생담)</th><th>大塚 敬節
(증후에 따른 한방치료 실제)</th><th>厚生省藥務局
(한방제제 등의 취급에 대하여)</th><th>근세까지의 전승
(앞에 게재)</th></tr>
<tr><td>15세</td><td></td><td></td><td></td><td></td><td></td><td></td><td></td></tr>
<tr><td>14세</td><td rowspan="5">2/3=1/1.5</td><td rowspan="2">2/3=1/1.5</td><td rowspan="9">소년 1/2</td><td rowspan="2"></td><td></td><td rowspan="8">2/3=1/1.5</td><td rowspan="5">1/1.3=0.7
6</td></tr>
<tr><td>13세</td><td></td></tr>
<tr><td>12세</td><td></td><td>2/3=1/1.5</td><td></td></tr>
<tr><td>11세</td><td rowspan="3">1/2</td><td rowspan="4"></td><td></td></tr>
<tr><td>10세</td><td>1/2</td></tr>
<tr><td>9세</td><td rowspan="5">1/3</td><td></td><td rowspan="2"></td></tr>
<tr><td>8세</td><td></td><td></td></tr>
<tr><td>7세</td><td rowspan="2">1/3</td><td>1/2</td><td></td><td>1/1.8=0.5</td></tr>
<tr><td>6세</td><td rowspan="4"></td><td>1/3</td><td rowspan="3">1/2</td><td>1/2=0.5</td></tr>
<tr><td>5세</td><td></td><td rowspan="5">소아 1/3</td><td></td><td>1/2.2~1/2.5~1/2.8</td></tr>
<tr><td>4세</td><td rowspan="4">1/4~1/5</td><td rowspan="2">1/4</td><td></td><td rowspan="2"></td></tr>
<tr><td>3세</td><td></td><td rowspan="2">1/3</td></tr>
<tr><td>2세</td><td></td><td>1/3</td><td></td><td>1/4.2=0.2</td></tr>
<tr><td>1세</td><td>1/5</td><td rowspan="10"></td><td></td><td rowspan="3">1/4 이하
※</td><td>1/4.5=0.2</td></tr>
<tr><td>생후 200일</td><td rowspan="9"></td><td rowspan="9"></td><td rowspan="9"></td><td></td><td>1/5=0.2</td></tr>
<tr><td>100일</td><td></td><td>1/8.3=0.1</td></tr>
<tr><td>60일</td><td></td><td rowspan="7">3개월 미만:
복용시키지
않음</td><td>1/10=0.1</td></tr>
<tr><td>40일</td><td></td><td>1/12.5=0.0</td></tr>
<tr><td>30일</td><td></td><td>1/14.3=0.0</td></tr>
<tr><td>20일</td><td></td><td>1/25=0.0</td></tr>
<tr><td>15일</td><td></td><td>1/37=0.02</td></tr>
<tr><td>7일</td><td></td><td>1/50=0.02</td></tr>
<tr><td>1일</td><td></td><td>1/75=0.01</td></tr>
</table>

이 표는 일본한방협회고문인 篠友三 선생이 작성한 것으로 상세한 것은 일본약사협회 편 「漢方藥務指針」(지호출판)을 참고바람.

※ 소아에게 복용시키는 경우에는 보호자의 지도감독하에 복용시켜야 한다.

1세 미만 유아에게는 우선 소아과전문의의 진료를 받도록 하고, 어쩔 수 없는 경우에만 복용시킨다.

차례

ㄱ

ㄴ

ㄷ

ㅁ

ㅂ

ㅅ

ㅇ

ㅈ

ㅊ

ㅌ

ㅍ

ㅎ

加減茯苓半夏湯 가감복령반하탕【萬病回春】

柴 藿香 2.0 茴香 1.5 丁香 1.5 桂皮 1.5 砂仁 1.5 甘草 1.5 沈香 1.0 木香 1.0 陳皮 3.0 柿蔕 3.0 茯苓 3.0 半夏 3.0 厚朴 3.0 乾薑 1.5 JP生薑 0.5

【萬病回春(呃逆)】 茯苓 半夏薑汁炒 厚朴薑汁炒 各一錢 乾薑炒 丁香 官桂 砂仁 各五分 陳皮 三分 藿香 八分 柿蔕 一錢 茴香 七分 沈香 木香 甘草 二分 右剉一劑薑一片 水煎 磨沈香 木香同服

柴 목표: 水寒停胃 呃逆

加減復脈湯 가감복맥탕【溫病條辨】

中 炙甘草 18 生地黃 18 白芍 18 麥門冬 18 阿膠 9 麻子仁 9 水煎服

【溫病條辨(卷三)】 炙甘草 乾地黃 白芍藥 各六錢 麥門冬 五錢 阿膠 火麻仁 各三錢

中 목표: 滋陰養液 清虛熱

응용: 발열성 질환의 후기에 傷陰이 나타나는 경우와 경련이 발생하는 경우

[가감법]

中 설사: 去麻子仁(一甲復脈湯《溫病條辨》)

경련 동계: 加牡蠣 鱉甲(二甲復脈湯)

滋陰 鎭驚을 강화하는 경우: 加牡蠣 鱉甲(三甲復脈湯)

氣虛가 심한 경우: 加炙甘草 人蔘

陰虛가 심한 경우: 加生地黃 麥門冬 白芍

加減瀉白散 가감사백산【東垣】

經 桑白皮 3.0 地骨皮 1.0 知母 1.0 陳皮 1.0 桔梗 1.0 青皮 2.0 細辛 2.0 黃芩 2.0 甘草 2.0

【衆方規矩(喘嗽)】 桑白皮 地骨皮 知母 陳皮 桔梗 各五分 青皮 細辛 黃芩 甘草 各二分

기침 口乾 煩熱하며 胸膈不利 氣喘을 치료한다.

ㄱ

加減小柴胡湯 가감소시호탕【萬病回春】

經 柴胡 2.0 黃芩 2.0 山梔子 2.0 柹蔕 2.0 縮砂 2.0 半夏 2.0 陳皮 2.0 藿香 1.0 茴香 1.0 沈香 1.0 木香 1.0 JP生薑 1.0 甘草 1.0 烏梅 1.5 竹茹 1.5

【萬病回春(呃逆의 小柴胡湯)】 柴胡 黃芩 山梔子 柹蔕 砂仁 半夏 薑汁炒 竹茹 各一錢 藿香 八分 木香 三分
茴香 五分 甘草 三分 沈香 三分 陳皮 一錢 右剉一劑 薑一片 烏梅 一個 水煎 磨沈香 木香 溫服

加減逍遙散 가감소요산

龍《壽世保元(咳血門)》牧丹皮 4.0 白朮 4.0 當歸 3.0 芍藥 3.0 桃仁 3.0 貝母 3.0 山梔子 2.0 黃芩 2.0 桔梗 1.5 青皮 1.5 甘草 1.0

柴《壽世保元(發熱門)》當歸 2.0 川芎 2.0 芍藥 2.0 乾地黃 2.0 熟地黃 2.0 陳皮 2.0 桃仁 2.0 紅花 1.0 羌活 1.0 黃芩 1.0 酸棗仁 1.0 黃柏 1.0 桂枝 1.0 甘草 1.0 牛膝 1.0 JP生薑 0.5

【壽世保元(咳血)】 清咳湯 當歸 白芍 桃仁去皮 貝母 各一錢 白朮去蘆 牧丹皮 黃芩 梔子炒 各八分 青皮去穰 桔梗 各五分 甘草 三分 右剉一劑 水煎服
【壽世保元(發熱門)】 當歸 二錢 白芍 二錢 白朮 一錢五分 茯苓 三錢 柴胡 八分 甘草 八分 胡黃蓮 六分 麥門冬 二錢 黃芩 二錢 地骨皮 三錢 秦艽 三錢 木通 二錢 車前子 三錢 燈草十根 右剉 水煎服

龍【壽世保元(咳血門)】
목표·응용: 열성 토혈 객혈

柴【壽世保元(發熱門)】
목표: 子午潮熱

(注): 柴에는 燈心草가 빠져있다.

(注): 清咳湯과 비슷하다.

加減腎氣元 가감신기원【濟生】

漢 山茱萸 白茯苓 牧丹皮 熟地黃 五味子 澤瀉 鹿角 山藥 沈香 官桂/ 가루내어 煉蜜로 梧桐子 크기의 환으로 만든다. 매번 70환씩, 염탕(鹽湯)으로 복용한다.

漢 허약이 심하면: 加附子

(注): 八味丸去附子 加五味子 鹿角 沈香

加減凉膈散 가감양격산【萬病回春】= 凉膈散加減

經 連翹 2.0 黃芩 2.0 山梔子 2.0 桔梗 2.0 黃連 2.0 薄荷 2.0 當歸 2.0 枳殼 2.0 芍藥 2.0 地黃 2.0 甘草 1.5

龍 連翹 3.0 黃芩 3.0 桔梗 3.0 當歸 3.0 枳殼 3.0 芍藥 3.0 乾 또는 熟

【萬病回春(口舌)】 連翹 黃芩 山梔子 桔梗 黃連 薄荷 當歸 生地黃 枳殼去穰 芍藥 甘草 各等分

龍 목표·응용: 구내염 설염

(注):《萬病回春》에서는 凉膈散加減

地黃 3.0 山梔子 1.5 黃連 1.5 薄荷葉 1.5 甘草 1.5

加減涼膈散一方 가감양격산일방 【萬病回春】

經 大黃 2.5 黃芩 2.5 桔梗 2.5 石膏 4.0 薄荷葉 1.5 甘草 1.5 山梔子 1.5 連翹 1.5

柴 목표: 구내염 변비

加減玉竹湯 가감옥죽탕 = 中 加減葳蕤湯

加減胃苓湯 가감위령탕 【萬病回春】

經 猪苓 2.5 陳皮 2.5 茯苓 2.5 澤瀉 2.5 白朮 2.5 蒼朮 2.5 甘草 1.5 神麴 1.5 厚朴 1.5 木瓜 1.5 檳榔 1.5 大腹皮 1.5 香附子 1.5 山査子 1.5 縮砂 1.5 JP生薑 1.0 燈心草 1.0

【萬病回春(水腫)】 蒼朮米泔製 一錢半 陳皮去白 一錢 厚朴薑製 八分 猪苓去皮 赤茯苓去皮 澤瀉 白朮去蘆 各一錢 大腹皮 六分 神麴炒 八分 甘草炙 三分 山査子去核 七分 香附子薑炒 六分 木瓜 一錢 檳榔 八分 砂仁 七分 右剉一劑 水二鍾 生薑三片 燈心一團

柴 목표: 수종

加減葳蕤湯 가감위유탕 【通俗傷寒論】 = 加減玉竹湯

中 玉竹 12 淡豆豉 9 葱白 15 薄荷 6(後下) 白薇 6 桔梗 6 炙甘草 3 大棗 水煎服

【通俗傷寒論(第二章六經方藥)】 萎蕤二~三錢 葱白 二~三本 桔梗 薄荷 一錢~一錢半 白薇 五分~一錢 豆豉 三~四錢 炙甘草 五分 大棗 二個

中 목표: 發汗解毒 滋陰淸熱
응용: 감기 인플루엔자 기관지염 등이 陰虛의 表證을 나타내는 경우. 만성질환 산후출혈 등과 陰虛경향의 감기에 좋다.

本方은 陰虛 체질에만 적용한다. 無汗이어도, 심한 惡寒 脈浮緊을 나타내는 表寒에는 사용하지 않는다.

ㄱ

加減潤燥湯 가감윤조탕【萬病回春】

柴 天南星 2.5 半夏 2.5 白朮 2.5 茯苓 2.5 天麻 2.5 防風 2.0 桃仁 2.0 黃芩 2.0 薄桂 2.0 白芍 2.0 酸棗仁 2.0 羌活 2.0 牛膝 2.0 熟地黃 2.0 生地黃 2.0 川芎 2.0 陳皮 2.0 紅花 1.0 黃柏 1.0 甘草 1.0 當歸 4.0 JP 生薑 0.5 竹瀝汁

【萬病回春(眞中風證)】當歸 一錢二分 川芎 一錢 白芍酒炒 二錢 生地黃酒炒 八分 熟地黃薑汁炒 八分 白朮去蘆 一錢 白茯苓去皮 一錢 天南星薑汁炒 一錢 半夏薑汁炒 一錢 陳皮鹽水洗 八分 桃仁去皮 六分 紅花酒洗 四分 天麻 一錢 羌活 六分 防風 六分 黃芩酒炒 八分 酸棗仁炒 八分 黃柏去皮酒炒 三分 薄桂 肉粉 甘草炙 四分 牛膝去蘆酒洗 八分 右剉一劑水煎 入竹瀝薑汁少許溫服

柴 목표: 중풍 좌반신마비 瘀血
手下垂에는 黃芩 薄桂를 배량하고, 足下垂에는 黃柏 牛膝을 배량한다.

加減利膈湯 가감이격탕 = 利膈湯加味

漢 山梔子 3.0 半夏 5.0 乾薑 1.0 附子 0.5 甘草 1.0

漢 咽喉痞塞하며 음식이 시원하게 내려가지 않고, 少腹부터 脚部까지 不仁

加減除濕湯 가감제습탕【萬病回春】

柴 人蔘 3.0 當歸 3.0 白朮 3.0 茯苓 3.0 陳皮 3.0 半夏 3.0 桔梗 3.0 防風 2.0 枳殼 2.0 蒼朮 2.0 川芎 2.0 白芷 2.0 烏藥 2.0 羌活 2.0 赤芍 2.0 黃芩 1.0 黃連 1.0 甘草 1.0 JP 生薑 0.5

【萬病回春(眞中風證)】人蔘去蘆 八分 白朮去蘆 一錢二分 白茯苓去皮 當歸酒洗 一錢 川芎 八分 赤芍 一錢 陳皮去白 一錢 半夏薑製 一錢 蒼朮米泔製 一錢 烏藥 一錢 枳殼麩炒 一錢 白芷 九分 桔梗 八分 黃連酒炒 一錢 黃芩酒炒 一錢 羌活 一錢 防風 八分 甘草 五分 右剉一劑生薑三片

柴 목표: 중풍 우반신마비
氣虛身痛에는 薑黃을 가하고, 脚痛에는 牛膝 防己 威靈仙을 가한다.

加減蒼朮石膏知母湯 가감창출석고지모탕【經驗方】

中 蒼朮 9 赤芍 9 石膏 30(先煎) 鴨跖草 30 知母 9 防己 9 羌活 9 獨活 9 生甘草 9 西河柳 15 水煎服

中 목표: 淸熱祛濕 祛風濕
응용: 白虎加蒼朮湯에 준한다.
(注): 石膏知母湯 = 白虎湯

ㄱ

加減八物湯 가감팔물탕【萬病回春】

經 當歸 2.0 芍藥 2.0 川芎 2.0 地黃 2.0 人蔘 2.0 白朮 2.0 茯苓 2.0 山藥 2.0 杜冲 2.0 香附子 2.0 甘草 1.0 烏梅 1.0 大棗 1.0 JP生薑 1.0

【萬病回春(卷下)】 當歸 川芎 白芍酒炒 生地黃 人蔘去蘆 白朮去蘆 茯苓去皮 山藥 杜冲酒炒 香附子 各等分炒 甘草減半 烏梅一個 右剉一劑 薑棗煎 食前溫服《帶下門》

肥人은 半夏를 가하고, 瘦人은 黃柏을 가한다. 飽悶한 경우에는 人蔘을 거하고 砂仁을 가한다. 복통에는 小茴香 玄胡索을 가하고, 人蔘은 뺀다. 겨울에는 煨乾薑을 조금 가한다.

柴 응용: 赤白帶下

(注): 八物湯은 四物湯合四君子湯이다.

訶梨勒散 가리륵산【金匱要略】

經 訶梨勒/ 1味를 가루로 하여 粥에 섞어 3.0을 복용한다.

【金匱要略(嘔吐噦下痢)】 訶梨勒 十枚煨(뜨거운 재 위에 굴린다): 氣痢 訶梨勒散主之

加味歸脾湯 가미귀비탕【濟生方】

經 黃耆 2.0 當歸 2.0 山梔子 2.0 人蔘 3.0 朮 3.0 茯苓 3.0 酸棗仁 3.0 龍眼肉 3.0 柴胡 3.0 遠志 1.5 大棗 1.5 甘草 1.0 JP生薑 1.0 木香 1.0

龍 黃耆 3.0 人蔘 3.0 白朮 3.0 柴胡 3.0 茯苓 3.0 酸棗仁 3.0 龍眼肉 3.0 當歸 2.0 山梔子 2.0 遠志 2.0 甘草 1.0 木香 1.0 JP生薑 1.0 大棗 3.0

中 歸脾湯에 柴胡 5(3), 山梔子 5(2)를 가한다.

【衆方規矩(補. 歸脾湯 項)】 虛熱 柴牡加「加味歸脾湯名」

經 歸脾湯方 안에 柴胡 3.0 山梔子 2.0을 가한다.

龍 목표: 貧血不眠 發熱盜汗 또한 思慮過度 健忘 胸悶 驚悸 또는 嗜臥少食 憂鬱微熱 肢體疼痛 변비 월경불순 暮方發熱 림프선 종창 등의 모든 熱候를 띠는 경우

응용: 신경쇠약 불면증 위약 열병 회복기 월경불순 월경과 관련된 모든 증후

般의 해설: 출혈(장, 자궁, 위, 소변) 백혈병 遺精

加味大承氣湯 가미대승기탕【天津市南開醫院】

中 厚朴 15~30 炒萊菔子 15~30 枳殼 15 桃仁 9 赤芍 15 大黃 15 芒硝 9~15 水煎服

中 목표: 苦寒瀉下 行氣活血

ㄱ

加味導痰湯 가미도담탕【壽世保元】

柴 陳皮 3.0 半夏 3.0 茯苓 3.0 白朮 3.0 香附子 3.0 青皮 2.0 黃芩 2.0 括蔞仁 2.0 黃連 1.0 砂仁 1.0 甘草 1.0 JP生薑 1.0

【古今方彙(噯氣)】陳皮 半夏 茯苓 白朮 香附子 青皮 黃芩 黃連 括蔞 砂仁 甘草 生薑 水煎

柴 응용: 爽痰 卒中

加味麻杏甘石湯 가미마행감석탕 ☞ 麻杏甘石湯(p.89)

加味補中益氣湯 가미보중익기탕【壽世保元】

柴 黃耆 4.0 白朮 4.0 茯苓 4.0 人蔘 3.0 蘿葡子 3.0 厚朴 3.0 當歸 3.0 芍藥 3.0 陳皮 2.0 炙甘草 2.0 枳實 1.5 柴胡 1.5 升麻 1.5 JP生薑 1.0

【古今方彙(水腫)】黃耆 白朮 茯苓 各二錢 人蔘 蘿葡 厚朴 當歸 各一錢 白芍 一錢半 陳皮 八分 枳實 五分 柴胡 四分 升麻 三分 甘草炙 二分 生薑水煎

柴 목표: 水腫: 八味丸 겸용

加味四君子湯 가미사군자탕【三因方】

柴 人蔘 4.0 白朮 4.0 茯苓 4.0 甘草 2.0 黃耆 3.0 白扁豆 3.0(어떤 경우에는 五味子가 있고, 甘草가 없다.)

【古今方彙(五疸)】人蔘 白朮 白茯苓 白芍藥 黃耆 扁豆炒 各二錢 甘草炙 一錢 水二鍾 生薑五片 紅棗二枚煎 一鍾服 治色疸及不愈

柴 응용: 下血 痔出血

加味四物湯 가미사물탕【萬病回春】

《醫典》當歸 2 黃柏 2 知母 2 川芎 2 天花粉 2 桔梗 4 甘草 4 地黃 3 芍藥 3

《醫典》原方에는 竹瀝이 있으나, 여기에는 빠져 있다. 咽喉痛에 활용한다.

(注):《萬病回春(咽喉)》에는 煎液에 竹瀝을 넣는다.

加味四物湯 가미사물탕【醫學正傳】

經 當歸 3.0 川芎 3.0 芍藥 3.0 熟地黃 3.0 蒼朮 3.0 麥門冬 5.0 人蔘 2.0 牛膝 2.0 黃柏 1.5 五味子 1.5 黃連 1.5 知母 1.5 杜仲 1.5

龍 當歸 2.5 黃柏 2.5 麥門冬 2.5 白朮 2.5 熟地黃 8.0 芍藥 2.0 杜仲 2.0

勿 當歸 麥門冬 黃柏 蒼朮 地黃 芍藥 川芎 五味子 人蔘 黃連 知母 牛膝 杜仲

龍 목표: 諸萎 四肢軟弱 痲痺

응용: 마비 근위축 척추결핵

川芎 2.0 人蔘 1.5 黃連 1.5 知母 1.0 牛膝 1.0 五味子 1.0

加味四七湯 가미사칠탕【壽世保元】

柴 半夏 6.0 茯苓 3.0 厚朴 3.0 紫蘇葉 3.0 桔梗 3.0 大棗 3.0 枳實 2.0 甘草 1.0 JP生薑 1.0

【古今方彙(諸氣)】半夏 五兩 茯苓 四兩 厚朴 三兩 紫蘇 桔梗 枳實 各二兩 甘草 一兩 薑棗煎

柴 목표: 梅核氣

加味犀角地黃湯 가미서각지황탕【萬病回春】

經 犀角 3.0 牧丹皮 3.0 當歸 3.0 地黃 4.0 芍藥 4.0 黃連 2.0 黃芩 2.0

【萬病回春(失血)】犀角 一錢半 牧丹皮 一錢半 生地黃 二錢 赤芍藥 一錢半 當歸 一錢 黃連 一錢 黃芩 一錢 右剉一劑水煎熱入茅根汁磨京墨調服 治一切 叶血 衄血 咳血 喀血 唾血

加味消渴湯 가미소갈탕【矢數格】

《醫典》茯苓 3 白朮 3 澤瀉 3 地黃 3 芍藥 3 蒼朮 3 陳皮 3 甘草 0.5

加味小柴胡湯 가미소시호탕

漢[1] 小柴胡湯에 竹茹, 麥門冬 黃連 滑石 茯苓을 가한 처방

漢[2]《切要方義》小柴胡湯에 梔子 牧丹皮를 가한 처방

漢[1] 목표: 暑疫 協熱利(폐결핵에 설사를 동반하여 체력 소실이 심한 경우)

漢[2] 목표: 肝膽經 風熱耳前後腫痛 結核 髃痛 寒熱晡熱 月經不調

加味逍遙散 가미소요산＝中 丹梔逍遙散

經《和劑局方》當歸 3.0 芍藥 3.0 白朮 3.0 茯苓 3.0 柴胡 3.0 甘草 2.0 牧丹皮 2.0

龍《女科撮要》當歸 3.0 芍藥 3.0 白朮 3.0 陳皮 3.0 牧丹皮 3.0 柴胡 3.0 薄荷葉 1.5 甘草 1.5 山梔子 1.5 JP生薑 1.0

中《內科摘要》逍遙散에 牧丹皮 6(2), 山梔子 6(2)을 가한다.

龍 목표: 逍遙散證에 熱候 또는 上部에 充血증상이 있는 경우
응용: 逍遙散과 같다.

中 목표: 疏肝解鬱 健脾補血 調經 清熱 凉血
응용: 逍遙散에 준하나, 고혈압 동맥경화증 골반내염증 만성미열 출혈 등에도 사용되며, 肝鬱化火하여 氣血兩虛를 띠는 경우에도 적용한다.
참고: 만성간염에는 平肝疏氣飮을 기본으로 가감한다. 엑기스제에는 加味逍遙散 小柴胡湯合當歸芍藥散을 기본으로 하며, 증상에 따라 합방

ㄱ

하여 응용하는 것이 좋다.

[가감법]

矢 수장각피증 무좀: 加地骨皮 荊芥 各 2.0(加味逍遙散加地骨皮 荊芥)

藥 般 효능효과: 체질허약한 부인의 어깨결림, 쉬 피로, 정신불안 등의 정신신경증상 때로는 변비 경향의 다음 모든 증후: 냉증 허약체질 월경불순 월경곤란 갱년기장애 월경과 관련된 모든 증후

(注): 갱년기장애 加桃仁 葛根(矢數道明경험)

加味逍遙散加地骨皮荊芥 가미소요산가지골피형개

☞ 加味逍遙散(p.7)

加味逍遙散合四物湯 가미소요산합사물탕【和劑局方】

經 當歸 3.0 芍藥 3.0 白朮 3.0 茯苓 3.0 柴胡 3.0 川芎 3.0 熟地黃 3.0 甘草 2.0 牧丹皮 2.0 山梔子 2.0 JP 生薑 1.0 薄荷 1.0

經 加味逍遙散과 四物湯을 합방.
응용: 피부가 枯燥하며, 안색이 좋지 않은 체질 허약한 부인이 위장장애가 없으면서 어깨결림 쉬 피로 정신불안 등의 정신신경증상. 때로는 변비 경향의 다음 모든 증후: 냉증 허약체질 월경불순 월경곤란 갱년기장애 월경과 관련된 모든 증후, 습진 검버섯

加味小陷胸湯 가미소함흉탕【證治大還】

經 半夏 6.0 括蔞仁 3.0 枳實 2.0 山梔子 2.0 黃連 1.5

龍 半夏 8.0 括蔞仁 3.0 枳實 2.0 山梔子 2.0 黃連 1.5

勿 卽小陷胸湯方中加枳實梔子

龍 목표: 胸煩 胃部疼痛
응용: 위산과다증 위통 위궤양 담석증

加味承氣湯 가미승기탕【萬病回春】

經 大黃 3.0 枳實 3.0 厚朴 3.0 當歸 3.0 芒硝 5.0 紅花 2.0 甘草 2.0

【萬病回春(腹痛)】 大黃 朴硝 各三錢 枳實 厚朴 當歸 紅花 各一錢 甘草 五分 病急者 不用 右剉一劑 酒水 各二鍾 煎至一鍾 溫服

(注): 治瘀血內 胸腹脹滿痛 或 大便不通

ㄱ

加味升陽除濕湯 가미승양제습탕【濟世全書】

勿 防風 4.0 芍藥 4.0 茯苓 5.0 葛根 4.0 甘草 2.0 紫蘇葉 3.0 山査子 1.5 獨活 1.5 木香 2.0 乾薑 2.0 桂枝 3.0 生薑 2.0 白朮 2.0

勿 濕熱 유형의 설사에 裏急後重이 있는 자에게 효과가 있음

加味柴苓湯 가미시령탕【重慶市第一中醫醫院】

中 柴胡 15 黃芩 12 半夏 9 茯苓 12 澤瀉 9 滑石 18 甘草 6 忍冬藤 30 金錢草 30 水煎服

中 목표: 淸熱通淋 和解半表半裏
응용: 신우염 등이 熱淋과 半表半裏症을 띠는 경우

加味凉膈散 가미양격산

《醫典》 黃芩 3 桔梗 3 石膏 10 薄荷 2 連翹 3 山梔子 3 大黃 1 甘草 1

《醫典》 (디프테리아 항목) 加味凉膈散加竹葉 咽頭腫痛에 가글하여 사용한다.

加味如神散 가미여신산【濟世全書】

柴 破古紙 2.0 茴香 2.0 玄胡 2.0 牛膝 4.0 當歸 4.0 杜冲 4.0 黃柏 3.0 桂枝 3.0 知母 3.0 JP生薑 1.0

柴 응용: 腰痛
(注): 玄胡는 延胡索

加味寧癎湯 가미영간탕

《實際》 沈香 2.0 縮砂 2.0 香附子 3.0 甘草 1.5 吳茱萸 2.0 黃連 1.0 橘皮 3.0 茯苓 4.0

加味烏沈湯 가미오침탕【奇效良方】

柴 香附子 4.0 甘草 3.0 烏藥 2.0 縮砂 2.0 木香 2.0 玄胡 2.0 當歸 3.0 紅花 1.0 沒藥 1.0 生薑 1.0

柴 응용: 月經痛
(注): 玄胡는 延胡索

加味溫膽湯 가미온담탕【萬病回春】

經 竹茹 3.0 枳實 3.0 人蔘 3.0 麥門冬 3.0 半夏 3.5 茯苓 3.5 酸棗仁 3.5 黃連 2.0 當歸 2.0 地黃 2.0 甘草 2.0 山梔子 2.0 JP生薑 1.0 辰砂 1.0

【萬病回春(虛煩)】 半夏泡七次三錢半 竹茹 枳實 麩炒 各一錢半 陳皮 一錢二分 茯苓 甘草 各一錢 酸棗仁炒 遠志 五味子 人蔘 熟地黃 各一錢 右剉一劑薑棗煎服

藥 응용: 위장이 허약한 증상에 활용한다: 신경증 불면증

(注):《萬病回春》의 虛煩 항에 加味溫膽湯이 있다. 이것은 본방과 1味가 다른데, 玄蔘 대신 五味子가 들어있다. 玄蔘이 들어 있는 加味溫膽湯은 「醫療衆方規矩大成」에 나온다(藥房製劑實踐 매뉴얼).

ㄱ

加味胃苓湯 가미위령탕【類聚】

龍 白朮 3.0 猪苓 3.0 澤瀉 3.0 蒼朮 3.0 香附子 6.0 茯苓 6.0 厚朴 2.5 橘皮 2.5 木香 1.5 紫蘇葉 1.5 JP生薑 1.5

勿 蒼朮 茯苓 猪苓 澤瀉 厚朴 橘皮 紫蘇葉 莎草 木香 白朮 生薑

龍 목표: 부종 복수

응용: 신장염 각기 심장병 간장병 결핵성 복막염의 복수

加味六君子湯 가미육군자탕【萬病回春】

龍 香附子 6.0 茯苓 3.5 白朮 3.5 陳皮 3.5 半夏 3.5 木香 1.5 縮砂 1.5 大棗 2.0 人蔘 2.0 甘草 1.0 JP生薑 1.0

【萬病回春(類中風)】에는 六君子湯으로 기재되어 있다.

龍 목표: 胃弱 식욕부진 권태 미열 피로 咳痰 설사 구토

응용: 위무력 위염 장염 위확장증 위하수 피로 저혈압

加味理中湯 가미이중탕

柴[1]《千金方》人蔘 4.0 白朮 4.0 甘草 2.0 麥門冬 6.0 茯苓 6.0

柴[2]《萬病回春》人蔘 2.0 茯苓 2.0 白朮 2.0 乾薑 2.0 陳皮 2.0 半夏 2.0 藿香 2.0 丁香 2.0 砂仁 2.0 桂枝 2.0 烏梅 2.0 JP生薑 1.0

勿 卽理中湯方加 麥門 茯苓

柴[1] 목표: 煩渴 水腫

柴[2] 목표: 嘔噦寒吐

(注): 柴[2]는《萬病回春(嘔吐)》의 理中湯이다.

加味益氣湯 가미익기탕【壽世保元】

柴 黃耆 2.0 人蔘 1.5~2.0 茵蔯蒿 3.0 蒼朮 3.0 山梔子 3.0 猪苓 3.0 澤瀉 3.0 黃連 1.0 茯苓 3.0 滑石 3.0 白朮 3.0 陳皮 2.0 柴胡 1.0 升麻 1.0 甘草 1.0 JP生薑 1.0 當歸 3.0

【萬病回春(傷寒)】 黃耆 人蔘 各一錢 白朮 七分 陳皮 七分 當歸 七分 柴胡 一錢 升麻 三分 黃柏酒炒 七分 羌活 一錢半 防風 甘草 五分 右剉一劑生薑三片 水煎熱服

柴 응용: 만성간염 황달

ㄱ

加味滋陰散 가미자음산【壽世保元】

柴 當歸 1.5 芍藥 1.5 川芎 1.5 熟地黃 1.5 陳皮 1.5 半夏 1.5 茯苓 1.5 甘草 1.5 升麻 1.5 柴胡 3.0 白朮 3.0 牛膝 3.0 知母 3.0 黃柏 3.0 蒼朮 3.0

【古今方彙(淋)】當歸 川芎 芍藥 熟地黃 陳皮 半夏 茯苓 甘草 各五分 升麻 柴胡 白朮 牛膝 知母酒 黃柏同 蒼朮 各一錢 治諸淋久不止者

加味淸胃散 가미청위산【壽世保元】

柴 當歸尾 3.0 生地黃 3.0 牧丹 3.0 升麻 1.5 麻黃 1.5 防風 2.0 荊芥 2.0 石膏 5.0 黃連 1.5

【古今方彙(牙齒)】當歸尾 生地黃 牧丹 升麻 黃連 加 防風 石膏 各等分

(注): 當歸尾는 當歸의 枝根 또는 根의 앞단이다.

加味八脈散 가미팔맥산【淺田家方】

經 猪苓 3.0 澤瀉 3.0 茯苓 3.0 木通 3.0 地黃 3.0 杏仁 3.0 藁本 2.0 山梔子 2.0 知母 2.0 黃柏 2.0

龍 猪苓 3.0 澤瀉 3.0 茯苓 3.0 木通 3.0 熟地黃 3.0 杏仁 3.0 藁本 2.0 山梔子 2.0 知母 2.0 黃柏 2.0

勿 猪苓 澤瀉 茯苓 木通 地黃 藁本 梔子 杏仁 知母 黃柏

龍 목표: 鼻惡臭 鼻塞 후각장애
응용: 부비통염 위축성비염

加味八仙湯 가미팔선탕【萬病回春】

經 當歸 2.5 川芎 2.5 熟地黃 2.5 半夏 2.5 茯苓 3.0 芍藥 3.0 陳皮 3.0 人蔘 2.0 牛膝 2.0 秦艽 2.0 防風 1.5 羌活 1.5 白朮 4.0 柴胡 1.0 桂枝 1.0 甘草 1.0

中 當歸 川芎 白芍 地黃 人蔘 白朮 茯苓 甘草 陳皮 半夏 桂枝 防風 秦艽 羌活 牛膝 柴胡 生薑 大棗(牛膝 대신에 車前子를 배합하는 경우도 있다.)

【萬病回春(痲木)】當歸酒浸洗 川芎 七分 白芍 八分 熟地黃酒浸 七分 人蔘 六分 白朮酒浸 四錢 茯苓去皮 一錢 陳皮 八分 半夏薑製 七分 桂枝 三分 柴胡 四分 羌活 五分 防風 五分 秦艽 六分 牛膝 六分 甘草炙 四分 右剉一劑薑棗煎

矢 응용: 수족 저림 운동마비 뇌졸중의 마비와 통증, 안면신경마비 인면경련

[참고]

中 本方은 수족저림에 대한 主方이다. 비만한 자에서 현저하며, 오래 앉아 있으면 저린 경우(띠를 묶었을 때 저린 경우도), 운동마비, 지각이상에도 사용된다. 山椒 등을 먹은 후 혀가 아려 맛을 분간할 수 없는 경우에도 좋다고 古書에 나와 있다.

선풍기나 에어콘 바람에 의한 저림은 烏藥順氣散이나 五積散이 좋다.
(注): 난청에도 좋다.

ㄱ

加味平胃散 가미평위산【醫方考】

經 蒼朮 4.0 厚朴 3.0 橘皮 3.0 JP生薑 1.0 甘草 1.0 大棗 2.0 神麴 2.0 麥芽 2.0

龍 白朮 3.0 厚朴 3.0 陳皮 3.0 茯苓 3.0 猪苓 3.0 澤瀉 3.0 神麴 2.0 大棗 2.0 麥芽 2.0 麥芽 2.0 JP生薑 1.5 甘草 1.0

般 朮 4~6 厚朴 3~4.5 陳皮 3~4.5 甘草 1~1.5 生薑 2~3 大棗 2~3 神麴 2~3 麥芽 2~3 山査子 2~3

【古今方彙(呑酸)】 蒼朮 厚朴 陳皮 神麴 麥芽 甘草炙 生薑水煎

龍 목표: 물설사 가슴앓이 식욕부진 呑酸
응용: 위염 장염 胃弱

加味解毒湯 가미해독탕【壽世保元】

經 黃芩 2.0 黃連 2.0 黃柏 2.0 山梔子 2.0 柴胡 2.0 茵蔯蒿 2.0 龍膽 2.0 木通 2.0 滑石 3.0 升麻 1.5 甘草 1.5 燈心草 1.5 大黃 1.5

般 黃連 2.0 黃芩 2.0 黃柏 2.0 山梔子 2.0 柴胡 2.0 茵蔯 2.0 龍膽 2.0 木通 2.0 滑石 3.0 升麻 1.5 甘草 1.5 燈心草 1.5 大黃 1.5(大黃이 없는 경우도 있다.)

大 黃連 4.0 黃芩 4.0 黃柏 4.0 梔子 4.0 芍藥 4.0 連翹 2.0 枳實 2.0 防風 2.0 甘草 2.0 大黃 1.0

【古今方彙(疸)】 黃芩 黃連 黃柏 梔子 柴胡 茵蔯 龍膽 木通 滑石 升麻 甘草 燈心草 水煎

(注): 이 처방은 『壽世保元』의 「疸(黃疸)」門에 있다. 「痔」에도 동명의 처방이 있는데, 자주 혼동되어 사용된다. 어느 쪽이든 혈열을 내리는 黃連解毒湯이 기초가 되어 있다. 升麻 柴胡는 乙字湯에도 사용되어 乘提作用이 있기 때문에 탈항기가 있는 사람에게 痔門의 加味解毒湯보다는 본방이 좋다. 般의 효능효과는 痔에 맞추어져 있다.

加味香蘇散 가미향소산【醫學心悟】

中 香蘇散에 防風 3, 秦艽 3, 荊芥 3, 川芎 3, 蔓荊子 3을 가한다.

龍 목표: 이기해표(理氣解表)
응용: 감기, 인플루엔자 등이 表寒, 脾胃氣滯를 띠는 경우. 두통 등 ☞ 香蘇散(p.346)

ㄱ

加味荊黃湯 가미형황탕【醫學入門】

柴 荊芥 5.0 大黃 1.0 牛蒡子 1.0 甘草 1.0

【古今方彙(眼目)】荊芥 大黃 各五錢 牛蒡 甘草 各一分

柴 응용: 다래끼

葛根加半夏湯 갈근가반하탕【傷寒論】

經 葛根 6.0 麻黃 3.0 大棗 3.0 桂枝 2.5 芍藥 2.5 甘草 2.0 半夏 4.0 JP生薑 1.0

龍 葛根 4.0 麻黃 3.0 大棗 3.0 桂枝 2.0 芍藥 2.0 甘草 2.0 半夏 8.0 JP生薑 1.0 용법은 葛根湯과 같다.

龍 목표: 葛根湯證에 嘔하는 경우
응용: 발열 두통 구토 또는 葛根湯을 마시면 吐氣가 올라오는 경우

葛根加川芎大黃湯 갈근가천궁대황탕 = 葛根湯加芎黃(p.14)

龍 葛根 4.0 麻黃 3.0 大棗 3.0 川芎 3.0 桂枝 2.0 芍藥 2.0 甘草 2.0 大黃 1.0~3.0 JP生薑 1.0

龍 목표: 두부염증 發赤疼痛 상기 변비
응용: 축농증 결막염 두배부癰(Carbuncle) 또는 습진 치통

葛根加朮附湯 갈근가출부탕【方機】

龍 葛根 4.0 麻黃 3.0 大棗 3.0 白朮 3.0 桂枝 2.0 芍藥 2.0 甘草 2.0 炮附子 0.3(또는 白河附子 1.0) JP生薑 1.0

中 葛根湯에 蒼朮 4, 附子 1을 가한다.

【方機(葛根湯項에 있음)】若惡寒劇起脹甚而一身腫脹或疼痛者 葛根加朮附湯 紫圓主之 於本方內加朮附子 各四分

龍 목표: 實證의 신체마비 동통 分泌 화농증
응용: 사지마비 동통 오십견 사십완 근육류마티스 신경통 癰(Carbuncle) 림프선염 중이염 축농증 발진성질환 습진 궤양

中 목표: 散寒祛濕 止痙 解表
응용: 朮附湯에 준한다. 감기 인플루엔자에도 사용한다.

葛根芩連湯 갈근금련탕 = 葛根黃連黃芩湯(p.15)

ㄱ

葛根湯 갈근탕【傷寒論】

龍 葛根 8.0 麻黃 4.0 生薑 4.0(JP生薑 1.0) 大棗 4.0 桂枝 3.0 芍藥 3.0 桂枝 2.0

龍 葛根 4 麻黃 3.0 大棗 3.0 桂枝 2.0 芍藥 2.0 甘草 2.0 JP生薑 1.0/ 물 400mL에 먼저 葛根 麻黃을 넣고 320mL가 되면 흰 거품을 걷어내고, 나머지 약을 더하여 다시 달여 120mL가 되게 달인 후, 찌꺼기를 제거한 후 세 번 나누어 복용한다.

中 葛根 9(8) 桂枝 6(3) 麻黃 6(4) 白芍 6(3) 炙甘草 5(3) 生薑 6(4) 大棗 5(4) 水煎服

【傷寒論(太陽中)】

龍 목표: 發熱 惡風 項背强 또는 實證의 화농증에 發熱惡寒이 있는 경우, 脈浮緊하며 어깨결림, 두부 또는 안면동통이 있는 경우.
응용: 감기 유행성 감기 급성대장염 척수질환 癰(Carbuncle) 피하농양 근염 림프선염 중이염 편도선염 面疔 축농증 치통 결막염

中 목표: 辛溫解表 生津 舒筋
적응증: 表寒 表實(麻黃湯) 참조하여 항배부의 뻣뻣함을 수반하는 경우

中 급만성 편도염 중이염 부비동염 癤癰 등의 신체상부 염증에 本方加桔梗 石膏, 本方加石膏
咳嗽, 잘 끊어지지 않는 가래: 加杏仁 款冬花 紫菀
열감, 구갈, 인통: 加桔梗 石膏
鼻閉, 비염, 부비동염: 加川芎 辛夷

矢 고혈압: 加黃連
비후성 비염: 加川芎 黃芩 桔梗 辛夷 石膏
응용: 야뇨 삼차신경통 안면마비 코 밑이 벌겋게 되는 증상

葛根湯加芎黃 갈근탕가궁황 = 葛根湯加川芎大黃湯

漢 葛根湯에 川芎 2.0 大黃 0.5를 가한다.

漢 귀고름 중이염

葛根加川芎大黃湯 갈근가천궁대황탕 = 葛根湯加芎黃

龍 葛根 4.0 麻黃 3.0 大棗 3.0 川芎 3.0 桂枝 2.0 芍藥 2.0 甘草 2.0 大黃 1.0~3.0 JP生薑 1.0

龍 목표: 두부염증 發赤疼痛 上氣 便秘
응용: 축농증 결막염 두배부 癰(Carbuncle) 또는 습진 치통

葛根湯加川芎辛夷 갈근탕가천궁신이

藥 葛根湯에 川芎 3.0 辛夷 3.0을 가한다.

藥 응용: 코막힘 축농증 만성비염

葛根湯加川芎黃芩桔梗辛夷石膏 갈근탕가천궁황금길경신이석고

☞葛根湯(p.14)

葛根紅花湯 갈근홍화탕【方輿輗】

經 葛根 3.0 芍藥 3.0 黃連 1.5 山梔子 1.5 紅花 1.5 大黃 1.0 甘草 1.0

【方輿輗(鼻)】 大黃 黃連 梔子 葛根 芍藥 生地黃 紅花 各二錢 甘草 三分 療酒查鼻

藥 주사비 기미

葛根黃連黃芩湯 갈근황련황금탕【傷寒論】

· 葛根芩連湯

經 葛根 6.0 黃連 3.0 黃芩 3.0 甘草 2.0

龍 葛根 8.0 甘草 3.0 黃芩 3.0 黃連 3.0/ 물 320mL에 먼저 葛根을 달여 240mL로 만들고, 나머지 약을 가하여 80mL까지 다시 달여 찌꺼기를 버리고 두 번 나누어 복용한다.

中 葛根 9(6) 黃芩 9(3) 黃連 6(3) 生甘草 3(2) 水煎服

【傷寒論(太陽中)】 葛根 半斤 甘草 二兩 炙 黃芩 二兩 黃連 三兩

龍 목표: 表熱下利 脈促 喘 寒出
응용: 급성장염 천식 어깨결림 치통

中 목표: 淸熱化濕 解肌透表 止痢
응용: 급성장염 세균성설사 赤痢, 장티푸스 등에서 大腸濕熱을 띠는 경우

葛花解酲湯 갈화해성탕【介惑論】

經 白荳蔲 6.0 縮砂 6.0 葛花 6.0 木香 1.0 靑皮 1.0 茯苓 2.0 陳皮 2.0 猪苓 2.0 人蔘 2.0 白朮(또는 蒼朮) 3.0 神麴 3.0 澤瀉 3.0 乾薑 1.0

龍 白荳蔲 6.0 縮砂 6.0 葛花 6.0 木香 1.5 靑皮 1.0 茯苓 2.0 陳皮 2.0 猪苓 2.0 人蔘 2.0 白朮 3.0 神麴 3.0 澤瀉 3.0 乾薑 3.0

【古今方彙(飮食傷)】 白荳蔲 砂仁 葛花 各五錢 木香 五分 靑皮 三分 白茯苓 陳皮 猪苓 人蔘 各一錢半 白朮 神麴 澤瀉 乾薑 各二錢

龍 목표: 음주과다 구토 心神煩亂 胸膈痞塞 手足戰搖 음식감소 소변불리
응용: 음주과도 숙취

ㄱ

甘連大黃加石膏湯 감련대황가석고탕【일본경험방】

經 甘草 2.0 黃連 2.0 大黃 1.0 石膏 10.0

(注): 甘蓮大黃湯과 甘草黃連石膏湯(p.19)을 참고

甘連大黃湯 감련대황탕【일본경험방】

經 甘草 2.0 黃連 2.0 大黃 2.0

龍 甘草 2.0 黃連 2.0 大黃 2.0

龍 목표 · 응용: 결막염으로 充血羞明이 심한 경우. 癎家가 鬱鬱하면서 불면 심계항진 心下하는 경우

甘連梔子湯 감련치자탕【大塚氏經驗方】

矢 甘草 4.0 黃連 2.0 山梔子 2.0

藥 목표: 공복 시 또는 식후 상복부통증 심하부불쾌 속쓰림 등이 있고, 잠혈반응 양성인 경우
응용: 위궤양 십이지장궤양 위산과다 만성위염

甘連湯 감련탕【松原方函】

經 甘草 1.0 黃連 1.0 紅花 1.0 大黃 1.0

柴 응용: 초생아의 胎毒
(注):《方輿輗》에는 紅花가 없다. 勿에는 紅花가 있다.

甘露消毒丹 감로소독단【溫熱經緯】

中 滑石 15 茵蔯蒿 15 黃芩 9 菖蒲 3 木通 6 川貝母 6 射干 9 連翹 9 薄荷 9 白荳蔲 3 藿香 6/ 粉末을 호환으로 하여 1회에 9g씩 복용한다.

中 목표: 淸熱解毒 利濕
응용: 전염성간염 담도감염증 신우염 위장염 인플루엔자 일본뇌염 장티푸스 등이 濕溫의 성격을 띠는 경우

甘露飮 감로음【和劑局方】

經 枇杷葉 2.0 石斛 2.0 黃芩 2.0 枳實 2.0 天門冬 2.0 麥門冬 2.0 乾地黃 2.0 熟地黃 2.0 茵蔯蒿 2.0 甘草 2.0

中 生地黃 熟地黃 麥門冬 天門冬 枳殼 枇杷葉 石斛 黃芩 茵蔯蒿 炙甘草 等分/ 粗末로 하여 1회 15~30g을 水煎服

中 목표: 淸熱化濕
응용: 만성치주염, 치조의 농양 구내염 인후염 만성위염 등에서 胃陰虛 濕熱을 띠는 경우

甘麥大棗湯 감맥대조탕【金匱要略】

經 甘草 5.0 大棗 6.0 小麥 20.0

龍 甘草 3.0 小麥 14.0 大棗 2.5/ 물 240mL를 사용하여 120mL가 되게 달여서, 세 번 나누어 복용한다.

中 炙甘草 9(5) 浮小麥 15(20) 大棗 8(6) 水煎服

龍 목표: 婦人傷心 欠伸 또는 脾氣弱
응용: 히스테리 우울증 정신분열병 夜啼 위무력

中 목표: 養心安神 健脾緩中
응용: 불면증 자율신경실조 갱년기 증후군 소아夜驚症 히스테리발작 전간발작 등이 心血虛 脾虛를 띠는 경우

勿 右腋下臍傍에 拘攣이나 結塊가 있는 것에 사용한다.

ㄱ

甘遂半夏湯 감수반하탕【金匱要略】

經 甘隧 1.0 半夏 6.0 芍藥 5.0 甘草 2.5/ 이상 4味를 물400mL에 넣고 100mL가 될 때까지 달여 찌꺼기를 버린 다음, 蜂蜜 100mL를 가하고 달여 160mL가 되었을 때 頓服.

【金匱要略(痰飮咳嗽)】甘隧大者 三枚 半夏 十二枚 以水一升煮取半升去滓 芍藥 五枚 甘草加指大一枚炙 右四味 以水二升 煮取半升 去滓 以蜜半升 和藥汁煎取八合 頓服之

【類聚方廣義】治芍藥甘草湯證而 心下痺滿 嘔者

甘竹茹湯 감죽여탕【千金方】

勿 竹茹 4.0 黃芩 4.0 人蔘 4.0 茯苓 5.0 甘草 2.5

勿 治産後 內虛煩熱 短氣

甘草乾薑茯苓白朮湯 감초건강복령백출탕 = 苓薑朮甘湯(p.216)

甘草乾薑茯苓朮湯 감초건강복령출탕 = 苓薑朮甘湯(p.216)

甘草乾薑湯 감초건강탕【傷寒論】= 二神湯

經 甘草 4.0 乾薑 2.0

龍 甘草 4.0 乾薑 2.0/ 물 120mL를 60mL가 되게 달여 2회 나누어 복용

龍 목표: 足冷 咽中乾 煩躁吐逆 또는 肺痿 吐涎沫 遺尿 小便數
응용: 煩燥 타액분비과다 야뇨증 遺尿 기관지천식
(注): 비염 알레르기성 비염

ㄱ

甘草麻黃湯 감초마황탕【金匱要略】= 麻黃甘草湯

經 甘草 1.5 麻黃 3.0/ 이상 1회량으로 달여서 頓服한다.

【方極】治喘急迫 或自汗 或不汗者

矢 목표: 천식으로 전신, 또는 상반신에 부종이 수반되면서, 호흡곤란이 있는 경우

(注):《方極》에는 麻黃甘草湯으로 기재

甘草附子湯 감초부자탕【傷寒論】

經 甘草 2.0 朮 6.0 桂枝 3.5 附子 1.0

龍 甘草 2.0 白朮 2.0 炮附子 0.6(또는 白河附子 1.0) 桂枝 4.0/ 물 240mL을 120mL가 될 때까지 달여 찌꺼기를 버리고 1일 3회 나누어 복용한다.

龍 목표: 관절이 심하게 동번(疼煩)하며 굴신이 불가능하고, 汗出하며 短氣, 小便不利, 惡風 또는 身微腫 등이 있는 경우

응용: 급성관절염 瘰疽 신경통 화농증

(注): 알레르기성 비염

岩崎勳「麻黃을 사용할 수 없는 사람」〔漢方의 臨床, 47:11(24)〕

甘草粉蜜湯 감초분밀탕【金匱要略】

經 甘草 2.0 白米粉 1.0 蜂蜜 4.0

龍 甘草 2.0 米粉 1.0 蜂蜜 4.0/ 물 120mL에 甘草를 넣고 달여 80mL까지 달인 후 찌꺼기를 버리고, 나머지 두 약재를 가하여 섞은 다음, 다시 달여 묽은 죽과 같이 하여 1회 40mL를 복용한다.

【方極】治吐涎吐蟲 心痛發作有時者

經 甘草를 달여 찌꺼기를 버리고, 흰쌀가루와 蜂蜜을 넣는다.

龍 목표 · 응용: 복통

勿 모든 약을 복용해도 메슥거림이 멎지 않는 경우

甘草瀉心湯 감초사심탕【傷寒論】

經 半夏 5.0 黃芩 2.5 乾薑 2.5 人蔘 2.5 大棗 2.5 黃連 1.0 甘草 3.5

龍 甘草 4.0 半夏 8.0 黃芩 3.0 乾薑 3.0 人蔘 3.0 大棗 3.0 黃連 1.0/ 물 400mL를 달여 찌꺼기를 제거한 다음, 다시 달여 120mL가 되게 하여 세 번 나누어 복용한다.

經 半夏瀉心湯方內 甘草 1.0을 가한다.

經 목표: 설사 腹中雷鳴 心下痞硬滿 乾嘔 心煩 또는 기운이 없어 자려고 눈을 감았으나 잠이 오지 않고, 일어나더라도 편안하지 않으며 먹고 싶은 마음이 없고, 嗄聲가 있는 경우

응용: 위염 장염 위약 위확장 유문협착 신경성 설사 食傷 ileus 만성장협착증 토혈 위산과다증 위궤양 노이로제 신경쇠약 불면증 히스테리 嗄聲

甘草湯 감초탕【傷寒論】= 矢 忘憂湯 獨勝散

經 甘草 6.0

龍 甘草 2.0/ 물 120mL을 넣고 60mL가 될 때까지 달여 2회로 나누어 복용한다.

龍 목표: 咽痛
응용: 지나친 목사용 쉰 목소리 인통

中 甘草 6 水煎服

中 목표: 淸熱解毒 潤肺止咳 解痙止痛
응용: 인후염 구내염 기관지염 경련성통증 중독 과민성 쇼크 등에 頓服.

藥 甘草 5.0(일반전탕법)

甘草黃連石膏湯 감초황련석고탕【東洞】= 鳥石散

勿 甘草 4.0 黃連 1.5 石膏 10.0

勿 傷寒發狂 或棄衣奔走 踰垣上屋

甲子湯 갑자탕【原南陽】

經 桂枝 茯苓 牧丹皮 桃仁 芍藥 各等分 甘草 1.5 生薑 3.0(JP生薑 1.0)

龍 茯苓 4.0 桂枝 3.0 牧丹皮 3.0 桃仁 3.0 甘草 1.5 JP生薑 1.0

【醫事小言(七卷藏方)】茯苓 一錢二分 桃核 芍藥 各七分 牧丹皮 四分 桂枝 六分 甘草 生薑 各二分

藥 桂枝 4.0 茯苓 4.0 牧丹皮 4.0 桃仁 4.0 芍藥 4.0 甘草 1.5 生薑 1.0

經 桂枝茯苓丸料에 甘草 1.5 生薑 3.0(JP生薑 1.0)을 가한다.

龍 목표 · 응용: 桂枝茯苓丸에 준한다.
가감법: 변비 또는 열성을 띠는 경우에는 大黃 2.0을 가한다.

甲子湯加大黃 갑자탕가대황【原南陽】

經 桂枝 茯苓 牧丹皮 桃仁 芍藥 各等分 甘草 1.5 生薑 3.0(JP生薑 1.0) 大黃 2.0

經 桂枝茯苓丸料에 甘草 1.5 生薑 3.0 (JP生薑 1.0) 大黃 2.0을 가한다.

薑桂湯 강계탕 = 柴胡桂枝乾薑湯(p.189)

絳礬丸 강반환【方輿輗】

經 綠礬 10.0 厚朴 5.0 陳皮 5.0 三稜 5.0 莪朮 5.0 黃連 5.0 苦蔘 5.0 朮 5.0 甘草 2.0 水莎 15.0/ 이상을 細末하여 醋糊로 환을 만들어 1회 3.0g 복용한다.

【方輿輗(失血, 鼓脹, 方은 別集)】縫礬 十錢, 厚朴 橘皮 三稜 莪朮 黃連 苦蔘 朮 各五錢 甘草 二錢 水莎(香附子) 十五錢: 異食症 황반 황달

ㄱ

ㄱ

强神湯 강신탕【일본경험방】

經 紅花 1.5 白殭蠶 3.0 棕櫚葉 2.0 甘草 1.0

矢 목표: 中風 口眼喎斜 半身不隨 喜欠流涎하는 者
응용: 뇌졸중

勿에 「或有桑寄生」이라고 기재되어 있음

羌活附子湯 강활부자탕【證治準繩】

柴 麻黃 3.0 羌活 3.0 黃耆 3.0 防風 3.0 蒼朮 4.0 升麻 1.5 白殭蠶 1.5 黃柏 1.5 白芷 1.5 甘草 1.5 附子 1.0 佛耳草 1.5

【古今方彙(牙齒)】麻黃去節 附子 各三分 羌活 蒼朮 各五分 黃耆 一分 防風 甘草 升麻 僵蠶 黃柏 白芷 各三分 佛耳草

柴 목표: 大寒齒痛

羌活勝濕湯 강활승습탕【內外傷辨惑論】

中 羌活 9(3) 獨活 9(3) 防風 9(3) 藁本 9(3) 蔓荊子 9(3) 川芎 6(2) 炙甘草 3(1) 水煎服

【古今方彙(中濕)】羌活 獨活 各一錢 藁本 防風 川芎 各五分 蔓荊 三分 甘草 五分 生薑水煎

如身重腰沈……加酒洗防己五分. 輕者附子五分重者川烏

中 목표: 辛溫解表 祛風濕 止痛
응용: 감기 인플루엔자 경견완증후군 요통증 좌골신경통 만성관절류마티스 등이 風濕의 表證을 나타내는 경우

羌活愈風湯 강활유풍탕

《醫專》蒼朮 2.0 石膏 2.0 地黃 2.0 羌活 1.2 防風 1.2 當歸 1.2 蔓荊 1.2 川芎 1.2 細辛 1.2 黃耆 1.2 枳殼 1.2 人蔘 1.2 麻黃 1.2 白芷 1.2 甘菊 1.2 薄荷 1.2 枸杞子 1.2 柴胡 1.2 知母 1.2 地骨皮 1.2 獨活 1.2 杜冲 1.2 秦艽 1.2 黃芩 1.2 芍藥 1.2 甘草 1.2 桂枝 1.2 生薑 3

結舒經湯 개결서경탕【萬病回春】

紫蘇 2.5 陳皮 2.5 香附子 2.5 烏藥 2.5 川芎 2.5 蒼朮 2.5 羌活 2.5 天南星 2.5 半夏 2.5 當歸 2.5 桂枝 1.0 甘草 1.0

【萬病回春(痲木)】紫蘇 陳皮 香附子 烏藥 川芎 蒼朮米泔製 羌活 南星薑製 半夏 當歸 各八分 桂枝 甘草 各四分 右剉一劑 生薑三片水煎 臨服入竹瀝 薑汁少許 同服

柴 목표: 痲木 婦人手足痺

癬浴藥方 개선욕약방【大阪小山忠兵衛傳】

大黃 38.0 當歸 38.0 獨活 19.0 柴胡 19.0 蒼朮 19.0 厚朴 19.0 山歸來 19.0 桂枝 15.0 忍冬 90.0 湯花 225.0 紫蘇葉 57.0 芍藥 150.0 입욕제로 사용한다(이상을 배합하여 적당하게 사용한다).

衣丸 갱의환【先醒齊醫學廣筆記】

蘆薈 21 朱砂 15/ 粉末로 하여 술에 환을 만들어 1회 3.5g 복용한다.

《先醒齊醫學廣筆記》에 인용된 張選鄕의 처방

朱砂 五錢 蘆薈 七錢을 가루 내어 소량의 술을 섞어 환을 만들며, 매회 1, 2錢을 양질의 술로 복용한다.

中 목표: 瀉火通便

元煎 거원전【張景岳方】

黃耆 24 人蔘 6 白朮 9 炙甘草 3 升麻 6 水煎服

【景岳全書(卷五十一)(新方八陣)】人蔘 炙黃耆 各三~五錢 炙甘草 一~二錢 炒升麻 五~七分 炒白朮 一~二錢

中 목표: 補氣健脾 升陽提陷
응용: 補中益氣湯에 준한다.
中氣下陷

風補腎湯 거풍보신탕

當歸 芍藥 川芎 生地黃 甘草 黃芩 燈心草 荊芥 薄荷 桔梗 連翹 羌活 枳殼 防風 白芷

漢 응용: 위무력증 위하수

ㄱ

ㄱ

祛風懊明丸料 거풍오명환료【證治準繩】

柴 大胡麻 3.0 蒼朮 3.0 牛膝 3.0 石菖蒲 3.0 苦蔘 3.0 何首烏 3.0 瓜蔞根 3.0 威靈仙 3.0 當歸 2.0 川芎 2.0 甘草 1.0

柴 목표: 백설풍(白屑風) 비듬

祛風淸熱散 거풍청열산【壽世保元】

柴 當歸 3.0 川芎 3.0 芍藥 3.0 地黃 3.0 黃芩 2.0 連翹 2.0 防風 2.0 羌活 2.0 桔梗 2.0 燈心草 2.0 黃連 1.0 山梔子 1.0 薄荷 1.0 荊芥 1.0 枳殼 1.0 白芷 1.0 甘草 1.0

【古今方彙(目)】 歸尾 赤芍 川芎 生地黃 黃連 黃芩 梔子 連翹 薄荷 防風 荊芥 羌活 桔梗 枳殼 白芷 甘草 燈心草 水煎

柴 응용: 결막염

祛風敗毒散 거풍패독산【壽世保元】

柴 枳殼 1.5 赤芍 1.5 前胡 1.5 柴胡 1.5 荊芥 2.0 薄荷 2.0 牛蒡子 2.0 蒼朮 2.0 獨活 2.0 白殭蠶 2.0 連翹 2.0 川芎 2.0 羌活 2.0 蟬退 1.0 甘草 1.0 JP生薑 1.0

【古今方彙(臁瘡)】 枳殼 赤芍 前胡 柴胡 各五分 荊芥 薄荷 牛子 蒼朮 各六分 獨活 殭蠶 連翹 各七分 川芎 羌活 各八分 蟬退 甘草 各三分 生薑 水煎

柴 응용: 습진 피부염

(注): 麻黃 地黃을 받아들일 수 없으며, 黃連 黃芩으로 효과가 없는 경우

乾葛湯 건갈탕【醫學入門】

柴 乾葛 4.0 枳殼 4.0 半夏 4.0 生地黃 4.0 杏仁 4.0 黃芩 2.0 甘草 2.0 黑豆 10.0 JP生薑 1.0 茯苓 4.0 白梅 2.0

【古今方彙(痔)】 乾葛 枳殼 半夏 茯苓 生地黃 杏仁 黃芩 黑豆 生薑 白梅 甘草 薑棗蜜水煎

柴 응용: 음주한 다음날의 치질

乾薑附子湯 건강부자탕【傷寒論】

經 乾薑 2.0 附子 1.0

龍 乾薑 1.0 生附子 0.5(또는 白河附子 0.5)/ 물 120mL를 끓여 40mL로 만들어 頓服(편법: 乾薑 3.0 白河附子 1.0을 물 200mL에 달여 100mL로 만들어 3회 나누어 복용한다).

【傷寒論(太陽中)】 乾薑 一兩 附子 一枚 生用去皮切八片

【類聚方廣義】 治下利煩躁而厥者

龍 목표: 晝日煩躁夜安靜

응용: 煩燥 담마진 피부병

ㄱ

乾薑苓朮湯 中 건강영출탕 = 苓薑朮甘湯 (p.216)

乾薑人蔘半夏丸料 건강인삼반하환료 【金匱要略】

經 乾薑 3.0 人蔘 3.0 半夏 6.0

龍 〔-丸〕 乾薑 1 人蔘 1 半夏 2 生薑汁을 가하여 0.3g의 糊丸으로 하여 30丸을 3회로 나누어 복용한다.

樂 〔-丸料〕 乾薑 3.0 人蔘 3.0 半夏 6.0 (일반전탕법)

藥 〔-丸〕 乾薑 3.0 人蔘 3.0 半夏 6.0 생강즙과 米糊으로 120丸을 만든다. 성인 기준 1회 20丸씩 1일 세 번 나누어 복용한다.

【金匱要略(婦人姙娠病)】 乾薑 人蔘 各一兩 半夏 二兩

【方極】 治嘔吐不止 心下痞鞕者

龍 목표 · 응용: 임신오저 구토

(注): 丸보다 料로서 전탕제로 사용하는 것이 좋다.<藤平健>

(注): 太陰虛에 사용된다(陽虛에는 小半夏加茯苓湯).

乾薑黃芩黃連人蔘湯 건강황금황련인삼탕 = 乾薑黃連黃芩人蔘湯

乾薑黃連黃芩人蔘湯 건강황련황금인삼탕 【傷寒論】 = 乾薑黃芩黃連人蔘湯

經 乾薑 3.0 黃連 3.0 黃芩 3.0 人蔘 3.0

龍 乾薑 3.0 黃芩 3.0 黃連 3.0 人蔘 3.0/ 물 240mL를 80mL가 되게 한 다음, 찌꺼기를 버리고 2회로 나누어 복용한다.

【傷寒論(厥陰)】 乾薑 黃芩 黃連 人蔘 各三兩

【方極】 治心煩 心下痞鞕 而吐下者

柴 목표: 寒格吐下
응용: 급성위장염

《實際》 뇌싱, 수술 후 오심, 구토. 약도 식사도 목에 넘어가지 않는 경우

建瓴湯 건령탕 【衷中參西錄】

中 牛膝 30 龍骨 24(先煎) 牡蠣 24(先煎) 代赭石 24(先煎) 生地黃 18 白芍 15 柏子仁 12 山藥 30 水煎服

【醫學衷中參西錄】 生山藥 懷牛膝 各一兩 代赭石 八錢 生龍骨 生牡蠣 生地黃 各六錢 白芍藥 柏子仁 各四錢 鐵銹水로 煎服

中 응용: 鎭肝熄風湯(p.290)와 거의 같으나, 龜板 玄參 天門冬 대신에 生地黃 柏子仁을 가하고, 菁蒿 川楝子 麥芽에 의한 理氣效果를 빼고, 滋潤健脾의 山藥을 가하여 鎭肝熄風湯보다

자윤력에 중점을 두고 있다.
고혈압 고혈압성 뇌증 현훈 비틀거림 두통 상기 이명 떨림

ㄱ

建瓴丸 건령환【方輿輗】

經 甘藁 大黃 各等分/ 이상 2미를 細末하여 糊丸 1회 1.0을 복용한다.

【方輿輗(丸散方)】甘藁擇新近者 黃良 各等分 水腫 脹滿 痛風
(注): 甘藁 = 甘隧

建理湯 漢 건리탕=建中湯☞小建中湯(p.166)

小建中湯合人蔘湯

健脾柔肝湯 中 건비유간탕=歸芍六君子湯(p.53)

健脾益氣湯 中 건비익기탕 = 四君子湯(p.138)

健脾化痰湯 中 건비화담탕 = 六君子湯(p.236)

健脾和胃湯 中 건비화위탕=香砂六君子湯

建中湯 건중탕【活幼】=建理湯

勿 人蔘 4.0 黃耆 4.0 白朮 4.0 當歸 4.0 川芎 3.0 附子 0.2 乾薑 2.0 桂枝 3.0 丁香 2.0 甘草 3.5

勿 治痘淡白 頂陷 腹鳴下痢 寒顫咬牙者 痘毒內陷 下利寒戰(中略) 痘 諸瘍及 産後下利不止 寒戰者

乾地黃湯 건지황탕【良方】

勿 地黃 4.0 大黃 1.0 黃連 1.5 黃芩 4.0 柴胡 5.0 芍藥 4.0 甘草 2.5

勿 婦人傷寒差後 猶有餘熱不去 謂之遺熱. 이 처방은 大柴胡湯의 변방이다.

膈氣散 격기산【和劑局方】

柴 三稜 3.0 莪朮 3.0 檳榔 3.0 陳皮 3.0 枳殼 3.0 益智 3.0 肉桂 3.0 乾薑 1.5 厚朴 1.5 木香 1.5 靑皮 1.5 肉荳蔲 1.5 甘草 1.5 大棗 1.5 JP生薑 0.5

【和劑局方(卷三)】京三稜炮 蓬莪茂炮 檳榔 陳皮去白 益智仁 枳殼去穰麩炒 肉桂去鹿皮 各十兩 乾薑炮 厚朴去鹿皮 生薑酒製炒 木香 甘草爁 靑橘皮去穰 肉荳蔲 各五兩

柴 목표: 積聚 胸膈 痞滿痛

鬲下逐瘀湯 격하축어탕【醫林改錯】

中 桃仁 9 紅花 9 赤芍 9 當歸 9 川芎 6 五靈脂 6 牧丹皮 6 香附子 9 烏藥 9 延胡索 6 枳殼 6 甘草 3 水煎服

中 목표: 活血化瘀 理氣止痛 消痞塊
응용: 血府逐瘀湯(p.347)에 준하며, 氣滯血瘀 증후가 심한 경우에 적합하다.

ㄱ

蠲痺湯 견비탕

中[1]《百一選方》羌活 6 防風 6 薑黃 6 當歸 9 赤芍 6 黃耆 12 炙甘草 3

中[2]《醫學心悟》海風藤 12 獨活 3 羌活 3 桂心 1.5 當歸 9 川芎 2.5 桑枝 9 乳香 2.5 木香 2.5 炙甘草 1.5 水煎服

【楊氏家藏方(卷四)】酒當歸 羌活 薑黃 炙黃耆 防風 各 一·五兩 炙甘草 ○·五兩

【醫學心悟(卷三)】羌活 秦艽 獨活 各一錢 桑枝 當歸 各三錢 川芎 七分 炙甘草 桂心 各五分 海風藤 二錢 乳香 木香 各八分

中 목표: 祛風濕 補氣血 活血
응용: 불면 頸肩腕증후군 견관절주위염 요통 등에서 血虛의 풍습비(風濕痺)를 띠는 경우

中[2] 목표: 祛風濕

본방의 중점은 거풍습의 獨活 羌活 秦艽 海風藤 桑枝이며 신체의 노화 없이 風寒濕의 외인을 받아 생긴 사지 혹은 몸통의 근육, 관절동통 운동장애에 적용된다. 한냉, 습기에 의해 악화되고, 따뜻하게 하면 나아지면서, 관절의 발적이나 국소 열감이 없는 경우에 좋다.

牽正散 견정산【楊氏】

中 白附子 6 白殭蠶 5 全蝎 3 水煎服

中 응용: 祛風痰 止痙攣

堅中湯 견중탕【千金方】

經 半夏 5.0 茯苓 5.0 桂枝 4.0 芍藥 3.0 大棗 3.0 JP生薑 1.0 甘草 1.0

【千金方(卷十八雜病)】糖三斤 芍藥 半夏洗 生薑 各三兩切 大棗 五十枚擘

藥 응용: 신체가 허약한 다음 증상: 만성위염 복통

結毒喉癬一方 결독후선일방【廣筆記】

勿 桔梗 4.0 甘草 2.5 龍膽 2.5 射干 3.0 遺糧 4.0 山豆根 4.0

勿 送下牛黃 青洲名喉癬湯 腐爛及鼻中者 加辛夷兼用鼴鼠丸 咽喉結毒

ㄱ

決勝膏 결승고

漢 蘆會 2錢 麒麟血(血竭) 2錢 乳香 2錢 沒藥 2錢 硫黃 4錢

【華岡靑洲(春林軒膏方)】 左突 麒麟血 乳香 沒藥 硫黃

漢 諸瘡出血 통증

瓊玉膏 경옥고 【洪氏集驗方】

中 沙蔘 9 茯苓 9 生地黃 15/ 蜂蜜 30 水煎服 또는 膏로 만들어 복용한다.

【洪氏集驗方(卷一)】 高麗蔘 二十四兩 生地黃汁 十六斤 茯苓 四十九兩 白蜜 十斤

中 목표: 滋陰潤肺

注: 현재 시판되고 있는 제제는 人蔘 茯苓 麥門冬 地黃 蜂蜜 天門冬 地骨皮

효능: 자양강장

鷄肝丸 계간환 【淺田家方】

經 鷄肝 하나를 데쳐서 말리고 건조시키고, 산약가루를 섞어 細末하여 糊丸으로 만든다. 1회량 2.0, 1일 3회.

般 鷄肝 하나를 데쳐서 말리고, 山藥末(말린 닭간보다 2~3배의 양)을 細末로 섞어 糊丸으로 만든다.

勿 (丸散) 鷄肝一具

般 응용: 虛弱體質

비타민A의 보충으로서 야맹증에 五苓散 苓桂朮甘湯을 겸용한다.

桂薑棗草黃辛附湯 계강조초황신부탕 【金匱要略】=桂枝去芍藥加麻黃附子細辛湯(p.33)

經 桂枝 3.0 生薑 3.0(JP生薑 1.0) 大棗 3.0 甘草 2.0 麻黃 2.0 細辛 2.0 附子 1.0

龍 桂枝 3.0 大棗 3.0 甘草 2.0 麻黃 2.0 細辛 2.0 JP生薑 1.0 炮附子 0.3(또는 白河附子 1.0)/ 물 280mL에 麻黃을 넣고 끓여 거품을 걷어내고 나머지 모든 약을 넣고 달여 3회로 나누어 복용한다(편법: 일반전탕법).

【金匱要略(水氣病)】 桂枝 生薑 各三兩 甘草 二兩 大棗 十二枚 麻黃 細辛 各二兩 附子 一枚炮

龍 목표: 수족신냉 惡寒骨疼 復滿腸鳴 마비 또는 부종 또는 기침 難病으로 거동이 불편한 경우

응용: 부종 마비 동통 복수 신장병 설종양 부비동염 간경변증

(注): 알레르기성비염 대상포진 후유증

桂耆湯 계기탕【彙言】

勿 桂枝 3.0 芍藥 4.0 甘草 2.5 生薑 2.0 大棗 2.0 黃耆 4.0 人蔘 4.0 柴胡 5.0

勿 桂枝湯方中加 黃耆柴胡人蔘 治傷寒裏虛表實 行發散藥 邪汗不出 身熱煩燥 六脈空數

桂苓五味甘草湯 龍 계령오미감초탕=苓桂味甘湯(p.216)

桂麻各半湯 계마각반탕【傷寒論】=桂枝麻黃各半湯(p.34)

龍 桂枝 1.7 芍藥 1.0 生薑 1.0 甘草 1.0 麻黃 1.0 大棗 1.0 杏仁 1.0/물 200mL에 麻黃을 넣고 달여 한두 번 끓어 오르면 거품을 버리고 나머지 약을 넣고 70mL가 되게 달여 3회 복용(편법: 桂枝 3.0 芍藥 2.0 甘草 2.0 麻黃 2.0 大棗 2.0 杏仁 2.0 JP生薑 1.0 일반전탕법).

龍 목표: 表證이 있으나 發汗이 되지 않아 얼굴이 빨갛고 몸이 가려운 증상
응용: 급성열병 피부병 담마진

鷄鳴散 계명산【時方歌括】

經 檳榔 4.0 木瓜 3.0 生薑 3.0(JP 生薑 1.0) 橘皮 2.5 桔梗 2.5 紫蘇葉 1.0 吳茱萸 1.0

龍 檳榔子 4.0 木瓜 3.0 橘皮 2.5 桔梗 2.5 紫蘇葉 1.5 吳茱萸 1.5 JP生薑 1.0

勿 檳榔 橘皮 木瓜 吳茱萸 紫蘇葉 桔梗 生薑

龍 목표: 脚痛浮腫
응용: 脚氣
加感法 소변불리에는 茯苓 4.0을 가한다.

(注): 千金鷄鳴散(p.294)과는 다른 처방.

鷄鳴散加茯苓 계명산가복령【時方括要】

經 檳榔 3.0 木瓜 3.0 橘皮 2.5 桔梗 2.5 吳茱萸 1.0 紫蘇葉 1.0 生薑 2.0(JP生薑 1.0) 茯苓 6.0

藥 응용: 다리가 무겁고, 지각둔마하며 부은 듯한 긴장을 느끼고 압통이 있으며, 심계항진, 하지부종에 脚氣 같은 증상을 가질 때.

桂附四物湯 계부사물탕☞四物湯(p.138)

桂附理中湯 계부이중탕☞人蔘湯(p.253)

桂附八味丸 계부팔미환 = 八味丸(p.332) 八味地黃丸(p.331)

啓脾湯 계비탕【萬病回春】

經 人蔘 3.0 蓮肉 3.0 山藥 3.0 朮 4.0 茯苓 4.0 山査子 2.0 陳皮 2.0 澤瀉 2.0 甘草 1.0

龍 人蔘 2.0 白朮 2.0 蓮肉 2.0 山藥 2.0 山査子 1.0 陳皮 1.0 澤瀉 1.0 甘草 1.0 大棗 1.0 JP生薑 0.5(小兒量)/ 물 200mL를 60mL로 달여 1일 세 번 나누어 복용한다.

中 人蔘 3 白朮 4 茯苓 4 蓮子 3 山藥 3 山査子 2 陳皮 2 澤瀉 2 生薑 1 大棗 1 炙甘草 1 水煎服/ 粉末을 重湯하여 복용하더라도 좋다.

【萬病回春(小兒泄瀉)】 人蔘 白朮去蘆炒 白茯苓去皮 山藥炒 蓮肉去心 各一兩 山査肉 陳皮 澤瀉 甘草炙 各五錢

龍 목표 · 응용: 소화불량 만성위장염 장결핵

中 목표: 補氣健脾 理氣化濕 止瀉
응용: 蔘苓白朮散에 준한다.

(注):《萬病回春(小兒泄瀉)》에는 啓脾丸으로서 수록되어 있다. 각 약물을 가루내어 煉蜜로 梧子大로 환을 만든다.

鷄蘇散 계소산【傷寒標本】☞六一散(p.242)

鷄屎白散 계시백산【金匱要略】

龍 鷄屎白 2.0/ 가루내어 물 25.0mL로 頓服한다.

龍 목표: 팔이나 가슴이 조여드는 증상. 혹은 복수복벽의 정맥사행(oblique vein)
응용: 근육경련 복수 부종

【古訓醫傳】 복부가 불러 정맥이 보인다. 사하작용이 있으므로 진액부족에는 사용해서는 안 된다.

桂芍知母湯 계작지모탕=桂枝芍藥知母湯(p.37)

桂枝加葛根湯 계지가갈근탕【傷寒論】

經 桂枝 4.0 芍藥 4.0 大棗 4.0 生薑 4.0(JP生薑 1.0) 甘草 2.0 葛根 6.0

龍 桂枝 3.0 芍藥 3.0 大棗 3.0 甘草 2.0 JP生薑 1.0 葛根 4.0/ 물 360mL에 葛根을 넣고 달여 80mL가 되게 한 후, 나머지 약을 넣고 달여 120mL로 하

【傷寒論(太陽上)】 葛根 四兩 麻黃 三兩去節 芍藥 二兩 生薑 三兩切 甘草 二兩炙 大棗 十二枚擘 桂枝 二兩去皮

經 桂枝湯에 葛根 6.0을 가한다.

龍 목표: 葛根湯의 허증, 項背强 汗出의 경우
응용: 감기 어깨결림

며 세 번 나누어 복용한다.

桂枝加桂湯 계지가계탕【傷寒論】

《實際》 桂枝湯의 桂枝를 6.0으로 한다.

《實際》 두통: 桂枝湯을 사용할 때 氣上衝이 심한 경우

【方極】 桂枝湯證而上衝劇者

桂枝加大黃湯 계지가대황탕【傷寒論】 = 桂枝加芍藥大黃湯(p.30)

經 桂枝 4.0 生薑 4.0(JP生薑 1.0) 大棗 4.0 甘草 2.0 芍藥 6.0 大黃 1.0

龍 桂枝 3.0 大棗 3.0 甘草 2.0 芍藥 6.0 大黃 1.0~2.0 JP生薑 1.0/ 물 280mL을 120mL로 달여 찌꺼기를 버리고 1일 세 번 나누어 복용한다.

【傷寒論(太陰)】 桂枝 三兩去皮 大黃 二兩 芍藥 六兩 生薑 三量切 甘草 二兩炙 大棗 十二枚擘

經 桂枝加芍藥湯에 大黃 1.0을 가한다.

龍 목표: 허증의 복만 복통, 변비 또는 설사

응용: 급만성장염 대장염 복통 급만성충수염 습관성변비 치질

桂枝加附子湯 계지가부자탕【傷寒論】

經 桂枝 4.0 芍藥 4.0 大棗 4.0 生薑 4.0(JP生薑 1.0) 甘草 2.0 附子 1.0

龍 桂枝 3.0 芍藥 3.0 大棗 3.0 甘草 3.0 炮附子 0.3(또는 白河附子 1.0) JP生薑 1.0/ 물 280mL를 120mL로 달여서 찌꺼기를 버리고, 1일 세 번 나누어 복용한다.

【傷寒論(太陽上)】 桂枝 三兩去皮 芍藥 三兩 甘草 三兩炙 生薑 三量切 大棗 十二枚擘 附子 一枚炮去皮破八片

經 桂枝湯에 附子 1.0을 가한다.

龍 목표: 發汗過多 惡風 小便難 四肢微急

응용: 發汗過多 지각장애 신경통 화농증 피부병 설사

桂枝加苓朮附湯 계지가영출부탕 = 桂枝加朮苓附湯(p.31)

桂枝加龍骨牡蠣湯 계지가용골모려탕【金匱要略】

經 桂枝 4.0 芍藥 4.0 大棗 4.0 生薑 4.0(JP生薑 1.0) 甘草 2.0 龍骨 3.0 牡蠣 3.0

龍 桂枝 3.0 芍藥 3.0 大棗 3.0 龍骨 3.0 牡蠣 3.0 甘草 2.0 JP生薑 1.0/ 물 280mL를 120mL로 달여 세 번 나누어 복용한다.

【金匱要略(血痺虛勞)】 桂枝 芍藥 生薑 各三兩 甘草 二兩 大棗 十二枚 龍骨 牡蠣 各三兩

經 桂枝湯에 龍骨 牡蠣 各 3.0을 가한다.

龍 목표: 煩驚 腹動 下腹直筋緊張 신경질 夢精 遺精 흥분성 피로

응용: 신경쇠약 성신경쇠약 遺精 음경강직증 야뇨증 두발탈모 뇌졸중 고혈압

中 桂枝 9(4) 龍骨 30(3)(先煎) 牡蠣 30(3)(先煎) 白芍 9(4) 生薑 6(4) 炙甘草 6(2) 大棗 12(4) 水煎服

中 목표: 安神 通陽 補氣血 調和營衛
응용: 자율신경실조증 불면증 발작성빈맥 몽정 등에서 氣血不足 虛陽浮越을 나타내는 경우
(注): 눈피로

ㄱ

桂枝加芍藥大黃湯 계지가작약대황탕【傷寒論】=桂枝加大黃湯(p.29)

經 桂枝 4.0 生薑 4.0(JP生薑 1.0) 大棗 4.0 甘草 2.0 芍藥 6.0 大黃 1.0

【傷寒論(太陰)】 桂枝 三兩去皮 大黃 二兩 芍藥 六兩 生薑 三兩切 甘草 二兩炙 大棗 十二枚擘

藥 응용: 복부팽만감 복통이 있고, 변비가 있는 제증: 변비 복만

桂枝加芍藥附子湯 계지가작약부자탕【類】

桂枝加芍藥湯 참고

桂枝加芍藥生薑人蔘湯 계지가작약생강인삼탕【傷寒論】

經 桂枝 4.0 大棗 4.0 生薑 4.0(JP生薑 1.5) 人蔘 4.0 甘草 2.0 芍藥 6.0

龍 桂枝 3.0 大棗 3.0 人蔘 3.0 芍藥 4.0 甘草 2.0 JP生薑 1.5/ 물 480mL를 120mL로 달여 세 번 나누어 복용한다.

【傷寒論(太陽上)】 桂枝 三兩去皮 芍藥 四兩 甘草 二兩炙 人蔘 三兩 大棗 十二枚擘 生薑 四兩 發汗後身疼痛脈沈遲者

經 桂枝湯에 芍藥 生薑 各 1.5(JP生薑 0.5) 人蔘 4.0을 가한다.

龍 목표 · 응용: 身痛 脈沈遲한 경우

藥 心下痞 복통 수족통

桂枝加芍藥湯 계지가작약탕【傷寒論】

經 桂枝 4.0 生薑 4.0(JP生薑 1.0) 大棗 4.0 甘草 2.0 芍藥 6.0

龍 桂枝 3.0 大棗 3.0 甘草 2.0 芍藥 6.0 JP生薑 1.0/ 물 280mL에 달여 120mL로 한 후 세 번 나누어 복용한다.

中 小建中湯에 膠飴 뺀 처방

【傷寒論(太陰)】 桂枝 三兩去皮 芍藥 六兩 甘草 二兩炙 大棗 十二枚擘 生薑 三兩切

龍 목표: 복통 설사
응용: 급만성장염 복통 급만성충수염 결핵성복막염 痔

中 응용: 小建中湯에 준하나, 膠飴가 가진 鎭痙 영양 효과가 없다.

【類聚方廣義】 加附子: 同證而惡寒 腰痛脚攣急－加朮附洛几濕 痛几. 脚氣微蒼…

桂枝加朮苓附湯 계지가출령부탕【東洞】= 桂枝加苓朮附湯

[經] 桂枝 4.0 芍藥 4.0 大棗 4.0 生薑 4.0(JP生薑 1.0) 蒼朮 4.0 茯苓 4.0 甘草 2.0 附子 1.0

[經] 桂枝湯에 蒼朮 茯苓 各 4.0 附子 1.0을 가한다.

(注):《類聚方廣義》桂枝加附子湯의 頭에 있음
신경통 근육통 尿利減少 동계 근육경련

桂枝加朮苓湯 계지가출령탕【東洞】

[經] 桂枝 4.0 生薑 3.0(JP生薑 1.0) 大棗 3.0 芍藥 3.0 甘草 1.5 茯苓 5.0 蒼朮 5.0

桂枝加朮附湯 계지가출부탕【東洞】

[經] 桂枝 4.0 芍藥 4.0 大棗 4.0 生薑 (JP生薑 1.0) 蒼朮 4.0 甘草 2.0 附子 1.0

[龍] 桂枝 3.0 芍藥 3.0 大棗 3.0 生薑 3.0 白朮 4.0 甘草 2.0 白河附子 1.0

[中] 桂枝湯에 蒼朮 4 附子 1을 배합한다.

[經] 桂枝湯에 蒼朮 4.0 附子 1.0을 가한다.

[龍] 목표: 마비 통증
응용: 신경통 류마티스 소아마비 척추결핵 척추척수종양 반신불수

[中] 목표: 散寒祛濕 止痙 解表
응용: 朮附湯에 준한다. 감기 인플루엔자에 사용한다.

(注):《類聚方廣義》桂枝加附子湯의 頭注에 있음

桂枝加朮附合强神湯 계지가출부합강신탕【일본경험방】

[龍] 桂枝 3.0 芍藥 3.0 大棗 3.0 白殭蠶 3.0 白朮 4.0 甘草 2.0 棕櫚葉 2.0 紅花 1.5 白河附子 1.0 JP生薑 1.0

[龍] 목표 · 응용: 반신불수
응용: 뇌출혈 뇌경색

ㄱ

桂枝加黃芪湯 계지가황기탕【金匱要略】

經 桂枝 4.0 芍藥 4.0 大棗 4.0 生薑 4.0(JP生薑 1.0) 甘草 2.0 黃耆 3.0

龍 桂枝 3.0 芍藥 3.0 大棗 3.0 甘草 2.0 黃耆 2.0 JP生薑 1.0/ 물 280mL를 달여 120mL로 만든 후 세 번 나누어 복용한다.

【金匱要略(水氣)】 桂枝 三兩 芍藥 三兩 甘草 二兩 生薑 三兩 大棗 十二枚 黃耆 二兩

經 桂枝에 黃耆 3.0을 가한다.

龍 목표: 兩脛冷 汗出而發熱 身甲錯 또는 惡瘡 또는 身瞤 胸中痛 腰以上汗出而腰痛, 심하면 식사를 못하고, 身疼痛煩燥하면서 소변불리. 또는 黃疸脈浮

응용: 盜汗 汗多 피부병 종기 궤양 중이염 축농증 요통 황달 부종

桂枝加厚朴杏仁湯 계지가후박행인탕【傷寒論】=桂枝加厚朴杏子湯

經 桂枝 4.0 芍藥 4.0 大棗 4.0 生薑 4.0(JP生薑 1.0) 杏仁 4.0 甘草 2.0

龍 桂枝 3.0 芍藥 3.0 大棗 3.0 杏仁 3.0 甘草 2.0 厚朴 2.0 JP生薑 1.0/ 물 280mL에 달여 120mL로 한 후 세 번 나누어 복용한다.

【傷寒論(太陽上)】 喘家 作桂枝湯加厚朴杏子佳

經 桂枝湯에 厚朴 1.0 杏仁 4.0을 가한다.

龍 목표: 허증의 表熱과 喘咳

응용: 감기 기관지천식

桂枝加厚朴杏子湯 계지가후박행자탕=桂枝加厚朴杏仁湯

桂枝甘草龍骨牡蠣湯 계지감초용골모려탕【傷寒論】

經 桂枝 4.0 甘草 2.0 龍骨 2.0 牡蠣 2.0

龍 桂枝 1.0 甘草 2.0 牡蠣 2.0 龍骨 2.0/ 물 200mL를 100mL가 되게 끓여, 세 번 나누어 복용한다.

【傷寒論(太陽中)】 桂枝 一兩去皮 甘草 二兩炙 牡蠣 二兩熬 龍骨 二兩

龍 목표: 흥분 煩躁腹動

응용: 뜸 또는 가열요법 후의 흥분

桂枝甘草湯 계지감초탕【傷寒論】

經 桂枝 4.0 甘草 2.0

【傷寒論(太陽上)】 桂枝 四兩去皮 甘草 二兩炙

【類聚方廣義】 治上衝急迫者

(注): 발한과다 心下悸 氣逆甚

桂枝去桂加茯苓(白)朮湯 계지거계가복령(백)출탕【傷寒論】

[經] 芍藥 4.0 大棗 4.0 生薑 4.0(JP生薑 1.0) 茯苓 4.0 朮 4.0 甘草 2.0

[龍] 芍藥 3.0 大棗 3.0 茯苓 3.0 白朮 3.0 甘草 2.0 JP生薑 1.0/ 물 320mL을 120mL로 달여 세 번 나누어 복용한다.

【傷寒論(太陽上)】 芍藥 三兩 甘草 二兩炙 生薑切 白朮 茯苓 各三兩 大棗 十二枚擘

[經] 목표: 頭痛 項强 發熱 心下滿微痛 尿利減少

응용: 汗下後 신염 신증후군 편타증(Whiplash injury)

桂枝去芍藥加麻黃附子細辛湯 계지거작약가마황부자세신탕【傷寒論】= 桂薑棗草黃辛附湯(p.26)

[經] 桂枝 3.0 生薑 3.0(JP生薑 1.0) 大棗 3.0 甘草 2.0 麻黃 2.0 細辛 2.0 附子 1.0

桂枝去芍藥加蜀漆龍骨牡蠣救逆湯 계지거작약가촉칠용골모려구역탕【傷寒論】= 救逆湯(p.48)

[經] 桂枝 4.0 生薑 4.0(JP生薑 1.0) 大棗 4.0 蜀漆 4.0 甘草 2.0 牡蠣 6.0 龍骨 5.0

【傷寒論(太陽中)】 桂枝 三兩去皮 甘草 二兩炙 生薑 三兩切 大棗 十二枚擘 龍骨 五兩熬 蜀漆 三兩洗去腥 龍骨 四兩

【類聚方廣義】 治桂枝去芍藥湯證而腹動劇者

桂枝去芍藥加蜀漆龍骨牡蠣湯 계지거작약가촉칠용골모려탕【傷寒論】= 桂枝去芍藥加蜀漆龍骨牡蠣救逆湯

[經] 桂枝 4.0 生薑 4.0(JP生薑 1.0) 大棗 4.0 蜀漆 4.0 甘草 2.0 牡蠣 6.0 龍骨 5.0

桂枝去芍藥湯 계지거작약탕【傷寒論】

[經] 桂枝 4.0 大棗 4.0 生薑 4.0(JP生薑 1.0) 甘草 2.0

【傷寒論(太陽上)】 桂枝 三兩去皮 甘草 二兩炙 生薑 三兩切 大棗 十二枚擘

[經] 桂枝湯에서 芍藥을 뺀 것

[柴] 목표: 表證 胸滿

ㄱ

ㄱ

桂枝桃仁湯 계지도인탕【婦人良方】

經 桂枝 4.0 芍藥 4.0 大棗 4.0 生薑 4.0(JP生薑 1.0) 地黃 4.0 甘草 2.0 桃仁 5.0

勿 即桂枝湯方中加桃仁地黃 治經道不通 繞臍疝痛

經 桂枝湯에 桃仁 5.0 地黃 4.0을 가한다.

桂枝麻黃各半湯 계지마황각반탕【傷寒論】

=桂麻各半湯(p.27)

經 桂枝 3.5 芍藥 2.0 生薑 2.0(JP生薑 1.0) 甘草 2.0 麻黃 2.0 大棗 2.0 杏仁 2.5

【傷寒論(太陽上)】桂枝 一兩十六銖去皮 芍藥 生薑切 甘草炙 麻黃 各一兩去節 大棗 四枚擘 杏仁 二十四枚湯浸去皮及兩仁者

【方極】治桂枝湯麻黃湯二方證相半者

桂枝白虎湯 中 계지백호탕

=白虎加桂枝湯(p.115)

桂枝茯苓丸 계지복령환【金匱要略】= 催生湯, 奪命丹(丸)

經 桂枝 茯苓 牧丹皮 桃仁 芍藥 各等分/ 이상을 煉蜜에 섞어 환을 만들어 1회 3.0g을 사용한다. 1일 3회.

龍 桂枝 茯苓 牧丹皮 桃仁 芍藥 各等分/ 蜂蜜로 0.3g의 환제로 만들어 매식전 1.0g을 복용한다. 효과가 없으면 3.0g까지 늘린다.

中 桂枝 12(4) 茯苓 15(4) 桃仁 9(4) 牧丹皮 9(4) 赤芍 12(4) 水煎服/ 粉末을 蜂蜜로 환을 만들어 1일 3회 9g씩 복용하더라도 좋다.

【金匱要略(婦人妊娠)】桂枝 茯苓 牧丹去心 桃仁去皮尖熱 芍藥 各等分/

龍 목표: 實證으로 顔面口脣 등에서 울혈성이면서, 어깨 결림 두통 어지러움 등의 상기증이 있고, 하복통 월경불순자궁출혈 등이 있는 경우

응용: 월경불순 월경곤란증 자궁출혈 자궁내막염 부속기염 자궁근종 유산 후 제증 부인비만증 월경과 관련된 제증 히스테리 난소기능부전 급만성충수염 고혈압 타박증 痔 동상 부비동염

中 목표: 活血化瘀 消癥

응용: 자율신경실조증 갱년기증후군 고혈압 월경곤란증 부정성기출혈 월경불순 무월경 자궁내막염 자궁복구부전 골반내염증, 자궁근종과 초기 난소낭종 등에서 下焦 血瘀를 나타내는 경우

桂枝茯苓丸加薏苡仁 계지복령환가의이인

藥 응용: 비교적 체력이 있고, 때때로 하복부통 어깨결림 두중 현훈 상기 족냉 등을 호소하는 다음 증상: 월경불순 월경과 관련된 제증 여드름 기미 손발이 트는 증상

桂枝茯苓丸料 계지복령환료【金匱要略】

經 桂枝 4.0 茯苓 4.0 牧丹皮 4.0 桃仁 4.0 芍藥 4.0

桂枝附子去桂加朮湯 계지부자거계가출탕

=白朮附子湯(p.113)

桂枝附子湯 계지부자탕【傷寒論】

經 桂枝 4.0 附子 1.0 生薑 3.0(JP生薑 1.0) 大棗 3.0 甘草 2.0

龍 桂枝 4.0 炮附子 0.9(또는 白河附子 1.0) 大棗 3.0 甘草 2.0 JP生薑 1.0(편법: 일반전탕법)

中 桂枝 6 甘草 3 生薑 2 大棗 6 附子 3 水煎服

【傷寒論(太陽下)】桂枝 四兩去皮 附子 三枚炮去皮破 生薑 三兩切 大棗 十二枚擘 甘草 二兩炙

龍 목표: 身體疼煩 脈浮虛
응용: 신경통 근육 또는 관절 류마티스 마비 화농증

中 목표: 祛風濕 散寒止痛

桂枝生薑枳實湯 계지생강지실탕【金匱要略】

經 桂枝 6.0 生薑 6.0(JP生薑 1.5) 枳實 3.0

龍 桂枝 3.0 生薑 3.0 枳實 5.0/ 물 240mL를 120mL로 달여 세 번 나누어 복용

【金匱要略(胸·心痛短氣病)】桂枝 生薑 各三兩 枳實 五枚

龍 목표: 心中痞 諸逆 心懸痛
응용: 늑간신경통 흉통 심장병 담석증 胃痛

桂枝五物湯 계지오물탕【東洄】

經 桂枝 4.0 黃芩 4.0 地黃 4.0 茯苓 8.0 桔梗 3.0

龍 桂枝 3.0 桔梗 3.0 黃芩 3.0 茯苓 4.0 乾地黃 4.0

勿 桂枝 茯苓 桔梗 黃芩 地黃

龍 목표: 上氣 인후통 또는 치통 설통
응용: 인후염 협심증 치은염 설염 구내염
가감법: 有熱便秘에는 大黃 2.0을 가한다.
伏熱 便秘가 없으면 石膏 12.0을 가한다.

桂枝越婢湯 계지월비탕【일본경험방】

細 桂枝 4 芍藥 4 甘草 2 麻黃 5 生薑 2.5 大棗 3 石膏 8 蒼朮 4 附子 1

細 류마티스 통풍 관절종창 관절통 체력이 약한 사람의 감기(中田敬吾 경험)

원전: 《和漢治療要解》(鵜飼禮堂 著)

출전: 細野史郎 「越婢加朮湯과 桂枝越婢湯의 이야기」(漢方의 臨床, 25:11(193))

ㄱ

桂枝二麻黃一湯 계지이마황일탕【傷寒論】

經 桂枝 4.5 芍藥 3.0 生薑 3.0(JP生薑 1.0) 大棗 3.0 麻黃 1.5 杏仁 1.5 甘草 2.5

龍 桂枝 1.7 芍藥 1.25 麻黃 0.75 生薑 1.25 杏仁 0.7 甘草 1.1 大棗 1.75/ 물 200mL에 麻黃을 달이는데 한 두 번 끓어오르면 거품을 버린 다음 나머지 약을 넣고서 다시 달여 80mL로 한다. 찌꺼기를 버리고 두 번 나누어 복용한다(편법: 桂枝 3.0 大棗 3.0 芍藥 2.5 JP生薑 1.0 麻黃 1.5 杏仁 1.5 甘草 2.0 일반전탕법).

【傷寒論(太陽上)】 桂枝 一兩十七銖去皮 芍藥 一兩六銖 麻黃 十六銖去節 生薑 一兩六銖切 杏仁十六箇去皮尖 甘草 一兩二銖炙 大棗五枚擘

龍 목표: 땀이 많이 난 후 脈洪大하면서 瘧과 같은 경우

응용: 發汗 후 감기 급성열병

(注): 습진 한냉담마진

桂枝二越婢一湯 계지이월비일탕【傷寒論】

經 桂枝 2.5 芍藥 2.5 甘草 2.5 麻黃 2.5 生薑 3.5(JP生薑 1.0) 大棗 3.0 石膏 3.0

龍 桂枝 0.75 芍藥 0.75 麻黃 0.75 甘草 0.75 大棗 1.0 石膏 1.0 JP生薑 0.5/ 물 200mL에 麻黃을 넣고 달이는데 한 두 번 끓어오르면 거품을 버리고, 나머지 약을 넣고 다시 끓여 80mL가 되게 한 후 두 번 나누어 복용한다(편법: 桂枝 2.0 芍藥 2.0 甘草 2.0 麻黃 2.0 大棗 2.5 石膏 2.0 JP生薑 1.5 일반전탕법).

【傷寒論(太陽上)】 桂枝去皮 芍藥 麻黃 甘草 各十八銖炙 大棗 四枚擘 生薑 一兩二銖切 石膏二十四銖碎綿裹

龍 목표: 발열은 많으나 惡寒은 적고, 脈微弱한 경우

응용: 급성열병

(注): 류마티스

桂枝人蔘湯 계지인삼탕【傷寒論】

經 桂枝 4.0 甘草 3.0 朮 3.0 人蔘 3.0 乾薑 2.0

龍 桂枝 4.0 甘草 4.0 白朮 3.0 人蔘 3.0 乾薑 3.0/ 물 360mL에 桂枝 이외의 약물을 넣고 200mL로 달여, 다시 桂枝를 넣고 달여 120mL가 되게 한다. 낮에 두 번, 밤에 한 번 복용한다.

中 人蔘湯에 桂枝 9(4)를 가한다. 水煎服

【傷寒論(太陽下)】桂枝 四兩別切 甘草 四兩炙 白朮 三兩 人蔘 三兩 乾薑 三兩

龍 목표: 頭痛, 惡風 등의 發熱證과 설사 또는 腹冷이 있는 경우
응용: 급성장염 감기

中 목표: 溫中散寒 健脾益氣 辛溫解表
응용: 人蔘湯과 거의 같지만, 脾胃虛寒의 감기에도 사용한다.
桂枝는 上衝을 치료한다.

(注): 두통발작 시 태양혈 부근의 혈관이 확장되어 땀이 난다.
가감: 加枳實茯苓(逆挽湯 p.211)

桂枝芍藥知母湯 계지작약지모탕【金匱要略】=桂芍知母湯(p.28)

經 桂枝 3.0 知母 3.0 防風 3.0 生薑 3.0(JP生薑 1.0) 芍藥 3.0 麻黃 3.0 朮 4.0 甘草 1.5 附子 1.0

龍 桂枝 4.0 知母 4.0 防風 4.0 芍藥 3.0 甘草 2.0 麻黃 2.0 白朮 5.0 炮附子 0.6(또는 白河附子 1.0~2.0)/ 물 280mL를 80mL로 달여 찌꺼기를 버리고 1일 세 번 나누어 복용한다.

中 桂枝 9(3) 白芍 9(3) 防風 9(3) 白朮 9(4) 知母 9(3) 附子 6(1)(先煎) 麻黃 6(3) 炙甘草 6(2) 生薑 3(3) 水煎服

【金匱要略(中風歷節)】桂枝 四兩 芍藥 三兩 甘草 二兩 麻黃 一兩 生薑 五兩 白朮 五兩 知母 四兩 防風 四兩 附子 二兩 炮

龍 목표: 사지 또는 관절동통 다리가 야위고 부어 힘이 없는 경우 또는 관절만 붓고 뻣뻣함 頭眩 喘急 가슴앓이
응용: 관절염 기형성관절염

中 목표: 散寒祛濕 止痙止痛 淸熱
응용: 다발성관절염 관절염 변형성관절증 만성관절류마티스 등에서 寒濕痺와 국소의 발적, 열감을 나타내는 경우

桂枝湯 계지탕【傷寒論】=陽旦湯(p.206)

經 桂枝 4.0 芍藥 4.0 大棗 4.0 生薑 4.0(JP生薑 1.0) 甘草 2.0

中 桂枝 9(4) 白芍 9(4) 炙甘草 5(2) 生薑 6(4) 大棗 5(4) 水煎服

【傷寒論(太陽上)】桂枝 三兩去皮 芍藥 三兩 甘草 二兩炙 生薑 三兩切 大棗 十二枚擘

【類聚方廣義】上衝頭痛發熱汗出惡風腹拘攣

中 목표: 辛溫解肌 調和營衛
응용: 감기 인플루엔자 기타 감염증에서 表寒 表虛를 띠는 경우. 한냉담마진 피부소양증 습진 신경통

근육통 등에도 응용하면 좋다.
藥 응용: 체력이 쇠약한 경우의 초기 감기

ㄱ

桂香散 계향산【醫學入門. 耳門】

柴 桂枝 2.0 川芎 2.0 當歸 2.0 細辛 2.0 菖蒲 2.0 蒺藜 2.0 木通 2.0 麻黃 2.0 紫蘇 1.0 木香 1.0 白芷 1.0 天南星 3.0

【古今方彙(耳)】辣桂 川芎 當歸 細辛 菖蒲 木香 木通 蒺藜 麻黃 甘草 各二分半 南星 白芷 各四分 紫蘇 一分 葱水煎服
柴 응용: 風虛耳聾 스트렙토마이신聾

古今錄驗續命湯 고금록험속명탕【金匱要略】

經 杏仁 4.0 麻黃 3.0 桂枝 3.0 當歸 3.0 人蔘 3.0 乾薑 2.0 甘草 2.0 川芎 2.0 石膏 6.0

【金匱要略(中風歷節)】麻黃 桂枝 當歸 人蔘 石膏 乾薑 甘草 各三兩 芎藭 一兩 杏仁 四十枚
治中風痱, 身體不能自收, 口不能言, 冒昧不知痛處, 或拘急不得轉側

高良薑湯 고량강탕【千金方】

經 高良薑 5.0 厚朴 2.0 當歸 3.0 桂枝 3.0
龍 高良薑 5.0 厚朴 2.0 當歸 3.0 桂枝 3.0

【備急千金要方(卷十三)】高良薑 五兩 厚朴 二兩 當歸 桂心 各三兩
龍 목표: 갑자기 상복부가 심하게 아프고, 兩脇部가 支滿煩悶하는 경우. 또는 貧血足冷 설사하는 경우
응용: 담석증 위통 장염

固本丸 고본환【張氏醫通】

中 生地黃 30 熟地黃 30 天門冬 18 麥門冬 18 人蔘 6 水煎服

中 목표: 滋陰益氣
응용: 당뇨병 만성위염 만성기관지염 폐결핵 기타 만성질환에서 氣陰兩虛 증후를 나타내는 경우

固本還睛丸 고본환정환【證治準繩】

柴 天門冬 2.0 麥門冬 2.0 乾地黃 2.0 茯苓 1.5 枸杞子 1.5 人蔘 1.5 山藥 1.5 牛膝 1.5 石斛 1.5 草決明(決明子) 1.5 杏仁 1.5 菟絲子 1.5 菊花 1.5 枳殼 1.5 羚羊角 0.5 烏犀角 0.5 靑葙子 3.0 防風 3.0 五味

柴 응용: 망막증

子 1.0 炙甘草 1.0 蒺藜子 1.0 川芎 1.0 黃連 1.0 熟地黃 2.0

苦蔘湯 고삼탕【金匱要略】

經 苦蔘 6.0/ 이상 1味를 물 500mL에 넣고 300mL까지 되도록 달인 후, 찌꺼기를 버리고, 세척제, 습포제로 외용한다.

藥 苦蔘 10.0(煎液外用)

【金匱要略(百合狐惑陰陽毒)】苦蔘 一升 以水一斗 煎取七升 去滓熏洗 日三服

藥 응용: 백선 미란 땀띠 가려움(외용)

固陽湯 고양탕【萬病回春】

柴 黃耆 4.0 人蔘 4.0 白朮 3.0 茯苓 3.0 厚朴 2.0 良薑 2.0 附子 1.0 乾薑 1.0 殭蠶 1.0

【萬病回春(痼冷)】黃耆 二錢 人蔘 二錢 白朮去蘆 四錢 茯苓 四錢 乾薑 八錢 良薑 三錢 腹痛倍用 白殭 八錢 厚朴 三錢 薑汁炒 大附子炮四錢

柴 목표: 痼冷厥逆

苦酒湯 고주탕【傷寒論】= 半夏苦酒湯(p.103)

勿 半夏 3.0 鷄子白 1個 苦酒 100

勿 纏喉風 咽中秘塞에 본 처방을 마시면 곧바로 말이 나오는 효능이 있다.

高枕無憂散 고침무우산【萬病回春】

經 陳皮 4.0 半夏 4.0 茯苓 4.0 枳實 4.0 竹茹 4.0 麥門冬 4.0 龍眼肉 4.0 石膏 4.0 人蔘 1.5 甘草 2.5

【萬病回春(不眠)】陳皮 半夏薑製 白茯苓去皮 枳實麩炒 竹茹 麥門冬去心 龍眼肉 石膏 各一錢半 人蔘 五錢 甘草 一錢半

柴 응용: 불면

滾痰丸 곤담환 = 礞石滾痰丸(p.99)

《醫專》大黃 8.0 黃芩 8.0 靑礞石 1.0 沈香 0.5/ 이상을 粉末로 하여 米糊로 환을 만든다.

控涎丹 공연단【三因方】= 妙應丸 子龍丸

經 甘隧 大戟 白芥子 各等分/ 이상 3미를 각각 細末하여 煉蜜로 섞어 단으로 만든다.

또는 糊로써 환을 만들어도 좋다.

中 목표: 거담축수(祛痰逐水)

응용: 흉수 복수 부종 또는 기관지염 폐렴 등에서 객담이 많은 경우. 또는 만성 임파절염 림프결절핵 한냉농양(寒冷膿瘍) 골결핵 등

보통 1.0~3.0을 생강즙으로 복용한다.

中 甘隧 大戟 白芥子를 같은 비율로 粉末하여 小豆 크기 환약을 만들어 생강즙으로 5~10환씩 복용한다.

ㄱ

空瘡痘方 공창두방

勿 川芎 4.0 黃耆 4.0 白芷 4.0 牛蒡 3.0 桂枝 3.0 當歸 4.0 鹿茸 4.0 地黃 4.0 白朮 4.0 穿山甲 4.0

勿 大保元湯 參耆鹿茸湯보다 효력이 강하다. 痘瘡氣血不足灌膿을 치료한다. 만약 毒壅을 겸하면 透膿散加反鼻로 한다. 去白芷 牛蒡 地黃 白朮 加附子 升麻 名再造飮子

瓜呂湯 矢 과려탕=括蔞湯(p.44)

瓜蔞根湯 과루근탕【方輿輗】

《實際》 瓜蔞根 3.0 百合 3.0 知母 3.0 括蔞仁 3.0 薏苡仁 10.0 柴胡 5.0 黃芩 3.0 甘草 1.0

《實際》 대하를 치료하는 처방. 柴胡劑를 사용해야 할 것 같은 腹證에 上氣 경향이 있고, 하반신이 냉하면서 대하가 있는 경우

【方輿】 當歸四逆과는 한열상하의 구분이 있다.

瓜子仁桔梗湯 과자인길경탕

漢 薏苡仁 9.0 桃仁 6.0 牧丹皮 4.0 菓子 3.0 桔梗 4.0

漢 습관절염의 화농이 있는 경우

(注): 瓜子仁湯加桔梗

瓜子仁湯 과자인탕【外科樞要】=腸癰湯

經 薏苡仁 9.0 桃仁 6.0 牧丹皮 4.0 瓜子 3.0

龍 薏苡仁 7.0 桃仁 3.5 牧丹皮 3.5 括蔞仁 3.5

【古今方彙(癰)】 薏苡仁 四錢 桃仁 牧丹皮 括蔞仁 各一錢

龍 목표: 골반염증 발열동통

응용: 급성충수염 골반복막염 장요근염 급성 부속기염

(注): 瓜子와 括蔞仁의 차이가 있다.

瓜蒂散 과체산【傷寒論】

經 瓜蒂 赤小豆를 等分으로 細末한다. 먼저 香豉 5.0을 열탕 200mL에 넣고 끓여 멀건 죽으로 만든다. 찌꺼기를 건어낸 후 細末 2.0을 타서 頓服한다.

【傷寒論(太陽下)】瓜蒂 一分熬黃 赤小豆 一分
病如桂枝證頭不痛項不强 寸脈微浮 胸中痞硬 氣上衝 咽喉不得息者 此爲胸有寒也 當吐之

藿朴夏苓湯 곽박하령탕【醫源】

中 藿香 9 半夏 9 茯苓 9 行人 9 淡豆蔻 9 薏苡仁 12 猪苓 6 澤瀉 6 白豆蔻 4.5 厚朴 4.5 水煎服

中 목표: 和胃利濕 解表
응용: 三仁湯(p.153)에 준하며, 表證이 심한 경우.

廓清飮 곽청음【景岳】

勿 厚朴 2.5 大腹 3.0 澤瀉 4.0 茯苓 4.0 橘皮 2.0 枳實 4.0 白芥子 3.0 羅蔔子 3.0

勿 治三焦壅滯氣道不清 小便不利 通身腫脹

이 처방은 導水茯苓湯보다 간단하면서 효과는 많다. 대개 三子養親湯證에 中焦壅實證을 치료한다.

藿香正氣散 곽향정기산【和劑局方】

經 白朮 3.0 半夏 3.0 茯苓 3.0 厚朴 2.0 陳皮 2.0 大棗 2.0 桔梗 1.5 大腹皮 1.0 藿香 1.0 白芷 1.0 甘草 1.0 JP生薑 1.0 紫蘇葉 1.0

龍 大腹皮 4.0 藿香 4.0 白芷 4.0 茯苓 4.0 厚朴 3.0 白朮 3.0 陳皮 3.0 桔梗 3.0 半夏 3.0 紫蘇葉 3.0 大棗 3.0 甘草 1.5 JP生薑 1.0

中 藿香 12(1) 半夏 9(3) 白朮 9(3) 茯苓 6(3) 厚朴 6(2) 白芷 6(1) 陳皮 6(2) 桔梗 3(2) 大腹皮 3(1) 大棗 3(2) 生薑 3(1) 紫蘇葉 6(1) 水煎服

【和劑局方(卷二)】

龍 목표: 발열 두통 오한과 구토 설사 복통
응용: 감기 기타 급성열병 급성 위장염
가감법
외감: 加蒼朮 羌活 各 3.0 去白朮
심한 內傷: 加縮砂 2.5 神麴 3.0
복통: 加芍藥 5.0
寒痛: 加桂枝 3.0 냉이 심하면 乾薑 3.0
飮食不消化 心下痞 悶: 加香附子 6.0 縮砂 2.0
米穀不消化: 加山査子 3.0
心下痞: 加枳實 2.5 靑皮 3.0
발열: 加麥門冬 8.0 竹茹 2.5
口渴下利 小便不利: 加五苓散
濕熱이 겹해진 霍亂轉筋煩渴悶亂: 加黃連 藿香

ㄱ

ㄱ

心腹絞痛: 木香 1.5
裏急後重: 加枳殼 2.0

中 목표: 芳香化濕 理氣和中 解表 止瀉
적응증: 表寒을 수반한 濕困脾胃: 오심 구토 복통 설사 복부팽만감 가슴앓이 몸이 무거운 경우 식욕부진 입맛이 없는 경우 입이 끈적거리는 경우 등의 濕困脾胃 증후에 오한 발열 두통 등의 表寒 증후가 수반되어 있다. 설태는 白膩, 맥은 軟緩

藿香平胃散 곽향평위산【醫學正傳】

龍 陳皮 3.5 神麴 1.5 縮砂 1.5 厚朴 3.5 藿香 3.5 古立蒼朮 4.0

龍 목표: 소화불량 구토
응용: 食傷 위염 위하수 위확장

冠心II號方 관심II호방【中國醫學科學院】

中 赤芍 15 川芎 15 紅花 12 丹蔘 24 降香 12 水煎服

中 목표: 活血化瘀, 止痛
응용: 협심증 관상동맥질환 심근경색의 초기 뇌혈전과 뇌경색의 초기 등에서 血瘀 경향성을 띠는 경우
제제: 「冠元顆粒」 1일분 9g 중(엑기스 4.5g) 川芎 2.25 芍藥 2.25 紅花 2.25 木香 1.125 丹蔘 4.5 香附子 1.125
(注): 노인성 치매

寬中湯 관중탕

經 《東郭》 半夏 6.0 茯苓 6.0 厚朴 2.0 紫蘇子 1.5 甘草 1.5 乾薑 1.0

龍 〔-散〕《和劑局方》 香附子 6.0 厚朴 4.0 陳皮 1.5 丁香 1.5 縮砂 1.5 白荳蔲 0.5 甘草 1.0 木香 1.0 JP生薑 1.0

龍 목표: 氣鬱 胃弱 가슴앓이 腹滿
응용: 식도협착 氣鬱 위무력증
(注): 東郭方은 半夏厚朴湯의 蘇葉을 蘇子로 대체하고, 甘草乾薑湯을 합방한 것으로 목표 · 응용은 위와 같다.

寬快湯 관쾌탕【直指方】

勿 莎草(香附子) 4.0 烏藥 3.0 枳實 4.0 縮砂 2.5 甘草 2.5 橘皮 2.0 木香 2.0 紫蘇子

勿 治氣不下降 大府澁滯

括蔞桂枝湯 괄루계지탕【金匱要略】

經 桂枝 4.0 芍藥 4.0 大棗 4.0 生薑 4.0(JP生薑 1.0) 甘草 2.0 瓜蔞根 2.0

龍 瓜蔞根 2.0 甘草 2.0 桂枝 3.0 芍藥 3.0 大棗 3.0 JP生薑 1.0/ 물 360mL를 달여 120mL가 되게 하여 세 번 나누어 복용한다.

【金匱要略(病脈證第二)(痓濕暍)】瓜蔞根 二兩 桂枝 三兩 芍藥 三兩 甘草 二兩 生薑 三兩 大棗 十二枚

經 桂枝湯에 瓜蔞根 2.0을 가한 것

龍 목표: 身體强直 脈沈遲
응용: 痓病 痓性癲瘓

括蔞瞿麥丸 괄루구맥환【金匱要略】

經 瓜蔞根 2.0 茯苓 3.0 薯예 3.0 附子 1.0 瞿麥 1.0/ 이상 5味를 細末히여 煉蜜로 丸으로 만들어 1회 1.0을 하루 세 번 나누어 복용한다.

【金匱要略(消渴小便不利淋病)】括樓 二兩 茯苓 三兩 山藥 三兩 附子 一枚炮 瞿麥 一兩 小便不利者 有水氣 其人若渴主之

括蔞牡蠣散 괄루모려산【金匱要略】

經 瓜蔞根 牡蠣 各等分/ 이상을 細末하여 1회 1.5g으로 1일 세 번 나누어 복용한다.

【金匱要略(百合狐惑陰陽毒)】瓜蔞根 牡蠣 熬等分: 百合病渴不差者

括蔞枳實湯 괄루지실탕【萬病回春】

經 當歸 3.0 茯苓 3.0 貝母 3.0 括蔞仁 2.0 桔梗 2.0 陳皮 2.0 黃芩 2.0 JP生薑 1.0 砂仁 1.0 木香 1.0 甘草 1.0 山梔子 1.0 枳實 1.0 竹茹 1.0

龍 當歸 1.5 縮砂 1.5 木香 1.5 甘草 1.0 JP生薑 1.0 山梔子 3.0 黃芩 3.0 陳皮 3.0 括蔞仁 3.0 枳實 3.0 桔梗 3.0 茯苓 3.0 貝母 3.0

【萬病回春(痰飮)】括蔞去殼 枳實麩炒 桔梗去蘆 茯苓去皮 貝母去心 陳皮 片芩去朽 (注: 黃芩을 조각 낸 것. 썩은 부위를 제거한다) 山梔 各一錢 當歸 六分 砂仁 木香 各五分 炙甘草 三分 右剉一劑生薑三片 水煎入竹瀝薑汁少許同服

龍 목표: 實證의 粘痰喀出困難 胸痛 胸部滿悶 熱氣
응용: 급만성 기관지염 폐렴 늑간신경통 위산과다증 心痛 기침 흡연자
가감법: 竹瀝 生薑汁을 가한 처방이 있다.
氣喘: 加桑白皮 3.0 紫蘇子 1.5

矢 ① 40~50세 이상에서 원래 담배를 많이 핀 경우, ② 피부는 汚穢 암갈색으로 혈색이 부족하며, 점점 이완되어 枯燥 기미가 있는 경우, ③ 맥이 단단하게 느껴지고, 혈관경화가 관찰된다. ④ 복근은 枯燥迫急하며,

특히 心下部에는 복직근이 촉진된다. 이상을 목표로 하여 만성해수에 사용하면 좋다(木村長久)

ㄱ

括蔞湯 괄루탕【千金方】= 千金括蔞湯 矢 瓜呂湯

經 括蔞實 3.0 生薑 3.0(JP生薑 1.0) 半夏 6.0 薤白 4.0 枳實 2.0

矢 括蔞實 4.0 桂枝 4.0 半夏 4.0 橘皮 3.0 厚朴 3.0 薤白 3.0 桔梗 2.0 枳實 2.0 JP生薑 1.0

矢 목표: 통증이 가슴부터 등까지 미치며, 호흡촉박이 심한 경우.
응용: 협심증 및 유사 증상

括蔞薤白半夏湯 괄루해백반하탕【金匱要略】

經 括蔞實 3.0 薤白 4.0 半夏 6.0/ 이상 3가지 약물을 식초 40mL, 물 400mL에 넣고 끓여 200mL로 만든 후 3회 나누어 복용한다.

龍 括蔞實 4.0 薤白 3.0 半夏 8.0 日本酒 200.0/ 물에 넣어 끓여 80mL로 만들어 3회 나누어 복용한다(편법: 물 100mL 酒 100mL로 끓여 100mL로 달인 후 3회로 나누어 복용한다).

中 括蔞仁 15 薤白 12 半夏 6 百酒 15mL 水煎服

括蔞薤白白酒湯 괄루해백백주탕【金匱要略】

經 括蔞實 2.0 薤白 6.0/ 이상을 百酒(濁醪를 사용) 400mL에 넣고 150mL가 될 때까지 달여 하루 3회로 나누어 복용한다.

龍 括蔞實 4.0 薤白 8.0 日本酒 140/ 물을 넣고 40mL가 되게 끓여 2회 나누어 복용한다(편법: 물 100mL

【金匱要略(胸痺心痛短氣)】括蔞實 一枚搗 薤白 半斤 百酒 七升

龍 목표: 흉배통 심하부동통 천식 短氣 咳唾
응용: 늑간신경통 폐렴 천식 胃痛 담석 협심증

中 목표: 理氣祛痰 通陽散結
응용: 관상동맥질환 협심증 늑막염 늑간신경통 등에서 濕痰의 胸痺를 띠는 경우

술 100mL로 끓여 100mL를 3회에 나누어 복용한다).

中 括蔞仁 12(2) 薤白 9(6) 白酒 30~60mL 먼저 두 가지 약을 달여, 달인 물에 白酒를 넣고 溫服

① 백주(白酒)의 양은 개인에 따라 고려한다.
② 肺熱 肺陰虛 등 熱證을 띠는 胸痺에는 금기
③ 협심증, 관상동맥질환의 발작 시에는 단기간 사용하여야 하며, 痰濕이 생기는 근본 원인을 치료하여야 한다.

(注): 括蔞仁으로도 충분하다. <藤平健> 백주는 탁주나 식초 모두 좋다.

括蔞薤白湯 괄루해백탕【細野方】

細 括蔞仁 2 薤白 10 十藥 6 甘草 2 桂枝 4 防己 4

細 협심증부터 흉통 전반

(注):「漢方의 臨床」 제12권 3호 p.14에 細野中郎 「細野家方」이라고 되어 있다. 처방분량은 細野方에 따른다.

廣茂潰堅湯 광무궤견탕【蘭室秘藏】= 潰堅湯

(p.51)

廣濟奔豚湯 광제분돈탕【外臺 腹證奇覽】

漢 李根皮 1錢6分 半夏 1錢4分 乾薑 8分 桂心 8分 茯苓 6分 炙甘草 4分 人蔘 4分 炮附子 2分

【腹證奇覽(續)】李根皮 一錢六分 半夏 一錢四分 乾薑 桂心 各八分 茯苓 六分 炙甘草 竹節 人蔘 各四分 炮附子 二分

漢 矢數道明 「신경질의 한방의학적 치료법」

槐角丸 괴각환【和劑局方】

中 槐角 9 地楡 12 當歸 6 防風炭 6 黃芩 3 枳殼 3 水煎服

【和劑局方(卷八)】槐角去枝梗炒 一斤 地楡 當歸酒浸一宿焙 防風去蘆 黃芩 枳殼去瓤麩炒 各半斤

中 목표: 淸熱止血 理氣活血
응용: 槐花散에 준하여 활용한다.

槐花散 괴화산【本事方】

中 炒槐花米 12 側柏葉 12 荊芥炭 9 枳殼 9 水煎服

【本事方(腸風瀉血痔漏章)】槐花炒 栢葉爛杵焙 荊芥穗 枳殼去穰細切麩炒黃

中 목표: 淸熱止血 理氣
응용: 痔核, 大腸炎, 直腸 Polyp 등에서 熱證을 띠는 下血

膠艾四物湯 中 교애사물탕=芎歸膠艾湯(p.49)

膠艾湯 矢 교애탕=芎歸膠艾湯(p.49)

交泰丸 교태환【韓氏醫通】

中 黃連 3 肉桂 1.5/ 粉末을 환으로 만들어 취침 3시간 전에 복용. 2회에 나누어 오전, 오후에 복용하더라도 좋다.

中 목표: 安神 交通心腎
응용: 불면증 불안신경증 등에서 心腎不交인 경우

翹玄湯 교현탕【原南陽】

勿 連翹 玄參 獨活 木通 升麻 甘草 梔子 薰陸

勿 瘰癧 급상부의 腫物이 寒熱瘀狀과 비슷한 경우 사용하는 것으로 울화를 흩어지게 하고 기혈을 통하게 한다.

瞿麥湯 구맥탕【證治準繩】

柴 瞿麥 5.0 當歸 3.0 羌活 3.0 射干 3.0 木通 3.0 牽牛子 2.5 延胡索 2.5 大腹皮 2.5 黃連 1.0 枳實 1.0 大黃 1.0 桔梗 3.0

柴 목표: 임부의 소변불리 心煩悶亂

九味羌活湯 구미강활탕【此事難知】

中 防風 9(3) 羌活 6(2) 白芷 6(2) 蒼朮 6(2) 川芎 6(2) 黃芩 6(2) 生地黃 9(3) 炙甘草 3(1) 細辛 2(1) 生薑 2(1) 葱白 2(1) 水煎服

【古今方彙(感冒)】 羌活 蒼朮 各二錢 防風 川芎 各一錢半 白芷 生地黃 黃芩 各二錢 細辛 甘草 各三分 生薑 葱白 水煎

中 목표: 辛溫解表 祛風濕 清熱
응용: 감기 인플루엔자 잠자는 자세로 생긴 항강 경견완증후군 요통 좌골신경통 등에서 風寒濕의 表證과 裏熱을 띠는 경우

九味半夏湯 구미반하탕【飮病論】

經 半夏 3.0 橘皮 3.0 甘草 3.0 柴胡 3.0 猪苓 3.0 澤瀉 4.0 茯苓 4.0 JP生薑 1.0 升麻 1.0

勿 半夏 升麻 猪苓 橘皮 澤瀉 茯苓 柴胡 甘草 生薑

矢 응용: 留飮 비만체질

柴 응용: 水飮에 의한 眩暈 비만

(注): 《療治經驗筆記(津田玄仙)》에 상세하게 나와 있다.

九味檳榔湯 구미빈랑탕【淺田家方】

經 檳榔 4.0 厚朴 3.0 桂枝 3.0 橘皮 3.0 生薑 3.0(JP生薑 1.0) 大黃 1.0 木香 1.0 甘草 1.0 紫蘇葉 1.5

龍 檳榔 4.0 厚朴 3.0 桂枝 3.0 橘皮 3.0 大黃 1.0 木香 1.0 紫蘇葉 2.0 JP生薑 1.0

中 檳榔子 4(粗末沖服) 厚朴 4 陳皮 3 桂枝 3 紫蘇葉 1.5 木香 1 生薑 1 炙甘草 1 大黃 0.5~1 水煎服

勿 檳榔 大黃 厚朴 桂枝 橘皮 木香 蘇葉 甘草 生薑

龍 목표 · 응용: 脚氣浮腫 喘急 및 心腹痞積 腹滿
가감법: 변비가 없고 소변불리가 있는 경우에는 大黃을 빼고, 吳茱萸 2.5, 茯苓 6.0을 가한다.

中 목표: 理氣降逆 逐水瀉下

九味柴胡湯 구미시호탕【樞要】

經 柴胡 5.0 半夏 4.0 黃芩 3.0 山梔子 3.0 龍膽 2.0 當歸 2.0 芍藥 2.0 甘草 1.0

【古今方彙(疳疾)】 柴胡 黃芩 各五分 人蔘 山梔 半夏 龍膽 當歸 芍藥 各三分 甘草 二分

柴 목표: 瘡癧 한열이 있는 경우

(注): 經에는 人蔘이 없다.

九味柴胡湯 구미시호탕【枳園】

勿 柴胡 5.0 黃芩 4.0 木通 4.0 當歸 4.0 梔子 1.5 澤瀉 4.0 地黃 4.0 車前子 4.0 甘草 2.5

勿 治黴毒爲勞狀者

이 처방은 高階枳園의 자가처방으로서 濕勞의 主方이다. 중심이 되는 것은 柴胡湯과 龍膽瀉肝湯을 취사선택한 것이나. 나는 濕勞를 치료하는데 4가지로 나누며, 한열은 없고 羸瘦한 경우에 이 처방을 활용한다.

九味淸脾湯 구미청비탕【濟生方】

經 靑皮 2.0 厚朴 2.0 柴胡 3.0 黃芩 3.0 半夏 3.0 朮 3.0 茯苓 4.0 大棗 1.5 草果 1.5 JP生薑 1.0 甘草 1.0

【古今方彙(疳疾)】 靑皮 厚朴 白朮 半夏 柴胡 黃芩 茯苓 草果 甘草 各等分 生薑水煎

柴 목표: 熱不寒의 瘧

驅邪湯 구사탕【醫方問余】

勿 桂枝 3.0 乾薑 2.0 蒼朮 4.0 半夏

勿 瘧邪가 陰分으로 악화되어 수십일 지나도 勞瘧을 띠면 경우에 사용한

2.5 附子 0.2 柴胡 6.0 甘草 2.0

다. 이 증후에 허증을 띠면 醫王湯 加味方으로 쓴다.

九仙散 구선산【醫學正傳】

中 人蔘 6 款冬花 6 桔梗 3 桑白皮 6 五味子 4 阿膠 9 川貝母 6 罌粟殼 4 水煎服

【醫學正傳(卷二)】 人蔘 款冬花 桑白皮 桔梗 阿膠炒成珠子 五味子 各一錢 烏梅 一個 貝母 半錢 罌粟殼去穰 蒂盖蜜炙二錢 右細切作一服加生薑三片 水二盞至一盞溫服

中 목표: 補養氣陰 斂肺止咳

救逆湯 구역탕 = 桂枝去芍藥加蜀漆龍骨牡蠣救逆湯(傷寒論에만 있다)

經 《傷寒論》 桂枝 4.0 生薑 4.0(JP生薑 1.0) 大棗 4.0 蜀漆 4.0 甘草 2.0 牡蠣 6.0 龍骨 5.0

龍 《傷寒論》 桂枝 3.0 大棗 3.0 生薑 3.0 蜀漆 3.0 牡蠣 5.0 龍骨 4.0 甘草 2.0/ 물 480mL에 蜀漆을 400mL가 되게 한 다음, 나머지 모든 약재들을 넣고 다시 끓여 찌꺼기를 버리고, 3회 나누어 복용한다(편법: 蜀漆을 빼고 달인다).

中 《溫病條辨》 加減復脈湯(p.1)에 麻子仁을 빼고 龍骨 牡蠣를 가한 것

【傷寒論(太陽中)】 桂枝 三兩去皮 甘草 二兩炙 生薑 三兩切 大棗 十二枚擘 牡蠣 五兩熬 蜀漆 三兩洗去腥 龍骨 四兩

龍 목표: 火邪 亡陽驚狂 臥起不安 허증에서 복부동맥 움직임을 강하게 느낄 때.

응용: 화상 뜸 등의 火熱에 의한 오치 후 고혈압이나 뇌졸중으로 上氣가 있는 경우

中 목표: 上氣 초조함 동계 등의 흥분증상을 진정

(注): 傷寒論方과 溫病條辨方은 同名異方. 桂枝去芍藥加蜀漆龍骨牡蠣救逆湯이라는 명칭은 傷寒論方에만 있다.

九痛丸 구통환【金匱要略】

經 附子 3.0 生狼牙 1.0 巴豆 1.0 人蔘 1.0 乾薑 1.0 吳茱萸 1.0/ 이상을 細末로 하여 煉蜜로 환을 만들어 1회 1.0g을 술과 같이 복용한다.

【金匱要略(胸痺心痛短氣)】 附子 三兩炮 生狼牙 一兩炙 巴豆 一兩去皮心熬研如脂 人蔘 乾薑 吳茱萸 各一兩 治九種心痛

龜板湯 구판탕【일본경험방】

經 龜板 4.0 芍藥 4.0 川芎 4.0 石決明 4.0 當歸 5.0 地黃 5.0

龍 當歸 6.0 熟地黃 6.0 龜板 4.0 芍藥 4.0 川芎 4.0 石決明 4.0

勿 【일본경험방】 龜板 芍藥 川芎 當歸 地黃 石決明

龍 목표: 腰脚痲痺 허리무력

응용: 마비 소아마비 척수척추질환

驅風觸痛湯 구풍촉통탕【萬病回春】☞清上觸痛湯(p.301)

經 麥門冬 6.0 黃芩 4.0 羌活 3.0 獨活 3.0 防風 3.0 蒼朮 3.0 當歸 3.0 川芎 3.0 白芷 3.0 蔓荊子 2.0 藁本 1.5 細辛 1.0 甘草 1.0

經에 蠲痛湯과 같은 것이 있으나, 약간 차이가 있다.

驅風解毒散 구풍해독산【濟生方】

經 防風 3.0 牛蒡 3.0 荊芥 1.5 羌活 1.5 甘草 1.5 連翹 5.0

龍 防風 5.0 連翹 5.0 荊芥 1.5 羌活 1.5 甘草 1.5 牛蒡子 3.0

藥 防風 3.0 牛蒡 3.0 連翹 5.0 荊芥 1.5 羌活 1.5 甘草 1.5 桔梗 3.0 石膏 5.0

【萬病回春(咽喉)】 防風 荊芥 羌活 連翹 牛蒡子 甘草 各等分

龍 목표 · 응용: 편도선염으로 咽喉腫塞痛한 경우

漢 驅風解毒湯加桔梗石膏

(注): 목구멍에 닿도록 천천히 복용한다.

菊花茶調散 국화다조산=川芎茶調散(p.293)

芎歸膠艾湯 궁귀교애탕【金匱要略】=大膠艾湯, 膠艾湯, 膠艾四物湯

經 川芎 3.0 甘草 3.0 艾葉 3.0 當歸 4.5 芍藥 4.5 乾地黃 6.0/ 이상을 달여 찌꺼기를 버리고 阿膠를 3.0 가하여 다시 불에 달여 용해 시킨 후 溫服한다.

龍 川芎 2.0 阿膠 2.0 甘草 2.0 艾葉 3.0 當歸 3.0 芍藥 4.0 乾地黃 4.0/ 물 200mL과 日本酒 80mL에 阿膠를 뺀 모든 약을 넣고 달여 120mL로 만든 후 찌꺼기를 버리며, 여기에 阿膠를 넣고 녹여서 이를 세 번 나누어 복용한다(편법: 日本酒를 사용하지 않고 달인다).

中 熟地黃 18(6) 白芍 9(4) 當歸 9(4) 阿膠 9(3)(溶解) 艾葉 5(3) 川芎 5(3) 炙甘草 5(3) 水煎服

【金匱要略(婦人妊娠)】 芎藭 阿膠 甘草 各二兩 艾葉 當歸 各三兩 芍藥 乾地黃 各四兩 右七味以水五升 淸酒三升合煮取三升去滓內膠令消盡溫服一升 日三服

龍 목표 · 응용: 자궁출혈 혈뇨 항문출혈 腰脚冷 하복통

中 목표: 補血止血 調經安胎

응용: 부정성기출혈 월경과다 절박유산 산후 자궁수축부전에 의한 출혈 혈소판감소성자반병 등에서 血虛 증후를 띠는 경우

柴 大膠艾湯《千金方》芎歸膠艾湯에 乾薑을 가한다.

ㄱ

芎歸補中湯 궁귀보중탕【萬病回春】

經 黃耆 2.5 人蔘 2.5 白朮 2.5 當歸 2.5 芍藥 2.5 川芎 2.5 阿膠 1.5 乾薑 1.0 杜冲 1.0 木香 1.0 甘草 1.0 五味子 0.6

【萬病回春(妊娠)】 黃耆蜜炙 人蔘 白朮 當歸 川芎 白芍酒炒 乾薑煨炒 阿膠 五味子 杜仲酒炒 木香 甘草

柴 응용: 임신허약으로 습관성 유산

芎歸調血飮 궁귀조혈음【萬病回春】

經 當歸 2.0 川芎 2.0 熟地黃 2.0 朮 2.0 茯苓 2.0 陳皮 2.0 烏藥 2.0 香附子 2.0 牧丹 2.0 益母草 1.5 大棗 1.5 乾薑 1.0 甘草 1.0

龍 當歸 3.5 川芎 3.5 白朮 3.5 茯苓 3.5 熟地黃 3.5 陳皮 3.5 烏藥 3.5 香附子 3.5 牧丹皮 3.5 乾薑 2.0 益母草 2.0 大棗 2.0 JP生薑 1.0

中 當歸 2 川芎 2 熟地黃 2 白朮 2 茯苓 2 陳皮 2 烏藥 2 香附子 2 牧丹皮 2 益母草 2 大棗 2 乾薑 1 炙甘草 1 水煎服

【萬病回春(産後)】 當歸 川芎 白朮去蘆 白茯苓去皮 熟地黃 陳皮 烏藥 香附子童便炒 乾薑炒黑 益母草 牧丹皮 甘草 右剉一劑 生薑一片 棗一枚 水煎溫服

龍 목표: 산후 諸病 血虛 胃弱 惡露 貧血 출혈과다 飮食不調 발열오한 自汗口乾 心煩喘息 心腹疼痛 脇肋脹滿 현훈 이명 口噤不語 昏迷

응용: 산후빈혈 노이로제 월경과 관련된 제증 월경불순

中 목표: 活血化瘀 補血 理氣健脾

응용: 산후쇠약 오로정체 월경불순 골반내혈종 외상후유증 등에서 血瘀에 氣血兩虛를 수반한 경우

(注):《萬病回春(産後門)》에는 芎歸調血飮이라는 처방명은 없으며, 같은 약물구성으로 芎歸補血飮이 있다.

芎歸調血飮第一加減 궁귀조혈음제일가감【一貫堂】

中 芎歸調血飮에 白芍 3 桃仁 3 紅花 2 牛膝 2 枳殼 2 木香 2 延胡索 3 肉桂 1을 가한 것이다. 水煎服

中 목표: 活血化瘀 理氣止痛 補血健脾 溫裏祛寒

응용: 월경불순 월경곤란증 무월경 골반내혈 골반내염증 자궁근종 외상후유증 등이 血瘀 氣血兩虛이면서 寒證을 띠는 경우

藥 응용: 월경과 관련된 제증 산후의 체력저하 월경불순

芎歸調血飮에 비하여 瘀血이 심한 경우

芎歸湯 궁귀탕【千金方】

經 川芎 4.5 當歸 6.0

【和劑局方(卷九)】 當歸去蘆洗焙 芎藭 各等分

柴 응용: 월경통 産前後 위급 시

ㄱ

芎歸合甘草乾薑湯 궁귀합감초건강탕

龍 川芎 4.0 甘草 4.0 當歸 5.0 乾薑 2.0

龍 목표 응용: 월경통, 분만후 하복통

宮外孕方 궁외잉방【山西醫學院】

中 〔I號方〕 丹蔘 15 赤芍 9 桃仁 9 乳香 9 沒藥 9 水煎服

中 〔II號方〕 I號方에 三稜 6 莪朮 6을 가한다. 水煎服

中 목표: 活血破瘀 消癥痛
응용: 자궁외임신

(注): 비전문가들이 함부로 사용해서는 안 된다.

芎芷散 궁지산【醫學入門】

柴 白芷 1.0 紫蘇葉 1.0 甘草 1.0 菖蒲 2.0 陳皮 2.0 細辛 2.0 厚朴 2.0 半夏 2.0 木通 2.0 桂枝 2.0 川芎 2.0 蒼朮 2.0 JP生薑 1.0 葱白

【古今方彙(耳)】 白芷 菖蒲 蒼朮 陳皮 細辛 厚朴 半夏 甘草 木通 紫蘇 辣桂 各二分半 川芎 二分 薑葱煎服

柴 목표: 風寒耳鳴

(注): 柴에 葱白의 분량이 불분명하다.

芎芷香蘇散 궁지향소산【濟生方】☞香蘇散(p.346)

經 川芎 2.0 白芷 2.0 香附子 2.0 陳皮 2.0 葱白 2.0 羌活 2.0 JP生薑 1.0 薄荷 1.0 紫蘇葉 1.0 甘草 1.0

【衆方規矩(感冒 · 香蘇散)】 頭痛에 芎芷를 가한 芎芷香蘇散이라는 처방을 활용하는데, 氣鬱頭痛을 치료한다.

芎黃散 궁황산 = 藥 應鍾散(p.244) 芎黃圓

芎黃圓 궁황원【楊氏】= 藥 應鍾散(p.244) 芎黃散

龍 川芎 大黃 各等分 蜂蜜로 0.3의 환약을 만들어 6.0~9.0을 3회로 나누어 복용한다.

勿 川芎 大黃

龍 목표 · 응용: 변비 두통 上氣

柴 응용: 頭瘡 耳鳴에는 葛根湯 苓桂朮甘湯을 합방한다.

潰堅湯 궤견탕

柴[1] 《萬病回春》 當歸 4.0 芍藥 4.0 白朮 4.0 柴胡 4.0 茯苓 4.0 麥門冬 3.0 黃芩 3.0 地骨皮 3.0 秦艽 3.0 木通 3.0 胡黃蓮 2.0 甘草 2.0 車前子 2.0

柴[2] 《蘭室秘臧》 = 廣茂潰堅湯

【萬病回春(積聚)】 當歸 白朮去蘆 半夏薑汁炒 陳皮 枳實麩炒 山査肉 香附子 厚朴薑炒 砂仁 木香 各等分 右剉一劑 薑一片 水煎 磨木香調服

柴[1] 목표: 五積六聚 腹部腫瘍

柴[2] 목표: 中滿腹脹

(注): 《蘭室秘臧. 中滿腹脹門》에는 廣茂潰堅湯 이름으로 수록되어 있다(廣茂는 莪朮을 말한다).

厚朴 3.0 黃芩 3.0 益智 3.0 半夏 3.0 廣茂 3.0 草豆蔻 2.0 柴胡 2.0 澤瀉 2.0 神麴 2.0 陳皮 2.0 當歸 4.0 升麻 1.0 甘草 1.0 吳茱萸 1.0 紅花 1.5 黃連 1.0 靑皮 1.0 JP生薑 0.5

ㄱ

歸耆建中湯 귀기건중탕【華岡】

經 當歸 4.0 桂枝 4.0 生薑 4.0(JP生薑 1.0) 大棗 4.0 芍藥 5.0 甘草 2.0 黃耆 2.0 (大虛하면 飴를 사용한다.)

龍 黃耆 2.0 當歸 4.0 桂枝 3.0 大棗 3.0 甘草 3.0 芍藥 6.0 JP生薑 1.0

中 當歸建中湯에 黃耆를 가한다.

【瘍科方筌(華岡, 癰疽)】 黃耆 當歸 桂枝 芍藥 甘草 大棗 生薑

龍 當歸建中湯中에 黃耆 2.0을 가한 것
목표: 악성 육아종으로 분비물이 적으면서 잘 낫지 않음
응용: 潰瘍 漏孔 피부병 만성중이염 부비동염 치루

中 목표: 氣血雙補 生肌 緩急止痛 溫中補虛
응용: 黃芪健中湯 當歸建中湯에 준하되 氣血兩虛를 띠는 경우
이 외 만성중이염 결핵 만성골수염 만성피부화농증 등의 만성염증에서 氣血兩虛를 띠는 경우에도 활용한다.

歸耆六君子湯 귀기육군자탕【森田】

柴 當歸 3.0 黃耆 3.0 半夏 4.0 白朮 4.0 茯苓 4.0 人蔘 4.0 陳皮 2.0 大棗 2.0 甘草 1.0 JP生薑 1.0

柴 응용: 위축성 치조농루

歸母苦蔘丸 귀모고삼환【金匱要略】= 當歸貝母苦蔘丸(p.72)

漢 當歸 苦蔘 貝母

【金匱要略(婦人妊娠病)】 當歸 貝母 苦蔘 各四兩
妊娠小便難 飮食如故

漢 응용: 尿閉 소변빈삭 요도협착

歸脾湯 귀비탕【濟生方】

經 黃耆 2.0 當歸 2.0 人蔘 3.0 朮 3.0 茯苓 3.0 酸棗仁 3.0 龍眼肉 3.0 甘草 1.0 JP生薑 1.0 木香 1.0 遠志 1.5 大棗 1.5

龍 黃耆 4.0 人蔘 4.0 白朮 4.0 茯苓 4.0 酸棗仁 4.0 龍眼肉 4.0 當歸 2.0 遠志 2.0 大棗 2.0 甘草 1.0 木香 1.0 JP生薑 1.0

中 黃耆 9(2) 黨參 9(人蔘 3) 白朮 9(3) 當歸 6(2) 茯神 9(茯苓 3) 龍眼肉 9(3) 酸棗仁 9(3) 遠志 3(2) 炙甘草 5(2) 生薑 3(1) 水煎服

【萬病回春(健忘)】 人蔘 白朮 黃耆炒 白茯苓去皮 龍眼肉 當歸 遠志 甘草炮去心 酸棗仁炒 各等分 木香 右剉一劑 生薑三片 棗一枚 水煎服

龍 목표: 不眠發熱盜汗 또는 思慮過度 또는 健忘 胸悶 驚悸 또는 嗜臥食慾不振 또는 憂思發熱 또는 體痛大便不調 月經不順 저녁 무렵 發熱 또는 頸腺腫脹
응용: 신경쇠약 건망증 노이로제 신경성심계항진 식욕부진 위무력증 위하수 빈혈 토혈 항문출혈 혈뇨 월경불순 자궁출혈 遺精

中 목표: 氣血雙補 補脾 養心安神
응용: 자율신경실조증 갱년기증후군 심장신경증 불안신경증 불면증 건망증 빈혈증 저단백혈증 혈소판무력증 만성위장염 신경성위염 부정성기출혈 등에서 心脾兩虛를 띠는 경우

[가감법]

中 心脾兩虛 血虛 경향이 심한 경우: 加熟地黃 15(黑歸脾湯)

歸芍六君子湯 귀작육군자탕【和劑局方】= 歸脾柔肝湯(p.24)

中 六君子湯에 當歸 6 白芍 3을 가한다.

中 목표: 補氣健脾 理氣化痰 補血
응용: 六君子湯과 거의 같으며, 혈허증후를 동반
가감법: 舌質紅 少苔, 痰濕 증상이 없는 경우: 去半夏(歸芍異功散)

歸芍異功散 귀작이공산☞歸芍六君子湯

歸地二陳湯 귀지이진탕=金水六君煎(p.56)

ㄱ

ㄱ

歸荊湯 귀형탕【易簡方】

勿 當歸 4.0 荊芥 4.0/ 이상 2味를 酒水煎

葵子茯苓散 규자복령산【金匱要略】

經 葵子 5.0 茯苓 3.0/ 2味를 절구공이(杵)에 細末한 후, 1회 1.0g씩 복용한다.

【金匱要略(婦人妊娠)】 葵子 一斤 茯苓 三兩

經 임신 중 부종이 나타나며, 소변량이 감소하고, 오싹오싹 추운 느낌이 들면서 어지러움이 있는 경우

橘皮大黃朴硝湯 귤피대황박초탕【金匱要略】

經 橘皮 2.0 大黃 2.0 芒硝 3.0

【金匱要略(禽獸魚蟲禁忌)】 橘皮 一兩 大黃 二兩 朴硝 二兩

【方極】 治心胸間有宿滯而結者

橘皮半夏湯 귤피반하탕【醫通】

經 柴胡 3.0 橘皮 3.0 杏仁 3.0 桔梗 3.0 半夏 4.0 茯苓 4.0 香附子 4.0 桑白 1.0 紫蘇子 1.0 JP生薑 1.0

龍 柴胡 3.0 橘皮 3.0 杏仁 3.0 桔梗 3.0 半夏 6.0 茯苓 6.0 香附子 6.0 桑白皮 1.5 紫蘇子 1.5 JP生薑 1.0

勿 柴胡 紫蘇子 橘皮 半夏 茯苓 莎草 桑白 杏仁 桔梗 生薑

龍 목표: 기침 또는 미열을 동반하는 경우
응용: 감기 인두염 흡연자

橘皮竹茹湯 귤피죽여탕【金匱要略】

經 橘皮 4.0 竹茹 2.0 大棗 6.0 生薑 6.0(JP生薑 1.5) 甘草 3.0 人蔘 1.5

龍 橘皮 16.0 竹茹 2.0 大棗 7.0 生薑 8.0 甘草 5.0 人蔘 1.0/ 물 400mL를 120mL가 되도록 달여 세 번 나누어 복용한다.

中 橘皮 12 竹茹 6 大棗 18 JP生薑 3 炙甘草 9 人蔘 4 水煎服

【金匱要略(嘔吐噦下利)】 橘皮 二升 竹茹 二升 大棗 三十枚 生薑 半斤 甘草 五兩 人蔘 一兩

龍 목표 · 응용: 딸꾹질 백일해

中 목표: 理氣降逆 補氣淸熱

ㄱ

橘皮枳實生薑湯 귤피지실생강탕【金匱要略】

【金匱要略(胸痺)】 橘皮 一斤 枳實 三兩 生薑 半斤

經 橘皮 3.0 枳實 2.0 生薑 6.0(JP生薑 1.5)

龍 橘皮 16.0 枳實 3.0 生薑 8.0/ 물 200mL에 넣고 달여 80mL가 되게 한 후 2회에 나누어 복용한다(편법: 橘皮 8.0 枳實 1.5 찧은 生薑 4.0을 일반적으로 달여 복용).

龍 목표: 흉통 가슴이 답답하여 숨이 끊어질 것 같은 증상
응용: 늑간신경통 천식 폐기종 合 茯苓杏仁甘草湯

《漢方處方應用의 實際, 山脇東洋》

橘皮湯 귤피탕【金匱要略】

【金匱要略(嘔吐噦下利)】 橘皮 四兩 生薑 半斤

經 橘皮 3.0 生薑 6.0(JP生薑 1.5)

(注): 딸꾹질

近效方朮附湯 근효방출부탕【金匱要略】= 白朮附子湯(p.113)

【金匱要略(痓濕暍病)】 白朮附子湯을 참고

桂枝附子湯去桂加朮

經 白朮 2.0 大棗 2.0 附子 1.0 JP生薑 1.0 甘草 1.0

金匱腎氣丸 中 금궤신기환 = 八味地黃丸(p.331)

金沸草散 금비초산【類證活人書】

【衆方規矩(藥方國字類聚)】 旋覆花 前胡 細辛中 荊芥大 茯苓中 半夏 甘草各小 生薑 大棗

鷄峯普濟方에는 細辛이 없고, 麻黃이 있다.

經 金沸草 9 前胡 9 半夏 9 茯苓 9 荊芥 6 細辛 3 生薑 3 炙甘草 3 大棗 2 水煎服

中 목표: 發散風寒 化痰止咳
응용: 小青龍湯에 준한다.

金鎖固精丸 금쇄고정환【醫方集解】

中 連鬚 9 潼蒺藜 9 芡實 12 龍骨 24 牡蠣 15 蓮子 9/ 丸藥으로 1회 5~9g을 복용한다.

中 목표: 고신삽정(固腎澁精)
遺精 백색대하 빈뇨

ㄱ

金鎖匙 금쇄시【外科正宗】

經 消石 15.0 硼砂 5.0 龍腦 1.0 青黛 1.0 白殭蠶 1.0 辰砂 1.0 雄黃 3.0 黃柏 3.0/ 이상의 배합으로 8가지 약재를 散으로 만든 후, 물에 용해시켜, 붓으로 입 안에 바른다. 1일 7회 정도 시행한다.

【外科正宗(咽喉主治方)】焰硝 一兩五錢 硼砂 五錢 片腦 一字 白殭蠶 一錢 雄黃 二錢
治喉閉口噤不開

金水六君煎 금수육군전【景岳全書】= 歸地二陳湯

中 當歸 9 熟地黃 12 製半夏 6 陳皮 5 茯苓 9 炙甘草 3 水煎服

中 목표: 滋陰 化痰燥濕
응용: 만성기관지염 기관지확장증 기관지천식의 완해기 등이 肺腎陰虛의 痰濕을 띠는 경우

杞菊地黃丸 기국지황환【醫級】

中 枸杞子 12 菊花 9 熟地黃 15 茯苓 9 山藥 12 澤瀉 9 山茱萸 9 牧丹皮 6 水煎服

中 六味丸加菊花 枸杞子
목표: 滋補肝腎 淸肝火 明目
응용: 중심성 망막염 시신경위축 구후시신경염 등의 안질환 또는 고혈압 자율신경실조증 등에서 肝腎陰虛 肝火旺 증후를 띠는 경우

奇良附湯 기량부탕【華岡】

勿 遺糧 4.0 人蔘 3.0 附子 0.2 桔梗 4.0 桂枝 3.0 乾薑 2.0 當歸 4.0 黃耆 4.0 甘草 2.5

勿 治黴毒一切痼疾 身體羸瘦虛弱 不可與峻劑者

耆芍桂枝苦酒湯 기작계지고주탕 = 黃芪芍藥桂枝苦酒湯(p.355)

漢 黃耆 5.0 芍藥 3.0 桂枝 3.0/ 이상 3味를 酢 2勺과 물 1合 4勺에 섞어 끓여 6勺을 만들어 세 번 나누어 온복한다.

【金匱要略(水氣)】黃耆 五兩 芍藥 三兩 桂枝 三兩 右三味 以苦酒一升 水七升 相和煮取三升 溫服一升 當心煩 服至六七日乃解
【方極】治身體腫 發熱汗出 汗沾衣 色正黃如蘗汁者

漢 응용: 桂枝加黃芪湯으로 효과는 있으나, 완전하지 않은 경우의 耳病에 활용한다.

己椒藶黃丸 기초력황환【金匱要略】

經 〔-丸〕 防己 椒目 葶藶 大黃 各等分/ 이상을 細末하여 꿀로 환을 만들어 1회 1.0g을 복용하는데, 1일 세 번 나누어 복용한다.

龍 〔-丸料〕 防己 4.0 椒目 2.0 葶藶 2.0 大黃 1.0 어떤 경우는 芒硝 2.0을 가한다.

【金匱要略(痰飮咳嗽)】防己 椒目 葶藶熬 大黃 各一兩

龍 목표 · 응용: 腹滿 口舌乾燥 浮腫
가감법: 口中有津液. 加芒硝半兩(類聚方廣義)

起癈丸 기폐환【和田啓十郎】

經 乾漆 1.0 桃仁 1.0 伯州散 1.0 大黃 2.0/ 이상을 1일 세 번 나누어 복용한다.

《醫典》에는 상기량을 米粉으로 환을 만들어 하루분으로 하고, 1일 세 번 나누어 복용한다고 되어 있다.☞伯州散(p.113)

桔梗白散 길경백산【金匱要略】= 矢 白散

經 桔梗 3分 貝母 3分 巴豆 1分(外皮를 걷어내고 볶은 후, 乳鉢에 짓찧어 기름같이 되게 한다)/ 이상을 細末로 하여 섞어 1회 0.5g를 溫湯으로 頓服한다.

【金匱要略(肺痿肺癰咳嗽上氣)】桔梗 貝母 各三分 巴豆 一分去皮熬研如脂

矢 응용: 초기폐괴저 초기급성폐렴 인후디프테리아 천식발작 시. 단지 허약한 사람에게는 사용하지 않는다.

(注): 本方에는 극제가 있다. 만약 복용 후 瀉下가 나타나면, 냉수 한 잔 마시면 곧 그친다(巴豆劑).

桔梗石膏湯 길경석고탕☞桔梗湯

(注). 咽痛이 있는 경우 小柴胡湯 葛根湯 등을 가한다.

桔梗湯 길경탕

經 《傷寒論》 桔梗 2.0 甘草 3.0/ 이상을 1일량으로 하여 달여 1일 두 번 나누어 복용한다.

經 《外臺秘要》 桔梗 3.0 地黃 4.0 當歸 4.0 木香 1.0 甘草 2.0 敗醬 2.0 桑白皮 2.0 薏苡仁 8.0

龍 《傷寒論》 桔梗 1.0 甘草 2.0/ 물 120mL를 40mL가 될 때까지 달여

【傷寒論(少陰)】桔梗 一兩 甘草 二兩

勿 桔梗 木香 地黃 甘草 敗醬 薏苡 桑白 當歸 療肺癰 經時不差
목표 · 응용: 인통 인두염

中 목표: 清熱解毒 祛痰排膿
응용: 편도 인후 기도염증에 대한 보조약으로 활용한다.
가감법
염증이 심하여 發熱 口渴이 있는 경우: 去生甘草 加石膏(桔梗石膏湯)

두 번 나누어 복용한다(편법: 桔梗 1.5 甘草 3.0을 반으로 될 때까지 달여 복용).

中 桔梗 3 生甘草 3 水煎服

ㄱ

桔梗解毒湯 길경해독탕【方輿輗】

經 山歸來 3.0 川芎 3.0 芍藥 3.0 桔梗 3.0 大黃 1.0 黃耆 2.0 甘草 1.5

桔梗解毒湯去黃耆甘草加石膏木通

길경해독탕거황기감초가석고목통 = 咽瘖解毒湯 (p.252)

【方輿輗(黴瘡)】仙遺糧 八錢 或 十錢 二十錢至五十錢 桔梗 一錢 甘草 川芎 餘容 各三分 黃耆 大黃 各二分

柴 목표: 咽喉結毒

瘰癧加味 나력가미

柴 貝母 2.0 青皮 2.0 夏枯草 4.0 瓜蔞根 3.0 牡蠣 3.0

柴 또는 逍遙散 또는 小柴胡湯에 합방한다.

暖肝煎 난간전【景岳全書】

中 烏藥 9 肉桂 6 小茴香 6 沈香 3 當歸 9 枸杞子 9 茯苓 9 生薑 9 水煎服

【景岳全書(卷五十一)(新方八陳)】當歸二~三錢 枸杞子三錢 沈香一錢 肉桂一~二錢 烏藥 小茴香 茯苓各二錢 生薑三~五錢 水煎服

中 목표: 散寒止痛 理氣補血

闌尾清解湯 난미청해탕【天津南開醫院】

中 金銀花 60 蒲公英 30 冬瓜仁 30 大黃 24 牡丹皮 5 木香 9 川楝子 9 生甘草 9 水煎服

中 목표: 清熱解毒 理氣祛瘀 攻下散結排膿

응용: 理氣活血: 순환장애 개선을 주목적으로 한다(闌尾化瘀湯).

清熱解毒: 화농성충수염(闌尾清化湯).

(注): 大黃牧丹皮湯의 가감

闌尾清化湯 난미청화탕☞中 闌尾清解湯

中 金銀花 30 蒲公英 30 牡丹皮 15 大黃 15 赤芍 12 川楝子 10 桃仁 10 甘草 10

中 闌尾清解湯의 清熱解毒에 중점을 두고 화농성충수염에 대응한다.

闌尾化瘀湯 난미화담탕☞中 闌尾清解湯

中 金銀花 15 川楝子 15 延胡索 10 牡丹皮 10 桃仁 10 大黃 10 木香 10

中 闌尾清解湯의 理氣活血에 중점을 두고 순환장애 개선을 주목적으로 한다.

亂髮霜 난발상【千金方】=經 月月紅散

經 亂發 1味를 검게 태워 1일 3회 1.0g씩 복용한다.

經 治忽吐血一兩口 或是心衄 或是內崩 集驗云 治舌上忽出血如 孔者 亦治小便出血者

栗園先生曰 此藥能治血淋

內補散 내보산【千金方】☞千金內托散(p.294)

勿 桂枝 2.0 白芷 4.0 人蔘 3.0 桔梗 3.0 川芎 4.0 甘草 2.5 防風 4.0 厚朴 2.5 當歸 4.0

勿 治癰疽發背已潰排膿生肉

內消瘰癧丸 내소나력환【瘍醫大全】

中 玄蔘 150 天花粉 30 甘草 30 青鹽 150 白蘞 30 當歸 30 海藻 30 枳殼 30 桔梗 30 浙貝母 30 大黃 30 薄荷 30 黃連 30 海粉 30 生地黃 30/ 細末하여 夏枯草 240mL 전탕액과 玄明粉 30으로 환을 만든다. 1일 2회 6~9g을 뜨거운 물로 복용한다.

【瘍醫大全(卷十八)】夏枯草八兩 玄蔘 青鹽各五兩 海藻 川貝母 薄荷葉 天花粉 海蛤粉 白蘞 連翹(꽃술은 제거) 熟大黃 生甘草 生地黃 桔梗 枳殼 當歸 硝石 各一兩

中 목표: 軟堅散結 化痰消癭

內消散 내소산

柴[1]《外科正宗》金銀花 3.0 知母 3.0 貝母 3.0 瓜蔞根 3.0 白芨 3.0 穿山甲 3.0 皀角刺 3.0 乳香 3.0 半夏 3.0

柴[2]《萬病回春》歸尾 2.5 連翹 2.5 羌活 2.5 薄荷 2.0 桂枝 2.0 白芷 2.0 赤芍 2.0 防風 3.0 荊芥 1.5 細辛 1.5 藁本 1.5 川芎 1.0 甘草 1.0 獨活 2.5

【外科正宗(腫瘍)】金銀花 知母 貝母 天花粉 白芨 半夏 穿山甲 彫刻針 乳香 各一錢

柴[1] 응용: 癰疽 疔 乳癰

【萬病回春(結核)】歸尾 連翹 羌活 獨活 薄荷 桂枝 赤芍 白芷梢 各一兩 防風 一兩半 荊芥 細辛 各八錢 藁本 七錢半 小川芎 甘草節 各六錢

柴[2] 경부의 腫瘤

內消沃雪湯 내소옥설탕

柴[1]《壽世保元》青皮 2.0 陳皮 2.0 乳香 2.0 沒藥 2.0 貝母 2.0 連翹 2.0 黃耆 2.0 當歸 2.0 甘草 2.0 白芍 2.0 白芷 2.0 射干 2.0 瓜蔞根 2.0 穿山甲 2.0 金銀花 2.0 皀角刺 2.0 木香 1.0(심하면 大黃 1.0을 가함)

柴[2]《外科正宗》青皮 2.0 陳皮 2.0 乳香 2.0 沒藥 2.0 貝母 2.0 連翹 2.0 黃耆 2.0 當歸 2.0 甘草 2.0 芍藥 2.0

【外科正宗(腫瘍)】青皮 陳皮 乳香 沒藥 連翹 黃耆 當歸 甘草節 白芷 射干 天花粉 穿山甲 貝母 白芍 金銀花 皀角刺 各八分 木香 四分 大黃 二錢

柴[1] 응용: 腸癰 癰疽 惡毒

柴[2] 응용: 癰疽 腸癰 肛門臟毒 초기 치료

皀角 2.0 白芷 2.0 射干 2.0 天花粉 2.0 穿山甲 2.0 金銀花 2.0 木香 1.0 大黃 1.0

內疎黃連湯 내소황련탕【保命】

經 木香 1.0 黃連 1.0 山梔子 1.0 薄荷 1.0 甘草 1.0 大黃 1.0 當歸 4.0 黃連 4.0 芍藥 3.0 黃芩 3.0 檳榔子 3.0 桔梗 3.0

【素問病機氣宜保命集(下卷)】 黃連 芍藥 當歸 檳榔 木香 黃芩 梔子 薄荷 桔梗 甘草 各一兩 連翹 二兩
《韓方醫學大辭典》
瘡瘍이 부어 단단하며, 뿌리가 크고 깊다. 피부색은 정상이나 嘔噦煩熱 大便秘結 脈沈實한 경우.

內托散 내탁산【和劑局方】=千金內托散(p.294)

經 人蔘 2.5 當歸 3.0 黃耆 2.0 川芎 2.0 防風 2.0 桔梗 2.0 厚朴 2.0 桂枝 2.0 白芷 1.0 甘草 1.0

【和劑局方(小兒頭瘡)】 黃耆蜜炙 人蔘當歸各二錢 川芎 防風 桔梗 白芷 厚朴薑汁炒 甘草 各一錢 木香 官桂 各三分
(注):《和劑局方》《證治準繩》에는 木香이 들어 있다.

內托黃芪湯 내탁황기탕【蘭室秘藏】

柴 柴胡 3.0 連翹 3.0 肉桂 3.0 牛蒡子 3.0 黃耆 3.0 歸尾 3.0 黃柏 1.5 升麻 1.5 白芷 1.0 甘草 1.0 酒水煎

【古今方彙(附骨疽)】 柴胡 連翹 肉桂 大力 黃耆 歸尾 黃柏 升麻 白芷 甘草各八分 酒水煎
柴 응용: 대퇴부의 골막염

蘆薈丸 노회환【內科秘錄】

經 蘆薈를 細末하여 糊丸으로 만들어 1회 1.0g을 복용한다.

【內科秘錄(卷九)】 蘆薈適宜
(注): 알로에 엽말의 환약

綠礬丸 녹반환

《醫典》 蒼朮 8.0 神麯 8.0 陳皮 8.0 厚朴 8.0 大棗 8.0 甘草 5.0 綠礬(燒하여 性은 보존) 4.0/ 이상 7味를 細末하여 小豆 2粒을 합한 크기로 환을 만들어 한번에 30환씩 식후 1일 세 번 나누어 복용한다.

弄玉湯 농옥탕【原南陽】

經 朮 5.0 茯苓 5.0 桂枝 3.0 橘皮 2.0 甘草 1.5 黃連 1.0 木香 0.6

【醫事小言(卷七)(藏方)】 茯苓 一錢 桂枝 朮 各五分 橘皮三分 木香 黃連 甘草 各一分

柴 목표: 소아의 疳 오래된 설사 不食 복통 설사

ㄷ

斷痢湯 단리탕 【外臺】

經 半夏 4.0 茯苓 3.0 大棗 3.0 乾薑 2.0 人蔘 2.0 黃連 2.0 甘草 1.5 附子 0.5

勿 半夏 乾薑 人蔘 黃連 附子 茯苓 甘草 大棗

柴 목표: 半夏瀉心湯의 變方으로 심하에 水飮이 있고 만성화되어 陰證이 되고 설사가 멈추지 않는 경우. 모든 약에 효과가 없는 설사.
응용: 만성위장염 만성설사가 冷에 의한 경우.

丹蔘飲 단삼음 【醫宗金鑑】

中 丹蔘 15~30 檀香 6 縮砂 3 水煎服

【時方歌括(下卷)】 丹蔘一兩 檀香 砂仁各一錢 水煎服

中 목표: 活血化瘀 理氣止痛
응용: 협심증 위염 위십이지장궤양 등에서 氣滯血瘀를 띠는 경우.

丹梔逍遙散 단치소요산

=加味逍遙散(p.7)

達生散 달생산 【朱丹溪】

柴 大腹皮 4.0 白朮 4.0 芍藥 4.0 當歸 4.0 人蔘 2.5 陳皮 2.5 紫蘇梗 2.5 甘草 1.0

【丹溪心法(卷五)】 大腹皮 三錢 紫蘇 人蔘 陳皮 各半錢 當歸 白朮 白芍藥 各一錢 炙甘草二錢
粗末하여 青葱葉과 黃楊樹葉梢 7개 또는 枳殼과 砂仁을 가하여, 물에 달여 식후에 복용한다.

柴 응용: 임신말기제증, 출산이 수월해진다.

達原飲 달원음 【溫疫論】

中 檳榔子 6 厚朴 3 草果 3 知母 3 白芍 3 黃芩 3 生甘草 2 水煎服

【溫疫論(上卷)】 檳榔 二錢 厚朴 一錢 草果 五分 知母 一錢 芍藥 一錢 黃芩 一錢 甘草五分

中 목표: 清熱化濕 透達膜原
응용: 黃芩清膽湯에 준하여 열증이 심한 경우에 사용한다.

膽道排石湯 담도배석탕

中[1] 《天津市南開醫院》 茵蔯蒿 30 金錢草 30 山梔炭 12 柴胡 6 丹蔘 12 枳殼 6 赤芍 6 白芍 6 木香 9 水煎服

中[2] Ⅰ號方《青島市立醫院》 金錢草 30 柴胡 12 鬱金 12 木香 18 枳殼 12 大黃 30 水煎服

中[3] Ⅱ號方《青島市立醫院》 金錢草 30 茵蔯蒿 30(後下) 鬱金 30 金銀花 30 連翹 30 木香 18 枳實 12 大黃 30(後下) 芒硝 6(沖服) 水煎服

中[4] 5號方《遵義醫院》 金錢草 45 黃芩 15 枳殼 15 木香 15 川楝子 15 大黃 10 水煎服

中[5] 6號方《遵義醫院》 金錢草 45 虎杖 45 山梔子 15 枳殼 20 木香 20 玄胡索 20 大黃 20 水煎服

中[1] 목표: 清熱利濕 行氣止痛 利膽排石

中[2] 목표: 清熱利膽 疏肝理氣 排石
응용: 담석증 담도감염증

中[4] 적응증: 기체형 담석증

中[5] 적응증: 습열형 담석증

일반적으로 담석증 완해기에는 5호방을, 발작기에는 6호방을 사용한다.

當歸建中湯 당귀건중탕 【金匱要略】

經 當歸 4.0 生薑 4.0(JP生薑 1.0) 大棗 4.0 芍藥 5.0 甘草 2.0 大虛하면 飴 20.0을 사용한다.

龍 當歸 4.0 桂枝 3.0 大棗 3.0 芍藥 6.0 甘草 2.0 JP生薑 1.0/ 물 400mL를 120mL가 되게 달여 3회로 나누어 복용한다.

中 小建中湯에 當歸 12~18(4)를 가한다.

【金匱要略(婦人産後病)】 當歸 四兩 桂枝 三兩 芍藥 六兩 生薑 三兩 甘草 二兩 大棗 十二枚

龍 목표: 허증 또는 복통으로 숨이 차고 또는 下腹부터 腰背까지 당기면서 통증 또는 하혈하는 경우.
응용: 월경불순 월경곤난 월경통 자궁출혈 메도로파치(배란장애) 복통 요통 월경과 관련된 제반 증상 척추결핵 痔궤양 신장결핵
가감법: 大虛한 경우는 찌거기를 버리고 膠飴 1개 또는 찻순갈 2잔의 물엿을 가한다. 출혈과다 또는 빈혈에는 乾地黃 6.0 阿膠 2.0을 가한다.

中 목표: 補血調經 緩急止痛 溫中補虛
응용: 小建中湯에 준하나 특히 산후 월경곤란증 등 하복통에서 血虛 증후를 나타내는 경우

當歸膏 당귀고【和劑局方】=新效當歸膏

蠟 當歸 各一兩 麻油四兩/ 먼저 麻油 끓이고 나서 當歸를 넣고 조금 타면 거기를 버리고, 蠟을 가하여 잘 섞으서 식힌다.

【和劑局方】 神效當歸膏 腐化成膿 斂瘡口 生肌肉 拔熱毒 止疼痛

當歸大黃湯 당귀대황탕【外臺】

柴 當歸 3.0 桂枝 3.0 人參 3.0 芍藥 6.0 乾薑 2.0 吳茱萸 1.5 大黃 1.0 甘草 1.0

【方輿輗(卷五)(痃癖疝)】 當歸 三兩 芍藥 八分 桂心 三分 乾薑 六分 人蔘 一兩 大黃 一兩 甘草炙 二兩 吳茱萸 五分

柴 목표: 腰背부터 肋下에 걸쳐 찌르는 듯한 통증. 溫下劑

當歸白朮散 당귀백출산【醫學正傳】

經 白朮 4.0 茯苓 4.0 當歸 1.5 黃芩 1.5 茵蔯 1.5 前胡 2.0 枳實 2.0 杏仁 2.0 甘草 2.0 半夏 3.0 生薑 2.0(JP生薑 1.0)

【醫學正云(卷五)】 白朮 茯苓 各一錢 當歸 黃芩 茵蔯 各二分半 前胡 枳實 甘草炙 杏仁 各六分 半夏 八分炮: 酒疸로 황색이 된 것(이하 생략)

當歸白朮湯 당귀백출탕【三因方】

經 白朮 4.0 茯苓 4.0 當歸 4.0 杏仁 4.0 半夏 4.0 猪苓 2.5 茵蔯 1.5 枳實 1.5 甘草 1.0 前胡 3.0

勿 治酒疸發黃 心下有痃癖 堅滿 身體沈重 妨害飮食 小便赤澁者

當歸補血湯 낭귀보혈탕【内外傷辨惑論】=補血湯(p.123)

中 黃者 30 當歸 6 水煎服

中 목표: 補氣生血

응용: 대출혈이나 지속성만성출혈 후 심한 빈혈증 재생불량성빈혈증 알레르기성자반병 만성신염 B형간염 육아형성부전 만성미열 등에서 氣血兩虛를 나타내는 경우.

ㄷ

當歸四逆加吳茱萸生薑湯 당귀사역가오수유생강탕【傷寒論】

經 當歸 3.0 桂枝 3.0 芍藥 3.0 木通 3.0 細辛 2.0 甘草 2.0 大棗 5.0 吳茱萸 2.0 生薑 4.0(JP生薑 1.0)

龍 當歸 3.0 桂枝 3.0 芍藥 3.0 細辛 3.0 甘草 2.0 木通 2.0 大棗 6.5 吳茱萸 6.0 生薑(반드시 다진 生薑) 8.0/ 물과 청주 각각 240mL에 약을 넣고 200mL가 되게 달여 5회로 나누어 복용한다.

中 當歸四逆湯에 吳茱萸 9(2) 生薑 6(4)을 가한다.

【傷寒論(厥陰)】當歸 三兩 芍藥 三兩 甘草 二兩炙 通草 二兩 桂枝 三兩去皮 細辛 三兩 生薑 半斤切 吳茱萸 二升 大棗 二十五枚擘

龍 목표: 수족냉 또는 요복통에서 냉증이 오래되고 심한 경우.
응용: 복통 요통 좌골신경통 부인병 동상 피부병 탈저

中 목표 · 응용: 當歸四逆湯에 준하나 當歸四逆湯의 적응증 이외에 복통 구토 등이 수반된 경우와 냉증이 심한 경우 사용한다(吳茱萸湯과 當歸四逆湯의 합방이라고 생각해도 좋다).

大塚敬節 「疝」(일본 동양의학회지, 14(2))

① 만성적으로 경과하는 동통을 주소로 하고 한냉으로 악화되는 경우
② 복통을 주로 하고(특히 하복부) 요통 배통 사지통
③ 원인불명으로 신경성이라고 하는 경우
④ 하복부에 압통
⑤ 위로 치밀어 오르는 듯한 통증으로 여기저기 아프다
⑥ 肝經(생식기 비뇨기)
⑦ ⑥과 같으면서 여러 가지 질환

當歸四逆湯 당귀사역탕

經《傷寒論》當歸 3.0 桂枝 3.0 芍藥 3.0 木通 3.0 細辛 2.0 甘草 2.0 大棗 5.0

龍[1]《傷寒論》當歸 3.0 桂枝 3.0 芍藥 3.0 細辛 3.0 甘草 2.0 木通 2.0 大棗 6.5/ 물 320mL를 120mL가 되게 달여 3회 나누어 복용한다.

龍[2]《衛生宝鑑》當歸 6.0 桂枝 4.0 柴胡 4.0 芍藥 3.0 延胡索 2.0 川楝子 2.0 茯苓 2.0 澤瀉 2.0 白河附子 1.0

【傷寒論(厥陰)】當歸 三兩 桂枝 三兩去皮 芍藥 三兩 細辛 三兩 甘草 二兩炙 通草 二兩 大棗 二十五枚擘一法十二枚

龍[1] 목표: 手足冷 脈微細 또는 복통
응용: 복통 요통 충수염 부인병

龍[2] 목표: 제복냉통하여 腰股가 당기며 아픈 경우 또는 복직근 긴장으로 통증이 있고, 허리에 방산 냉통하는 경우
응용: 복통 요통 좌골신경통 골반복막염 부인병

中 목표: 溫經散寒 養血通脈

當歸9(3) 桂枝9(3) 白芍12(3) 細辛6(2) 炙甘草3(2) 木通6(3) 大棗9(1) 水煎服

응용: 레이노병 혈전성정맥염 동상 만성관절류마티스 만성관절염 월경곤란증 신경통 요통 위십이지장궤양 등에서 血虛와 冷, 통증을 나타내는 경우.

當歸散 당귀산【金匱要略】

經 〔-散科〕 當歸3.0 芍藥3.0 川芎3.0 黃芩3.0 朮1.5

龍 當歸2 黃芩2 芍藥2 川芎2 白朮1/ 이상의 비율로 散劑를 만들어 청주에 1회 2.0g을 복용한다. 1일 두 번 나누어 복용한다.

【金匱要略(婦人姙娠)】當歸 黃芩 芍藥 芎藭 各一斤 白朮 半斤

龍藥 응용: 임신중 산후양생 불임증 산전산후장애(빈혈 피로권태 현훈 부종)

當歸生薑羊肉湯 당귀생강양육탕【金匱要略】

經 當歸3.0 生薑5.0(JP生薑1.5) 羊肉40.0

龍 當歸3.0 生薑5.0(JP生薑 2.0) 羊肉(마톤)16.0/ 물 320mL에 넣어 120mL가 되게 달여 3회로 나누어 복용한다.

【金匱要略(腹滿寒疝宿食)】當歸 三兩 生薑 五兩 羊肉 一斤

龍 목표 · 응용: 허증으로 복냉통 또는 脇痛裏急

(注): 산후냉증에 의한 복통

當歸鬚散 당귀수산【醫學入門】

經 當歸4.0 芍藥3.0 桃仁3.0 蘇木3.0 桂枝3.0 香附子3.0 烏藥3.0 紅花2.0 甘草2.0

【醫學入門(卷七)】當歸尾 一錢半 紅花 八分 桃仁 七分 甘草 五分 赤芍藥 烏藥 香附 蘇木各一錢 官桂 六分

柴 목표: 타박상 후에 하복부 瘀血이 발견되고 저항압통이 있으며, 흉부 협부 복부 요부 등에서 통증을 호소하는 경우

응용: 타박에 의한 흉복부동통

ㄷ

當歸養血湯 당귀양혈탕【萬病回春】

經 芍藥 3.0 熟地黃 3.0 茯苓 3.0 當歸 3.0 貝母 1.5 瓜蔞實 1.5 枳實 1.5 陳皮 1.5 厚朴 1.5 香附子 1.5 川芎 1.5 紫蘇子 1.5 沈香 1.0 黃連 1.0

柴 當歸 3.0 白芍 3.0 熟地黃 3.0 茯苓 3.0 瓜蔞仁 2.0 枳實 2.0 陳皮 2.0 厚朴 2.0 香附子 2.0 貝母 2.0 川芎 2.0 紫蘇子 2.0 沈香 1.0 黃連 1.0 吳茱萸 1.0 JP生薑 0.5 大棗 3.0 竹瀝

【萬病回春(翻胃)】 當歸 白芍炒 熟地黃 茯苓去皮 各一錢 瓜蔞去殼 枳實麩炒 陳皮 厚朴薑汁炒 香附 貝母去心 撫芎 蘇子炒 各七分 沈香 五分
黃連用吳茱萸同炒去茱萸用黃蓮八分 右剉一劑 生薑一片 棗一枚 水煎竹瀝磨沈香調服
(注): 竹瀝 침향은 沖服
柴 응용: 노인의 만성구토 유문협착

當歸蓮翹飮 당귀연교음【萬病回春 牙齒門】

柴 當歸 2.5 生地黃 2.5 川芎 2.5 連翹 2.5 防風 2.5 荊芥 2.5 羌活 2.5 黃芩 2.5 山梔子 2.5 白芷 1.0 枳殼 1.0 甘草 1.0 細辛 1.0

【萬病回春(牙齒門)】 當歸 生地黃 川芎 連翹 防風 荊芥 白芷 羌活 黃芩 山梔 枳殼 甘草各等分 細辛 減半
柴 응용: 치통 구취

當歸連翹湯 당귀연교탕【萬病回瘻春 痔門】

經 當歸 1.5 連翹 1.5 防風 1.5 黃芩 1.5 荊芥 1.5 白芷 1.5 芍藥 1.5 地黃 1.5 山梔子 1.5 白朮 1.5 人參 1.5 阿膠 1.5 地楡 1.5 烏梅 1.0 甘草 1.0 大棗 1.0

【萬病回春(痔瘻門)】 當歸 連翹 防風 黃芩 荊芥 白芍 芍藥 生地 山梔 白朮 人蔘 阿膠 地楡 各等分 甘草減半 右剉一劑 烏梅一個 棗一枚 水煎食煎服
矢 목표: 皮膚枯燥 澁紙와 같이 茶褐色을 띠는 경우
응용: 치루 치핵

當歸龍薈丸 당귀용회환【宣明論】

中 當歸 30 龍膽草 30 蘆薈 15 山梔子 30 黃連 30 黃芩 30 大黃 15 木香 8 黃柏 30 麝香 1.5 靑黛 15/ 粉末을 丸으로 만들어 1일 2~3회, 6g씩 복용한다.

【丹溪心法(卷四)】 當歸 龍膽草 梔子 黃連 黃柏 黃芩 各一兩 大黃 蘆薈 各五錢 木香 一錢半 麝香五分
中 목표: 淸肝瀉火 瀉下 解毒開竅
응용: 고혈압 자율신경실조증 급성결막염 급성중이염 코전정과 외이도의 癤 급성간염 급성담낭염 일본뇌염 유행성뇌척수막염 인플루엔자 등에서 肝膽火旺를 띠는 경우.

當歸六黃湯 당귀육황탕

經 《聖惠》當歸 4.0 熟地黃 4.0 熟地黃 4.0 黃柏 1.5 黃連 1.5 黃芩 2.0 黃耆 2.0

龍 《聖惠方》當歸 3.5 黃耆 3.5 黃柏 2.5 黃芩 2.5 黃連 2.5 乾地黃 2.5 熟地黃 2.5

中 《蘭室秘藏》當歸 9 生地黃 12 熟地黃 12 黃連 3 黃芩 6 黃柏 6 黃耆 12 水煎服

龍 목표 · 응용: 도한

中 응용: 滋陰淸熱 固表止汗

ㄷ

當歸飮 당귀음【萬病回春】

龍 當歸 5.0 芍藥 4.0 牡丹皮 4.0 麥門冬 4.0 黃連 3.0 黃芩 3.0 地骨皮 3.0 柴胡 2.5 山梔子 2.5 川芎 2.0 甘草 1.0

龍 목표 · 응용: 마음 고생하여 열이 생겨 五心煩熱 또는 血症을 나타나는 경우

當歸飮子 당귀음자【濟生方】

經 當歸 5.0 芍藥 3.0 川芎 3.0 蒺藜 3.0 防風 3.0 地黃 4.0 何首烏 2.0 荊芥 1.5 黃耆 1.5 甘草 1.0

中 熟地黃 5 當歸 5 白芍 5 川芎 5 白蒺藜 5 何首烏 5 防風 5 荊芥 5 黃耆 3 炙甘草 3 水煎服

勿 當歸 芍藥 川芎 地黃 蒺藜 防風 荊芥 何首烏 黃耆 甘草

中 목표: 補血潤燥 止痒
응용: 노인성피부소양증 粃糠疹 등에서 血虛生風을 띠는 경우. 염증. 부종이 관련되어 있으면 적당하지 않다.

藥 냉증이 있는 다음 제증: 만성습진(분비물이 적다) 가려움

當歸芍藥散 당귀작약산【金匱要略】=當芍散

經 當歸 3.0 川芎 3.0 芍藥 4.0 茯苓 4.0 朮 4.0

龍 〔-散〕當歸 3 芍藥 16 茯苓 4 白朮 4 澤瀉 8 川芎 8/ 이상의 비율로 散劑를 만들어 6.0g을 소량의 술과 같이 1일 세 번 나누어 복용한다(편법: 술을 마시지 못하는 사람은 湯으로 복용한다).

【金匱要略(婦人姙娠)】當歸 三兩 芍藥 一斤 茯苓 白朮 各四兩 澤瀉 芎藭 各半斤

龍 목표: 빈혈성냉증 쉬 피로 또는 월경불순 또는 신경증상 또는 복통 요통이 있는 경우.
응용: 월경불순 자궁출혈 대하 부인병 자궁후굴 자궁탈 월경과 관련된 제증 갱년기장애 호르몬이상 월경시 부종 만성신염 姙娠腎 불임증

龍 〔-散科〕 當歸 3.0 川芎 3.0 白朮 3.0 芍藥 6.0 茯苓 4.0 澤瀉 3.0 白朮 3.0 芍藥 6.0 茯苓 4.0 澤瀉 4.0

中 〔-散科〕 當歸 9(3) 白芍 15(4) 川芎 6(3) 白朮 9(4) 茯苓 9(4) 澤瀉 15(4) 水煎服/ 粉末로 하여 복용하더라도 좋다.

ㄷ

當歸芍藥散加附子 당귀작약산가부자☞當歸芍藥散

當歸 3 川芎 3 芍藥 4~6 茯苓 4 朮 4 澤瀉 4~5 附子

각기 痔 야뇨증 피부병 부비동염 요통 좌골신경통 심계항진 어깨결림 현훈 이명

中 목표: 補血活血 健脾利水 調經止痛
응용: 신증후군 저단백성부종 심장성부종 만성신염 갑상선기능저하 하수체기능저하증 만성위장염 등에서 陽虛水泛을 나타내는 경우
열증을 나타내는 부종에 사용해서는 안 된다.
한증을 나타내더라도 풍수에 의한 급성부종에는 사용해서는 안 된다.
가감법: 혈허 정도가 심하면 當歸 白芍의 증량 혹은 熟地黃 枸杞子 등을 가한다.
식욕부진 쉬 피로 원기가 부족한 기허 증후가 심하면 黃耆 黨蔘 등을 배합한다.
부종이나 설사 등의 습증이 뚜렷하면 白朮 茯苓 澤瀉를 증량한다.
냉증 추위 등이 심한 경우 附子를 가한다(當歸芍藥散加附子湯) 혹은 乾薑 肉桂 桂枝 등을 배합한다.
복통 복부팽만감이 있으면 木香 枳殼 縮砂를 가한다.
(注): 위에 부담이 있는 경우에는 加甘草 桂枝(苓桂朮甘湯 合方) 加人蔘(四君子湯의미의 合方)

鈴木朋子 「大塚恭男 소장과 當歸芍藥散」(漢方의 臨床, 42:1)
(注): 當歸芍藥散證에서 냉성이 심할 때 또는 냉에 의하여 관절과 하복부가 아픈 경우에 활용한다.

當歸芍藥散加人參 당귀작약산가인삼☞當歸芍藥散 人參當芍散(p.252)

當歸 3 川芎 3 芍藥 4~6 茯苓 4 朮 4 澤瀉 4~5 人參

鈴木朋子「大塚恭男 소장과 當歸芍藥散」(漢方의 臨床, 42:1)

(注): 當歸芍藥散으로 위장을 상한 경우가 있다. 이것을 예방하기위한 방법중 하나로서 본방이 있다. 人蔘을 가함으로써 四君子湯(人蔘 白朮 茯苓 甘草 生薑 大棗) 方意가 더해진다고 생각할 수 있다.

當歸芍藥散加黃耆釣藤 당귀작약산가황기조등

當歸 3 川芎 3 芍藥 4~6 茯苓 4 朮 4 澤瀉 4~5 黃耆 鉤藤

鈴木朋子「大塚恭男 소장과 當歸芍藥散」(漢方의 臨床, 42:1)

파킨슨병【한방진료의 레슨】

(注): 허증의 고혈압환자에서 柴胡劑나 大黃劑를 사용할 수 없고, 地黃 등으로 소화기에 부담을 주는 사람에게 사용한다.

當歸拈痛湯 당귀점통탕

經 《蘭室秘藏》當歸 3.0 羌活 3.0 葛根 3.0 防風 3.0 蒼朮 3.0 人參 2.0 白朮 2.0 猪苓 2.0 澤瀉 2.0 知母 2.0 黃芩 2.0 茵蔯 1.0 甘草 1.0 苦參 0.5 升麻 0.5

龍 《蘭台軌範》羌活 2.5 當歸 2.5 猪苓 2.5 知母 2.5 蒼朮 2.5 澤瀉 2.5 茵蔯蒿 2.5 黃芩 2.5 甘草 2.5 人參 2.0 苦參 2.0 升麻 2.0 葛根 2.0 防風 2.0 白朮 2.0

【醫學正云(卷四)】 羌活 一錢 人蔘 苦蔘 升麻 葛根 蒼朮 各四分 甘草炙 黃芩酒炒 茵蔯酒炒 各一錢 防風 當歸身頭洗 知母 去毛酒炒 澤瀉 猪苓去皮 白朮 各半錢

龍 목표: 四肢骨節疼煩 肩背沈重 가슴이 답답함 足脛腫痛 또는 궤양 또는 부종 또는 검은 얼굴

응용: 신경통 류마티스 각기 완선 백선

當歸湯 당귀탕【千金方】=千金當歸湯

經 當歸 5.0 半夏 5.0 芍藥 3.0 厚朴 3.0 桂枝 3.0 人參 3.0 乾薑 1.5 黃耆 1.5 蜀椒 1.5 甘草 1.0

中 當歸 5 白芍 3 人參 3 黃耆 2 乾薑 2 蜀椒 2 半夏 5 厚朴 3 炙甘草 2 水煎服

勿 當歸 芍藥 半夏 厚朴 桂枝 乾薑 人蔘 黃耆 蜀椒 甘草

中 목표: 補氣養血 溫中散寒 理氣化痰

응용: 급성위염 만성위염 위십이지장궤양 요로결석 늑간신경통 협심증 월경통 등에서 氣血兩虛의 寒痛을 띠는 경우

藥 등에 한냉감이 있고, 복부팽만감이나 복통이 있는 경우.

ㄷ

當歸貝母苦蔘丸 당귀패모고삼환 【金匱要略】

經 〔-丸科〕 當歸 3.0 貝母 3.0 苦參 3.0

龍 〔-丸〕 當歸 4.0 貝母 3.0 苦參 4.0/ 粉末내어 蜂蜜로 1丸 0.3의 丸劑를 만들고 1회 1.0g부터 시작하여 점차 3.0g까지 늘린다.

【金匱要略(婦人妊娠)】 當歸 貝母 苦蔘各四兩

龍 목표: 임신소변난
응용: 姙娠腎 임신 시 배뇨곤란
가감법: 남자는 滑石 0.5를 가한다.

藥 소변이 시원스럽게 잘 나가지 않는 경우

當歸鶴蝨散 당귀학슬산 【外臺】

勿 當歸 4.0 鶴蝨 3.0 橘皮 2.0 人參 3.0 檳榔 4.0 枳實 4.0 芍藥 4.0 桂枝 3.0 生薑 2.0 大棗 5.0

勿 療九種心痛 蛔蟲 冷氣先從兩肋胸背撮痛 欲變吐

唐侍中一方 당시중일방 【外臺】【醫典】

經 檳榔 4.0 生薑 3.0(JP生薑 1.0) 橘皮 3.0 木瓜 3.0 吳茱萸 2.0 紫蘇葉 2.0

勿 檳榔 生薑 橘皮 吳茱萸 蘇葉 木瓜 療苦脚氣攻心 此方甚散腫氣極驗

當芍散 당작산 = 當歸芍藥散(p.69)

大甘丸 대감환 【金匱要略】 = 大黃甘草湯(p.80)

經 大黃 10.0 甘草 5.0/ 환으로 만들어 1회 1.5g 복용.

《金匱要略》에는 大黃甘草湯이라고 되어 있다.

大建中湯 대건중탕 【金匱要略】

經 蜀椒 2.0 乾薑 4.0 人蔘 3.0/ 이상을 달여 찌꺼기를 버리고 膠艾 20.0을 넣어 다시 5분간 끓여 溫服.

龍 蜀椒 1.0 乾薑 4.0 人蔘 2.0 膠艾 2個 또는 水飴 20.0/ 물 160mL에 水飴를 제외한 약을 넣고 80mL가 될 때까지 달여 찌꺼기를 버린 다음, 水飴를 가하여 녹인 후 2회로 나누어 복용.

中 蜀椒 9(2) 乾薑 9(4) 人蔘 9(3) (黨蔘 3) 膠飴 60(20) (沖服) 水煎服

【金匱要略(腹滿寒疝宿食痛)】 蜀椒二合去汗 乾薑四兩 人蔘二兩

龍 목표: 腹滿腹痛 불안정 장연동운동 또는 구토
응용: 복통 회충 국한성복막염 만성장협착 ileus 膽石발작 신장결석 嵌頓탈출

中 목표: 溫中散寒 解痙止痛 補氣健脾
응용: 만성위염 만성장염 장관유착 요관결석 기타 만성질환에서 脾胃虛寒의 仙痛발작을 나타내는 경우.

(注): 中의 膠飴 ( ) 안의 양이 2라고 되어 있으나 20으로 고친다.

大膠艾湯 대교애탕☞芎歸膠艾湯(p.49)

大芎黃湯 대궁황탕=治痘瘡一方(p.314)

《漢方處方應用의 實際》忍冬 3.0 紅花 2.0 連翹 4.0 荊芥 4.0 朮 4.0 防風 3.0 川芎 3.0 大黃 2.0 甘草 1.5

勿 이 처방은 痘瘡에만 쓴다. 상부두면의 發瘡에 응용

大桃花湯 대도화탕【千金方】

經 赤石脂 2.0 乾薑 2.0 當歸 2.0 龍骨 2.0 牡蠣 2.0 附子 1.0 白朮 4.0 人蔘 1.5 甘草 3.0 芍藥 3.0

龍 赤石脂 8.0 乾薑 3.0 當歸 3.0 龍骨 3.0 白朮 3.0 白夏附子 2.0 牡蠣 2.0 芍藥 1.0 甘草 1.0 人蔘 1.5

【備急千金要方(卷十五)】赤石脂 乾薑 當歸 龍骨 牡蠣 各三兩 附子 二兩 白朮 一升 甘草 芍藥 各一兩 人蔘 一兩半

龍 목표 · 응용: 점액변 복통 급만성대장염

가감법: 膿이 섞여 있으면 厚朴 3.0을 가한다. 吐하는 경우에는 橘皮 2.0을 가한다.

大半夏湯 대반하탕【金匱要略】

經 半夏 7.0 人蔘 3.0 蜂蜜 20.0

龍 半夏 20.0 人蔘 3.0 단시럽 8.0/ 물 480mL에 蜂蜜을 가하여 잘 섞은 뒤 약을 넣어 100mL가 되게 달여 2회로 나누어 복용한다.

【金匱要略(嘔吐噦下痢病)】半夏 二升洗 人蔘 三兩 白蜜 一升

龍 목표 · 응용: 구토가 심하여 멈추지 않는 경우

大防風湯 대방풍탕

經 《和劑局方》當歸 3.0 芍藥 3.0 熟地黃 3.0 黃耆 3.0 防風 3.0 杜中 3.0 朮 3.0 川芎 2.0 人蔘 1.5 羌活 1.5 牛膝 1.5 甘草 1.5 大棗 1.5 乾薑 1.5 附子 1.0

龍 《百一選方》熟地黃 3.5 當歸 3.5 芍藥 3.5 黃耆 3.5 防風 3.5 杜中 3.5 白朮 4.5 川芎 2.0 白河附子 2.0 大棗 2.0 人蔘 1.5 羌活 1.5 甘草 1.5 牛膝 1.5 JP生薑 1.0

中 《和劑局方》防風 6(3) 羌活 6(2) 熟地黃 12(3) 白芍 9(3) 當歸 9(3) 杜

【和劑局方(卷一)(諸風)】川芎撫芎不用 附子炮去皮臍 各一兩半 熟乾地黃洗 白朮 防風去蘆 當歸洗去蘆酒浸焙炒 白芍藥 黃耆 杜仲去粗皮炒令絲斷 各二兩 羌活去蘆 人蔘去蘆 甘草炙 牛膝去蘆酒浸切微炒 各一兩

龍 목표 · 응용: 근육마비 근통 척수환자 반신불수 각기

中 목표: 祛風濕 散寒 補氣血 益肝腎 活血止痛

응용: 獨活寄生湯(p.86)에 준한다.

ㄷ

中 9(3) 黨蔘 9(人蔘 2) 黃耆 6(3) 白朮 6(3) 川芎 6(2) 牛膝 6(2) 炙甘草 3(2) 大棗 3(2) 附子 3(1) 生薑 3(1) 水煎服

大百中飮 대백중음【일본경험방】

經 山歸來 3.0 牛膝 3.0 檳榔 3.0 桂枝 3.0 黃芩 3.0 川芎 3.0 人蔘 2.0 杜中 2.0 甘草 1.5 黃連 1.5 大黃 1.0 沈香 1.0

勿 治下疳梅瘡 其他一切濕毒 積年不癒 或顔面腐潰 或鼻柱陷溺 已成廢痼者 神效

大補元煎 대보원전【景岳全書】

中 熟地黃 6 山茱萸 3 山藥 6 枸杞子 6 當歸 6 杜中 6 人蔘 6 炙甘草 3 水煎服

【景岳全書(卷五十一)(新方八陳)】

中 목표: 滋補肝腎 益氣

응용: 여러 종류의 만성질환 또는 열성질환의 회복기 등이 肝腎陰虛, 氣虛 증후를 띠는 경우

大保元湯 대보원탕【保赤】

勿 川芎 4.0 黃耆 4.0 人蔘 4.0 桂枝 3.0 甘草 2.5 白朮 2.5

勿 治頂陷 根窠水紅而皮軟且薄 血有餘而氣不足者

이 처방은 痘瘡元氣虛弱을 치료한다. 소아허약으로 五遲五軟의 징후에 다른 증상이 없을 때 三味의 保元湯보다 더 좋다. 吉村扁書는 三味의 처방은 痘疹보다 오히려 慢驚風에 더 효과가 있으므로 慢驚風에 사용할 것을 권한다.

大補陰丸 대보음환【丹溪心法】

中 黃柏 12 知母 12 熟地黃 18 龜板 18/ 粉末을 돼지 脊髓와 함께 찌고, 蜂蜜로 丸을 만들어 1일 2회 9환씩 복용한다. 적당량을 水煎服해도 좋다.

【醫學正傳(卷三)(靈損)】 黃柏藍酒半新尾炒褐色 知母去皮酒半濕炒各四兩 熟地黃煩用懷慶者集酒腓焙乾用 龜板酥炙黃各六兩

中 목표: 滋陰積熱

응용: 만성질환이나 열병의 회복기에서 陰虛火旺한 경우

大補黃芪湯 대보황기탕【壽世保元】

柴 黃耆 3.0 人蔘 3.0 白朮 3.0 茯苓 3.0 芍藥 3.0 當歸 3.0 熟地黃 3.0 山水萸 3.0 大棗 3.0 肉蓯蓉 2.0 五味子 2.0 肉桂 2.0 防風 2.0 甘草 1.0

【增補內經拾遺(卷三)】 黃耆蜜炙 防風 人蔘 當歸 川芎 白朮 山水萸 熟地黃 各二錢 茯苓皮 炙甘草 五味子 炒肉桂 各一錢 肉蓯蓉 五錢

柴 목표: 허약자 自汗

大三五七散 대삼오칠산

經 《千金》山水萸 2.0 乾薑 2.0 茯苓 6.0 細辛 1.5 防風 4.0 附子 1.0

龍 《和劑局方》山水萸 4.0 乾薑 4.0 茯苓 4.0 細辛 2.0 防風 6.0 白河附子 1.0

【備急千金要方(卷十三)】 天雄 細辛各三兩 山水萸 乾薑各五兩 山藥 防風各七兩

【和劑局方(卷一)(諸風)】 加減三五七散에서 나온다. 山茱萸 乾薑炮 茯苓去皮 各三片 附子炮去皮臍 三十五個 細辛 一斤八兩 防風去蘆 四斤

龍 목표: 마비 안면마비 項背强直 牙關緊急 心中懊悶 顔色醉狀 발열 關節煩痛 요슬마비 淹搦 의주감 두통 현훈 이명 등.

응용: 반신불수 마비 안면신경통 마비 이명 등

勿 治六聚 狀如癥夏水氣上下 心腹疝痛 攻刺腰脅

大小建中湯 대소건중탕 = 中建中湯(p.283)

大續命湯 대속명탕【外台】

經 杏仁 4.0 川芎 2.0 石膏 2.0 甘草 2.0 桂枝 2.0 當歸 2.0 麻黃 2.0 黃芩 2.0 乾薑 1.5

☞續命湯(p.180) 小續命湯(p.170)

大承氣湯 대승기탕【傷寒論】

經 大黃 2.0 枳實 3.0 芒硝 3.0 厚朴 5.0

龍 大黃 4.0 厚朴 8.0 枳實 3.5 硫苦 4.0/ 물 400mL에 厚朴 枳實을 넣고 200mL가 될 때까지 달인 후, 大黃을 넣고 다시 80mL가 되게 달여 지꺼기를 버리고 芒硝를 넣고 조금 가열하여 녹인 후, 2회로 나누어 복용한다.

中 大黃 9(2)(後下) 芒硝 12(3)(沖服) 厚朴 9(5) 枳實 9(3) 水煎服

【傷寒論(陽明)】 大黃四兩酒洗 厚朴半斤炙去皮 枳實五枚炙 芒硝三合

龍 목표: 腹滿 腹痛 便秘 潮熱 自汗譫言 燥屎
응용: 변비 腦症 심한 두통

中 목표: 峻下熱結
응용: 전염성 또는 비전염성 발열질환의 극성기에서 熱結을 나타내는 경우. 마비성 단순성 폐색성 ileus 또는 습관성 변비에도 사용한다.

大柴胡湯 대시호탕【傷寒論】

經 柴胡 6.0 半夏 4.0 生薑 4.0 黃芩 3.0 芍藥 3.0 大棗 3.0 枳實 2.0 大黃 1.0~2.0

龍 柴胡 8.0 半夏 8.0 黃芩 30 芍藥 30 枳實 30 大棗 30 生薑 5.0/ 필요에 따라서 大黃 2.0을 가한다. 물 480mL에 약을 넣고 240mL가 되게 달여 찌꺼기를 버리고, 다시 달여 120mL가 되게 하여 3회로 나누어 복용한다.

中 柴胡 9(6) 黃芩 6(3) 半夏 9(4) 枳實 6(2) 白芍 6(3) 大黃 5(1~2) 生薑 2(4) 大棗 6(3) 水煎服

【傷寒論(太陽中)】 柴胡 半斤 黃芩 三兩 芍藥 三兩 半夏 半升洗 生薑 五兩切 枳實 四枚炙 大棗 十二枚擘

龍 목표: 실증 근육질 胸脇 心下部 苦滿緊張 또는 메슥거림 또는 변비 또는 설사
응용: 천식 위병 담석증 위장염 대장염 폐렴 늑막염 황달 고혈압 뇌출혈 신경쇠약 담마진 눈병

中 목표: 和解半表半裏 瀉下熱結 疏肝解鬱 理氣止吐 淸熱瀉下
가감법: 염증이 심하고 고열 口苦 인통 등이 나타나는 경우 金銀花 連翹 蒲公英 등의 청열해독약을, 口粘 황달 舌苔黃膩 등 濕熱 증후가 있는 경우 茵蔯蒿 山梔子 金錢草 등을 가한다.
복통이 심한 경우는 川楝子 延胡索 등을, 복부팽만감이 심한 경우에는 厚朴 木香 靑皮 등을 가한다.
고열 심한 口乾 등이 있는 경우 石膏 知母를 口渴 舌乾燥가 심한 경우 半夏 生薑을 빼고 天花粉 石斛 등을 가한다.
변비가 없는 경우 大黃을 뺀다(大柴胡湯去大黃).

漢 加茵蔯
加桔梗石膏
加石膏
加芒硝
加鈎藤: 고혈압(《한방처방응용의 핵심》 山田光胤)
加防己 黃耆: 신경통 관절통(《한방처방응용의 핵심》 山田光胤)

大神湯 대신탕【竹田家方】

龍 茵蔯蒿 5.0 茯苓 5.0 大黃 1.5 山梔子 1.5 甘草 1.5 縮砂 1.5 人蔘 2.0 黃芩 2.0

龍 목표 · 응용: 實症의 黃胖病 부종 비만 黃疸色貧血動悸 심장병 악성빈혈 각기 신상병 간장병

大安丸 대안환 ☞保和丸(p.123)

大連翹湯 대연교탕【萬病回春】

龍 連翹 2.5 瞿麥 2.5 滑石 2.5 車前子 2.5 牛蒡子 2.5 芍藥 2.5 山梔子 1.2 木通 1.2 當歸 1.2 防風 1.2 柴胡 4.0 黃芩 4.0 荊芥 4.0 蟬退 1.5 甘草 4.5 竹葉 1.0 燈心草 1.0

龍 목표 · 응용: 소아감기 丹毒 기타 발진성 열병 頸腺炎 화농증 眼炎 구내염 인후염 등에서 發熱을 동반하는 경우.

大寧心湯 대영심탕【吐方論】

龍 大黃 2.0 黃連 2.0 茯苓 4.0 知母 4.0 竹茹 1.5 石膏 10.0 玄米 10.0

龍 목표 · 응용: 心悸亢進 便秘 癎强
가감법: 대변의 연한 경우는 大黃을 빼고 半夏 6.0을 가한다(小寧心湯)
小兒驚癎陽痩
煩渴에는 茯苓 玄米를 빼고 靑皮 芍藥 各 3.0 甘草 2.0을 가한다(柴田方函 大寧心湯)

大烏頭煎 대오두전【金匱要略】

龍 烏頭 1.5 1味/ 물 100mL를 30mL가 되게 달인 다음 찌거기를 버린 후 꿀 60mL를 넣고 60mL가 되게 다시 달여 1회 복용한다.

【金匱要略(腹滿寒疝宿食病)】 烏頭大者五枚五去皮不㕮咀

龍 목표: 腹痛 惡寒 脈弦緊 또는 沈弦 水足冷
응용: 심한복통 ileus 장탈출

龍 烏頭 큰 것 5개(약 15.0)를 끓여 껍질은 버린다. 물 120mL를 40mL가 되게 달여 찌꺼기를 버리고 蜂蜜 40mL를 넣고 80mL가 되게 다시 달여 1회에 체력이 강한 사람은 30.0g, 체력이 약한 사람은 20.0g을 복용한다(편법: 烏頭 3.0에 蜂蜜 40.0을 가하여 일반 전탕법)

大猪膽汁 대저담즙 = 猪膽汁(p.268)

大赤膏 대적고【棗軒方】

漢 香油 20錢 椰子油 10錢 密蠟 10錢 杉脂油 5錢 黃丹 20錢 辰砂 2錢

大淨府湯 대정부탕

漢 鷓鴣菜 8分 檳榔子 6分 大黃 3分 甘草 2分 枳實 3分

漢 구충

大定風珠 대정풍주【溫病條辨】

中 生地黃 24 白芍 24 麥門冬 24 牡蠣 12(先煎) 鼈甲 12(先煎) 龜板 24(先煎) 炙甘草 12 阿膠 9(溶解) 五味子 6 麻子仁 6 鷄子黃 2(沖服) 水煎服

【溫病條辨(卷三)】白芍藥, 乾地黃, 麥門冬 各六錢, 阿膠 三錢, 生龜板, 生牡蠣, 炙甘草, 生鼈甲 各四錢 麻仁 五味子各二錢, 生卵黃二個

中 목표: 滋陰熄風
응용: 후기 발열성 질환에서 경련이 나타나는 경우(陰虛痙攣)(陰虛內風)

大靑龍湯 대청룡탕【傷寒論】= 中 麻黃石膏湯 中 麻桂石膏湯

經 麻黃 6.0 杏仁 5.0 桂枝 3.0 大棗 3.0 甘草 2.0 JP生薑 2.0 石膏 10.0

龍 麻黃 6.0 桂枝 2.0 甘草 2.0 大棗 2.0 杏仁 2.0 石膏 12.0 JP生薑 1.0/ 물 360mL에 麻黃을 넣고 260mL가 되게 달여 거품을 버리고 나머지 약을 가하여 120mL가 되게

【傷寒論(太陽中)】麻黃 六兩去節, 桂枝 二兩去皮 甘草 二兩炙 杏仁 四十枚去皮尖 生薑三兩切 大棗十枚擘 石膏如鷄子大碎

龍 목표: 實證發熱寒身疼痛 煩燥 또는 無熱浮腫身疼痛
응용: 유행성감기 등의 열병 신장병 복수 피부병

中 목표: 辛溫解表 淸熱除煩 利水 止咳平喘

달인 후, 찌꺼기를 버리고 3회로 나누어 복용한다.

中 麻黃 9(6) 桂枝 6(3) 杏仁 6(5) 生石膏 30(10)(先煎) 炙甘草 6(2) 生薑 3(2) 大棗 3(3) 水煎服

응용: 감기 인플루엔자 기관지염 폐렴 기타 감염증에서 表寒裏熱을 띠는 경우.
급성신염 퀸케(quincke)부종 등에서 風水를 띠는 경우. 관절수종 등에 응용해도 좋다.

大七氣湯 대칠기탕【濟生方】

經 三稜 4.0 莪朮 4.0 青皮 4.0 陳皮 4.0 桔梗 4.0 藿香 4.0 香附子 4.0 益智 4.0 桂枝 4.0 甘草 1.0

大陷胸湯 대함흉탕【傷寒論】

經 大黃 1.6 芒炒 1.0 甘隧 0.3/ 물 200mL에 大黃을 넣고 70mL가 되게 달여 찌꺼기를 버린 후 芒硝를 넣고 한두 번 끓어 오르면 甘隧를 넣고 1회 頓服한다.

龍 大黃 6.0 芒炒 12.0 甘隧末 1.0/ 물 240mL에 大黃을 넣고 160mL가 되게 달여 찌꺼기를 버린 후 芒硝를 넣고 한두 번 끓어 오르면 甘隧를 넣고 1회 40mL를 복용한다.

中 大黃 9(2) 芒硝 15(1) 甘隧 1(0.3)/ 먼저 大黃을 달여, 이어 芒硝를 넣은 후 한두 번 끓어 오르면 끓인 물과 甘隧末을 복용한다.

【傷寒論(太陽下)】大黃六兩去皮 芒炒一升 甘隧一錢

龍 목표 · 응용: 心中懊憹 心下部에 심한 硬痛

中 목표: 清熱瀉下 逐水
응용: 염증성 胸水 腹水 또는 심각한 장폐색 등에서 結胸證을 띠는 경우

(注): 心下石鞭大結胸 脚氣衝心

大陷胸丸 대함흉환【傷寒論】

龍 大黃 8.0 葶藶子 5.0 芒炒 6.0 杏仁 5.0 甘隧末 1.0/ 大黃 葶藶을 가루로 내고, 따로 杏仁 芒硝를 같이 갈아 기름처럼 된다. 이 두 가지를 섞은 것 2.0, 甘隧末, 單시럽 8.0을 물 40mL에 합한 후, 20mL가 되게 달여 頓服.

【傷寒論(太陽下)】大黃 半斤 葶藶子 半斤五 芒炒 半升 杏仁 半升去皮尖熬黑

龍 목표 · 응용: 결흉 心下部硬痛 항부의 경련성 강직

大玄膏 대현고【棗軒方】

漢 人蔘 2錢 當歸 2錢 川芎 2錢 生地黃 2錢 黃芩 2錢 黃連 2錢 大黃 2錢 肉桂 2錢 木香 2錢 縮砂 2錢 杉脂油 1錢 蜜 5錢 沒藥 1錢 乳香 1錢 黃丹 32錢 香油 2合

漢 주치: 독기를 散하여 타박 종통에 사용한다.

大黃甘遂湯 대황감수탕【金匱要略】

經 大黃 4.0 甘遂 2.0 阿膠 2.0

龍 大黃 4.0 甘遂 2.0 阿膠 2.0/ 물 120mL에 40mL가 되게 달여 두 번 나누어 복용한다.

【金匱要略(婦人雜病)】 大黃 四兩 甘遂 二兩 阿膠 二兩

龍 목표 · 응용: 下腹膨滿 排尿困難

大黃甘草湯 대황감초탕【金匱要略】= 大甘丸

經 大黃 4.0 甘草 2.0

龍 大黃 4.0 甘草 1.0/ 물 120mL에 40mL가 되게 달여 2회로 나누어 복용한다(편법: 일반 전탕법 또는 丸劑로 복용).

中 大黃 3~9(4) 甘草 3~6(2) 水煎服

【金匱要略(嘔吐噦下痢病)】 大黃 四兩 甘草 一兩

龍 목표 · 응용: 食後則吐 또는 상습변비

中 목표: 通便
응용: 습관성 변비에 일반적으로 사용된다.

大黃牧丹湯 대황목단탕【金匱要略】= 大黃牧丹皮湯

龍 大黃 4.0 牧丹皮 1.0 桃仁 2.0 冬瓜子 2.0 芒硝 4.0/ 물 240mL에 芒硝이 외의 약재를 넣고 40mL가 되게 달여 찌꺼기를 버린 다음, 芒硝를 넣고 물이 끓어오르면 頓服(편법: 大黃 2.0~4.0 牧丹皮 3.0 桃仁 4.0 冬瓜子 6.0 硫苦 6.0~10.0을 일반전탕법으로 달임).

大黃牧丹皮湯 대황목단피탕【金匱要略】= 大黃牧丹湯

經 大黃 2.0 牧丹皮 4.0 桃仁 4.0 芒硝 4.0 瓜子 6.0

龍 大黃 4.0 牧丹皮 1.0 桃仁 2.0 冬瓜子 2.0 芒硝 4.0/ 물 240mL에 芒硝이 외의 약재를 넣고 40mL가 되게 달여 찌꺼기를 버린 다음, 芒硝를 넣고 물이 끓어오르면 頓服(편법: 大黃 2.0~4.0 牧丹皮 3.0 桃仁 4.0 冬瓜子 6.0 硫苦 6.0~10.0을 일반전탕법으로 달임).

中 大黃12(2)(後下) 牧丹皮9(4) 桃仁12(4) 冬瓜仁15(6) 芒硝 9(4) (沖服) 水煎服

【金匱要略(瘡癰腸癰浸淫病)】大黃 四兩 牧丹 一兩 桃仁 五十個 瓜子 半升 芒硝 三合

龍 목표: 下復痛 또는 下腹下肢腰部의 화농증 脈緊
응용: 급만성충수염 골반복막염 서혜부 림프절염 하지피하농양 항문주위염 臀部癰 부속기염 바토린선염 자궁내막염
목표: 淸熱瀉下 活血消癰
응용: 급성충수염(단순성, 화농성) 초기 복막염 치핵 골반내염증 등

大黃附子湯 대황부자탕【金匱要略】

經 大黃 1.0 附子 1.0 細辛 2.0

龍 大黃 3.0 炮附子 1.0(또는 白河附子 1.0) 細辛 2.0/ 물 150mL를 80mL가 되게 달여 3회로 나누어 복용한다.

中 大黃 9(1) 熟附子 15(1) 細辛 3(2) 水煎服

【金匱要略(腹滿寒疝病)】大黃 三兩 附子 三枚炮 細辛 二兩

龍 목표: 脇下偏痛 脈緊弦 不定發熱
응용: 신장결석 담석증 좌골신경통 측복통

中 목표: 溫陽瀉下
응용: 급만성 변비가 寒證을 수반한 경우.

(注): 合芍藥甘草湯=芍甘黃細附湯(p.265)

大黃一物湯 대황일물탕【方輿輗】

經 大黃 6.0/ 1味를 달여 차 대용으로 마신다.

【方輿輗(卷五) (癇癲狂驚悸不侵健忘分豚)】大黃不拘多少水錢代茶湯飮之

(注): 변비

ㄷ

大黃蟅蟲丸 대황자충환【金匱要略】

經 大黃 2.0 黃芩 12.0 甘草 24.0 桃仁 65.0 杏仁 65.0 芍藥 32.0 地黃 80.0 乾漆 80.0 虻蟲 107.0 蠐螬 107.0 水蛭 166.0 蟅蟲 71.0/ 이상 細末하여 煉蜜로 환을 만들어 1회 3.0g을 복용한다.

中 蟅蟲 30 乾漆 30 生地黃 300 甘草 60 水蛭 45 赤芍 120 杏仁 200 黃芩 60 桃仁 120 虻蟲 45 蠐螬 45 大黃 45/ 粉末을 蜂蜜로 환을 만들어 1일 1~2회 3g씩 溫酒로 복용한다. 적당량을 水煎服해도 좋다.

【金匱要略(血痺虛勞病)】大黃 十分症 黃芩 二兩 甘草 三兩 桃仁 杏仁 各一升 芍藥 四兩 乾地黃 十兩 乾漆 一兩 虻蟲 一升 水蛭百虻蟲 一升 蟅蟲 半升

中 목표: 破血逐瘀 通經 消癥補血
응용: 골반내혈종 월경불순 무월경 간경변 비장종대 자궁근종유착 피부각화증 어린증 기타 만성질환에서 오래된 血瘀를 띠는 경우

ㄷ

大黃硝石湯 대황초석탕【金匱要略】

經 大黃 3.0 黃柏 3.0 硝石 3.0 山梔子 2.0

龍 大黃 4.0 黃柏 4.0 硝石 4.0 山梔子 1.5/ 물 240mL에 硝石 이외의 약재를 넣고 120mL가 되게 달여 찌꺼기는 버린 다음, 硝石을 가하여 40mL가 되게 달여 頓服.

【金匱要略(黃疸病)】大黃 黃柏 硝石 各四兩 梔子十五梅

龍 황달 腹滿 小便不利 尿色赤 自汗

大黃黃連瀉心湯 대황황련사심탕【傷寒論】

經 大黃 1.0 黃芩 1.0 黃連 1.0/ 泡劑로 할 경우는 열탕 100mL에 3분간 달여 찌꺼기를 버리고 頓服한다.

龍 大黃 2.0 黃連 1.0/ 끓는 물 40mL에 잠깐 담갔다가 찌꺼기를 버리고 2회로 나누어 복용한다(茶劑로 한다).

【傷寒論(太陽下)】大黃 二兩 黃連 一兩

龍 목표 · 응용: 心下部痞 脈關上浮

(注): 黃芩 유무에 대해서는 원전을 참고할 것

導氣湯 도기탕【沈氏尊生書】

中 川楝子 12 木香 9 小茴香 6 吳茱萸 6 水煎服

【衆方規矩(漢方國字類聚)】川楝子 大木香 小茴香 吳茱萸 各少量

中 天台烏藥散(p.298)과 거의 같으나, 간편하게 한 것이라고 생각하면 된다(理氣 散寒止痛)

郁氣丸 도기환【醫宗己任篇】☞六味丸(p.241)

麥味地黃丸(p.95)

中 六味地黃丸에 五味子 6을 加한다. 蜜丸 또는 水煎服.

中 목표: 滋補肝腎 斂肺平喘
응용: 만성기관지염 폐기종 천식 등에서 肝腎陰虛 증후를 띠는 경우

導痰湯 도담탕【濟生方】

中 製半夏 9 製南星 9 陳皮 6 枳實 6 茯苓 6 炙甘草 3 水煎服

中 목표: 滌痰開竅
응용: 滌痰湯에 준한다.

屠蘇散 도소산=廷壽屠蘇散(p.214)

導水茯苓湯 도수복령탕【奇效良方】

經 茯苓 3.0 澤瀉 3.0 白朮 3.0 麥門冬 5.0 桑白皮 1.0 紫蘇葉 1.0 大腹皮 1.0 縮砂 1.0 木香 1.0 燈心草 1.0 檳榔 2.0 木瓜 2.0 陳皮 1.5

龍 茯苓 6.0 麥門冬 6.0 澤瀉 6.0 白朮 6.0 桑白皮 3.0 紫蘇葉 3.0 檳榔子 3.0 木瓜 3.0 大腹皮 1.5 陳皮 1.5 縮砂 1.5 木香 1.5 燈心草 1.5

龍 목표: 遍身浮腫 喘滿 尿利減少
응용: 신장병 심부전 각기

矢 목표: 水腫에 喘을 발한 경우
응용: 신증후군 부종 복수 심장성 천식에 부종이 있는 경우

導水湯 도수탕【일본경험방】

勿 蒼朮 4.0 茯苓 5.0 檳榔 4.0 木瓜 4.0 茅根 4.0 猪苓 4.0 澤瀉 4.0 厚朴 2.5 或加附子

勿 이 처방은 導水茯苓湯의 경증을 치료한다.

導熱散 도열산=導赤散(p.84)

桃仁承氣湯 도인승기탕=桃核承氣湯(p.84)

桃仁湯 도인탕【溫疫論】

經 桃仁 5.0 滑石 5.0 牡丹 3.0 當歸 3.0 芍藥 3.0 阿膠 3.0

【溫疫論(上卷)】桃仁 三錢 牧丹皮 當歸 赤芍藥 各一錢 阿膠 滑石 各二錢 膀胱貯血 小腹痛 누르면 硬痛이 있고 小便自利한 경우

ㄷ

導赤散 도적산【小兒藥證直訣】= 導熱散

中 淡竹葉 12 木通 12 生地黃 18 甘草梢 6 水煎服

中 목표: 清熱利水
응용: 구내염 자율신경실조증 방광염 신우염 불면증 등에서 心火를 띠는 경우

導滯通經湯 도체통경탕【拔萃】

經 木香 1.0 朮 5.0 澤瀉 5.0 桑白皮 1.5 陳皮 3.0 茯苓 6.0

【衛生寶鑑(卷十四)】木香 白朮 桑白皮 陳皮各五錢 茯苓一兩

勿 木香 白朮 桑白 橘皮 茯苓 右五味 霜雨時加澤瀉 今從之 治脾濕有余及氣不宣通面目手足浮腫

(注): 原典에는 澤瀉가 들어가지 않는다. 그 사실은《勿誤》에 기재되어 있다.

ㄷ

桃核承氣湯 도핵승기탕【傷寒論】= 桃仁承氣湯(p.83)

經 桃仁 5.0 桂枝 4.0 芒硝 2.0 大黃 3.0 甘草 1.5

龍 桃仁 2.0 桂枝 2.0 甘草 2.0 硫苦 2.0 大黃 4.0/ 물 280mL에 硫苦 이외의 약을 넣고 100mL가 되게 달여 찌꺼기를 버리고 芒硝를 가한 후 다시 달여 녹인 후 3회로 나누어 복용한다. 芒硝는 硫苦를 사용한다(편법: 桃仁 3.0 大黃 2.0~4.0 桂枝 2.0 甘草 2.0 硫苦 2.0의 일반전탕법으로 달임).

中 桃仁 9(5) 大黃 3(3) 芒硝 3(2) 桂枝 3(4) 甘草 3(2) 水煎服

【傷寒論(太陽中)】桃仁 五十箇去皮尖 大黃 四兩 桂枝 二兩去皮 甘草 二兩炙 芒硝 二兩

龍 목표: 實證上氣 足冷 또는 下服桶 또는 腰痛 또는 下半身化膿
응용: 월경불순 월경곤란 부인병 뇌출혈 고혈압 담마진 급성대장염 방광염 방광결석 천식 월경과 관련된 제증 히스테리 타박상 현훈 치통 어깨결림 요통 좌골신경통 눈병 하반신옹 痔 항문주위염증

中 목표: 清熱瀉下 活血逐瘀
응용: 습관성변비 자율신경실조증 갱년기증후군 타박 냉증 두통 어깨결림 코피 고혈압 월경곤란증 월경불순 산후의 惡露停滯 부속기염 외치핵 하대퇴부정맥류 개복수술이나 인공유산 후 장관유착 초기장폐색 등에서 下焦血瘀를 나타내는 경우. 또는 발열성질환에서 蓄血證을 나타내는 경우.
① 임신에는 유산 우려가 있기 때문에 사용해서는 안 된다.
② 사하작용이 강하기 때문에 연속 복용은 신중하여야 하며, 변비를 동반하지 않으면 다른 처방을 생각해

야 한다.
③ 체력저하를 수반할 때는 1~2회 복용시켜 사하되면 중지하고, 보익으로 변경한다. 쇠약이 심한 경우에는 사용하지 말아야 한다.

桃紅四物湯 도홍사물탕【醫宗金鑑】= 元戌四湯

中 桃仁 9 紅花 6 當歸 9 生地黃 9 赤芍 6 川芎 6 水煎服

中 목표: 活血化瘀 補血凉血
응용: 월경불순 월경곤란증 무월경 골반내염증 골반내혈종 뇌혈관장애 후유증 혈관신경성두통 진전 마비 등에서 血虛血瘀를 나타내는 경우. 본방은 약간 熱證을 띠는 경우에 적당하며, 冷證이 심하면 사용하지 않는다.

桃花湯 도화탕【傷寒論】

經 赤石脂 6.0 粳米 8.0 乾薑 1.5/ 赤石脂를 먼저 3g 넣고 달이며, 나머지는 粉末로 하여 3g 복용한다.

龍 赤石脂 16.0(반은 부수지 않고, 나머지 반은 粉末로 하여 나중에 넣음) 乾薑 1.0 玄米 14.0/ 물 280mL에 부수지 않은 赤石脂와 乾薑 玄米를 넣고 달이며 玄米가 익으면 찌꺼기를 버린다. 30.0당 赤石脂末 2.0을 넣어 1회 복용한다. 1일 3회 복용(편법: 赤石脂末을 나중에 넣지 말고 16.0 전량을 粗末하여 일반전탕법 시행).

【傷寒論(少陰)】赤石脂 一斤一半全用 一半四末 乾薑 粳米 一升

龍 목표: 虛寒證의 下痢 便膿血
응용: 대장염 직장궤양 痔 항문주위염증 부인병 방광염 항문궤양

獨蔘湯 독삼탕

經 《薛氏》 人蔘 8.0

中 《傷寒大全》 人蔘 18~30.0 물에 달여 농축시켜 頓服한다.

中 목표: 補氣固脫
응용: 대출혈 창상 심한 구토나 설사 발한과다 감염증 심부전 등에 의한 쇼크의 구급

ㄷ

禿癬散 독선산【淺田家方】

經 雄黃 2分 硫黃 4分 膽礬 1分 大黃 3分/ 이상을 가루내어 蛤의 껍질에 담아 식초에 타서 진흙 같은 형태로 환부에 도포한다.

勿 雄黃二錢 硫黃四錢 膽礬一錢 大黃三錢 右四味和醋傅 治癜風及腎囊風

獨勝散 독승산＝甘草湯(p.19)

獨活葛根湯 독활갈근탕【外臺】＝千金獨活湯

經 葛根 5.0 桂枝 3.0 芍藥 3.0 麻黃 2.0 獨活 2.0 地黃 4.0 大棗 1.0 生薑 1.0 甘草 1.0

龍 葛根 4.0 乾地黃 4.0 麻黃 2.0 大棗 2.0 獨活 2.0 甘草 2.0 JP生薑 1.0

勿 卽 葛根湯方中加地黃獨活

龍 목표 · 응용: 身體疼痛 사지연약 또는 肩背强急 또는 臂痛攣急 惡風寒 사십견 뇌출혈

獨活寄生湯 독활기생탕

經《和劑局方》獨活 3.0 寄生 2.0 杜冲 2.0 牛膝 2.0 細辛 2.0 秦艽 2.0 茯苓 2.0 桂枝 2.0 防風 2.0 川芎 2.0 地黃 2.0 人蔘 2.0 甘草 2.0 當歸 2.0 芍藥 2.0

龍《和劑局方》獨活 4.0 寄生 2.0 牛膝 2.0 杜冲 2.0 秦艽 2.0 細辛 2.0 桂皮 2.0 川芎 2.0 芍藥 2.0 茯苓 2.0 人蔘 2.0 當歸 2.0 防風 2.0 熟地黃 2.0 甘草 2.0 大棗 2.0 JP生薑 1.0

中《千金方》獨活 6 防風 6 桑寄生 12 秦艽 9 杜冲 9 熟地黃 15 白芍 12 當歸 9 牛膝 9 川芎 6 茯苓 9 黨參 9 細辛 3 肉桂 1.59(沖服) 炙甘草 3 水煎服

【和劑局方(卷五)】獨活 三兩 桑寄生(古今錄驗用續斷卽寄生亦名非正續斷) 當歸酒浸焙乾 白芍藥 熟地黃酒浸蒸 牛膝去蘆酒浸 細辛去苗 白茯苓去皮 防風去蘆 秦艽去土 人蔘 桂心不見火 芎藭 杜冲製炒斷系 甘草炙 各二兩

龍 목표 · 응용: 신경통 류마티스 등에서 요배 또는 요각통 또는 마비

中 목표: 祛風濕 散寒 補氣血 益肝腎 活血止痛
응용: 만성관절염 만성견관절주위염 만성요통증 좌골신경통 經肩腕증후군 만성관절류마티스 등에서 氣血兩虛 肝腎不足의 風寒濕痺를 나타내는 경우

獨活湯 독활탕【醫學入門】

羌活 藁本 白朮 升麻 柴胡 2 蒼朮 0.5 澤瀉 2 紅花 소량 黃栢 12

【古今方彙(腰痛)】獨活 羌活 防風 肉桂 大黃 澤瀉 各九分 當歸 桃仁 連翹 各一錢半 防己 黃柏 各三錢 甘草炙 六分 水酒煎服

藥 冷에 의한 手足屈伸痛

埴岡博共 지음 「藥局製劑漢方 194方의 사용방법」에 「냉에 의한 수족굴신통」이라는 적응증은 출전에서 보더라도, 약물 구성으로 보더라도 이해가 되지 않는다. 일을 너무 심하게 하여 일어난 요통과 삐끗한 허리…, 로 되어 있다.

頓嗽湯 돈수탕【新妻方】

經 柴胡 5.0 石膏 5.0 桔梗 2.5 黃芩 2.5 桑白皮 2.5 山梔子 1.0 甘草 1.0

(注): 백일해

頭風神方 두풍신방【廣筆記】

經 山歸來 2.0 玄參 3.0 防風 3.0 天麻 3.0 黑豆 3.0 川芎 3.0 蔓荊子 2.0 辛夷 2.0 金銀花 1.5 燈心草 1.5 麥芽 1.5

勿 遺糧 金銀花 蔓荊子 玄蔘 防風 天麻 辛夷 黑豆 川芎 燈心草 芽茶

柴 목표: 두통 이명

가감법: 加人蔘 2.0 乾薑 甘草 吳茱萸 大黃 各 1.5

騰龍湯 등용탕【일본 경험방】

經 大黃 1.5 牧丹皮 4.0 桃仁 4.0 蒼朮 4.0 芒硝 5.0 瓜子 5.0 薏苡仁 8.0 甘草 1.0

勿 消痔 散腫 卽大黃牡丹湯方中加蒼朮薏苡甘草

柴 목표: 하복부의 모든 염증 화농증 종창동통 실증으로 急迫 증상이 있는 경우

응용: 항문주위염 고환염 충수염 전립선염 서혜부 림프선염 골반복막염 초기 자궁암 자궁근종 자궁내막염 신장결석 등에서 염증충혈로 있는 경우

麻甘湯 마감탕=麻黃甘草湯 甘草麻黃湯(p.18)

麻桂石膏湯 中 마계석고탕=大靑龍湯(p.78)

馬明湯 마명탕【和田東郭】

龍 *馬明退 1.0 大黃 0.5 紅花 0.5 鬱金 1.0 甘草 1.0 石膏 2.0 또는 忍冬 1.0 連翹 1.5를 가한다(小兒量)/물 200mL에 넣고 60mL가 되게 달여 3회로 나누어 복용한다.

龍 *목표 · 응용: 小兒胎毒惡瘡이 발한 경우.

(注): 馬明湯加減의 經에 馬明退는 山繭을 대용으로 한다.

勿에는 同名異方인 2처방이 있다.

馬明湯加減 마명탕가감【일본경험방】

龍 馬明退 1.0 大黃 1.0 甘草 1.0 紅花 1.0 忍冬 1.0 鬱金 2.0 石膏 2.0 連翹 2.0 馬明退는 山繭으로 대용.

勿의 馬明湯 항에 있음

勿 응용: 소아 두부습진에서 陽實證인 경우. 治痘瘡一方으로 치료되지 않는 경우.

麻附細 마부세=麻黃附子細辛湯(p.91)

麻子仁丸 마자인환【傷寒論】

經 麻子仁 五分 芍藥 二分 枳實 二分 厚朴 二分 大黃 四分 杏仁二分 煉蜜로 환을 만들어 1회 2.0g 頓服한다.

龍 麻子仁 16 大黃 16 芍藥 8 枳實 8 厚朴 10 杏仁 10/ 粉末하여 蜂蜜로 丸劑를 만들어 1회 2.0g을 1일 3회 복용, 점차 증량한다.

中 麻子仁15(5) 大黃 6(4) (後下) 杏仁 9(2) 枳實 6(2) 厚朴 3(2) 白芍 9(2) 水煎服 또는 粉末을 蜜丸으로 하여 적당량을 복용해도 좋다.

【傷寒論(陽明)】麻子仁 二升 芍藥 半斤 枳實 半斤炙 大黃 一斤去皮 厚朴 一尺炙去皮 杏仁 一升去皮尖熬別作指

龍 목표 · 응용: 딱딱한 대변 습관성 변비

中 목표: 潤腸通便

응용: 熱發 發汗過多로 생긴 腸燥변비 또는 습관성변비

麻杏甘石湯 마행감석탕【傷寒論】=麻黃杏仁甘草石膏湯 麻杏石甘湯

經 麻黃 4.0 杏仁 4.0 甘草 2.0 石膏 10.0

龍 麻黃 4.0 杏仁 2.0 甘草 2.0 石膏 8.0/ 물 280mL에 麻黃을 넣고 200mL가 되게 달여 거품을 버린 다음 나머지 약재들을 넣고 80mL가 되게 달여 2회로 나누어 복용한다(편법: 麻黃 6.0 杏仁 3.0 甘草 3.0 石膏 12.0 水半量 일반선탕법).

中 麻黃 6(4) 杏仁 6(4) 生石膏 30(10)(先煎) 生甘草3(2) 水煎服

【傷寒論(太陽中)】 麻黃四兩去節 杏仁五十個去皮尖 甘草二兩炙 石膏半斤碎綿裹

龍 목표·응용: 기관지천식으로 발작 시 땀이 나는 경우

中 목표: 淸肺平喘 止咳

응용: 급성기관지염 기관지폐렴 폐염 마진의 폐렴 기관지천식의 발작 등에서 肺熱을 나타내는 경우, 치핵 종창 동통에 시도하여도 좋다.

가감법

咽痛 기침이 심한 경우 消炎 鎭咳: 加桑白皮〔五虎湯(p.226)〕

痰多: 五虎湯에 二陳湯을 합한다〔五虎二陳湯(p.225)〕

麻杏石甘湯 마행석감탕=麻杏甘石湯

麻杏薏甘湯 마행의감탕【金匱要略】=麻黃杏仁薏苡甘草湯 麻杏薏甘湯

經 麻黃 4.0 杏仁 3.0 薏苡仁 10.0 甘草 2.0

龍 麻黃 5.0 甘草 10.0 薏苡仁 5.0 杏仁 5.0/ 이상을 혼합하여 1회 4.0을 물 120mL에 넣고 80mL가 되게 달여 복용한다(편법: 麻黃 4.0 杏仁 2.0 薏苡仁 6.0 甘草 3.0 일반전탕법).

中 麻黃 6(4) 杏仁 6(3) 薏苡仁 15(10) 炙甘草 3(2) 水煎服

【金匱要略(痓濕暍)】 麻黃去節半兩湯泡 甘草一兩炙 薏苡仁半兩 杏仁十箇去皮尖炒

龍 목표·응용: 류마티스성 동통에서 저녁 무렵에 통증이 심해지는 경우 사마귀 무좀 등의 피부병 천식 姙娠腎에서의 부종 喘促하는 경우

中 목표: 祛風濕 解表 止咳平喘

응용: 감기 頸肩腕증후군 요통 좌골신경통 등에서 風疹의 表證을 나타내는 경우

麻杏苡甘湯 中 마행이감탕=麻杏薏甘湯

麻黃加朮湯 마황가출탕【金匱要略】

經 麻黃 5.0 杏仁 5.0 桂枝 4.0 朮 4.0 甘草 1.5

龍 麻黃 3.0 桂枝 2.0 甘草 2.0 杏仁 3.0 白朮 4.0/ 물 360mL에 麻黃을 넣고 280mL가 되게 달인 후, 나머지 약을 넣고 100mL가 되게 달여 3회 나누어 복용한다.

中 麻黃 6 桂枝 6 杏仁 6 炙甘草 3 白朮 6 水煎服

【金匱要略(痓濕暍)】麻黃 三兩去節 桂枝 二兩去皮 甘草 一兩炙 杏仁七十個去皮尖 白朮 四兩

經 麻黃湯에 朮 4.0을 가한다.

龍 목표 · 응용: 류마티스 등에서 身煩疼 또는 頭痛鼻塞

中 목표: 發汗解表 宣肺平喘 祛濕

麻黃甘草附子湯 마황감초부자탕 = 麻黃附子甘草湯

麻黃甘草湯 마황감초탕 = 甘草麻黃湯(p.18)

漢 麻黃 甘草

【金匱要略(水氣)】「甘草麻黃湯」甘草 二兩 麻黃 四兩

漢 천식

麻黃附子甘草湯 마황부자감초탕【傷寒論】

= 麻黃附子湯 麻黃甘草附子湯

經 麻黃 3.0 甘草 3.0 附子 1.0

龍 麻黃 2.0 甘草 2.0 炮附子 0.3 (白河附子 1.0)/ 물 280mL에 麻黃을 넣고 1~2회 끓어오르면 거품을 버린 다음 나머지 약을 넣고 120mL가 되게 달인 후 3회로 나누어 복용한다(편법: 麻黃 3.0 甘草 2.0 白河附子 1.0을 水半量 일반전탕법).

中 麻黃 5 附子 6 炙甘草 3 水煎服

【傷寒論(少陰)】麻黃 二兩去節 甘草 二兩炙 附子 一枚炮去皮破八片

龍 목표 · 응용: 심한 오한의 급성열병에서 두통 身疼 등이 그다지 없는 경우 또는 부종 脈沈

中 목표: 助陽解表(兼治水腫)

麻黃附子細辛湯 마황부자세신탕【傷寒論】
=麻黃細辛附子湯 麻附細

經 麻黃 4.0 細辛 3.0 附子 1.0

龍 麻黃 2.0 細辛 2.0 炮附子 0.3 (白河附子 1.0) 물 400mL에 麻黃을 넣고 320mL가 되게 달여 거품을 버린 다음 나머지 약을 넣고 120mL가 되게 달여 3회로 나누어 복용한다.

中 麻黃 6(4) 細辛 3(3) 熟附子 6(1)(先煎) 水煎服

【傷寒論(少陰)】 麻黃二兩去節 甘草二兩炙 附子一枚炮去皮破八片

龍 목표: 發熱하며 惡寒이 많은 경우 또는 惡寒만 있으면서 頭痛 身疼한 경우 또는 喘 또는 코막히는 경우. 脈沈
응용: 감기 폐렴 등의 급성열병 천식 축농증

(注): 龍에서는 麻黃細辛附子湯

中 목표: 補陽 辛溫解表 利水
응용: 감기 인플루엔자 기관지염 초기급성신염에서 陽虛의 表寒을 나타내는 경우. 퀸케부종 신염부종 관절류마티스 신경통 요통 만성기관지염 알레르기성비염의 발작기 등에서 寒證과 濕痰을 나타내는 경우에 사용한다.

[가감법]

矢 심하게 頭部가 冷痛인 경우 : 加防風 川芎

(注): 목이 따끔따끔하게 아픈 감기(목아픔)에 사용한다〈藤平健〉.

麻黃附子湯 마황부자탕【金匱要略】=麻黃附子甘草湯

麻黃石膏湯 中 마황석고탕 ☞大靑龍湯(p.78)

麻黃細辛附子湯 마황세신부자탕【傷寒論】
=麻黃附子細辛湯

【傷寒論(少陰)】 麻黃 二兩去節 細辛 二兩 附子 一枚㕮去皮破八片

麻黃升麻湯 마황승마탕【傷寒論】

經 麻黃 4.0 知母 4.0 黃芩 4.0 萎蕤 4.0 升麻 2.0 當歸 2.0 芍藥 1.5 天門冬 1.5 桂枝 1.5 茯苓 1.5 甘草 1.5 石膏 1.5 白朮 1.5 乾薑 1.5

【傷寒論(厥陰)】 麻黃 二兩半去節 升麻 一兩一分 當歸 一兩一分 知母 八十銖 黃芩八 十銖 天門冬 六銖去心 桂枝 六銖去皮 茯苓 八銖 甘草 六銖炙 石膏 八銖銖碎綿裏 白朮 六銖 乾薑 八銖

麻黃連軺赤小豆湯 마황연소적소두탕【傷寒論】

經 麻黃 3.0 連翹 3.0 生薑 3.0 (JP生薑 1.0) 大棗 3.0 桑白皮 3.0 杏仁 4.0 赤小豆 10.0 甘草 1.0

龍 麻黃 2.0 連軺(連翹根) 2.0 杏仁 2.0 甘草 2.0 赤小豆 14.0 大棗 3.0 生梓白皮(또는 桑白皮) 10.0 JP生薑 1.0/ 물 400mL에 麻黃을 넣고 2회 정도 끓으면 거품을 버린 다음 나머지 약재를 넣고 120mL가 되게 달여 3회로 나누어 복용한다.

【傷寒論(陽明)】麻黃 二兩去節 連軺二兩 連翹根是 杏仁 四十個去皮尖 赤小豆 一升 大棗 二十枚擘 生梓白皮一升切 生薑 二兩切 甘草 二兩炙

龍 목표 · 응용: 裏에 瘀熱이 있어 發黃한 경우 또는 피부병 內攻의 신염이나 신증후군

ㅁ

麻黃五味湯 마황오미탕【外臺】

經 麻黃 3.0 葛根 4.0 石膏 10.0 JP生薑 1.0 茵蔯蒿 2.0

【外臺秘要(卷四)(許仁則療諸黃方)】

麻黃赤芍湯 마황적작탕【醫學入門】

☞ 中 靈仙除痛湯(p.218)

麻黃定喘湯 마황정천탕【李東垣】

柴 麻黃 4.0 當歸 3.0 黃芩 3.0 柴胡 3.0 草豆芃 2.0 益智 2.0 升麻 2.0 神麯 2.0 蘇木 2.0 甘草 2.0 紅花 1.5 全蝎 1.0

柴 응용: 소아천식

麻黃左經湯 마황좌경탕

《實際》羌活 3.0 防風 3.0 麻黃 3.0 桂枝 3.0 朮 3.0 茯苓 3.0 乾薑 1.5 細辛 2.0 防已 5.0 甘草 1.5

麻黃蒼朮湯 마황창출탕【張氏醫通】

柴 麻黃 3.0 羌活 3.0 柴胡 3.0 蒼朮 各 3.0 防風 2.0 當歸 2.0 五味子 2.0 黃芪 4.0 黃芩 1.0 草豆寇 1.0 甘草 1.0

【蘭室秘藏(自汗門方)】 麻黃八錢 蒼朮五錢 黃芪一錢半 草豆寇六分 柴胡 羌活 各五分 生甘草 當歸梢 防風各四分 炙甘草 黃芩各三分 五味子九個

柴 응용: 한냉에 의한 천식

麻黃湯 마황탕【傷寒論】

經 麻黃 5.0 杏仁 5.0 桂枝 4.0 甘草 1.5

龍 麻黃 3.0 桂枝 2.0 甘草 1.0 杏仁 4.0/ 물 360mL에 麻黃을 넣고 260mL가 되게 달여 거품을 버린 다음 나머지 약을 넣고 100mL가 되게 달여 3회 나누어 복용한다.

中 麻黃 6(5) 桂枝 6(4) 杏仁 6(5) 炙甘草 3(2) 水煎服

【傷寒論(太陽中)】麻黃三兩去節 桂枝二兩去皮 甘草一兩炙 杏仁七十個去皮尖

龍 목표 · 응용: 급성열병으로 脈浮緊 頭痛發熱惡風寒 身疼腰痛關節痛 不汗出 또는 喘하는 경우

中 목표: 辛溫解表 止咳平喘

응용: 인플루엔자 각종 초기 감염증에서 表寒 表實을 나타내는 경우. 기관지염 기관지천식의 발작기 알레르기성비염의 발작기 등에 頓服하여 사용한다. 야뇨증에 시도하더라도 좋다. 발열성질환에는 심한 오한 무한 脈浮緊을 수반한 경우에만 사용하여야, 발한과다에 의한 부작용을 방지할 수 있다. 노인 어린이 허약한 사람에게는 사용해서는 안 된다. 이하 생략.

麻黃杏仁甘草石膏湯 마황행인감초석고탕

=麻杏甘石湯(p.89)

麻黃杏仁薏苡甘草湯 마황행인의이감초탕

=麻杏薏甘湯(p.89)

曼倩湯 만천탕【原南陽】

《實際》四逆散에 吳茱萸 2.0 牡蠣 4.0을 가한다.

癖囊(《實際》-복통: 四逆散 항목☞p.145)

蔓荊子散 만형자산【直指方】

經 蔓荊子 2.0 升麻 2.0 木通 2.0 芍藥 2.0 麥門冬 2.0 地黃 2.0 前胡 2.0 茯苓 2.0 桑白皮 2.0 菊花 2.0 甘草 1.5 大棗 1.5 乾薑 1.0

龍 蔓荊子 3.0 升麻 3.0 木通 4.0 芍藥 4.0 麥門冬 4.0 乾地黃 4.0 前胡 4.0 茯苓 4.0 桑白皮 2.0 菊花 2.0 甘草 2.0 大棗 2.0 JP生薑 1.0

【古方方彙(耳)】蔓荊 升麻 木通 赤芍 麥門 生地 前胡 赤茯 桑皮蜜炒 菊花 甘草 各等分 薑棗水煎

龍 목표 · 응용: 중이염으로 耳聾 또는 농이 나오는 경우

忘憂湯 망우탕【原南陽】=甘草湯의 外用(p.19)

經 甘草 8.0 一味濃煎하여 溫罨法

【醫事小言】甘草 二錢
理諸急痛者 眼胞熱腫 前陰腫痛或爲痒又湯火傷亦可洗

麥門冬飮子 맥문동음자【宣明論】

經 麥門冬 7.0 人蔘 2.0 瓜蔞根 2.0 知母 3.0 葛根 3.0 地黃 4.0 茯苓 6.0 五味子 1.0 甘草 1.0 竹葉 1.0

龍 麥門冬 3.5 人蔘 3.5 知母 3.5 乾地黃 3.0 茯苓 2.5 五味子 2.0 瓜蔞根 2.0 葛根 2.0 甘草 1.0 竹葉 1.0

龍 목표: 消渴心煩
응용: 당뇨병

ㅁ

麥門冬湯 맥문동탕【金匱要略】

經 麥門冬 10.0 半夏 5.0 粳米 5.0 大棗 3.0 人蔘 2.0 甘草 2.0

龍 麥門冬 15.0 半夏 10.0 人蔘 2.0 甘草 2.0 大棗 3.0 玄米 4.5/ 물 480mL에 약을 넣고 240mL가 되게 달여 낮 3회 밤 1회로 나누어 복용한다.

中 麥門冬 15(10) 黨參 9(人蔘 2) 製半夏 5(5) 炙甘草 3(2) 粳米 15(5) 大棗 6(3) 水煎服

【金匱要略(肺痿肺癰咳嗽上氣)】麥門冬二升 半夏 一升 人蔘 甘草 各二兩 粳米三合 大棗 十二枚

龍 목표: 上氣 咽喉不利 또는 몰아서 하는 기침 또는 上氣
응용: 감기 기관지염 백일해 등의 심한 기침 당뇨병 뇌출혈

中 목표: 滋陰益氣 補益肺胃 降氣
응용: 만성기관지염 만성인후염 폐결핵 기관지확장증 만성위염 위축성위염 열병의 회복기 등에서 肺胃의 氣陰兩虛를 띠는 경우.
가감법: 桔梗 紫菀 玄參을 가한다(麥門冬湯加味)

麥門冬湯加地黃黃連阿膠 맥문동탕가지황황련아교【淺田家方】

龍 麥門冬 12.0 半夏 8.0 人蔘 2.0 甘草 2.0 黃連 2.0 阿膠 2.0 大棗 3.0 乾地黃 4.0 玄米 8.0

龍 목표 · 응용: 심한 기침에 객혈하는 경우.

柴 清肺湯(p.308)의 紅痰加減方證과 비슷하다.

麥門淸肺飮 맥문청폐음【保赤】

柴 天門冬 3.0 桑白皮 3.0 麥門冬 3.0 馬兜鈴 3.0 地骨皮 3.0 杏仁 3.0 桔梗 3.0 款冬花 2.0 貝母 2.0 知母 2.0 牛蒡子 2.0 甘草 2.0

柴 목표: 咳甚氣喘 百日咳

麥味地黃丸 맥미지황환【醫級】= 味麥地黃丸 六味丸

中 都氣丸(六味丸加五味子)에 麥門冬 18을 가한다. 蜜丸 혹은 水煎服한다.

中 목표: 滋補肝腎 潤肺平喘
응용: 만성기관지염 기관지확장증 폐기종 천식 폐결핵 등에서 肺陰虛 肝腎陰虛를 나타내는 경우

麥芽煎 맥아전【牛山活套】

經 麥芽 16.0~20.0

【牛山活套】 乳汁이 나오지 않게 하기 위해서 麥芽 1味를 2兩 달여서 복용하면 오랫동안 乳汁이 끊어진다.
【方輿輗】 유즙을 끊는 약이다.
(注): 《方輿輗》에 있다.

麥煎散 맥전산【蘇沈】

勿 鱉甲 4.0 大黃 1.0 常山 2.0 柴胡 4.0 茯苓 4.0 當歸 4.0 乾漆 2.0 白朮 4.0 石膏 6.0 地黃 6.0 甘草 2.0 小麥 4.0

勿 治少男室女 骨蒸 婦人血風 攻疰四肢 心胸煩壅

綿實飮 면실음【일본경험방】

柴 綿實仁 10.0 甘草 4.0

勿 《일본경험방》
矢 응용: 요통

明郎飮 명랑음【東郭】☞苓桂朮甘湯(p.217)

經 茯苓 6.0 桂枝 4.0 白朮 3.0 甘草 2.0 車前子 2.0 細辛 2.0 黃蓮 2.0

龍 茯苓 4.0 桂枝 3.0 黃蓮 2.0 白朮 2.0 車前子 2.0 細辛 2.0 甘草 2.0

勿 卽苓桂朮甘湯方中 加車前子 細辛 黃蓮經 苓桂朮甘湯方中 加車前子 細辛 黃蓮 2.0

龍 목표 · 응용: 충혈성 눈병

ㅁ

明郎飮加菊花 명랑음가국화☞苓桂朮甘湯(p.217)

茯苓 6 桂枝 4 白朮 3 甘草 2 車前子 2 細辛 2 黃蓮 2 菊花 2

苓桂朮甘湯의 가감법인 明郎飮에 肝目의 菊花를 가한 것. 菊花에 대해서는 「漢方과 民間藥百科」(大塚敬節)

明目地黃丸 명목지황환【淺田家方】

經 地黃 2分 知母 1分 黃柏 1分 兎絲子 1分 獨活 1分 枸杞炙 1分 牛膝 1分 蒺藜 1分/ 이상을 糊丸으로 1회 2.0g 1일 세 번 나누어 복용한다.

勿 地黃倍加 知母 黃蘗 兎絲子 獨活 枸杞子 牛膝 兎藜子 各等分 治散下眼又宣虛眼

明眼一方 명안일방

經 防風 3.0 車前子 3.0 滑石 3.0 桔梗 3.0 菊花 1.5

勿 防風 菊花 車前子 滑石 桔梗 外障膿眼類에 특효가 있다.

牡蠣奔豚湯 모려분돈탕【外臺】

經 牡蠣 3.0 甘草 3.0 桂枝 7.0 李根白皮 6.0

牡蠣散 모려산【和劑局方】

經 牡蠣 4 麻黃根 4 黃芪 4 小麥 8

中 黃芪 30 牡蠣 30 麻黃根 30 浮小麥 30 水煎服

【和劑局方(卷八)】 黃芪去苗土 麻黃根洗 牡蠣米泔浸刷去土火燒痛赤各一兩

中 목표: 益氣固表 止汗

응용: 다한증 도한증 자율신경실조증 기타 만성소모성질환에서 衛表不固를 나타내는 경우

牡蠣湯 모려탕【金匱要略】

經 牡蠣 4.0 麻黃 4.0 甘草 2.0 蜀漆 3.0

【金匱要略(瘧)】 牡蠣 四兩熬 麻黃去節 四兩 甘草 二兩 蜀漆 三兩 治 牡瘧

牡蠣澤瀉散 모려택사산【傷寒論】

經 牡蠣 澤瀉 瓜蔞根 蜀漆 葶藶 商陸 海藻 各等分/ 이상을 細末하여 1회 1.0g씩 1일 3회 복용

【傷寒論(陰陽易)】 牡蠣熬 澤瀉 蜀漆 緩水洗去腥 葶藶子熬 商陸根熬 海藻洗去鹹 瓜蔞根 各等分

《實際》 큰 병이 치료된 후 허리 아래로 무거우면서 붓는 경우

牡丹皮散 목단피산【外科正宗】

[經] (-散) 人蔘 2 牧丹 2 芍藥 2 茯苓 2 黃芪 2 桃仁 2 白芷 2 當歸 2 川芎 2 甘草 1 木香 1 桂枝 1 薏苡仁 5

[矢] (-湯) 人蔘 2 牧丹 2 芍藥 2 黃芪 2 桃仁 2 白芷 2 當歸 2 川芎 2 桂枝 1 木香 1 甘草 1 薏苡仁 5

【外科正宗(腸癰)】 人蔘 牧丹皮 白芍 茯苓黃芪 薏苡仁 桃仁 白芷 當歸 川芎 各 一錢 甘草 官桂 各 五分 木香 三分

[矢] 목표: 충수염으로 국한된 복막염이 일어났으나, 일단 병세가 안정되고, 그러나 腫瘤가 촉지되고 無熱이면서 증상이 가벼운 경우

응용: 장옹 만성화된 충수염

(注): [經]에는 茯苓이 있고 [矢]에는 없음

木防己去石膏加茯苓芒硝湯 목방기거고가복령망초탕【金匱要略】

[經] 防己 4.0 茯苓 4.0 桂枝 3.0 人參 3.0 芒硝 5.0

[龍] 木防己 2.0 桂枝 2.0 芒硝 4.0 人參 4.0 茯苓 4.0/ 물 240mL에 芒硝 이외의 약재를 넣고 80mL가 되게 달인 다음, 芒硝를 넣고 조금씩 가열 용해시켜 2회로 나누어 복용한다.

[經] 木防己湯方內 去石膏 加茯苓 4.0 芒硝 5.0

[龍] 목표 · 응용: 木防己湯보다 實證인 경우

[中] 木防己湯보다 口渴 안절부절 못하고 舌苔黃 등의 열증이 없기 때문에 石膏를 빼고, 茯苓으로 利水작용을 강화시키고, 芒硝의 瀉下效果로 利水를 도운다.

객담이 많아 호흡곤란이 심한 경우 葶藶子 紫蘇子 桑白皮를 가하든지, 逐水劑를 투여하여 폐수종 흉수를 瀉下에 의해 제거하는 것이 좋다. 청색증이나 냉이 심한 경우 附子 肉桂를 배합한다.

木防己湯 목방기탕【金匱要略】

[經] 防己 4.0 石膏 10.0 桂枝 3.0 人參 3.0

[龍] 木防己 3.0 石膏 12.0 桂枝 2.0 人參 4.0/ 물 240mL에 약을 넣고 80mL가 되게 달여 2회로 나누어 복용한다.

[中] 木防己(또는 漢防己) 12(4) 黨參 12(人參 3) 桂枝 6(3) 石膏 18(10) (先煎) 水煎

【金匱要略(痰飮咳嗽)】 木防己 三兩 石膏 十二枚鷄子大 桂枝 二兩 人參四兩

[龍] 목표: 喘滿, 心下部痞堅 面色이 黑色을 띄며 小便不利 脈沈緊한 경우

응용: 부종 심부전 신장병

[中] 목표: 利水滲濕 益氣 淸熱

응용: 울혈성심부전 폐수종 심장성천식 흉수 등 폐수종이나 울혈이 있는 경우에는 降氣湯(七味降氣湯 沈香降氣湯合豁胸湯) 茯苓杏仁甘草湯이 효과가 있기 때문에 合方 또는 병용하면 좋다. 葶藶大棗瀉肺湯을 合方하면 심한 사하 이뇨작용이 일어나 폐수종을 경감시킨다. 吉益南

ㅁ

涯는 항상 茯苓을 가하여 사용하였다.

加蘇子 桑白皮(增損木防己湯)
*七味降氣湯: 紫蘇葉 香附子 半夏 茯苓 木通 桑白皮 檀香 生薑 甘草
**沈香降氣湯合豁胸湯: 沈香 茯苓 縮砂 香附子 紫蘇子 桑白皮 吳茱萸 犀角 甘草

ㅁ

木通散 목통산【產科發蒙】

經 木通 3.0 香附子 3.0 陳皮 3.0 烏藥 3.0 木瓜 3.0 紫蘇葉 3.0 甘草 1.0 生薑 1.0

木香分氣湯 목향분기탕【葉氏】

龍 木香 1.5 茯苓 4.0 澤瀉 4.0 半夏 4.0 枳實 2.0 紫蘇子 2.0 檳榔子 2.0 猪苓 2.0

龍 목표 · 응용: 浮腫 上氣 정신이 상쾌하지 않음. 氣分腫

木香檳榔丸 목향빈랑환【醫方集解】

中 木香 3 檳榔子 3 青皮 3 陳皮 3 枳殼 3 莪朮 3 三稜 3 黃蓮 3 黃柏 9 香附子 9 大黃 9 牽牛子 12 玄明粉 6 粉末을 丸劑로 만들어 1회 6~9g씩 복용한다. 적당량을 水煎服해도 좋다.

【醫方集解(攻裏)】 木香 檳榔 青皮醋炒 黃蓮茱萸湯炒 三稜醋煮 莪朮醋煮五錢 大黃酒浸一兩 香附 黑牽牛 二兩 芒硝水丸量人虛實服

中 목표: 理氣導滯 淸熱瀉下
응용: 枳實導滯丸에 준하며 氣滯가 심한 경우

木香順氣飲 목향순기음【醫典】= 木香調氣飲【實際】

木香順氣丸 목향순기환

中 木香 60 香附子 120 陳皮 60 青皮 45 枳殼 60 山梔子 60 麥芽 60 神麴 60 烏藥 60 檳榔子 45 茯苓 60 蘿菔子 60 甘草 45/ 細末하여 水丸으로 만든다. 1일 2회 3~6g씩 뜨거운 물로 복용한다.

中 목표: 理氣消積 寬中和胃

木香流氣飮 목향유기음【和劑局方】

柴 陳皮 3.0 青皮 3.0 厚朴 3.0 紫蘇葉 3.0 香附子 3.0 木通 3.0 檳榔子 3.0 麥門冬 3.0 白朮 3.0 茯苓 3.0 半夏 3.0 甘草 2.0 桂枝 2.0 莪朮 2.0 大腹皮 2.0 藿香 2.0 木瓜 2.0 菖蒲根 2.0 大棗 2.0 JP生薑 1.0 丁皮 1.0 木香 1.0 草果 1.0 白芷 1.0 人蔘 3.0

【和劑局方(卷三)】 半夏湯洗七次 二兩 陳皮去白 二斤 厚朴去粗皮薑製炒 青皮去白 甘草爁 香附炒去毛 紫蘇葉去枝梗 各一斤 人蔘 赤茯苓去黑皮 乾木瓜 石菖蒲 白朮 白芷 麥門冬 各四兩 草果仁 肉桂去粗皮不見火 蓬莪茂煨切 大腹皮 丁香皮 檳榔 木香不見火 藿香葉 各六兩 木通去節 八兩

柴 목표: 面目四肢虛浮 大小便閉

木香調氣飮 목향조기음【實際】= 木香順氣飮【醫典】

木香化滯湯 목향화체탕【辨惑論】

柴 柴胡 4.0 木香 3.0 陳皮 3.0 當歸 3.0 枳實 3.0 半夏 3.0 紅花 1.5 草豆蔻 1.0 甘草 1.0 JP生薑 1.0

【內外傷辨惑論(下卷)】 半夏 一兩 草豆蔻仁 炙甘草各五錢 柴胡四錢 木香 橘皮 各三錢 枳實麸炒去穰 當歸梢 各二錢 紅花五分

柴 목표: 心下痞滿 不思飮食

礞石滾痰丸 몽석곤담환【丹溪心法附餘】= 中 滾痰丸礞

中 礞石 30 黃芩 240 大黃 240 沈香 15/ 細末을 환으로 만들어 1일 5~9g을 뜨거운 물로 복용한다.

中 목표: 攻逐頑痰 鎭痙 清熱 平喘

응용: 전간 신경증 정신분열증 열성 경련 만성기관지염 기관지천식 등에서 實熱의 頑痰을 나타내는 경우. 담석증에도 좋다. 약효가 강하기 때문에 허약한 사람에는 소량을 사용하든지, 補益약과 함께 사용한다. 임신부에게는 신중하게 사용한다.

妙功散 묘공산【實際】= 妙香散(p.100)

妙功十一丸 묘공십일환【儒門】

經 丁香 沈香 木香 乳香 麝香 三稜 蓬朮 牽牛子 黃蓮 雷丸 鶴蝨 胡黃蓮 黃芩 大黃 陳皮 青皮 雄黃 甘草 熊膽 赤小豆 丁香 輕粉 巴豆/ 이상을 分糊丸하여 1회 2.0g씩, 1일 세 번 나누어 복용한다.

【儒門事親(卷十五)】 丁香 木香 沈香 乳香 麝香 荊三稜炮 廣茂炮 黑牽牛微炒 黃蓮 雷丸炒 鶴蝨炒 黃蓮 黃芩 大黃焙 陳皮 青皮 雄黃 熊膽 甘草炙 各二錢半 赤小豆 三百六十粒煮 白丁香直尖者 三百六十箇 輕粉 四錢 巴豆 七粒

柴 응용: 癎症

妙應丸 묘응환 = 中 控涎丹(p.39)

妙香散 묘향산 = 妙功散【醫典】

《實際》黃芪 4.0 山藥 4.0 遠志 4.0 人蔘 2.0 桔梗 2.0 甘草 2.0 辰砂 0.3 麝香 0.1 木香 2.5 茯苓 8.0/ 이상을 粉末로 하여 잘 섞어 1회 1g을 복용한다.

【和劑局方(卷五)(治諸虛)】治男子婦人心氣不足 志意不足 驚怖悲哀 慘戚 虛煩 少睡 喜努 不常 夜多盜汗 飮食無味 頭目昏眩

巫神湯 무신탕【原南陽】

經 茯苓 3.0 朮 3.0 猪苓 3.0 澤瀉 3.0 桂枝 3.0 乾薑 2.0 黃連 1.5

龍 茯苓 4.0 澤瀉 4.0 白朮 3.0 猪苓 3.0 桂枝 3.0 黃連 3.0 乾薑 2.0 木香 1.5

【醫事小言(七卷)(藏方)】茯苓一錢 朮猪苓 澤瀉 桂枝各五分 乾薑四分 黃連三分 木香一分

龍 목표 · 응용: 부인혈훈 발열 또는 진한 尿利減少 上衝癎症 오심 또는 구토 産後諸症 婦人百病 월경과 관련된 제증

無礙丸料 무애환료【三因方】

勿 莪朮 2.5 三稜 2.5 大腹 4 木香 2.0 檳榔 4.0 生薑 2.0

勿 治脾氣橫泄 四肢浮腫 心腹脹滿 喘不得臥 蘇沈良方云 治病喘手足皆腫 脾病橫瀉四肢也

文蛤散 문합산【傷寒論】

文蛤 5兩

【傷寒論(太陽下)】文蛤 五兩 類聚方廣義 治渴欲飮水下止者

【方極】治渴者

文蛤湯 문합탕【金匱要略】

經 文蛤 5.0 石膏 5.0 麻黃 3.0 甘草 3.0 生薑 3.0(JP生薑 1.0) 大棗 3.0 杏仁 4.0

【金匱要略(嘔吐噦下利)】吐後渴欲 水而貪飮者文蛤湯主之

味麥益氣湯 미맥익기탕【辨惑論】

經 黃芪 4.0 人蔘 4.0 朮 4.0 當歸 3.0 陳皮 2.0 生薑 2.0 (JP生薑 0.5~1.0) 大棗 2.0 柴胡 2.0 五味子 2.0 甘草 1.5 升麻 0.5 麥門冬 5.0

經 補中益氣湯에 五味子 2.0 麥門冬 5.0을 가한 것

龍 목표 · 응용: 감기 기관지염 등의 補中益氣湯證에 기침이 있는 경우

|르| 人蔘 3.0 白朮 3.0 當歸 3.0 陳皮 3.0 柴胡 2.0 升麻 2.0 甘草 2.0 五味子 2.0 黃芪 4.0 麥門冬 10.0

味麥地黃丸 미맥지황환 = 中 麥味地黃丸

.95)

蜜煎導 밀전도【傷寒論】

【傷寒論(陽明)】

經 蜂蜜을 微火에 엿처럼 만들고, 손가락 크기의 坐藥으로 사용한다.

龍 응용: 변비좌약

ㅁ

ㅂ

撲樕湯 박속탕

龍 樸樕 3.5 忍冬 3.5 木通 3.5 防風 3.5 獨活 3.5 川芎 3.5 牛膝 2.0 白何附子 1.0 大黃 1.0 樸樕 3.5 忍冬 3.5 防風 3.5 獨活 3.5 桂枝 3.0 大黃 1.0 甘草 1.0

龍 목표 · 응용: 관절염 신경통 류마티스

가감법

한편 川芎 牛膝 附子를 빼고, 桂枝 甘草 各 3.0을 가하여 諸毒이 肌表에 미쳐 앞으로 發할 것 들을 치료한다.

骨節疼痛兼梅毒에는 川芎 牛膝 附子를 빼고, 甘草 4.0을 가한다.

半硫丸 반류환【和劑局方】

中 半夏 硫黃/ 같은 양으로 하여 生薑汁에 달여 小豆大의 환으로 하여 1회 15~20粒을 溫酒나 生薑湯으로 복용한다.

【和劑局方(卷六)】 半夏湯浸七次焙乾爲細末 硫黃明淨好者研令極細用柳木槌子殺過

中 효과: 溫下

적응증: 寒秘 : 老人등의 虛寒便秘

임상응용: 老人 등의 虛弱者 便秘에서 寒證을 나타내는 경우

反鼻交感丹料 반비교감단료【일본경험방】

經 茯苓 5.0 香附子 3.0 反鼻 2.5 乾薑 1.5

龍 茯苓 6.0 香附子 6.0 反鼻 2.0 乾薑 2.0

勿 茯苓 莎草 反鼻 乾薑

龍 목표 · 응용: 失神 健忘 심기가 불편하며 개운치 않은 경우

蟠蔥散 반총산【和劑局方】

柴 玄胡索 1.0 桂枝 1.0 乾薑 1.0 蒼朮 3.0 甘草 3.0 檳榔 2.5 檳榔 2.5 三稜 2.5 莪朮 2.5 靑皮 2.5 茯苓 2.5 丁香 1.0 鬚蔥 1.0

【和劑局方(卷三)】 玄胡索 三兩 蒼朮米泔浸一宿去皮 甘草爁 各半斤 茯苓白者去皮 蓬朮莪 三稜煨 靑皮去白 各六兩 丁皮 縮砂去皮 檳榔 各四兩 肉桂去粗皮 乾椒薑 各二兩

柴 목표: 胸脇下腹連心痛

半夏乾薑散料 반하건강산료【金匱要略】

經 半夏 2.5 乾薑 2.5

龍 〔-散〕 半夏 乾薑 各等分/ 粉末 2.0g을 물 60mL에 넣고 30mL가 될 때까지 달인 후 頓服

【金匱要略(嘔吐噦下利)】 半夏 乾薑 各等分

龍 목표 · 응용: 乾嘔吐逆 涎沫을 토하는 경우

半夏乾薑人蔘丸 반하건강인삼환 【金匱要略】= 乾薑人蔘半夏丸(料)(p.23)

經 乾薑 人蔘 各1分 半夏 2分/ 이상 3味를 細末하여 米糊丸으로 만들어 1일 세 번, 1회 1.0g을 복용

【金匱要略(婦人姙娠)】 乾薑 人蔘 各一兩 半夏二兩 姙娠嘔吐不止

半夏苦酒湯 반하고주탕 【傷寒論】= 勿 苦酒湯(p.39)

經 달걀 속 내용물은 버리고 대신에 半夏 2.0을 넣고, 이 보다 2, 3배 희석한 식초를 8할 정도 채운다. 이것을 불 위에 놓고 끓게 한 후 半夏를 버리고 반개분량의 계란 흰 자위를 가하여 다시 달여 끓인 후 식혀서 조금씩 마신다.

龍 半夏 14개 달걀 1개 3배 희석 식초 1회 분에 계란 한쪽을 살짝 깨어 내용물을 버리고, 그 안에 半夏를 넣고 3배 희석 식초를 8할 정도 채워 불에 2~3회 끓인 후 半夏를 버리고 냉각시킨 후 조금씩 마신다.

【傷寒論(少陰)】 半夏細破如棗核大 十四枚 鷄子 一枚去黃內上苦主着鷄子殼中

龍 목표: 咽中瘡에서 발생하는 통증 목소리가 잘 나오지 않는 경우
응용: 편도선염 후두궤양 후두결핵

半夏麻黃丸 반하마황환 【金匱要略】

經 半夏 麻黃 各等分/ 2味를 細末하여 煉蜜로 환을 만들고 1회 1.0g을 세 번 나누어 복용한다.

【金匱要略(驚悸吐血下血胸滿於血)】 心下悸者 半夏 麻黃 等分

ㅂ

半夏白朮天麻湯 반하백출천마탕

經 《試効方》 半夏 3.0 白朮 3.0 陳皮 3.0 茯苓 3.0 蒼朮 3.0 麥芽 2.0 天麻 2.0 神麴 2.0 黃耆 1.5 人蔘 1.5 澤瀉 1.5 黃栢 1.0 生薑 0.5 乾薑 0.5

龍 《脾胃論》 半夏 3.0 陳皮 3.0 麥芽 3.0 茯苓 2.0 黃耆 2.0 人蔘 2.0 澤瀉 2.0 蒼朮 2.0 天麻 2.0 神麴 1.5 白朮 1.5 黃栢 1.0 乾薑 1.0

中[1] 《脾胃論》 製半夏 9(3) 天麻 9(2) 白朮 9(3) 黨參 9(人蔘 2) 黃耆 9(2) 茯苓 9(3) 澤瀉 6(2) 蒼朮 6(3) 陳皮 6(3) 神麴 9(2) 麥芽 9(2) 黃栢 3(1) 乾薑 2(1) 水煎服

中[2] 《醫學心悟》 半夏 9 天麻 6 茯苓 6 白朮 9 橘紅(陳皮) 6 炙甘草 3 生薑 3 大棗 3 水煎服

【脾胃論(下卷)】 黃栢 乾薑 各二分 天麻 蒼朮 茯苓 黃耆 澤瀉 人蔘 各五分 白朮 炒神麴 各一錢 半夏 麥芽 橘皮 各一錢半
【醫學心悟(卷三)】 半夏 一錢半 白朮 天麻 陳皮 茯苓 蔓荊子 各一錢 炙甘草 五分 生薑 二切 大棗 三個

龍 목표 · 응용: 虛證 冷性이 심한 두통 현훈 惡心煩悶 눈을 뜰 수 없으며 몸이 무겁고 사지냉하며 누워 있을 수 없는 경우.
위장허약자 또는 저혈압경향의 두통 현훈

中[1] 효과: 化痰熄風 補氣健脾 利水消食
적응증: 脾氣虛의 痰濁上擾: 머리가 어지럽고 무거우며 눈이 침침하고 심하면 회전성 현훈 발작으로 일어설 수 없는 경우 오심구토 등의 痰濁上擾 증후에 식욕부진 원기부족 쉽게 피로하며 흉복부가 팽팽하여 답답하며 泥狀~물 같은 설사 등의 脾氣虛 증후가 수반된 경우. 舌質은 淡泊, 舌苔 白膩 脈滑 오심구토, 식욕부진
임상응용: 메니에르증후군 자율신경실조증 뇌동맥경화증 만성위장염 전정신경염 와렌버그증후군(Wallenberg's syndrome) 뇌혈관장애 등에서 脾胃氣虛의 痰濁上擾를 띠는 경우
본방은 燥性이 강하여 현훈감 두부의 흔들림을 나타내는 血虛 陰虛에는 사용해서는 안 된다.

中[2] 《脾胃論》의 半夏白朮天麻湯과 비교하여 脾胃氣虛의 증후가 현저하지 않은 경우에 사용하면 좋다.

(注): 般에는 神麴이 없더라도 무방하다.

ㅂ

半夏瀉心湯 반하사심탕【金匱要略】

經 半夏 5.0 黃芩 2.5 乾薑 2.5 人蔘 2.5 甘草 2.5 大棗 2.5 黃連 1.0

龍 半夏 8.0 黃芩 3.0 乾薑 3.0 人蔘 3.0 甘草 3.0 甘草 3.0 大棗 3.0 黃連 1.0/ 물 400mL에 약을 넣고 240mL가 되게 달여 찌꺼기는 버리고 다시 120mL가 되게 달여 3회로 나누어 복용한다.

中 半夏 9(5) 黃芩 6(3) 黃連 2(1) 乾薑 3(3) 人蔘 9(3)(黨參 15) 炙甘草 3(3) 大棗 6(3) 水煎服

半夏散及湯 반하산급탕【傷寒論】= 半夏湯 半夏散料

半夏散料 반하산료【傷寒論】= 半夏湯 半夏散及湯

經 半夏 3.0 桂枝 3.0 甘草 3.0

半夏地榆湯 반하지유탕

經 半夏 5.0 地榆 3.0

半夏湯 반하탕【傷寒論】= 半夏散及湯 半夏散料

經 半夏 6.0 桂枝 4.0 甘草 2.0

龍 半夏 桂枝 甘草 各等分/ 粉末로 하여 1회 2.0을 끓는 물 40mL에 넣고 조금 달인 후 식혀서 1일 세 번 나누어 복용한다(편법: 半夏 8.0 桂枝 4.0 甘草 4.0 甘草 4.0을 水半量으로 일반전탕법).

【金匱要略(嘔吐噦下利)】 半夏 半升洗 黃芩 三兩 乾薑 三兩 人蔘 三兩 黃連 一兩 大棗 十二枚 甘草三兩炙

龍 목표: 명치부가 갑갑하면서 불러 있고, 구역감 있으면서 복명 또는 설사하는 경우

응용: 급성위염 급성위장염 오저 숙취 위확장 위궤양

中 목표: 和胃降逆 消痞 止瀉 清熱 調和腸胃

응용: 급성위염 만성위염 위십이지장궤양 소화불량 위장신경증 임신구토 또는 감기 등의 감염증에서 脾胃不和를 띠는 경우 燥性이 강하기 때문에 胃陰虛의 오심 乾嘔에는 금기이다.

【傷寒論(少陰)】 半夏洗 桂枝去皮 甘草炙 以上三味 等分

龍 목표 · 응용: 감기 등으로 인후통 두통 또는 발열이 있는 경우

半夏厚朴湯 반하후박탕【金匱要略】

經 半夏 6.0 茯苓 5.0 生薑 4.0(JP生薑 1.0) 厚朴 3.0 紫蘇葉 2.0

龍 半夏 10.0 厚朴 3.0 茯苓 4.0 生薑 5.0(JP生薑 2.0) 紫蘇葉 2.0/ 물 280mL에 약을 넣고 160mL가 되게 달여 낮에 3회 밤에 1회로 나누어 복용한다.

中 制半夏 6(6) 厚朴 6(3) 茯苓 9(5) 紫蘇葉 6(2) 生薑 2(4) 水煎服

【金匱要略(婦人雜病)】 半夏 一升 厚朴 三兩 茯苓 四兩 生薑五兩 乾蘇葉 二兩

龍 목표: 인후식도근처에 어떤 물질이 끼어 있는 것 같은 느낌 또는 자극감 기울성 신경증상

응용: 신경쇠약 기울증 신경성식도협착 인후염 갑상선기능항진 급만성기관지염 기관지천식 입덧 식도부종 성대부종

龍 목표: 理氣降逆 化痰散結

응용: 신경성위염 위염 기관지염 기관지천식 인후염 성대부종 신경성구토 임신구토 인두부신경증 히스테리 등에서 痰飮 痰濕에 의한 氣逆 또는 痰氣鬱結을 띠는 경우. 처방 자체가 燥性이 강하기 때문에 痰飮 痰濕 증후 이 외에는 사용해선 안 된다. 특히 陰虛에는 금기이다.

髮生散 발생산【淺田家方】

經 石長生 4分 反鼻 1分 蝙蝠 1分/ 霜으로 하여 胡麻油로 진흙처럼 섞어 환부에 바른다.

勿 石長生俗称箱根草四錢 反鼻 蝙蝠 各一錢 治頭髮禿落

역자주: 중약대사전에도 石長生은 표기되어 있지 않음. 神農本草經 이후 기록 없음

撥雲退翳丸料 발운퇴예환료【證治準繩】

柴 蔓荊子 4.0 木賊 4.0 密蒙花 4.0 川芎 3.0 蒺藜 3.0 當歸 3.0 菊花 2.0 荊芥穗 2.0 地骨皮 2.0 川椒皮 2.0 天花粉 2.0 薄荷 2.0 桃仁 2.0 黃連 1.0 蟬退 1.0 炙蛇胎 1.0 炙甘草 1.0

柴 응용: 익상편 만성결막염

發陳湯 발진탕

漢 柴胡 1.5 桂枝 1.5 黃芩 1.0 芍藥 1.0 甘草 0.5 半夏 2.0 蒼朮 1.5 茯苓 2.0 生薑 1.5(柴胡桂枝湯去人蔘大棗加蒼朮茯苓)

勿 (德本) 上衝頭汗出 或下痢 或如瘧狀發熱

漢 목표: 邪氣가 表裏間에 위치하여 한열 頭疼 복통 구기가 있으면서 설사(栗園翁의 口訣)

防己茯苓湯 방기복령탕【金匱要略】

經 防己 3.0 黃芪 3.0 桂枝 3.0 茯苓 4.0 甘草 1.5

龍 防己 3.0 黃芪 3.0 桂枝 3.0 茯苓 6.0 甘草 2.0/ 물 240mL에 약을 넣고 80mL가 되게 달여 3회 나누어 복용한다.

中 漢防己 9 黃芪 9 茯苓 9 桂枝 6 炙甘草 3 水煎服

【金匱要略(水氣)】 防己 三兩 黃芪 三兩 桂枝 三兩 茯苓 六兩 甘草 二兩

龍 목표 · 응용: 皮水 사지부종 섬유성 경련

中 목표: 益氣 通陽利水
응용: 만성신염 신증후군 감염성발작성 쇼크 각기 등의 부종에서 氣虛한 경우.

防己散 방기산【醫學入門】

經 防己 3.0 桑白皮 4.0 茯苓 4.0 紫蘇葉 4.0 木香 1.5 大棗 2.0 生薑 2.0(JP生薑 1.0)

【方輿輗(卷九)(水腫)】 防己 三分 桑白皮 茯苓 紫蘇 各六分 木香 一分五厘 薑煎服 治妊娠腫滿 喘促小便不利

防己地黃湯 방기지황탕【金匱要略】

經 防己 2.0 甘草 2.0 桂枝 6.0 防風 6.0 乾地黃 6.0

龍 防己 1.0 甘草 1.0 桂枝 3.0 防風 3.0/ 이상을 술 40mL에 하루 밤 담가 두고 다음날 아침에 즙을 짜낸다. 그리고 生地黃 32.0을 잘라서 약 30분간 찐 다음 즙을 짜낸다. 두 가지를 골고루 잘 섞어서 2회로 나누어 복용한다(편법: 防己 3.0 桂枝 3.0 防風 3.0 甘草 1.0 乾地黃 4.0 日本酒 40mL 일반전탕법).

【金匱要略(中風歷節)】 防己一錢 桂枝三錢 防風三錢 甘草二錢 右四味以酒一盃漬之一宿絞取汁生地黃二斤㕮咀蒸之如斗米飯久以銅器盛其汁更絞地黃汁和分再服

龍 목표 · 응용: 狂狀 妄行獨語 脈浮 또는 월경불순

防己椒目葶藶大黃丸 방기초목정력대황환 = 已椒藶黃丸(p.57)

防己湯 방기탕【産寶】

經 防己 4.0 桑白皮 2.0 茯苓 8.0 紫蘇葉 1.0 木香 1.0

【古今方彙(妊娠)】 防己散
임산부가 腫滿喘促하며 小便不利한 경우를 치료한다.

防己黃耆湯 방기황기탕【金匱要略】

經 防己 5.0 黃芪 5.0 朮 3.0 生薑 3.0(JP生薑 1.0) 大棗 3.0 甘草 1.5

龍 防己 1.0 甘草 0.5 白朮 0.8 黃耆 1.1 生薑 0.8 大棗 0.8/ 生薑 大棗 이 외의 모든 약을 잘라서 섞은 5.0에 生薑 大棗를 가하여 물 240mL을 80mL가 되게 달여 찌꺼기를 버리고 2회 나누어 복용한다(편법: 防己 4.0 甘草 2.0 白朮 3.0 黃耆 4.5 大棗 3.0 JP生薑 1.0 일반전탕법).

中 黃芪 9~30(5) 木防己 9(5) 白朮 6(3) 生薑 3(3) 炙甘草 3(2) 大棗 6(3) 水煎服

【金匱要略(痓濕暍)】 防己 一兩 甘草半兩炒 白朮七錢半 黃芪 一兩一分去蘆 右剉麻豆大每抄五錢匕生薑四片大棗一枚水盞半煎八分去滓溫服

龍 목표: 發熱脈浮 身重汗出 惡風하는 경우 또는 복통 또는 頭汗出하며 하반신이 무겁고 下肢陰部가 부어 굴신하기 어려운 경우

응용: 감기 부종 급성신염 신증후군 화농증 비만증

가감법: 천(喘)에는 麻黃 0.5(편법: 4.0)을 가한다.

胃中不和에는 芍藥 0.3(편법: 3.0)을 가한다.

氣上衝에는 桂枝 0.3(편법: 3.0)을 가한다.

下에 寒이 있는 경우에는 細辛 0.3(편법: 3.0)을 가한다.

슬관절통에 麻黃 薏苡仁을 가한다.

中 목표: 補氣健脾 利水消腫 祛風止痛

응용: 급만성신염 신증후군 감염성 발작성쇼크 심장성부종 신성부종 등에서 氣虛의 風水 또는 부종 변형성관절증 관절류마티스 신경통 등에서 氣虛風濕을 나타내는 경우. 다한증에도 사용한다.

防風湯 방풍탕【宣明論】

中 防風 9 當歸 9 杏仁 9 茯苓 9 秦艽 9 葛根 9 桂枝 6 羌活 6 黃芩 3 炙甘草 3 水煎服

中 목표: 祛風濕

응용: 잠을 잘 못자서 생긴 항강 頸肩腕증후군 요통 급성관절염 다발성관절염 만성관절류마티스 등에서 風濕痺를 나타내는 경우

ㅂ

防風通聖散 방풍통성산【宣明論】

經 當歸 1.2 芍藥 1.2 川芎 1.2 山梔子 1.2 連翹 1.2 薄荷 1.2 生薑 1.2 荊芥 1.2 防風 1.2 麻黃 1.2 大黃 1.5 芒硝 1.5 桔梗 2.0 黃芩 2.0 石膏 2.0 甘草 2.0 滑石 2.0

龍 川芎 1.2 防風 1.2 當歸 1.2 芍藥 1.2 連翹 1.2 薄荷葉 1.2 麻黃 1.2 芒硝 1.2 大黃 1.2 生薑 1.2 石膏 2.5 桔梗 2.5 黃芩 2.5 白朮 2.0 山梔子 2.0 荊芥 2.0 滑石 7.0 甘草 3.0 JP生薑 1.2(편법: 習관적 용량으로서는 當歸 1.2 芍藥 1.2 川芎 1.2 山梔子 1.2 連翹 1.2 薄荷葉 1.2 JP生薑 1.2 荊芥 1.2 防風 1.2 麻黃 1.2 大黃 1.5 芒硝 1.5 白朮 2.0 桔梗 2.0 黃芩 2.0 石膏 2.0 甘草 2.0 滑石 3.0/ 이상의 비율로 산제를 만들어 1일 6.0g을 3회 나누어 복용한다)

中 防風 1.5 荊芥 1.5 麻黃 1.5 薄荷 1.5(後下) 連翹 1.5 當歸 1.5 川芎 1.5 白芍 1.5 白朮 1.5 山梔子 1.5 大黃 1.5(後下) 芒硝 1.5(沖服) 生石膏 6(先煎) 黃芩 3 桔梗 3 滑石 6 生甘草 3 水煎服 또는 粉末하여 1일 두세 번, 6~9g씩 복용하면 좋다.

龍 목표: 체질적으로 비만성 졸중 체질 붉은 얼굴 변비 脈大腹緊滿 또는 風熱大便秘結 小便赤澁 頭面에 瘡이 발생하여 目赤痛 또는 舌强口噤 또는 諸熱譫妄驚狂 등
응용: 뇌출혈 고혈압 동맥경화증 변비 주사비 치질 피부병 부비동염 눈병 당뇨병 천식 비만

中 목표: 辛溫解表 淸熱解毒 瀉下 利水
응용: 감기 인플루엔자 폐렴 기관지염 급성신염 급성간염 담낭염 신우염 방광염 피부화농증 위장염 등에서 表寒 裏實熱 또는 表鬱을 띠는 경우. 성인의 기관지천식에는 防風通聖散合通導散을 사용한다.

排膿散 배농산【金匱要略】

經 枳實 3分 芍藥 3分 桔梗 1分/ 이상을 細末하여 1회 3.0. 여기에 卵黃 1개를 가하여 잘 섞어 백탕(白湯)으로 복용한다. 1일 2회.

龍 枳實 10 芍藥 6 桔梗 2/ 이상의 비율로 산제를 만들어 1회 2.0을 난황

【金匱要略(瘡癰腸癰浸淫)】枳實十六枚芍藥六分 桔梗二分

龍 목표 · 응용: 癤(furunkle) 피하농양 등에서 화농증이 굳어 아프면서 배농이 잘 되지 않는 경우.

(注): 가감법
唾石 重舌(타액선의 결석): 去桔梗 加梔子(唾石散☞p.324)(「漢方治療 30年」大塚敬節)

ㅂ

에 섞어 온탕으로 1일 1회 복용한다.

排膿散及湯 배농산급탕【華岡靑洲】

龍 桔梗 4.0 甘草 3.0 大棗 3.0 芍藥 3.0 生薑 3.0 枳實 3.0

龍 목표: 전신증상이 아닌 국소증상 뿐인 화농증
응용: 癤(furunkle) 축농증 중이염 유선염 치루 궤양
(注): 排膿散合排濃湯

排膿湯 배농탕【金匱要略】

經 甘草 3.0 桔梗 3.0 生薑 3.0(JP生薑 1.0) 大棗 6.0

龍 甘草 2.0 桔梗 3.0 生薑 1.0 大棗 2.5/ 물 120mL에 약을 넣어 40mL가 되게 달여 2회로 나누어 복용한다(편법: 甘草 3.0 桔梗 4.0 大棗 4.0 일반전탕법).

中 桔梗 6 生甘草 6 生薑 3 大棗 3 水煎服

【金匱要略(瘡癰腸癰浸淫)】 甘草 二兩 桔梗 三兩 生薑 一兩 大棗 十枚

龍 목표·응용: 癤(furunkle) 궤양 중이염 축농증 치루 등의 심한 통증 또는 이미 상처 입구가 열려 농이 흘러나오는 경우 또는 부어 말랑말랑하고 또는 가운데가 솟아 있는 경우.

中 목표: 清熱解毒 祛痰排膿 和胃
응용: 염증 화농에 사용한다. 일본에서는 排膿散과 排膿湯을 합방한 排膿散及湯을 소염 진통 배농 항균 목적으로 사용하는 경우가 많다.

排石湯 배석탕

中 金錢草 60 車前子 8(包煎) 木通 9 徐長卿 9 石葦 9 瞿麥 9 忍冬藤 9 滑石 15 冬葵子 9 生甘草 15 水煎服

中 응용: 排尿器系結石

排雲湯 배운탕【山脇方函】

勿 黃連 2.0 黃芩 3.0 細辛 2.0 大黃 0.7 車前子 4.0 甘草 2.0

勿 治風眼: 加茯苓 逆氣上衝 眼中血熱或生翳

白果定喘湯 中 백과정천탕=定喘湯(p.275)

ㅂ

白芨枇杷丸 백급비파환【戴氏方】

中 白芨 30 炙枇杷葉 15 藕節 15 阿膠 15/ 生地黃汁으로 환을 만들어 1회 3g씩 복용.

白頭翁加甘草阿膠湯 백두옹가감초아교탕【金匱要略】

經 白頭翁 2.0 甘草 2.0 阿膠 2.0 黃連 3.0 黃柏 3.0 陳皮 3.0

龍 白頭翁 2.0 甘草 2.0 阿膠 2.0 陳皮 3.0 黃連 3.0 黃柏 3.0/ 물 280mL에 阿膠 이 외의 약재를 넣고 100mL가 되게 달인 후, 阿膠를 넣고 가열하여 용해되면 3회로 나누어 복용한다.

中 白頭翁湯에 阿膠 9 生甘草 3을 가한다.

白頭翁湯 백두옹탕【傷寒論】

經 白頭翁 2.0 黃連 3.0 黃柏 3.0 陳皮 3.0

龍 白頭翁 2.0 黃柏 3.0 黃連 3.0 陳皮 3.0/ 물 280mL에 약을 넣고 80mL가 되게 달여 2회로 나누어 복용한다.

中 白頭翁 15(2) 黃連 6(3) 黃柏 12(3) 陳皮 10(3) 水煎服

白薇湯 백미탕【本事方】

勿 白薇 4.0 當歸 4.0 人蔘 4.0 甘草 2.5

中 목표: 止血 止咳
응용: 객혈에 대한 지혈제로서 대증적으로 활용된다.

【金匱要略(婦人産後病脈)】 白頭翁 二兩 甘草 二兩 阿膠 二兩 陳皮 三兩 黃連 三兩 蘗皮三兩

龍 목표 · 응용: 산후의 설사로 아주 허약한 경우 또는 白頭翁湯證이면서 통증 또는 출혈이 심한 경우 또는 허증을 띠는 경우

中 목표: 清熱解毒 凉血止痢 補血止血
응용: 白頭翁湯에 준하며 혈허를 띠는 경우

【金匱要略(嘔吐衄下利)】 白頭翁 二兩 黃連 黃蘗 秦皮 各三兩

龍 목표: 하부에 열을 띠면서 後重感 출혈 또는 열성출혈
응용: 급성대장염 항문주위염 방광염 부인병 항문출혈 혈뇨

中 목표: 清熱解毒 凉血止痢
응용: 급성장염 세균성설사 이질 아메바성이질 등에서 大腸濕熱을 띠는 경우, 설사하면서 구갈 항문의 작열감이 있는 경우

勿 人平居無苦疾 忽如死人 身不動搖 默默不知人 目廢不能開 口瘖不能言 或微知人 或惡聞人聲 但如眩冒 移時方寤 名日鬱冒 又名血厥 婦人多有之 徐靈胎日 此病最多 而婦科皆不知 無不誤治

白附子散 백부자산【證治準繩】

柴 荊芥 2.0 白菊花 2.0 防風 2.0 木賊 2.0 白附子 1.0 甘草 1.0 蒼朮 4.0 人蔘 3.0 羌活 3.0 蒺藜 3.0

【審視瑤函(卷五)】 荊芥穗 防風 菊花 甘草 炮白附子 蒼朮 木賊 羌活 白蒺藜 人蔘 各等量

柴 응용: 망막증

白散 矢 백산 = 桔梗白散(p.57)

柏葉湯 백엽탕【金匱要略】

經 側柏葉 1.0 乾薑 1.0 艾葉 1.0
물 100mL, 童便 20mL에 약을 넣고 60mL가 되게 달여 1회 복용한다.

龍 柏葉 3.0 乾薑 3.0 艾葉 3.0/ 물 200mL와 馬糞汁 40mL에 약을 넣고 40mL가 되게 달여 2회로 나누어 복용한다(편법: 馬糞汁을 빼고 水半量으로 하는 일반전탕법).

中 側柏葉 9 艾葉 9 炮姜 3 水煎法

【金匱要略(驚悸吐衄下血胸滿瘀血)】 柏葉 乾薑 各三兩 艾三把 右三味 以水五升 取馬通汁一升 合煮取一升分溫再服

龍 목표 · 응용: 허한성의 토혈 객혈

白雲膏 백운고【일본경험방】

經 胡麻油 100ml 白鼠 380 鉛白 300 椰子油 7.5 輕粉 7.5 樟腦 7.5/ 먼저 胡麻油를 끓여 수분을 제거한 후 白蠟을 넣고 완전히 녹인 다음 布로 거르고, 속에 椰子油 輕粉 樟腦를 넣고 잘 섞는다. 서서히 식는 것을 보면서 鉛白을 천천히 膏안에 넣어 쉬지않고 저으면 서서히 응고되는데 흰색벽 같이 된다.

【春林軒膏方】 油一升 白蠟二百目 唐土百六十錢 椰子油四錢 樟腦 輕粉各四錢

柴 응용: 화상 피부궤양

柏子養心丸 백자양심환【休人滙編方】

中 柏子仁 15 枸杞子 15 麥門冬 12 當歸 12 石菖蒲 9 茯神 9 玄蔘 9 熟地黃 15 炙甘草 3/ 粉末하여 蜜丸으로 만들고 1회 6g을 복용한다. 적당량을 水煎服하여도 좋다.

【休人滙編(卷六)】 柏子仁 四兩 枸杞子 三兩 麥門冬 當歸 石菖蒲 茯神 各一兩 玄蔘 熟地黃 各二兩 甘草 五錢

中 목표: 養心安神 滋陰
응용: 天王補心丹(p.297)에 준한다.

白州散 백주산 【일본경험방】

[經] 津蟹 反鼻 鹿角/ 이상을 각각 霜으로 하여 섞어 1일 3회 1.0g씩 복용한다.

[龍] 津蟹(또는 두더지) 反鼻 鹿角을 각각 검게 태워 같은 양으로 섞어 3.0g을 1일 3회로 나누어 복용한다.

[勿] 津蟹 反鼻 角石各二兩 沈香一兩

[龍] 목표 · 응용: 허증의 癤(furunkle) 피하농양 치조농양 항문주위염증 치루 등의 화농증에서 농이 잘 나오지 않거나 또는 농이 나와 물러 터져 상처부위가 잘 아물지 않는 경우.

白中飲 백중음 = 大白中飲(p.74) 小白中飲(p.169)

白葱散料 백총산료 【醫學入門】

[柴] 當歸 3.0 川芎 3.0 地黃 3.0 芍藥 3.0 枳殼 2.0 厚朴 2.0 莪朮 2.0 三稜 2.0 茯苓 2.0 桂枝 2.0 人蔘 2.0 川楝子 2.0 神麯 2.0 麥芽 2.0 靑皮 2.0 乾薑 1.0 茴香 1.0 木香 1.0 葱白 5.0 食鹽少

[柴] 목표: 疝冷氣가 방광에 미쳐 하복통이 된 경우

가감법: 大便秘가 있는 경우는 소금을 빼고 大黃을 가한다.

白朮附子湯 백출부자탕 【金匱要略】= 朮附湯 桂枝附子去桂加白朮湯

[龍] 炮附子 0.3~1.0(또는 白河附子 1.0~3.0) 白朮 4.0 生薑 3.0 大棗 3.0 甘草 2.0/ 물 240mL에 약을 넣고 80mL가 되게 달여 3회 나누어 복용한다.

【金匱要略(痙濕暍)】 白朮 二兩 附子 一枚半炮去皮 甘草一兩炙 生薑 一兩半切 大棗 六枚

[龍] 목표: 身體疼煩 大便硬 小便自利하는 경우 또는 風虛頭重 眩暈이 심하고 밥 맛이 없는 경우

응용: 근육류마티스 신경통 감기 눈병 부비동염

近效方朮附子湯은 白朮 2.0 炮附子 0.3 甘草 1.0을 잘게 썰어 1회에 5.0을 사용하는데, 여기에 生薑 5片 大棗1個와 함께 200mL의 물에 넣고 70mL가 되게 달여 복용

ㅂ

白朮散 백출산【金匱要略】

經 白朮 4.0 川芎 4.0 蜀椒 2.0 牡蠣 2.0/ 散劑로 하여 1회 1.0을 日本酒 소량으로 복용하는데 낮에 3회, 밤에 1회 복용한다.

龍 白朮 4 川芎 4 蜀椒 3 牡蠣 2/ 散劑로 하여 1회 1.0을 日本酒 소량으로 복용하는데 낮에 3회, 밤에 1회 복용한다(편법: 1일 3.0을 3회로 나누어 복용한다).

【金匱要略(婦人姙娠)】 白朮 芎歸 蜀椒 三分去汗 牡蠣

龍 목표 · 응용: 임신 중의 양생약

가감법: 통증으로 고통스러운 경우에는 芍藥 4를 가한다.

心下毒痛에는 川芎을 倍加한다.

心煩 吐痛하여 음식을 먹는 것이 불가능한 경우에는 細辛1 半夏 20個를 가하고, 복용 후에는 3배 희석 식초를 이용하여 한 번 더 복용한다.

嘔하는 경우에는 3배 희석 식초를 복용. 이것으로 치료되지 않으면 小麥汁을 복용. 後渴하는 경우에는 大麥粥을 복용한다.

白朮芍藥散 백출작약산 = 中 痛瀉要方(p.327)

白通加猪膽汁湯 백통가저담즙탕【傷寒論】

經 葱白 2.5 乾薑 1.0 附子 1.0을 달여 찌꺼기를 버린 후 猪膽 0.5를 넣고 섞어 1회에 복용한다.

龍 파의 하얀 부분 4뿌리 乾薑 1.0 炮附子 0.3 人尿 10.0 猪膽汁 1.0/ 물 120mL에 人尿 膽汁 이 외의 약을 넣고 40mL가 되게 달여 찌꺼기를 버린 후 人尿와 猪膽을 넣고 2회로 나누어 복용한다(편법: 猪膽汁 人尿를 빼도 좋다).

【傷寒論(少陰)】 葱白 四莖 乾薑 一兩 附子 一枚生去皮破八片 人尿五合 猪膽汁 一合

龍 목표 · 응용: 설사 乾嘔煩 수족냉 맥을 잡기 어려운 졸중 소아경련 그 외 暴卒病으로 脫陽無脈인 경우

中 목표: 白通湯證에 乾嘔 下痢 등이 수반된 경우

白通湯 백통탕【傷寒論】= 白通湯

龍 파의 하얀 부분 4뿌리 乾薑 1.0 炮附子 1.0/ 물 120mL에 약을 넣고 40mL가 되게 달여 2회로 나누어 복용한다(편법: 葱白 2本 乾薑 1.5 白河附子 1.0 일반전탕법).

中 四逆湯에 葱白을 가한다.

【傷寒論(少陰)】 葱白 四莖 乾薑 一兩 附子一枚生去皮破八片

龍 목표 · 응용: 冷性의 급만성 설사

中 목표: 四逆湯證으로 안면홍조와 번조(몸을 움직인다든지 약간 흥분상태가 나타나는 것)를 수반하는 경우

柏皮湯 백피탕【外臺】

經 黃柏 2.0 山梔子 2.0 黃連 2.0 阿膠 1.0 또는 烏梅 2.0을 가한다.

百合固金湯 백합고금탕

經《通雅》百合 4.0 當歸 4.0 地黃 4.0 芍藥 3.0 貝母 3.0 玄蔘 3.0 甘草 1.5 麥門冬 6.0 桔梗 2.0

中《醫方集解》生地黃 12 熟地黃 9 麥門冬 15 玄蔘 9 當歸 9 白芍 9 百合 15 川貝母 9 桔梗 6 生甘草 3 水煎服

【醫方集解(補表)】生地黃 二錢 熟地黃 三錢 麥冬 錢半 百合 芍藥炒 當歸 貝母 生甘草 各一錢 元蔘 桔梗 各八分

中 목표: 滋陰淸肺 化痰止咳

응용: 폐결핵 만성기관지염 기관지확장증 만성인후염 등에서 肺陰虛를 띠는 경우

《醫典》후두결핵 기타 질환에서 후두와 쉰 목소리에 자주 사용된다.

(注): 밤중에 목이 건조하며 달라붙는 느낌에 사용한 치험이 있다<大塚敬節>.

百合知母湯 백합지모탕 ☞百合地黃湯

百合地黃湯 백합지황탕【金匱要略】

中 百合 18 生地黃 12 水煎服

【金匱要略(白合狐惑)】百合七枚擘 生地黃汁一升

中 목표: 滋陰淸熱 安神

응용: 불면증 자율신경실조증 신경쇠약 등에서 心陰虛火旺을 띠는 경우

가감법: 열증이 심한 경우에는 生地黃을 知母로 바꾼다(百合知母湯).

白虎加桂枝湯 백호가계지탕【金匱要略】= 中 桂枝白虎湯 中 石膏知母桂枝湯

經 知母 5.0 粳米 8.0 石膏 15.0 甘草 2.0 桂枝 4.0

龍 知母 6.0 石膏 16.0 甘草 2.0 玄米 9.0 桂枝 3.0/ 물 400mL에 약을 넣고 쌀이 끓을 때까지 달여 찌꺼기를 버리고 3회 나누어 복용한다.

中 白虎加蒼朮湯의 蒼朮을 대신하여 桂枝 9을 가한다.

【金匱要略(瘧)】知母 六兩 甘草 二兩炙 石膏 一斤 粳米 二合 桂去皮三兩

經 白虎湯에 桂枝 4.0을 가한다.

龍 목표 · 응용: 白虎湯證에 表熱 또는 氣上衝을 겸한 경우 또는 發熱骨關節疼煩하는 경우 또는 脈大 乾燥性의 發赤 가려움이 심한 경우

응용: 급성열병 담마진 기타 소양성피부병 瘰疽

中 목표: 淸熱 通陽

응용: 白虎加蒼朮湯에 준한다.

(注): 여드름(口渴 上氣)

ㅂ

白虎加人蔘湯 백호가인삼탕【金匱要略】= 中 石膏知母加人蔘湯

經 知母 5.0 粳米 8.0 石膏 15.0 甘草 2.0 人蔘 3.0

龍 知母 6.0 石膏 16.0 甘草 2.0 玄米 9.0 人蔘 2.0/ 물 400mL에 약을 넣고 쌀이 끓으면 찌꺼기를 버리고 3회 나누어 복용한다.

中 白虎湯에 人蔘 6(3)을 가한다.

【金匱要略(痓濕暍)】 知母 六兩 石膏 一斤碎 甘草 二兩 粳米 六合 人蔘 三兩

龍 白虎湯에 人蔘 3.0을 가한다.
목표: 熱 口渴이 심한 경우
응용: 폐렴 일사병 당뇨병 瘙痒性皮膚病

中 목표: 清熱瀉火 生津止渴 補氣
응용: 白虎湯에 준하되 탈수와 氣虛를 수반한 경우

白虎加蒼朮湯 백호가창출탕【活人書】

中 石膏 30(先煎) 知母 15 蒼朮 9 粳米 15 生甘草 3 水煎服

【類證活人書(卷十八)】 知母 六兩 炙甘草 二兩 石膏 一斤 蒼朮 粳米 各三兩

中 목표: 清熱祛濕 止痙
임상응용: 급성관절염 류마티스열 만성관절류마티스 등에서 熱痺를 나타내는 경우

ㅂ

白虎湯 백호탕【傷寒論】= 中 石膏地黃湯

經 知母 5.0 粳米 8.0 石膏 15.0 甘草 2.0

龍 知母 6.0 石膏 16.0 甘草 2.0 玄米 9.0/ 물 400mL에 약을 넣고 米가 끓을 때까지 달여 3회 나누어 복용한다.

中 生石膏 30~(15)(先煎) 知母 9(5) 生甘草 6(2) 粳米 15(8) 水煎服

【傷寒論(太陽下)】 知母六兩 石膏一根碎 甘草二兩炙 粳米六合

龍 목표 · 응용: 發熱 또는 熱症狀을 나타내고 腹滿 身重汗出 또는 譫妄遺尿 대변 보통인 경우

中 목표: 清熱瀉火 生津止渴
응용: 인플루엔자 일본뇌염 유행성 뇌척수막염 폐렴 패혈증 그 외 기타 감염증에서 氣分熱盛을 나타내는 경우.
구내염 치주염 위염 당뇨병 등에서 胃熱을 나타내는 경우.
국소의 염증에도 사용한다.

碧玉散 벽옥산【河間六書】☞ 中 六一散(p.242)

製心氣飲 변제심기음【일본경험방】

茯苓 5.0 半夏 5.0 桂枝 2.5 木通 2.5 檳榔 2.5 紫蘇子 2.0 鱉甲 2.0 枳實 2.0 桑白皮 1.0 甘草 1.0 吳茱萸 1.0

桂枝 3.0 檳榔 3.0 鱉甲 3.0 枳實 3.0 茯苓 4.0 半夏 4.0 木通 4.0 桑白皮 2.0 紫蘇子 2.0 甘草 2.0 吳茱萸 2.0

勿 桂枝 茯苓 半夏 木通 桑白 檳榔 蘇子 鱉甲 甘草 枳實 吳茱萸

龍 목표 · 응용: 氣鬱諸症 心下悸硬 흉협이 갑갑하며 당기고 팽창 사지침중 또는 권태 또는 微腫 또는 마비 또는 구련하며 요각견인통 肩背强急 또는 呑酸 또는 트림 吃逆 또는 배뇨곤란 心下滿 또는 目下微腫 또는 이마와 눈 아래가 검고 마음이 불안하여 개운하지 않은 두통 현훈 불면 등

(別)甲散 별갑산【聖惠方】

鱉甲 2.0 芍藥 2.0 川芎 2.0 黃芪 2.0 人蔘 2.0 柴胡 2.0 當歸 3.0 茯苓 3.0 白朮 3.0 甘草 1.5 木香 1.5

龍 목표 · 응용: 위장허약 사지동통 식욕부진 虛勞煩熱 설사하는 경우

(別)甲煎丸 별갑전환【金匱要略】

鱉甲 12.0 芒硝 12.0 射干 3.0 烏扇 3.0 黃芩 3.0 鼠婦 3.0 乾薑 3.0 大黃 3.0 桂枝 3.0 石葦 3.0 厚朴 3.0 紫威 3.0 阿膠 3.0 柴胡 6.0 蜣蜋 6.0 芍藥 5.0 牧丹皮 5.0 蟅蟲 5.0 葶藶 1.0 半夏 1.0 人蔘 1.0 瞿麥 2.0 桃仁 2.0 蜂巢 4.0

中 鱉甲 36 射干 9 黃芩 9 柴胡 18 地風 9 乾薑 9 大黃 9 赤芍 15 桂枝 9 葶藶子 3 石葦 9 厚朴 9 牧丹皮 15 瞿麥 6 凌霄花 9 半夏 3 人蔘 3 蟅蟲 15 阿膠 9 露蜂房 12 赤硝 36 蜣蜋 18 桃仁 6/ 丸으로 하여 1일 세 번, 3g씩 복용한다.

【金匱要略(瘧)】 鱉甲 十二分炙 烏扇 三分燒 黃芩 三分 柴胡 六分 鼠婦 三 分熬 乾薑 三分 大黃 三分 芍藥 五分 桂枝 三分 葶藶 一分熬 石葦 三分去毛 厚朴 三分 牧丹 五分去心 瞿麥 二分 紫威 三分 半夏 一分 人蔘 一分 蟅蟲五分熬 阿膠 三分炙 蜂巢 四分炙 赤硝十二分 蜣蜋 六分熬 桃仁 二分

中 효능: 活血通絡 消痞塊

ㅂ

鱉甲湯 별갑탕【方輿輗】

經 虎杖 3.0 鱉甲 4.0 桃仁 4.0 大黃 1.0

【方輿輗(卷二)】 虎杖 七分 鱉甲 桃仁 各一錢 大黃 二分

補肝散 보간산【萬病回春】=保肝散

經 當歸 1.5 川芎 1.5 白朮 1.5 蒼朮 1.5 枸杞 1.5 密蒙花 1.5 羌活 1.5 天麻 1.5 柴胡 1.5 藁本 1.5 連翹 1.5 細辛 1.5 桔梗 1.5 防風 1.5 石膏 2.0 薄荷 1.0 木賊 1.0 荊芥 1.0 甘草 1.0 山梔子 1.0 白芷 1.0 (密蒙花는 빼도 좋다)

【萬病回春(眼目)】 當歸 川芎 枸杞 蒼朮 米泔製 白朮去蘆 密蒙花 羌活 天麻 薄荷 柴胡 藁本 石膏 木賊 連翹 細辛 桔梗 防風 荊芥 各一錢 梔子 白芷 各五分 甘草 一錢

(注): 《萬病回春》에서는 保肝散

補肝湯 보간탕【醫宗金鑑】

中 當歸 9 白芍 9 川芎 6 熟地黃 15 麥門冬 12 酸棗仁 12 木瓜 9 炙甘草 3 水煎服

【醫宗金鑑(卷十四)(雜病心法要訣)】 當歸 川芎 白芍藥 熟地黃 酸棗仁 炙甘草 木瓜

中 목표: 滋陰補血 平肝

응용 : 四物湯에 준하되 血虛 정도가 심한 경우

(注): 《醫宗金鑑》에는 麥門冬이 없다.

補氣健脾湯 보기건비탕【濟生方】

經 人蔘 3.0 朮 3.0 茯苓 3.0 陳皮 2.5 蒼朮 2.5 黃芩 2.0 厚朴 2.0 澤瀉 2.0 麥門冬 2.0

【古今方彙(鼓脹)】 人蔘 黃芩 各八分 白朮 茯苓 各一錢半 陳皮 蒼朮 各一錢 厚朴 澤瀉 麥門冬 五分

藥 胃腸이 약하고 복부팽만감이 있는 경우

柴 목표: 고창 복수 부종의 허증

응용: 부종 복수 고창 간경화증 만성복막염 만성신염 신증후군 심장판막증에 의한 부종

補腎湯 보신탕【三因方】

柴 沈香 1.0 乾薑 1.0 附子 1.0 紫蘇葉 1.5 人蔘 2.0 川芎 2.0 甘草 2.0 獨活 2.0 蒼朮 3.0 茯苓 3.0 黃芩 3.0 木瓜 3.0

勿 沈香 人蔘 蒼朮 猪苓 黃芩 木瓜 乾薑 附子 蘇葉 川芎 甘草 獨活

柴 목표: 腰痛腎石 虛寒

補肝湯 보간탕【醫宗金鑑】

中 當歸 9 白芍 9 川芎 6 熟地黃 15 麥門冬 15 酸棗仁 12 木瓜 9 炙甘草 3 水煎服

【醫宗金鑑(卷十四)(雜病心法要訣)】 當歸 川芎 白芍藥 熟地黃 酸棗仁 炙甘草 木瓜

中 목표: 滋陰補血 平肝

응용: 四物湯에 준하되 血虛 정도가 심한 경우

(注): 《醫宗金鑑》에는 麥門冬이 없다.

補心丸 보심환 = 天王補心丹(p.297)

補陽還五湯 보양환오탕【醫林改錯】

中 黃耆 30~120 當歸 6 赤芍 6 川芎 6 桃仁 6 紅花 3 地黃 6 水煎服

《醫典》 黃芪 5 當歸 3 赤芍 3 川芎 2 桃仁 2 紅花 2 地黃 2

矢 黃芪 5 當歸 3 芍藥 3 川芎 2 桃仁 2 紅花 2 地黃 2

【醫林改錯(下卷方)】 生地黃 四兩 當歸尾 二錢 赤芍藥 一錢半 地黃 川芎 桃仁 紅花 各一錢

中 목표: 補氣 活血化瘀 通絡

응용: 뇌출혈 뇌경색 퇴행성 뇌질환 소아마비 두부외상후유증 등에서 氣虛를 나타내는 경우

① 의식장애가 없어지고, 체온이 정상화된 다음 사용한다.

② 장기간 복용하는 것이 필요하다.

③ 陰虛나 출혈경향에는 금기이다.

保元湯 보원탕【博愛心鑑】

中 黃芪 12 黨參 15 炙甘草 3 肉桂 3(焗服) 水煎服

【萬病回春(痘瘡)】 에는 桂가 들어가 있지 않지만 「保元湯加官桂」가 있다.

中 목표: 補氣益氣 生肌

응용: 재생불량성빈혈 중증빈혈 폐기종 기타 만성질환 또는 냉농양 유아형성부전 등에서 脾肺兩虛를 나타내는 경우

補陰湯 보음탕

經 《萬病回春》 人蔘 2.0 芍藥 2.0 乾地黃 2.0 熟地黃 2.0 陳皮 2.0 牛膝 2.0 破古紙 2.0 杜仲 2.0 當歸 3.0 茯苓 3.0 茴香 1.0 知母 1.0 黃柏 1.0 甘草 1.0

中 《衆方規矩》 當歸 白芍 熟地黃 生地黃 補骨脂 杜仲 牛膝 小茴香 知母 黃柏 陳皮 茯苓 甘草 大棗

【萬病回春(腰痛)】 當歸 白芍酒炒 生地黃 熟地黃 陳皮 茴香鹽酒炒 古紙酒炒 牛膝去蘆酒炒 杜仲去粗皮酒炒 茯苓去 皮一錢 人蔘 五分 黃柏去粗皮酒炒 知母酒炒 各七分 甘草炙 二分 右剉一劑 棗一枚 水煎不拘時服

中 《萬病回春》에서는 人蔘을 넣고 있다. 獨活寄生湯이 水滯와 寒에 대한 처방인 반면, 물살이 아닌 마르고 건조한 음허체질로서 손등과 발바닥의 화끈거림(특히 발바닥) 등 虛熱을 수반하는 경우에 적합하기 때문에 獨活寄生湯과 반대되는 처방이다.

矢 목표: 기상 시 요통이 있으나 뒤에는 통증을 잊어버리며, 脈腹軟弱하며 臍下虛하고 皮膚枯燥한 경우
응용: 요통 좌골신경통 만성신염 遊走腎

補益牛膝元料 보익우슬원료【証治準繩】

柴 牛膝 3.0 兎絲子 3.0 地骨皮 3.0 枳實 2.0 地黃 6.0

柴 응용: 원형탈모증

普濟小毒丹 보제소독단【醫方集解】

中 板藍根 12 黃芩 9 黃連 6 連翹 9 升麻 3 柴胡 9 牛蒡子 9 玄蔘 9 馬莧 5 白殭蠶 6 薄荷 5 桔梗 6 陳皮 6 甘草 3 水煎服

【醫方集解(瀉火)】 黃芩酒炒 黃連酒炒 五錢 陳皮去白 甘草生用 玄蔘 二錢 連翹 板藍根 馬莧 鼠粘子 薄荷 一錢 殭蠶 升麻 七分 柴胡 桔梗 二錢

中 효능: 疏散風熱 淸熱解毒

普濟解毒丹 보제해독단 = 甘露消毒丹(p.16)

補中益氣湯 보중익기탕 = 經 醫王湯

經 《辨惑論》 黃芪 4.0 人蔘 4.0 朮 4.0 當歸 3.0 陳皮 2.0 大棗 2.0 甘草 1.5 柴胡 1.0 乾薑 0.5 升麻 0.5

龍 《內外傷辨》 人蔘 3.0 白朮 3.0 當歸 3.0 陳皮 3.0 柴胡 2.0 升麻 2.0 甘草 2.0 黃耆 3.5

中 《脾胃論》 黃芪 15(4) 黨參 12(人蔘 4) (人蔘 6) 白朮 12(4) 炙甘草 6(2) 當歸 9(3) 陳皮 6(2) 升麻 6(1) 柴胡 3(1) 大棗 6(2) 生薑 3(1) (水煎服 粉末하여 蜂蜜로서 환을 만들어 1일 2~3회 9g씩 복용해도 좋다)

龍 목표: 심신 모두 피로하고 또는 제대로 음식을 먹지 못하여 생긴 勞倦虛損으로 身熱 煩 두통 또는 오한渴하며 땀이 잘 나고 숨이 가쁜 경우 또는 面色赤하면서 惡寒 또는 설사 따뜻한 것을 좋아하고 심하면 不眠譫語妄言하며 目赤한다. 또는 手足倦怠 言語輕微 眼勢無力 口中白沫이 나오면서 입맛이 없고 따뜻한 것을 좋아하며 배꼽주변에 동계가 있으며, 脈散大無力한 경우.

응용: 피로상태 더위를 탐 감기

가감법

두통: 加蔓荊子 2.5 川芎 4.0

재채기: 加白芷 川芎 各 2.5

口乾或渴: 加葛根 4.0

식욕부진: 加靑皮 陳皮 各 2.5 木香 1.5

대변비결: 桃仁 麻黃 各 3.0 紅花 1.0(注: 麻黃은 麻子仁의 오류)

氣虛腰痛: 加黃柏 知母 牛膝 芍藥 各 2.0

夢精遺精: 加龍骨 牡蠣 各 3.0

하부무력: 加牛膝 杜仲 各 2.5

脚弱: 木瓜 2.0 防己 3.0

설사: 芍藥 澤瀉 各 3.0 茯苓 4.0

多汗亦不眠: 去升麻 柴胡 加酸棗仁 6.0

用心大過 神思不寧 或怔忡驚悸: 加茯苓 酸棗仁 各 4.0 遠志 柏子仁 各 2.0

婦人交接每出血痛: 加芍藥 6.0

여성의 과로 후 耳鳴頭痛身倦: 加麥門冬 6.0 五味子 2.0

金創腫痛出血寒熱口乾: 加五味子 1.5 麥門冬 6.0

열병 후 피로에 의해 재발한 頭痛身疼 寒熱往來 腰腿痠痛 沈困無力: 加黃柏 2.0 羌活 防風 各 3.0

오래된 설사 不食 疲勞衰弱: 加芍藥 3.0 縮砂 2.0 木香 1.5 去柴胡

얼굴이 창백하며 콧물이 나오고 후각이 떨어진 경우 : 麥門冬 6.0 山梔子 2.0

中 목표: 補氣健脾 升陽擧陷 甘溫除熱
응용: 저혈압 기립성실조증 만성두통 자율신경실조증 만성위장염 만성간염 근무력증 위무력증 탈항 자궁탈출증 遊走腎 만성출혈증 산후자궁복고부전 월경과다 빈발월경 부정성기출혈 알레르기성 자반병 혈소판감소성자반병 만성미열 병후 또는 수술회복기 기타 만성질환 등에서 脾胃氣虛 中氣下陷의 증후를 나타내는 경우.

ㅂ

補中治濕湯 보중치습탕【濟生方】

經 白朮 3.0 茯苓 3.0 陳皮 3.0 蒼朮 3.0 人蔘 2.0 黃芩 2.0 厚朴 2.0 澤瀉 2.0 木通 2.0 麥門冬 2.0 升麻 0.5

【古今方彙(水腫)】人蔘 白朮 各一錢二分 蒼朮 茯苓 陳皮 麥門 當歸 木通 各九分 黃芩 六分 厚朴 升麻 各三分
《實際》虛腫

補肺散 보폐산 = 補肺阿膠湯

補肺阿膠湯 보폐아교탕【小兒藥證直訣】= 補肺散

中 阿膠 12(沖服) 馬兜鈴 6 牛蒡子 6 杏仁 6 糯米 9 生甘草 3 水煎服

中 목표: 淸肺止咳 滋陰化痰 止血
응용: 만성기관지염 만성인후염 폐결핵 기관지확장증 등에서 肺熱傷陰을 나타내는 경우

補肺湯 보폐탕

經 《千金方》五味子 3.0 桂枝 3.0 大棗 3.0 粳米 3.0 桑白皮 3.0 麥門冬 4.0 款冬花 2.0 JP生薑 0.5

般 麥門冬 4.0 五味子 3.0 桂枝 3.0 大棗 3.0 粳米 3.0 桑白皮 3.0 款冬花 2.0 生薑 2.0

般 응용: 기침 쉰목소리

中 목표: 補肺益氣 化痰止咳
응용: 만성기관지염 폐기종 폐섬유증 기관지확장증 등에서 肺氣虛를 나타내는 경우

中 《永類鈴方》人蔘 6　黃芪 12　五味子 6　乾地黃 9　桑白皮 6　紫菀 6　水煎服

補虛飮 보허음【醫學入門】

柴 人蔘 3.0　麥門冬 3.0　山藥 3.0　茯苓 3.0　茯神 3.0　半夏 3.0　黃芪 3.0　前胡 1.5　熟地黃 1.5　枳殼 1.0　遠志 1.0　甘草 1.0　薑과 秫米를 가하여 달인다.

柴 목표: 面熱頭痛 風虛眩暈

補血定痛湯 보혈정통탕【萬病回春】

柴 當歸 4.0　芍藥 4.0　川芎 4.0　熟地黃 4.0　玄胡 2.5　桃仁 2.5　香附子 2.5　靑皮 2.5　澤蘭 2.5　牧丹皮 2.5　紅花 1.0　童便

【萬病回春(小産)】當歸 川芎 熟地 白芍酒炒 各一錢 玄胡索七分 桃仁去皮研細 紅花各三分 香附 靑皮炒 澤蘭 牧丹皮各五分 右剉一劑用水一盞半入童便酒各一盞半煎至一盞溫服

柴 목표: 消散瘀血 發熱 惡寒 心腹痛.

補血湯 보혈탕【試效方】=當歸補血湯

勿 黃芪 3.0　當歸 4.0

勿 治胎熱燥熱 目赤 面紅 煩渴引飮 脈洪大而虛 血虛脾胃不足者 合 六君子湯妙 此方本出千千金 名當歸補血湯

補血湯合六君子湯 보혈탕합육군자탕【勿誤藥室方函】

龍 黃芪 6.0　當歸 6.0　人蔘 3.0　白朮(古立蒼朮) 3.0　茯苓 3.0　半夏 3.0　陳皮 3.0　生薑 2.0　大棗 2.0　甘草 2.0

龍 목표 · 응용: 血虛 胃弱 肌熱燥熱 目赤 顔面紅潮 煩渴

保和丸 보화환【丹溪心法】

中 山梔子 18　神麯 9　麥芽 9　蘿菔子 9　製半夏 9　陳皮 9　茯苓 12　連翹 12　水煎服/ 粉末하여 환을 만들어 1회 9~12g을 복용하여도 좋다.

【丹溪心法(卷三)】山査 六兩 神麯 二兩 半夏 茯苓 各三兩 陳皮 連翹 蘿菔子 各一兩

中 목표: 消食理氣 淸熱化濕 和胃
임상응용: 소화불량 위장염 등에서 食滯를 나타내는 경우

가감법
加 白朮(大安丸)《丹溪心法》

復肝二號方 복간이호방【北京中醫醫院】

中 茵陳蒿 30(後下) 蒲公英 30 小薊 30 車前子 15(包煎) 車前草 15 藿香 9 六一散 15 澤蘭 15 大棗 7 水煎服

中 목표: 淸熱解毒 利濕
응용: 급성간염
(注): 六一散은 滑石 生甘草 粉末을 6:1 비율로 혼합한 것이다. ☞p.242

茯苓甘草湯 복령감초탕【傷寒論】

經 茯苓 6.0 桂枝 4.0 生薑 3.0(JP生薑 1.5) 甘草 1.0

龍 茯苓 2.0 桂枝 2.0 甘草 1.0 JP生薑 1.0/ 물 160mL에 약을 넣고 80mL가 되게 달여 3회 나누어 복용한다.

【傷寒論(太陽中)】 茯苓 二兩 桂枝 二兩 去皮 甘草 一兩煮 生薑 三兩切

龍 목표: 發熱汗出하면서 小便不利한 경우 수족냉하며 心下部에 動悸를 느끼는 경우.
응용: 감기 기타 열병 심장병 동상

茯苓乾薑白朮甘草湯 복령건강백출감초탕 = 苓薑朮甘湯(p.216)

茯苓桂枝甘草大棗湯 복령계지감초대조탕【傷寒論】= 苓桂甘棗湯(p.216)

經 茯苓 6.0 桂枝 4.0 大棗 4.0 甘草 2.0

茯苓桂枝白朮甘草湯 복령계지백출감초탕 = 苓桂朮甘湯(p.216)

茯苓桂枝五味甘草湯 복령계지오미감초탕 = 苓桂味甘湯(p.216)

茯苓半夏湯 복령반하탕【萬病回春】

柴 茯苓 4.0 半夏 4.0 陳皮 3.0 蒼朮 3.0 厚朴 3.0 檳榔 2.0 藿香 2.0 乾薑 1.0 烏梅 1.0 甘草 1.0 JP生薑 1.0

【萬病回春(嘔吐)】 茯苓去皮 半夏薑汁炒 陳皮 蒼朮米泔浸炒 厚朴薑汁炒 各一錢 檳榔 五分 藿香 八分 乾薑炒 三分 烏梅 一個 甘草 三分

龍 목표: 胃寒嘔吐

茯苓補心湯 복령보심탕【萬病回春】

經 茯苓 4.0 生地黃(乾地黃) 4.0 麥門冬 4.0 酸棗仁 4.0 人蔘 3.0 白朮 3.0 當歸 3.0 芍藥 3.0 陳皮 3.0 黃連 3.0 甘草 1.0 烏梅 2.0

【萬病回春(汗)】 茯苓 人蔘 白朮 當歸 生地黃 酸棗仁 麥門冬 白芍 陳皮 黃連炒 各等分 甘草 三分 辰砂涎沫臨服調入 五分 右剉一劑 棗 二枚 烏梅 一個 浮小麥 一最 水煎食遠服

柴 목표: 心汗 憂思

(注): 萬病回春 汗證門(婦人虛勞門, 發熱門에 同名異方이 있음)

龍 목표 · 응용: 憂思悲恐驚勞傷鬱結에 의한 手掌 또는 足心에 汗出이 있는 경우.

茯苓補心湯 복령보심탕【婦人良方】

龍 當歸 3.0 川芎 3.0 芍藥 3.0 熟地黃 3.0 枳殼 3.0 半夏 3.0 茯苓 3.0 桔梗 3.0 前胡 3.0 陳皮 3.0 葛根 3.0 人蔘 2.0 紫蘇葉 2.0 木香 2.0 生薑 2.0 大棗 2.0 甘草 1.5

龍 목표 · 응용: 婦人出血過多 虛勞發熱 또는 吐血咳嗽痰喘

茯苓補心湯 복령보심탕【千金方】

龍 茯苓 4.0 桂枝 2.0 甘草 2.0 大棗 5.0 紫石英 1.0 人蔘 1.0 麥門冬 3.0 赤小豆 14個

龍 목표 · 응용: 悲愁恚怒 鼻血 面黃 번민 手足心熱 또는 본인도 모르게 혼자 중얼중얼거리는 경우 咽喉가 아프며 冷涎出하는 경우 건망증 공포감을 느끼는 경우 부인에서는 子宮出血面色赤한 경우. 虛證에서 얼굴이 창백하고 가슴이 잘 뛰며 妄想을 발하는 경우 또는 부인빈혈 안면부종 신기부족한 경우

茯苓瀉心湯 복령사심탕【外臺】

柴 茯苓 6.0 半夏 5.0 黃芩 2.5 乾薑 2.5 人蔘 2.5 黃連 1.0(加 吳茱萸 1.0 牡蠣 3.0 甘草 1.0)

柴 응용: 癰 嘈雜이 심한 만성위염

ㅂ

茯苓四逆湯 복령사역탕【傷寒論】

經 茯苓 4.0 甘草 2.0 乾薑 2.0 人蔘 2.0 附子 1.0

龍 茯苓 4.0 人蔘 1.0 生附子 0.3(또는 白河附子 1.0) 甘草 2.0 乾薑 1.5/ 물 200mL에 약을 넣고 120mL가 되게 달여 2회로 나누어 복용한다.

【傷寒論(太陽中)】 茯苓 四兩 人蔘 一兩 附子 一枚生用去皮破八片 甘草 二兩煮 乾薑一兩半

龍 목표 · 응용: 誤治에 의해 虛證에 빠진 煩燥

茯苓滲濕湯 복령삼습탕【壽世保元】

柴 猪苓 3.0 澤瀉 3.0 蒼朮 3.0 茯苓 3.0 防己 3.0 茵蔯 3.0 木通 3.0 陳皮 2.0 黃芩 2.0 山梔子 2.0 枳實 1.0 黃連 1.0 JP生薑 1.0

【古今方彙(五疸)】 猪滲 澤瀉 蒼朮 白茯 陳皮 枳實 黃連 黃芩 梔子 防己 茵蔯 木通 生薑水煎

柴 응용: 황달 급만성간염

茯苓五味甘草去桂加乾薑細辛半夏湯 복령오미감초거계가건강세신반하탕 = 龍 苓甘姜味辛夏湯(p.215)

柴 목표: 附骨疽 요퇴동통

茯苓緩中湯 복령완중탕【肘后方】= 緩中湯(p.229)

勿 桂枝 4.0 芍藥 4.0 枳實 4.0 甘草 2.0 生薑 2.0 大棗 6.0 茯苓 6.0 黃芩 3.0

勿 桂枝湯方中加黃芩茯苓枳實 緩痃氣急中風半身不隨 辨見于緩中湯條

茯苓戎鹽湯 복령융염탕【金匱要略】

經 茯苓 6.0 朮 3.0 戎鹽 4.0

【金匱要略(消渴小便利淋)】 茯苓 半斤 白朮 二兩 戎鹽彈丸大一枚

茯苓飮 복령음【外台】

經 《金匱要略》 茯苓 5.0 朮 4.0 人蔘 3.0 生薑 3.0(JP生薑 1.0) 橘皮 3.0 枳實 1.5

龍 《金匱要略》 茯苓 3.0 人蔘 3.0 白朮 3.0 枳實 2.0 橘皮 2.5 生薑 4.0(JP生薑 1.5)/ 물 240mL에 약을 넣고 70mL가 되게 달여 3회 나누어

【金匱要略(痰飮咳嗽)】 茯苓 人蔘 白朮 各三兩 枳實 二兩 橘皮 二兩半 生薑 四兩

龍 목표: 위액을 토출한 후 가슴이 답답하며 음식을 먹지 못하는 경우.
응용: 위무력증 위하수 위확장 위액분비과다증 위신경증

中 목표: 理氣化痰 和胃降逆 健脾益氣
응용: 유문경련 위염 위확장 위신경

복용한다.

中 《外台秘要》茯苓 15(5) 白朮 12(4) 枳實 6(2) 陳皮 9(3) 人蔘 6(3) 生薑 3(3) 水煎服

증 등에서 위의 痰飮을 나타내는 경우. 소화불량 위무력증 등에서 脾氣虛의 痰飮을 띠는 경우.

가감법

오심 구토가 심한 경우: 加半夏 縮砂 吳茱萸 丁香 또는 合半夏厚朴湯

氣虛 정도가 심한 경우: 加黃耆

냉하여 한기가 심한 경우: 加乾薑 附子

茯苓飮加半夏 복령음가반하

藥 茯苓 5.0 白朮 4.0 人蔘 3.0 生薑 1.0 陳皮 3.0 枳實 1.5 半夏 4.0

藥 吐氣나 가슴앓이가 있으면서 尿量이 감소하는 모든 증상: 위염 위무력 留飮

茯苓飮合半夏厚朴湯 복령음합반하후박탕

經 茯苓 5.0 朮 4.0 生薑 4.0(JP生薑 1.0) 人蔘 3.0 橘皮 3.0 厚朴 3.0 枳實 1.5 半夏 6.0 茯苓 5.0 紫蘇葉 2.0

中 ☞茯苓飮

經 茯苓飮과 半夏厚朴湯의 合方

藥 기분이 막힌 듯 답답하면서 인후식도부에 이물감이 있고 때때로 동계 현훈 구기 가슴앓이가 있으며 尿量減少가 있는 모든 증상: 불안신경증 신경성위염 입덧 留飮 위염

茯苓佐經湯 복령좌경탕【外科正宗】

柴 茯苓 3.0 陳皮 3.0 半夏 3.0 澤瀉 3.0 柴胡 3.0 厚朴 3.0 白朮 2.0 蒼朮 2.0 藿香 2.0 甘草 2.0 木瓜 2.0 葛根 2.0 JP生薑 1.0

【外科正宗(附骨疽)】 茯苓 陳皮 半夏 白朮 蒼朮各一錢 藿香 澤瀉 甘草 葛根 柴胡 厚朴 木瓜各五分

柴 목표: 附骨疽 腰腿疼痛

茯苓梔子茵蔯湯 복령치자인진탕【衛生寶鑑】

柴 茵蔯 6.0 茯苓 4.0 山梔子 2.0 蒼朮 2.0 白朮 2.0 黃芩 2.0 猪苓 2.0 澤瀉 2.0 陳皮 2.0 防己 2.0 黃連 1.0 枳實 1.0 靑皮 1.0

【古今方彙(五疸)】 茵蔯 一錢 茯苓 五分 梔子 蒼朮 白朮 各三分 黃芩六分 黃連 枳實 猪苓 澤瀉 陳皮 防己 各二分 靑皮 一分

柴 응용: 黃疸 面黑

茯苓澤瀉湯 복령택사탕【金匱要略】

經 茯苓 4.0 澤瀉 4.0 朮 3.0 生薑 3.0(JP生薑 1.0) 桂枝 2.0 甘草 1.5

龍 茯苓 8.0 澤瀉 4.0 生薑 4.0(JP生薑 1.5) 甘草 1.0 桂枝 2.0 白朮 3.0/ 물 400mL에 澤瀉 이외의 약재를 넣고 120mL가 되게 달인 다음 澤瀉를 넣고 다시 100mL가 될 때까지 달인 후, 3회로 나누어 복용한다.

【金匱要略(嘔吐噦下利)】 茯苓 半斤 澤瀉 四兩 甘草 二兩 桂枝 二兩 白朮 三兩 生薑四兩

龍 목표: 토하면서 갈증이 나서 물을 마시고 싶어 하는 경우.
응용: 위액분비과다증 유문협착 십이지장궤양

茯苓杏仁甘草湯 복령행인감초탕【金匱要略】

經 茯苓 6.0 杏仁 4.0 甘草 1.0

龍 茯苓 4.0 杏仁 2.0 甘草 1.0/ 물 400mL에 약을 넣고 200mL가 되게 달여 3회 나누어 복용한다.

【金匱要略(胸 · 心痛短氣)】 茯苓 三兩 杏仁 五十個 甘草 一兩

龍 목표: 胸中氣塞하여 숨이 거친 증상
응용: 기관지천식 타박 늑간신경통

(注): 복력 중등도 이하, 口渴이 없다

ㅂ

茯苓琥珀湯 복령호박탕【寶鑑】

勿 猪苓 4.0 澤瀉 4.0 茯苓 4.0 蒼朮 4.0 桂枝 3.0 琥珀 2.0 滑石 4.0 甘草 2.5

勿 五苓散方中加琥珀滑石甘草 治臍腹腫滿 腰脚沈重 不得安臥 小便不利

伏龍肝煎 복룡간전【原南陽】

經 伏龍肝 4.0에 물 400mL을 넣고 충분히 저은 다음 그대로 두면서 맑은 물이 되기를 기다린다. 위의 맑은 물 300mL를 취하여 여기에 小半夏加茯苓湯을 달인다.

☞小半夏加茯苓湯(p.168)
☞伏龍肝湯

伏龍肝湯 복룡간탕☞伏龍肝湯煎

般 伏龍肝 4~10 半夏 5~8 生薑 5~8 茯苓 3~5

般 응용: 입덧 오심 구토 ☞小半夏加茯苓湯(p.108)

(注): 伏龍肝煎合小半夏加茯苓湯

伏龍肝湯煎 복룡간탕전 【原南陽】=伏龍肝湯

龍 伏龍肝(붓두막의 흙) 4.0을 물 400mL에 넣고 방치해둔 뒤 위의 맑은 물로 小半夏加茯苓湯을 끓인다.

龍 목표 · 응용: 입덧 구토
☞小半夏加茯苓湯(p.168)
(注): 伏龍肝煎合小半夏加茯苓湯

復脈湯 복맥탕=炙甘草湯(p.258)

復蛇起癈丸 복사기폐환 【일본경험방】

經 大黃 反鼻 各等分 2味를 細末하고 生漆을 적당량으로 하여 환을 만들고 1회 1.0g을 복용한다.

【方輿輗(起廢丸記載)】 大黃 反鼻 各等分 以生漆適宜爲丸衣黃丹白湯送下 癲癎 및 血毒을 치료한다.

茯神散 복신산 【證治準繩】

柴 茯神 5.0 遠志 2.0 黃連 2.0 沙蔘 2.0 羚羊 2.0 甘草 2.0 人蔘 3.0 石菖 3.0 赤豆 10.0

【古今方彙(癲狂)】 茯神 一兩 遠志 黃連 炒參 各半兩 人蔘 石菖 羚羊角 各七錢半 赤豆四拾九粒 甘草 二錢半

柴 목표: 見鬼妄語

復元丹 복원단 【三因方】

龍 白河附子 1.0 木香 1.0 蜀椒 1.0 小茴香 2.0 桂枝 2.0 肉荳蔻 2.0 橘皮 2.0 吳茱萸 2.0 古立蒼朮(또는 白朮) 3.0 澤瀉 3.0 檳榔 3.0 獨活 3.0

龍 목표 · 응용: 부종 호흡곤란 腹部堅脹

復元湯 복원탕 【壽世保元】

勿 附子 0.2 人蔘 4.0 甘草 3.0 五味子 3.0 麥門冬 4.0 黃連 1.5 知母 3.0 芍藥 4.0 乾薑 2.0

勿 傷寒 無頭痛 無惡寒 身微熱面赤 微渴 目無精光 口出無論語 脈數無力 此汗下大過 下元虛弱 此無根虛火乏狀 名日戴陽證 宜此湯

復元活血湯 복원활혈탕 【醫學發明】

中 柴胡 6 天花分 12 當歸 9 紅花 6 穿山甲 6 桃仁 6 酒炒大黃 6 甘草 3 水煎服

中 목표: 活血化瘀 疏肝通絡 補血生津
응용: 타박 외상에 의한 종양 동통

ㅂ

本方芍藥湯 본방작약탕【活方機要】

經 芍藥 5.0 當歸 3.0 黃芩 3.0 黃蓮 3.0 木香 1.5 甘草 1.5 檳榔 1.5 大黃 2.0 桂枝 1.0

【素門病機氣宜保命集(中卷方)】 芍藥 一兩 當歸 黃芩 黃蓮 各半兩 大黃 三錢 肉桂 二錢半 檳榔 木香 炙甘草 各二錢

濕熱痢로 복통하며 膿血便을 배출하고 적백이 서로 섞이며 裏急後重을 치료한다.

附桂湯 부계탕【醫學入門】

柴 黃耆 4.0 桂枝 3.0 人蔘 2.5 黃栢 2.0 知母 2.0 升麻 2.0 甘草 2.0 附子 1.0~2.0

【古今方彙(帶下)】 附子 三錢 肉桂 一錢 黃栢 知母 升麻 甘草 各五分 黃耆 一錢半 人蔘 七分

柴 목표: 帶下腥臭 多悲 大寒

附桂八味丸 부계팔미환 ☞八味丸(p.332) 八味地黃丸(p.331)

扶脾生脈散 부비생맥산【醫學入門】

柴 人蔘 2.0 紫菀 2.0 黃耆 2.0 五味子 1.5 甘草 1.5 當歸 4.0 麥門冬 6.0 芍藥 3.0

【古今方彙(咳血)】 人蔘 當歸 白芍 各一錢 紫菀 黃耆 各二錢 麥門 五味 甘草 各五錢

柴 응용: 吐血 盜汗
가감법: 吐血에 白芨을 가한다.

《實際》 폐결핵에서 객혈이 멈추지 않고 더욱 쇠약해지며 호흡하기 힘들고 도한도 나며 식욕이 없는 경우에 활용된다. 白芨을 가하면 止血의 효능이 강화된다.

扶脾生脈散加白芨 부비생맥산가백급【醫學入門】☞扶脾生脈散

經 人蔘 2.0 紫菀 2.0 黃耆 2.0 五味子 1.5 甘草 1.5 當歸 4.0 白芨 4.0 麥門冬 6.0 芍藥 3.0

龍 人蔘 2.0 紫菀 2.0 黃耆 2.0 當歸 4.0 芍藥 4.0 白芨 4.0 麥門冬 6.0 五味子 1.5 甘草 1.5

龍 목표 · 응용: 胃腸虛弱 喘急無氣力, 盜汗 食欲不振 鼻血 또는 吐血이 멈추지 않는 경우

ㅂ

附子粳米湯 부자갱미탕【金匱要略】

經 附子 1.0 粳米 7.0 半夏 5.0 大棗 3.0 甘草 1.5

龍 炮附子 0.3(白河附子 1.0) 半夏 8.0 甘草 1.0 大棗 2.5 玄米 7.0/ 물 320mL에 약을 넣고 달여 찌꺼기를 버리고 3회 나누어 복용한다.

【金匱要略(腹滿寒疝宿食)】 附子 一枚炮 半夏 半升 甘草 一兩 大棗 十枚 粳米 半升

龍 목표: 腹冷 雷鳴切痛 胸脇逆滿 嘔多吐少
응용: 복통 콜레라성 吐瀉

乾薑이 빠져 있다(田畑隆一郎, 第52回 日本東洋醫學會)

附子建中湯 부자건중탕 = 小建中湯加附子

☞ 小建中湯(p.166)

漢 附子 0.5 桂枝 3.0 芍藥 3.0 甘草 0.5 大棗 0.5 膠飴 20.0 生薑 1.0

漢 신경통

(注): 漢에는 膠飴 2.0으로 되어 있으나 20으로 정정한다.

附子瀉心湯 부자사심탕【傷寒論】

經 大黃 1.0 黃連 0.5 黃芩 0.5 附子 0.5/ 이상을 열탕 100mL에 넣고 3분간 달여 끓으면 찌꺼기를 버리고 한 번에 頓服한다.

龍 大黃 2.0 黃連 1.0 黃芩 1.0 炮附子 0.6(白河附子 1.0~2.0) 附子 이 외의 약재를 끓는 물 80mL에 잠시 담갔다가 찌꺼기를 버린다. 附子를 따로 달여 이 둘을 합하여 2회 나누어 복용한다.

【傷寒論(太陽下)】 大黃 二兩 黃連 一兩 黃芩 一兩 附子 一枚炮去皮破別煮取汁

龍 목표 · 응용: 심하부가 답답하며 惡寒汗出하는 경우.

附子理中湯 부자이중탕

經 《直指方》 人蔘 3.0 甘草 3.0 朮 3.0 乾薑 2.0~3.0 附子 1.0

龍 《直指方》 人蔘 3.0 甘草 3.0 乾薑 3.0 白朮 3.0 白河附子 1.0

中 《閻氏小兒方論》 熟附子片 6 乾薑 3 黨參 12 白朮 9 炙甘草 3 水煎服

經 人蔘湯에 附子 1.0을 가한다.

龍 목표 · 응용: 냉하여 생긴 설사 사지냉

中 목표: 溫陽祛寒 健脾補氣

附子人蔘湯 부자인삼탕

☞附子理中湯(p.131)

附子湯 부자탕【傷寒論】

經 附子 1.0 茯苓 4.0 芍藥 4.0 朮 5.0 人蔘 3.0

龍 炮附子 0.6(白河附子 1.0~2.0) 茯苓 3.0 芍藥 3.0 人蔘 2.0 白朮 4.0/ 물 320mL에 약을 넣고 120mL가 되게 달여 3회 나누어 복용한다.

【傷寒論(太陰)】 附子 一枚炮去皮破八片 茯苓 三兩 人蔘 二兩 白朮 四兩 芍藥 三兩

龍 목표: 發熱背部惡寒 또는 身體骨關節痛 手身冷한 경우 寒性의 煩燥
응용: 신경통 류마티스 급성열병 소양성피부병 부종 통증

浮萍湯 부평탕【萬病回春】

經 浮萍 4.0 當歸 4.0 川芎 4.0 荊芥 4.0 麻黃 4.0 芍藥 4.0 甘草 2.0

龍 浮萍 4.0 當歸 4.0 川芎 4.0 荊芥 4.0 麻黃 4.0 芍藥 4.0 甘草 2.0

【萬病回春(癬瘡)】 浮萍 當歸 川芎 赤芍藥 荊芥 麻黃 甘草 各三錢 右剉二劑葱白一斤豆豉五六十粒

龍 목표 · 응용: 소양성피부병

奔豚湯 분돈탕【金匱要略】

經 葛根 5.0 李根白皮 5.0 生薑 4.0(JP生薑 1.0) 半夏 4.0 甘草 2.0 當歸 2.0 川芎 2.0 黃芩 2.0 芍藥 2.0

龍 甘草 2.0 川芎 2.0 當歸 2.0 黃芩 2.0 芍藥 2.0 半夏 4.0 葛根 5.0 李根白皮(또는 桑白皮) 5.0 JP生薑 1.5/ 물 800mL에 약을 넣고 200mL가 되게 달여 낮에 3회, 밤에 1회 복용한다.

【金匱要略(奔豚)】 甘草 芎窮 當歸 各二兩 半夏 四兩 黃芩 二兩 生葛 五兩 芍藥 二兩 生薑 四兩 甘李 根白皮 一升

龍 목표 · 응용: 하복부에서 가슴으로 향하여 동계가 상충하는 느낌, 복통 往來寒熱

奔豚湯 분돈탕【肘后方】

經 吳茱萸 2.0 桂枝 4.0 半夏 4.0 生薑 3.0(JP生薑 1.0) 人蔘 2.0 甘草 2.0

勿 桂枝 半夏 人蔘 吳茱萸 甘草 生薑
이 처방은 《金匱要略》의 처방으로서 熱候가 없는 경우에 사용한다.
(注): 《肘後備急方》에 처방내용과, 「此爲奔豚病從……」의 기록이 있으나 처방명은 없다.

消湯 분소탕【萬病回春】

蒼朮 2.5 茯苓 2.5 朮 2.5 陳皮 2.0 厚朴 2.0 香附子 2.0 猪苓 2.0 澤瀉 2.0 枳實 1.0 大腹皮 1.0 縮砂 1.0 木香 1.0 乾薑 1.0 燈心草 1.0

白朮 3.0 厚朴 3.0 枳實 3.0 陳皮 3.0 茯苓 3.0 縮砂 2.0 木香 1.0 香附子 2.5 猪苓 2.5 澤瀉 2.5 大腹皮 2.5 燈心草 1.5 JP生薑 0.5

【萬病回春(鼓脹)】 蒼朮米泔浸炒 白朮去蘆 陳皮 厚朴薑汁炒 枳實麥炒 各一錢 澤瀉 八分 檳榔 七分 木香 三分 香砂 猪苓 大腹皮 各八分 茯苓 一錢

龍 목표: 浮腫 鼓脹 또는 腹水 飽悶하는 경우
응용: 부종 신장병 심장병 복막염 간경변증 鼓脹 복수

矢 實脾飮은 分消湯에서 枳實을 枳殼으로 바꾼 것으로서 分消湯은 鼓脹門의 처방이지만, 實脾飮은 수종문에 기재되어 약간 허증이면서 停水가 심한 경우이다.

《漢方處方應用의 實際》 사지 안면에 비하여 복수가 심하다.
《漢方處方應用의 實際》 복수 부종에 사용한다. …대변비결하는 경우가 많고, 복만은 食後에 심하다.

心氣飮 분심기음【和劑局方】

桂枝 1.5 芍藥 1.5 木通 1.5 半夏 1.5 甘草 1.5 大棗 1.5 生薑 1.5(JP生薑 1.0) 燈心草 1.5 桑白皮 2.5 靑皮 2.0 陳皮 2.0 大腹皮 2.0 羌活 2.0 茯苓 2.0 紫蘇葉 2.0

桂枝 2.5 茯苓 2.5 半夏 2.5 木通 2.5 芍藥 2.5 桑白皮 3.5 陳皮 3.5 靑皮 3.5 羌活 3.5 大腹皮 3.5 紫蘇葉 2.0 大棗 1.5 燈心草 1.5 JP生薑 0.5

【和劑局方(卷三)】 木通去節 赤芍藥 赤茯苓肉桂去粗皮 半夏湯洗七次 桑白皮微炒 大腹皮 陳皮去瓤 靑皮去白 甘草炙 羌活 各一兩 紫蘇去組梗 四兩 右爲粗末每服三錢水一錢生薑三片棗二個燈心五莖同煎至七分去滓溫服

龍 목표 · 응용: 諸氣不和 心胸痞悶 胸脇虛脹하며 噎塞하여 통하지 않음. 呑酸噯氣 惡心 嘔吐吃逆 心頭昏眩 사지권태 面色痿黃 口苦舌乾 식욕부진 次諸羸瘦等症 신경쇠약 부종 복막염 不食 등에 나타난다.
가감법
諸氣病에는 枳殼 檳榔 各 2.5 香附 6.0을 가한다.
憂思鬱悶怒氣痞滿에는 芍藥 羌活을 빼고 枳殼 桔梗 檳榔 香薷 莪朮 各 2.5 香附子 6.0을 가한다.

ㅂ

ㅂ

水氣面目浮腫에는 猪苓 車前子 澤瀉 木瓜 麥門冬 各 3.0 葶藶子 2.0을 가한다.
氣塊에는 莪朮 3.0을 가한다.
성급하면 柴胡 4.0을 가한다.
화를 잘 내면 黃連 3.0을 가한다.
식욕부진에는 縮砂 神麯 各2.0을 가한다.
기침에는 桔梗 3.0 半夏 6.0을 가한다.
胸膈緊에는 枳實 3.0 香附子 6.0을 가한다.
三焦不和에는 烏藥 4.0을 가한다.
氣閉에는 羅蔔子 枳殼 各 2.0을 가한다.
氣滿腰痛에는 木瓜 枳殼 各 2.5을 가한다.
上焦熱盛에는 黃芩 3.0을 가한다.
下焦熱盛에는 山梔子 2.0을 가한다.
反胃에는 沈香 1.0을 가한다.

佛手散 불수산

漢 川芎 2兩 當歸 3兩/ 2味를 가루내어 1회 2錢을 清水 1잔 黃酒 2分에 달여 7分이 되면 溫服 또는 炒하여 가루내어 紅酒에 복용

【萬病回春(妊娠)】 當歸六錢 川芎四錢 益母草五錢

漢 응용: 室女의 心服滿痛 經脈不調 産前産後諸病 胎動下血

不換金正氣散 불환금정기산【和劑局方】

經 蒼朮 4.0 厚朴 3.0 陳皮 3.0 半夏 6.0 大棗 1.0 JP生薑 1.0 藿香 1.5 甘草 1.5

龍 厚朴 3.5 陳皮 3.5 藿香 3.5 半夏 3.5 甘草 1.5 大棗 2.0 JP生薑 1.0

中 平胃散에 藿香 6(2) 半夏 9(6)을 가한다.

【和劑局方(卷二)】 厚朴去皮薑汁製 藿香去枝土 甘草爁 半夏煮 蒼朮米泔浸 陳皮去白 右等分爲剉散每服三錢水一錢半 生薑三片 棗子二枚 煎至八分去滓食前稍熱服

龍 목표 · 응용: 감기 기타 급성열병 또는 복부 팽만 등에서 오한발열이 교대로 발생하고또는 吐瀉粘液便 또는 血便
가감법
두통: 加川芎 4.0 白芷 2.5
습이 있는 경우: 加白朮 3.0 茯苓 4.0

冷瀉가 멈추지 않는 경우: 木香 1.5 訶子 肉荳蔻 各 3.5
대장염: 加黃連 枳實 各 3.0 去藿香
기침: 桔梗 杏仁 各 3.0 五味子 2.0
천식: 麻黃 桑白皮 各 3.0 紫蘇子 2.0
신체동통: 加麻黃 桂枝 芍藥 各 3.0
寒性腹痛: 加乾薑 桂枝 各 3.0
구역: 加丁香 1.5 縮砂 2.5
鼓腸: 加香附子 4.0 枳殼 白豆蔻 各 3.0
흉협창만: 加枳實 縮砂 莪朮 各 2.5
兩足浮腫: 加木香 大腹皮 五加皮 各 4.0

中 목표: 理氣化濕 和胃止嘔
응용: 平胃散에 준한다.

備急丹 비급단 【金匱要略】= 三物備急丸 備急丸

經 大黃 乾薑 巴豆 各等分/ 이상을 煉蜜로 환을 만들어 1회 1.0g씩 頓服한다.

【金匱要略(雜療)】 大黃 一兩 乾薑 一兩 巴豆 一兩去皮心熬外研如脂

《實際》 급하게 腹內宿食 숙변을 제거해야 하는 경우 빈용된다. 체력이 약한 사람이나 만성병 등에는 사용하지 않는다.

(注): 복용 후 설사가 너무 심한 경우에는 냉수를 마시면 설사가 곧 멈춘다(巴豆劑).

備急丸 비급환 【金匱要略】= 三物備急丸 備急丹

經 大黃 1.0 乾薑 1.0 巴豆 1.0/ 먼저 大黃 乾薑을 細末하고 여기에 巴豆를 넣고 가루 내어 섞어 散으로 한 후 蜂蜜로 환을 만들어 1회 1.0g을 복용한다.

(注): 복용 후 설사가 너무 심한 경우에는 냉수를 마시면 설사가 곧 멈춘다(巴豆劑).

泌尿系結石基本方 비뇨계결석기본방【北京廣安門醫院】

中 鼈甲 9~30 夏枯草 9~15 薏苡仁 15~30 白芷 9~15 金錢草 30~60 海金沙 9(包煎) 滑石 15~30 蒼朮 9~15 水煎服

中 목표: 淸熱利濕 軟堅散結
응용: 요로계결석

秘藏益胃升陽湯 비장익위승양탕【壽世保元】

柴 白朮 5.0 黃耆 3.0 人蔘 3.0 甘草 2.5 陳皮 2.5 當歸 2.5 神麴 2.5 柴胡 1.5 升麻 1.5 黃芩 1.0

【蘭室秘藏(婦人門)】 柴胡 升麻 各五分 炙甘草 當歸洗酒 陳皮 各一錢 人蔘 炒神麴 各一錢半 黃耆 一錢 白朮 三錢 黃芩 少少

柴 응용: 붕루 월경과다

萆薢分淸飮 비해분청음

經《楊氏》萆薢 4.0 烏藥 4.0 益智 4.0 石菖 4.0 鹽 1.0

中《丹溪心法》萆薢 12 益智仁 6 烏藥 9 石菖蒲 5 水煎服

【丹溪心法(卷三)】 萆薢 烏藥 益智仁 石菖蒲 各等量(달여서 소금을 조금 넣고 식전에 복용)

中 목표: 分淸去濁 補腎利濕
응용: 乳糜尿 만성전립선염 만성요로계감염증 등에서 腎氣虛의 膏淋을 나타내는 경우

檳榔散 빈랑산【外台】

龍 檳榔 16.0 人蔘 6.0 橘皮 6.0 蓽撥 6.0 茯苓 8.0/ 이상의 비율로 散藥을 만들어 2.0을 生薑汁 2.0과 같이 頓服한다(편법: 檳榔 4.0 人蔘 2.0 蓽撥 2.0 茯苓 5.0 橘皮 3.0 일반전탕법).

龍 목표 · 응용: 胃冷弱 팽만 기역 트림 呑酸

檳榔散料 빈랑산료【聖惠方】

龍 檳榔子 2.0 枳實 2.0 獨活 2.5 川芎 2.5 茯苓 5.0 大黃 1.0 羚羊角 1.0 沈香 1.0 甘草 1.0

龍 목표 · 응용: 脚氣로 하지미종 또는 동통으로 보행곤란 미열 숨이 차고 또는 脚氣 예방

檳榔順氣湯 빈랑순기탕【感證集腋】

經 檳榔 4.0 大黃 1.0 厚朴 2.0 芍藥 2.0

四加減正氣散 사가감정기산【溫病條辨】

中 藿香梗 9 厚朴 6 茯苓 9 陳皮 4.5 草果 3 山査子 15 神麯 6 水煎服

中 舌苔白滑 脈緩 등에서 寒證을 나타내는 경우에 사용하며, 溫性健胃藥인 草果로 소화를 강화시키며, 神麯 山査子로서 보조한다.

射干麻黃湯 사간마황탕【金匱要略】

經 射干 2.5 麻黃 3.0 生薑 3.0(JP生薑 1.0) 五味子 3.0 細辛 2.0 紫菀 2.0 款冬花 2.0 大棗 2.0 半夏 4.0

龍 射干 3.0 細辛 3.0 紫菀 3.0 款冬花 3.0 五味子 3.0 麻黃 4.0 生薑 4.0 大棗 1.5 半夏 5.0/ 물 480mL에 麻黃을 넣고 달이는데 1~2회 끓어오르면 거품을 버린 다음 나머지 약을 넣고 120mL가 되게 달여 3회로 나누어 복용한다.

中 射干 6(3) 麻黃 6(3) 半夏 9(4) 紫菀 9(2) 款冬花 9(2) 五味子 6(3) 細辛 3(2) 生薑 3(3) 大棗 3(2) 水煎服

【金匱要略(肺痿肺癰咳嗽上氣)】 射干 十三枚一云 三兩 麻黃 四兩 生薑 四兩 細辛 三兩 紫菀 三兩 款冬花 三兩 五味子 半升 大棗 七枚 半夏大者 八枚洗一法半斤

龍 목표 · 응용: 기침하면서 상기하고 목구멍에서 그르렁그르렁 또는 쌕쌕거리는 소리 또는 개가 멀리 내짖는 것 같은 소리가 있는 경우

中 목표: 平喘止咳 溫肺化痰
응용: 기관지천식의 발작기 기관지염 등에서 寒痰의 哮喘을 나타내는 경우

四君子湯 사군자탕【和劑局防】= 四味湯 補益湯 健脾益氣湯

經 人蔘 4.0 朮 4.0 茯苓 4.0 生薑 1.0 大棗 1.0 甘草 1.0

龍 茯苓 4.0 白朮 3.0 人蔘 3.0 甘草 2.0 大棗 2.0 生薑 2.0

中 黨蔘 15(人蔘 4) 白朮 12(4) 茯笭 9(4) 炙甘草 6(1) 水煎服

【和劑局防(卷三)】 人蔘去蘆 茯苓去皮 甘草炙 白朮 各等分 棗薑煎

龍 목표: 위장무력 心腹脹滿 식욕부진 腸鳴下痢 嘔吐吃逆하는 경우 또는 脾衰肺損 식욕부진 體瘦面黃 피부에 주름이 많고 탈모가 많은 경우
응용: 위무력증 내장하수 痔출혈 빈혈

謝導人大黃湯 사도인대황탕【千金方】

經 大黃 1.5 甘草 1.5 細辛 1.5 黃芩 5.0 芍藥 4.0

勿 療兩眼痛 莳韮錄云 療眼目腫亦痒痛或睛腫生雲翳

(注): 勿에는 출전이 《外臺秘要》로 되어 있다.

謝導人大黃湯加味 사도인대황탕가미【外臺】

龍 大黃 4.0 芍藥 5.0 細辛 4.0 甘草 4.0 黃芩 2.0

龍 목표: 眼充血疼痛 또는 眼腫痒痛 또는 眼翳

응용: 충혈성 또는 동통성 눈병

가감법

茯苓 4.0 滑石 車前子 各 2.0을 가하면 효과가 증강된다.

四苓湯 사령탕【溫疫論】

經 澤瀉 4.0 茯苓 4.0 朮 4.0 猪苓 4.0

中 〔-散〕 五苓散去桂枝

勿 卽 五苓散方中去桂枝

中 惡風 微熱 등의 表證이 없으면 五苓散에서 桂枝를 빼고 쓴다.

藥 「목에서 갈증이 있고 물을 마셔도 소변량이 적고 토기 구토 복통 부종 등 어느 증상이든지 수반된 다음 증상」 더위먹음 급성위장염 부종

四磨飮 사마음【濟生方】

中 黨參 9 烏藥 9 檳榔子 6 枕香 2 水煎服

【古今方彙(諸氣)】 人蔘 檳榔 沈香 烏藥 各等分

中 목표: 下氣解鬱 寬胸

四妙散 사묘산 ☞三妙散(p.150)

四物安神湯 사물안신탕【萬病回春】

柴 當歸 3.0 人蔘 3.0 白朮 3.0 茯神 3.0 酸棗仁 3.0 麥門冬 3.0 大棗 3.0 生地黃 2.0 熟地黃 2.0 山梔子 2.0 竹茹 2.0 烏梅 2.0 黃連 1.0 辰砂 0.1 炒米 5.0

【萬病回春(怔忡)】 當歸酒洗 白芍酒炒 熟地黃 生地黃酒洗 人蔘去蘆 白朮去蘆 酸棗仁炒 黃連薑炒 茯神去皮 朮 麥門冬去心 竹茹 梔子炒 辰砂研末服時入 烏梅一個 右剉一劑棗二枚炒米一撮

柴 목표: 心中無血養故作怔忡

四物龍膽湯 사물용담탕【醫學入門】

柴 當歸 4.0 芍藥 4.0 川芎 4.0 地黃 4.0 防風 2.0 龍膽 2.0 防己 2.0

勿 卽 四物湯方中加羌活 防風 龍膽 防己

柴 목표: 目赤疼痛

四物一黃湯 사물일황탕

《醫典》當歸 3.0 芍藥 3.0 川芎 3.0 地黃 3.0 蒲黃 5.0

四物湯(外臺)加味 사물탕(외대)가미【細野方】

細 桔梗 3 甘草 2 紫菀 1.5 麥門冬 9 人蔘 1.5 貝母 2.5 杏仁 4.5

(注): 본방과 四物湯加味(《醫學入門》)는 다른 처방이다.

細 暴咳 喘息 百日咳 嗄聲

《勿誤方函口訣》에 外臺四物湯이 기재되어 있다. 여기에 人蔘 貝母 杏仁을 가미한 것이다. 外臺四物은 《勿誤方函口訣》에는 「갑자기 暴咳 吐乳 구역하여 낮밤 숨을 쉴 수 없는 것을 치료한다. 소아가 갑자기 기침하며 聲啞 숨을 쉬지 못하는 경우를 주로 한다. 따라서 頓嗽 의 심한 증상 혹은 哮喘의 급증에 사용하면 효과적이다. 어른이 일시적으로 기침 聲啞하는 경우에도 좋다. 肺痿의 聲啞에는 효과가 없다.」고 기록되어 있다.

[출전] 《方證吟味(嗄聲)》(《外臺秘要》의 四物湯에 人蔘 貝母 杏仁을 가한 것)

四物湯 사물탕【和劑局方】

經 當歸 4.0 川芎 4.0 芍藥 4.0 熟地黃 4.0

龍 當歸 5.0 川芎 5.0 芍藥 5.0 熟地黃 5.0 水半量 일반전탕법

中 熟地黃 12(4) 白芍 6(4) 當歸 9(4) 川芎 5(4) 水煎服

【和劑局方(卷九)】 熟乾地黃淨洗酒洒蒸焙 白芍藥 當歸去蘆酒浸微炒 川芎 各等分

細 목표: 빈혈 월경불순 복통 자궁출혈 腹塊 태동불안 產後惡露不下 下腹堅痛 때때로 寒熱하는 경우

응용: 빈혈 산부인과질환

가감법

월경전 통증 心腹에서 腰까지 이어지는 통증: 乾地黃을 사용하며, 아울러 加黃連 青皮 各 2.0 香附子 4.0 桃仁 玄胡索 牧丹皮 莪朮 各 2.5 紅花 1.5

월경주기가 지나더라도 생리가 없으며 통증이 있는 경우: 加桃仁 肉桂 木通 各 2.0 紅花 甘草 各 1.5 香附子 4.0 蓬朮 蘇木 木通 各 2.5
월경주기를 지나서 생리가 있으며 紫黑의 塊가 나타나는 경우: 生地黃(또는 乾地黃) 6.0을 사용하며, 加桃仁 牧丹 玄胡索 各 3.0 紅花 1.5 靑皮 2.5 甘草 1.5 香附子 6.0
월경이 있다가도 그치며 오랫동안 멈추지 않고 부종이 일어나는 경우: 加白朮 陳皮 厚朴 猪苓 木通 牛膝 各 3.0 香附子 茯苓 木通 各 4.0 縮砂 大腹皮 紫蘇子 玄胡索 各 2.5 木香 甘草 各 1.5
월경이 오랫동안 일어나지 않고 부종이 있는 경우: 去地黃, 加桃仁 牧丹 牛膝 玄胡索 各 3.0 乾薑 桂皮 厚朴 枳殼 各 2.0
월경이 원래 시기보다 빠르게 시작되며 월경색이 紫黑이고 塊과 있으며 腰腹痛手足冷痺하고 口乾 頭眩하는 경우: 乾地黃을 사용하며, 香附子 4.0 黃芩 玄胡索 續斷 杜冲地楡 荊芥 各 2.0을 가한다.
월경이 끝난 후 발생한 통증: 四君子湯을 合方하고 乾薑 2.5를 가한다.
월경이 주기가 지나서 나타나고 색이 옅은 경우: 陳皮 半夏 茯苓 各 3.0 生薑 2.0 甘草 1.5을 가한다.
월경량이 과다하고 오랫동안 멈추지 않는 경우: 乾地黃을 사용하며, 茯苓 香附子 各 4.0 白朮 黃芩 楡荊芥 各 2.5 阿膠 山梔子 荊芥 各 2.0 甘草 1.0을 가한다.
결핵성 소모열: 地骨皮 知母 柴胡 各4.0 黃芩 2.5를 가한다.
姙娠胎動不安하고 하혈이 멈추어지지 않는 경우: 艾葉 阿膠 黃芩 各 2.0을 가한다.
자궁허냉 출혈과다: 阿膠 艾葉 各 3.0을 가한다.
筋骨肢筋疼痛 및 頭痛惡寒: 羌活 防風 各 3.0 藁本 細辛 各 2.5을 가한다.
臍中虛冷腹痛腰間痛: 玄胡索 川楝子 各 3.0을 가한다.
월경과다: 黃芩 2.0 白朮 3.0을 가한다.
월경과소: 葵花 紅花 各 2.0을 가한다.
적백대하: 香附子 4.0 白芷 2.5을 가한다.
대변비삽: 大黃 2.0 桃仁 4.0을 가한다.
虛損不眠: 竹葉 人蔘 2.0 酸棗仁 4.0을 가한다.
鼻血: 側柏葉 3.0을 가한다.
혈뇨: 五苓散을 합방한다.
구건 煩渴: 麥門冬 6.0 葛根 4.0 烏梅 2.0을 가한다.
頭眩: 木香 1.5 細辛 3.0을 가한다.
음식 생각이 없는 경우: 縮砂 2.0 白荳蔻 蓮肉 各 3.0을 가한다.
心氣不足恍惚: 遠志子 3.0 辰砂 0.5을 가한다.
發熱心煩不眠: 黃連 山梔子 各 2.0을 가한다.

中 목표: 補血活血 調經
응용: 영양불량 자율신경실조증 갱년기증후군 시력장애 희발월경 희소월경 무월경 자궁발육부전 월경곤란증 산후 등에서 혈허를 나타내는 경우
氣血兩虛: 加黃耆 15 人蔘 6(聖癒湯)
복부냉 복통 월경지연 暗色의 월경혈 등에서 裏寒症候가 수반되는 경우: 加附子 肉桂(桂附四物湯)
寒痺에 의한 痛痺: 加乾薑 附子(寒六合湯)

濕痺 着痺: 加白朮 茯苓(濕六合湯)
行痺 風痺: 加秦艽 羌活(風六合湯)
(注): 外臺四物湯은 다른 처방이다.

四物湯加龜板石決明 사물탕가구판 석결명【일본경험방】=龜板湯

經 龜板 4.0 芍藥 4.0 川芎 4.0 石決明 4.0 當歸 5.0 地黃 5.0

勿 治痿躄

四物湯加味 사물탕가미【醫學入門】= 柴 至晡刺痛湯(p.289)

(注): 본방과 四物湯(外臺)加味와는 별개이다.

四物湯脚氣加減 사물탕각기가감【淺田家方】

經 當歸 4.0 川芎 4.0 芍藥 4.0 熟地黃 4.0 木瓜 4.0 蒼朮 4.0 薏苡仁 8.0

經 四物湯에 木瓜 蒼朮 各 4.0 薏苡 8.0을 가한다.
矢 목표: 산후의 血脚氣에 兩脚 痿弱 倦怠 부종한 경우

四味湯 사미탕 中 = 四君子湯

瀉白散 사백산 = 中 瀉肺散

經 《醫學正傳》桑白皮 4.0 地骨皮 4.0 粳米 2.0 甘草 2.0 乾薑 0.7
中 《小兒藥證直訣》桑白皮 12(4) 地骨皮 12(4) 粳米 9(2) 生甘草 6(2) 水煎服

【醫學正傳(哮喘)】 桑白皮一錢 地骨皮一錢 生甘草半錢 右細切作一服加薑水煎服
【古今方彙(咳嗽)】 瀉白散에 4方이 기재되어 있다.
錢氏瀉白散
東垣瀉白散
寶鑑瀉白散
加減瀉白散
中 목표: 清肺止咳
응용: 기관지염 마진의 폐렴 폐결핵 등에서 폐열을 띠는 경우

瀉白湯 사백탕【醫學入門】

柴 陳皮 2.0 竹茹 2.0 黃芩 2.0 山梔 2.0 黃柏 2.0 芒硝 3.0 茯苓 3.0 地黃 4.0 大棗 3.0 JP生薑 1.0

【古今方彙(口舌)】 陳皮 竹茹 黃芩 山梔 黃柏各五分 芒硝 茯苓各一錢 生地三錢 薑棗煎服
柴 목표: 복통 口舌生瘡

寫脾湯 사비탕【千金翼】

經 茯苓 5.0 半夏 5.0 厚朴 2.5 桂枝 3.0 生薑 3.0(JP生薑 1.0) 人蔘 3.0 黃芩 3.0 甘草 2.0

勿 脾臟氣實 胸中滿不能良 又主冷氣在脾臟 走在四肢 手足流腫 亦逐水氣

寫脾湯加龍骨牡蠣 사비탕가용골모려【千金翼】

經 茯苓 5.0 半夏 4.0 桂枝 3.0 厚朴 2.0 生薑 2.0(JP生薑 1.0) 黃芩 2.0 龍骨 2.0 牡蠣 2.0 人蔘 1.5 甘草 1.5

一関齊는 龍骨 牡蠣를 가하여 黃胖에 사용한다.

沙蔘麥門冬湯 사삼맥문동탕【溫病條辨】

中 沙蔘 15 玉竹 12 麥門冬 12 桑葉 9 生白扁豆 9 天花粉 15 生甘草 3 水煎服

【溫病條辨(卷一)】沙蔘 麥門冬各三錢 玉竹二錢 生甘草一錢 桑葉 白扁豆 天花粉各一錢半

中 목표: 淸養肺胃 生津潤燥

응용: 만성기관지염 기관지확장증 만성인후염 만성설염 만성위염 위축성위염 당뇨병 열병 회복기 수술 후 등에서 肺胃陰虛를 나타내는 경우 또는 건조기의 기관지염 등에서 燥熱犯肺 증후를 나타내는 경우

☞養胃湯(p.207)

蛇床子湯 사상자탕【外科正宗】

舊 藥 蛇床子 10.0 苦蔘 10.0 當歸 10.0 威靈仙 10.0 이상을 1000mL의 물에 넣고 700mL가 되게 달여 외용한다.

【外科正宗(腎囊風)】蛇床子 當歸尾 威靈仙 苦蔘各五錢

舊 藥 짓무름 가려움 백선에 외용한다.

四生丸 사생환【婦人良方】

中 生側柏葉 生地黃 生荷葉 生艾葉 等分 粉末하여 丸으로 만들어 1회 9g씩 복용한다.

【校注婦人良方(卷七)】

中 목표: 涼血止血

응용: 十灰散에 준한다.

四順飮 사순음【張氏醫通】

龍 當歸 4.0 芍藥 4.0 大黃 2.0 甘草 2.0

龍 목표: 血熱便秘 脈實한 경우
응용: 변비 痔
가감법
腸胃熱下血하는 경우에는 乾地黃 4.0을 가한다.

四順淸凉飮 사순청량음【外科正宗】

經 連翹 4.0 芍藥 3.0 防風 3.0 獨活 2.0 當歸 5.0 山梔子 1.5 甘草 1.5 大黃 1.5

【外科正宗(卷四)】 連翹 赤芍 羌活 防風 當歸 山梔 甘草一錢 大黃炒二錢

勿 이 처방은 湯火傷의 內攻으로 실열이 있어 煩燥便秘에 사용한다.

四順湯 사순탕【聖濟總錄】

經 貝母 3.0 桔梗 3.0 紫菀 3.0 甘草 2.0

勿 貝母 桔梗 紫菀 甘草右四味 咳甚加杏仁
治肺癰 吐膿五心煩熱 壅悶咳嗽

四時加減柴胡飮子 사시가감시호음자

☞柴胡飮子(p.192)

四神丸 사신환【內科摘要】=腎瀉丸

中 補骨脂 120 五味子 60 肉荳蔻 60 吳茱萸 30 大棗 180/ 粉末을 生薑 120과 水煎하여 麥粉으로 환을 만든다. 1일 2~3회 6~9g씩 복용한다. 적당량을 水煎服해도 좋다.

中 목표: 溫補脾腎 止瀉
응용: 만성위염 장결핵 궤양성대장염 기타 만성질환 또는 노인에서 脾腎陽虛의 물 같은 대변

瀉心導赤湯 사심도적탕【醫宗金鑑】

中 木通 9 生地黃 15 黃連 3 甘草 3 燈心草 3 水煎服

【醫宗金鑒(卷五十一)(幼科心法要訣)】 木通 生地黃 黃連 生甘草 燈心을 가하여 水煎服

中 목표: 淸熱利水
응용: 導赤散에 준한다.

ㅅ

瀉心湯 사심탕【金匱要略】= 三黃瀉心湯(p.155)

【金匱要略(驚悸吐衄下血胸滿瘀血)】 大黃二兩 黃連一兩 黃芩一兩

經 大黃 1.0 黃芩 1.0 黃連 1.0/ 이상을 泡劑로 하는 경우는 여기에 열탕 100mL를 가하고 3분 간 끓인 후 찌꺼기를 버리고 頓服한다.

龍 大黃 2.0 黃連 1.0 黃芩 1.0/ 물 120mL에 약을 넣고 40mL가 되게 달여 頓服한다(편법: 大黃 3.0 黃連 3.0 黃芩 3.0 일반전탕법).

龍 목표: 實證의 上氣 변비 출혈 心下痞
응용: 토혈 객혈 코피 결막출혈 痔출혈 뇌출혈 고혈압 동맥경화증 逆上 흥분 변비 비듬 불면증 어깨결림 두통 발광 주사비 눈병 피부병

四逆加人蔘湯 사역가인삼탕【傷寒論】

【傷寒論(霍亂)】 甘草 二兩炙 附子一枚生去皮破八片 乾薑一兩半 人蔘 一兩

經 甘草 3.0 乾薑 2.0 人蔘 2.0 附子 1.0

經 四逆湯에 人蔘 2.0을 가한다.
목표 · 응용: 亡血 惡寒 脈微 下痢

龍 甘草 2.0 乾薑 1.5 生附子 0.5(또는 白河附子 1.0) 人蔘 1.0/ 물 120mL에 약을 넣고 50mL가 되게 달여 2회로 나누어 복용한다(편법: 甘草 3.0 乾薑 2.0 白河附子 1.0 人蔘 1.5 水半量 일반전탕법).

中 四逆湯에 人蔘 5를 가한다.

四逆散 사역산【傷寒論】

【傷寒論(少陰)】 甘草炙 枳實破水漬炙乾 柴胡 芍藥

經 柴胡 5.0 枳實 2.0 芍藥 4.0 甘草 1.5

龍 甘草 枳實 柴胡 芍藥 各等分/ 이상을 粉末하여 1일 6.0g을 重湯으로 하여 3회로 나누어 복용한다.

龍 목표: 四肢逆冷 咳 悸 小便不利 腹中痛 泄瀉後重 또는 腹直筋拘急 또는 四肢拘急 또는 쉽게 화내는 경우
응용: 胃痛 위산과다증 담석증 신장병 반신불수 신성질 징엄
가감법
기침하며 설사하는 경우: 五味子 乾薑 0.75을 가한다.
悸하는 경우: 桂枝 0.75을 가한다.
소변불리하는 경우: 茯苓 0.75을 가한다.
腹中痛: 炮附子 1枚(또는 白河附子 0.5)을 1일량으로 하여 가한다.
泄利下重하는 경우: 물 200mL에 薤白 9.0을 넣고 달여 물 120mL가

中 柴胡 6(5) 白芍 6(4) 枳實 6(2) 炙甘草 6(2) 水煎服

ㅅ

되면 찌꺼기를 버리고, 여기에 四逆散末 2.0을 넣고 60mL가 되게 달여 2회로 나누어 복용한다.

中 목표: 疏肝解鬱 理氣止痛 透熱
응용: 자율신경실조증 신경증 히스테리 정신성발기부전증 갱년기장애증후군 신경성위염 위장신경증 급성간염 만성간염 담도감염증 담석증 담도이상운동증 늑막염 늑간신경통 위십이지장궤양 과민성결장증 방광신경증 월경불순 월경곤란증 월경전증후군 등에서 肝氣鬱結 또는 熱厥을 나타내는 경우

《實際》 澼囊 加吳茱萸 2.0 牡蠣 4.0 (曼倩湯)

四逆散加棕呂葉紅花白殭蠶 사역산가종려엽홍화백강잠

《實際》 四逆散 棕呂葉 5.0 紅花 3.0 白殭蠶 3.0

四逆湯 사역탕 【傷寒論】

經 甘草 3.0 乾薑 2.0 附子 1.0

龍 甘草 2.0 乾薑 1.5 生附子 0.5(또는 白河附子 1.0) 체력이 강하다면 大附子 1枚 乾薑 3.0으로 한다. 물 120mL에 약을 넣고 50mL가 되게 달여 2회로 나누어 복용한다(편법: 甘草 3.0 乾薑 2.0 白河附子 1.0 水半量 일반전탕법).

中 熟附子 15 乾薑 9 炙甘草 12 水煎頓服

【傷寒論(太陽上)】 甘草 二兩炙 乾薑 一兩半 附子 一枚生用去皮破八片

龍 목표: 수족냉 설사복만 또는 발열 惡寒頭痛 身疼痛 脈沈 또는 遲
응용: 급만성 장염 감기

中 목표: 回陽救逆 溫中散寒
응용: 만성질환에서 체력이 현저하게 쇠약한 경우 또는 뇌하수체 갑상선 부신피질기능저하증 등에서 陽虛寒盛을 나타내는 경우
심부전 심근경색 기타 쇼크상태에서 亡陽을 나타내는 경우

瀉胃湯 사위탕 【萬病回春】

經 當歸 2.0 川芎 2.0 芍藥 2.0 地黃 2.0 黃連 2.0 牡丹皮 2.0 山梔子 2.0 防風 2.0 荊芥 2.0 薄荷 2.0 甘草 2.0

【萬病回春(牙齒)】 當歸 川芎 赤芍 生地黃 黃連 牡丹皮 梔子 防風 荊芥 薄荷 甘草

柴 응용: 치통

四陰煎 사음전【張景岳】

經 地黃 5.0 麥門冬 4.0 芍藥 4.0 百合 4.0 縮砂 4.0 茯苓 3.0 甘草 1.5

【景岳全書(卷五十一)(新方八陣)】 生地黃 二~三錢 麥門冬 白芍藥 百合 沙蔘 各二錢 甘草一錢 茯苓 一 五錢

勿 治陰虛勞損 相火熾盛 津枯煩渴咳嗽 吐衄 多熱等症

四七湯 사칠탕【和劑局防】=七氣湯

中 半夏 9 厚朴 6 茯苓 9 紫蘇葉 9 生薑 2 大棗 10 水煎服

【和劑局防(卷四)】 紫蘇葉二兩 厚朴三兩 茯苓四兩 半夏五兩棗薑煎

中 목표: 理氣化痰 散結解鬱

(注): 半夏厚朴湯加大棗

瀉肺散 中 사폐산=瀉白散

瀉黃散 사황산【證治準蠅】

柴 藿香 4.0 山梔子 4.0 防風 4.0 石膏 8.0 甘草 2.0

柴 응용: 소아 구내염

疝氣八味方 산기팔미방

漢 桂枝 通草 延胡索 桃仁 烏藥 牧丹皮 黑丑 大黃

漢 모든 小腹 이하 질환(충수돌기염). 분량은 기재되어 있지 않다.

刪繁淨府湯 산번정부탕

漢 柴胡 1.0 半夏 1.0 黃芩 1.0 甘草 0.5 澤瀉 1.0 茯苓 1.0 莪朮 0.5 山査子 0.5

漢 蛔蟲症

酸棗仁湯 산조인탕【金匱要略】=酸棗湯

經 酸棗仁 15.0(5.0) 知母 3.0 川芎 3.0 茯苓 5.0 甘草 1.0

龍 酸棗仁 12.0 甘草 1.0 知母 2.0 茯苓2.0 川芎 2.0/ 물 320mL에 酸棗仁을 넣고 240mL가 되게 달인 후 나머지 약을 넣고 120mL가 되게 달여 3회로 나누어 복용한다.

中 酸棗仁 15(5) 茯苓 9(5) 知母 9(3) 川芎 3(3) 炙甘草 3(1) 水煎服

【金匱要略(血肥虛勞)】 酸棗仁 二升 甘草 一兩 知母 二兩 茯苓 二兩 川芎 二兩 深師有生薑二兩

龍 목표 · 응용: 허로에 의한 불면증

中 목표: 養心安神 清熱除煩

응용: 자율신경실조증 불안신경증 불면증 고혈압 심장신경증 등에서 心血虛 心肝火旺을 나타내는 경우

(注): 酸棗仁을 먼저 달이거나 炒하여 사용한다.

ㅅ

酸棗湯 산조탕【金匱要略】=酸棗仁湯

勿 酸棗仁 4.0 甘草 2.5 知母 3.0 茯苓 5.0 川芎 4.0

勿 千金無川芎有人參桂枝生薑石膏 治虛勞 煩憂 奔氣在胸中 不得眠

散腫潰堅湯 산종궤견탕【萬病回春】

經 昆布 1.2 海藻 1.2 黃柏 1.2 知母 1.2 瓜蔞根 1.2 桔梗 1.2 三稜 1.2 莪朮 1.2 連翹 1.2 黃連 1.2 黃芩 1.2 芍藥 1.2 葛根 1.2 升麻 1.2 柴胡 1.2 當歸 1.2 甘草 1.2 龍膽 1.2 生薑 1.2

龍 昆布 1.5 海藻 1.5 黃柏 1.5 知母 1.5 天花粉 1.5 桔梗 1.5 三稜 1.5 莪朮 1.5 連翹 1.5 黃連 1.5 黃芩 1.5 葛根 1.5 升麻 1.5 柴胡 1.5 當歸 1.5 甘草 1.5 龍膽 1.5 JP生薑 0.5

【蘭室秘藏(瘡瘍門)】

龍 목표 · 응용: 나력 경부임파선염 경부임파선종창

ㅅ

三加感正氣散 삼가감정기산【溫病條辨】

中 藿香(葉과 梗) 9 茯苓皮 9 厚朴 6 陳皮 4.5 杏仁 9 滑石 9 水煎服

【溫病條辨(卷二)】 茯苓皮 杏仁各三錢 厚朴二錢 陳皮一錢半 滑石五錢

中 목표: 清熱利濕 理氣

응용: 본방은 설태가 노랗고 열증이 조금 강한 경우에 대응하며 滑石으로 소염 지사, 杏仁은 열의 발산을 강하게 하면서 整腸하고, 藿香葉으로 해열시킨다.

三甲復脈湯 中 삼갑복맥탕 中【溫病條辨】

☞加減復脈湯(p.1)

蔘蚧散 삼개산【濟生方】

中 人蔘 9 蛤蚧 1쌍/ 粉末하여 1일 2~3회 1~1.5g씩 복용한다.

中 응용: 만성기관지천식 심장성천식 폐기종 기관지염 등에서 肺腎兩虛를 띠는 경우

歸承氣湯 삼귀승기탕=黃龍湯(p.359)

禁湯 [柴] 삼금탕=小柴胡湯(p.171)

耆鹿茸湯 삼기녹용탕【萬病回春】

[勿] 人蔘 4.0 黃耆 4.0 鹿茸 4.0 當歸 4.0 甘草 2.5 生薑 2.0

[勿] 治痘色痰 白泡不尖 根無紅暈者 氣虛而血縮者也 不成膿

耆湯 삼기탕【萬病回春】

[柴] 人蔘 3.0 黃耆 3.0 茯苓 3.0 當歸 3.0 熟地黃 3.0 白朮 3.0 陳皮 3.0 升麻 1.5 肉桂 1.5 益智 2.0 大棗 2.0 甘草 1.0 JP生薑 1.0

【萬病回春(遺溺)】

[柴] 목표: 氣虛遺溺失禁

連白虎湯 삼련백호탕

實際》白虎湯에 人蔘 3.0 黃連 2.0을 가한다.

【醫事小言(眩暈)】「갑자기 어지러워 쓰러진다. 맥은 浮弦하며 얼굴은 붉고 수족에 마비가 있고 언어도 작으며 어눌하다. -중략- 여기에는 白虎加人蔘湯 또는 본방이 좋다. 후략-」

連湯 삼련탕【撮要】

[經] 竹節人蔘 5.0 黃連 3.0 吳茱萸 3.0

[勿] 人蔘 4.0 黃連 1.5 吳茱萸 4.0

[勿] (《勿誤》에서는「葠」字로 되어 있다) 人蔘 黃連 吳茱萸

[勿] 治積氣爲癎

苓白朮散 삼령백출산【和劑局方】

[經] 人蔘 1.5 白朮 1.5 茯苓 1.5 扁豆 1.0 蓮肉 0.8 桔梗 0.8 薏苡仁 0.8 縮砂 0.8 甘草 0.8/ 이상을 가루내어 매번 2.0을 溫湯 또는 玄米 重湯으로 복용한다. 1일 3회.

[龍] 人蔘 2 茯苓 2 白朮 2 甘草 2 山藥 2 蓮肉 1 桔梗 1 薏苡仁 1 白扁豆 1 縮砂 1/ 이상의 비율로 混合 散劑를 만들어 1회 2.0~3.0g을 大棗 煎液으로 복용한다(편법: 人蔘 3.0

【和劑局方(卷三)(一切氣)】 蓮子肉去皮 薏苡仁 縮砂仁 桔梗炒令深黃色各一斤 白扁豆薑汁浸去皮微炒一斤半 白茯苓 人蔘去蘆 甘草炒 白朮 山藥各三斤

[龍] 목표·응용: 위장허약 식욕부진 전신권태 구토설사 胃部痞滿 심계

[中] 목표: 補氣健脾 理氣化濕 止瀉

응용: 소화불량증 만성위장염 빈혈증 신증후군 만성위염 기타 만성질환에서 脾胃氣虛의 연변~설사경향을 나타내는 경우

白朮 3.0 茯苓 4.0 山藥 4.0 蓮子肉 4.0 甘草 2.0 桔梗 2.0 縮砂 2.0 白扁豆 2.0 薏苡仁 6.0 일반전탕법).

中 黨參 9 白朮 9 茯苓 9 炒白扁豆 9 炒山藥 9 薏苡仁 9 蓮子 9 陳皮 6 縮砂 3(後下) 桔梗 6 炙甘草 3/ 水煎服 혹은 粉末하여 1일 두세 번, 9g씩 복용하여도 좋다.

三妙散 삼묘산【醫學正傳】

中 黃柏 蒼朮 牛膝을 같은 분량으로 粉末하며 1일 2~3회, 6~9g씩 복용한다.

【醫學正傳(卷五)】
목표: 淸熱化濕 活血
응용: 감염성말초신경염 척추신경근염 결절성홍반 통풍 만성관절류마티스 피부염 습진 대하 등에서 濕熱下注를 나타내는 경우
本方去牛膝(二妙散《丹溪心法》) 三妙散에 이습의 薏苡仁을 가하여 鎭痙作用과 이뇨에 의한 浮腫消退作用을 증강시킨 것이 (四妙散)《傅靑主女科》

ㅅ

三物備急丸 삼물비급환【金匱要略】= 備急圓 備急丸

經 大黃 1.0 乾薑 1.0 巴豆 1.0
3味 중 먼저 大黃 乾薑을 細末한 후 이것에 巴豆를 넣어 섞고 짓찧은 다음 蜂蜜로 환을 만들어 1회 1.0g을 복용한다.

中 大黃 乾薑 巴豆霜을 등분하여 粉末한 다음 蜂蜜로 환을 만들어 1회 1.5g을 복용한다.

【金匱要略(雜療方)】 大黃 一兩 乾薑 一兩 巴豆 一兩去皮心熬外研如脂
中 목표: 溫下
응용: 초기 장폐색에서 寒秘를 나타내는 경우

三物黃芩湯 삼물황금탕【金匱要略】

[經] 黃芩 3.0 苦參 3.0 乾地黃 6.0

[龍] 黃芩 1.0 苦參 2.0 乾地黃 4.0/ 물 240mL에 약을 넣고 80mL가 되게 달여 1회 40mL씩 복용한다(편법: 물 200mL에 약을 넣고 100mL가 되게 달여 3회로 나누어 복용).

[中] 生地黃 6 黃芩 3 苦參 3 水煎服

【金匱要略(婦人産後)】 黃芩 一兩 苦參 二兩 乾地黃 四兩

[龍] 목표: 四肢苦煩熱
응용: 동창 피부병 자율신경불안정

[中] 목표: 滋陰淸熱
응용: 産褥熱核 폐결핵 기타 만성 질환에서 陰虛火旺을 나타내는 경우

(注): 손발바닥의 농포증

三味鷓鴣菜湯 삼미자고채탕【女科撮要】

[經] 鷓鴣菜 3.0 大黃 1.0 甘草 1.0

[勿] 鷓鴣菜 大黃 甘草
이 치방은 구충의 主劑이다.

三味湯 삼미탕【일본경험방】=神祖袖藥 益智飮

[勿] 藿香 3.0 益智 4.0 木香 2.0 티백처럼 뜨거운 물에 담가서 우려내어 복용

[勿] 傷食을 치료한다.

參半湯 삼반탕【香川】

[勿] 人蔘 4.0 半夏 1.3 甘草 2.6/ 卽半夏乾薑人蔘丸方中去乾薑加甘草

[勿] 嘔家用之

參附龍牡湯 삼부용모탕

[中] 人蔘 6~12 附子 6~9 龍骨 6~9 牡蠣 6~9 水煎服

[中] 목표: 回陽益氣 固脫 斂汗

參附湯 삼부탕【世醫得效方】

[中] 人蔘 6~12 附子(炮) 6~9 水煎服

【萬病回春(眩暈)】 人蔘 五錢 大附子炮 二錢 右剉一劑生薑三片水煎熱服

[中] 목표: 回陽 益氣 救脫

三痺湯 삼비탕【婦人良方】

[中] 獨活 6 防風 6 秦艽 9 杜仲 9 熟地黃 15 白芍 12 當歸 9 牛膝 9 川芎 6 茯苓 9 黨參 9 細辛 3 肉桂 1.5(沖服) 炙甘草 3 黃耆 6 續斷 3 生薑 3

【校註婦人良方(卷三)】

[中] 獨活寄生湯에서 桑寄生을 빼고 黃耆 6 續斷 3 生薑 3을 가한다.
목표: 去風濕 散寒 補氣血 益肝腎 活血止痛
응용: 獨活寄生湯(p.86)에 준한다.

ㅅ

三生飮 삼생음【和劑局方】

經 天南星 6.0 烏頭 1.0 附子 1.0 木香 2.0

【和劑局方(卷一)】 南星生用一兩 川烏生去皮 附子生去皮各半兩 木香一分 治卒中 昏不知人 口眼喎斜 半身不隨 咽喉作聲痰

三聖丸 삼성환

《醫典》 蛇黃 3.0 禹餘糧 3.0 鍼砂 5.0/ 이상 3味를 가루 내어 米醋 2升으로 달인 후 말려서 糊丸으로 만든다.

參蘇飮 삼소음【和劑局方】

經 紫蘇葉 1.0 枳殼 1.0 JP生薑 1.0 木香 1.0 甘草 1.0 桔梗 2.0 陳皮 2.0 葛根 2.0 前胡 2.0 半夏 3.0 茯苓 3.0 人蔘 1.5 大棗 1.5

龍 紫蘇葉 3.0 桔梗 3.0 枳殼 3.0 陳皮 3.0 半夏 3.0 茯苓 3.0 前胡 6.0 葛根 6.0 人蔘 2.0 甘草 2.0 大棗 2.0 木香 1.5 JP生薑 1.0

中 紫蘇葉 9(2) 葛根 9(2) 製半夏 9(3) 茯苓 9(3) 党參 9(人蔘 2) 前胡 9(2) 木香 3(2) 陳皮 3(2) 桔梗 3(2) 枳殼 6(1) 生薑 3(1) 大棗 3(2) 炙甘草 3(1) 水煎服

【和劑局方(卷二)(傷寒)】 木香 半兩 紫蘇葉 乾葛洗 半夏湯洗七次薑汁製炒 前胡去苗 人蔘 茯苓去皮 各三分 枳殼去瓤麩炒 桔梗去蘆 甘草炙 陳皮去白 各半兩 右㕮咀每服四錢水一盞 半薑七片棗一個煎六分去滓微熱服

龍 목표 · 응용: 감기로 발열두통 해담 성중(聲重)하며 콧물이 나오고 명치부가 막힌 듯 갑갑하며 또는 구토하는 경우 위장이 허약한 사람의 감기허증 입덧

中 목표: 益氣解表 化痰止咳 理氣和胃 응용: 감기 인플루엔자 기관지염 위장염 만성위염 만성장염 등에서 脾氣虛痰濕을 나타내는 경우

滲濕湯 삼습탕【千金方】

勿 茯苓 5.0 乾薑 2.0 蒼朮 4.0 甘草 2.5 牛膝 2.5 附子 0.2 萆薢 4.0(或代遺糧)

勿 治脚氣 腰以下冷痺 腫拘 소변難 栗園先生日 治黴毒累年不解 又感脚氣者 得效

(注): 勿에서는 《千金》을 출전으로 하고 있으나, 불분명하다(《勿誤藥室「方函」「口訣」釋義》長谷川弥人)

三靈湯 삼영탕

龍 香附子 6.0 紅花 1.5 檳榔子 2.5

龍 목표 · 응용: 蟲積 또는 콜레라 유사 위장염에서 구토 설사 복통이 있는 경우

ㅅ

三脘湯 삼완탕=三和散(p.155)

三拗湯 삼요탕【和劑局方】

中 麻黃 3 杏仁 9 生甘草 3 水煎服

【和劑局方(卷二)】 麻黃不去根節 杏仁不去皮尖 甘草生用各等分

中 목표: 辛溫解表 止咳平喘

응용: 麻黃湯에 준한다.

參熊湯 삼웅탕【松原方函】

勿 人蔘 4.0 黃連 1.5 熊膽 0.2

勿 治卒倒不知人事 胸心悶窒 大煩滿者

三因散聚湯 삼인산취탕【三因方】

柴 檳榔 3.0 半夏 3.0 當歸 3.0 杏仁 4.0 桂枝 4.0 茯苓 4.0 川芎 2.0 甘草 2.0 陳皮 3.5 枳殼 3.5 厚朴 3.5 吳茱萸 1.5 附子 1.0 JP生薑 0.5

柴 응용: 하복통 만성충수염 변비

三仁湯 삼인탕【溫病條辨】

中 薏苡仁 24 杏仁 12 白豆蔻 6 厚朴 6 通草 6 滑石 12 製半夏 9 淡竹葉 9 水煎服

【溫病條辨(卷一)】 杏仁 半夏 各五錢 滑石 薏苡仁 各六錢 通草 白蔻仁 竹葉 厚朴 各二錢

中 목표: 淸熱利濕 理氣和胃

응용: 급성위장염 급성간염 인플루엔자 신우염 장티프스 등에서 濕溫의 氣分證을 나타내는 경우

三子養親湯 삼자양친탕=三子湯

經 《皆効方》=三子湯

紫蘇子 2.0 白芥子 2.0 羅蔔子 2.0

中 《韓氏醫通》=三子湯

紫蘇子 9 白芥子 9 萊菔子 9 水煎服

柴 《濟生方》 白芥子 3.0 羅蔔子 3.0 紫蘇子 3.0 南星 2.0 半夏 4.0 黃芩 3.0 茯苓 3.0 陳皮 3.0 枳實 1.0 甘草 1.0 JP生薑 1.0

勿 蘇子 白芥子 羅蔔子

中 목표: 降氣化痰 消食

응용: 만성기관지염 기관지확장증 기관지천식 폐기종 심장성천식 등에서 濕痰을 나타내는 경우

柴 응용: 노인기침

ㅅ

三子湯 삼자탕 = 三子養親湯

三品一條瘡 삼품일조창

《實際》礬石 3.0 砒石 1.5 雄黃 0.3 乳香 0.2/ 이상을 粉末하여 항아리에 넣고 불태운 다음 粉末을 만든다. 이것을 묽은 풀로 반죽하여 線香처럼 만들어 누공에 삽입한다.

三合復明湯 삼합복명탕【古今方彙】

柴 陳皮 3.0 半夏 3.0 南星 3.0 茯苓 3.0 茯神 3.0 遠志 3.0 酸棗仁 3.0 黃連 2.0 黃芩 2.0 山梔子 2.0 大黃(酒製) 1.0 枳實 1.0 甘草 1.0

【古今方彙(癲狂)】陳皮 半夏 南星 茯苓 茯神 遠志 酸棗仁 黃連 黃芩 梔子 大黃酒 枳實 甘草

柴 응용: 治癲狂

三合臍生湯 삼합제생탕【壽世保元】

柴 當歸 5.0 川芎 3.0 枳殼 3.0 香附子 3.0 紫蘇 2.0 大腹皮 3.0 甘草 1.0

柴 응용: 난산

參胡三白湯 삼호삼백탕【蘊要】

柴 柴胡 4.0 人蔘 4.0 芍藥 4.0 白朮 4.0 茯苓 4.0

柴 목표: 少陽의 허증에 빠진 경우

參胡芍藥湯 삼호작약탕【醫學入門】

勿 柴胡 4.0 芍藥 4.0 枳實 4.0 黃芩 4.0 生薑 2.0 知母 3.0 人蔘 4.0 地黃 4.0 麥門 4.0 甘草 2.5

勿 治傷寒十日余日 外余熱未解 脈息未緩 大便不快 小便黃赤 或喝或煩 不得安睡 不思飮食 此邪氣未解 正氣未復 當量其虛實調之

參華煉 삼화련【淺田家方】

經 人蔘 1.0 天花粉 4.0/ 細末하여 煉蜜하여 사용한다.

勿 (煉藥) 人蔘一兩 天花粉四錢 右二味煉蜜 治小兒白日啐欬

三和散 삼화산【和劑局方】= 三脘湯(矢)

經 沈香 2.0 紫蘇葉 2.0 大腹皮 2.0 木香 1.5 陳皮 1.5 檳榔 1.5 木瓜 1.5 白朮 3.0 川芎 3.0 JP生薑 1.0 甘草 1.0

【和劑局方(卷三)】 檳榔麵裹去麵 甘草炙 木香 陳皮去白 川芎一本 三兩 白朮 各三分 大腹皮炙焦黃 羌活去蘆頭 紫蘇莖葉並用去鹿梗 宣州木瓜薄切焙乾

矢 목표: 이 처방은 氣血留滯로 筋脈이 불통하여 생긴 근경련 복만 부종 大소변불리 각기 등에 좋다.
응용: 腸疝痛 각기 변비 소변폐 근경련 요통 음낭경련통

三黃瀉心湯 삼황사심탕【金匱要略】= 瀉心湯 三黃湯

經 大黃 1.0 黃芩 1.0 黃連 1.0/ 이상을 泡劑로 한 경우에는 이것에 열탕 100mL를 가하여 3분간 끓여 찌꺼기를 제거한 후 頓服

中 黃連 9(3) 黃芩 9(3) 大黃 9(3) 水煎服

【金匱要略(驚悸吐衄下血胸滿瘀血)】 大黃 二兩 黃連 黃芩 各 一兩

中 목표: 淸熱瀉火 解毒 淸熱化濕 瀉下止血
응용: 黃連解毒湯에 준한다. 요로계 염증에 대한 효과는 약간 떨어지나 瀉下作用은 강하다.

藥 응용: 비교적체력이 좋고 上氣의 기미가 있어 안면홍조 정신불안하며 변비경향이 있는 다음 증상: 고혈압의 수반증상(상기 어깨결림 이명 두중 불면 불안) 코피 치질출혈 변비 갱년기장애 월경과 관련된 제증

(注): 止血에는 냉복

三黃散 삼황산

《醫典》 雄黃 硫黃 黃丹 南星 白礬 密陀僧/ 粉末하여 昇弄水도 조제하며 한 자에게 마찰시킨다.

三黃散 삼황산 = 三黃瀉心湯

藥 大黃末 4.0 黃芩末 4.0 黃連末 2.0 1회 0.8, 1일 3회 복용

藥 응용: 비교적 체력이 좋고 상기의 기미가 있어 안면홍조 정신불안하며 변비경향이 있는 다음 증상: 고혈압의 수반증상(상기 어깨결림 이명 두중 불면 불안) 코피 치출혈 변비 갱년기장애 월경과 관련된 제증

三黃石膏湯 삼황석고탕

《醫典》 黃連解毒湯加 石膏 10.0 麻黃 3.0 知母 5.0

三黃知母湯 삼황지모탕【일본경험방】

經 三黃瀉心湯加 知母 3.0 石膏 10.0 甘草 1.5

勿 【일본경험방】 卽 三黃湯加 知母 石膏 甘草
治齒痛

三黃湯 삼황탕＝三黃瀉心湯 瀉心湯

經 大黃 1.0 黃芩 1.0 黃連 1.0/ 이상을 泡制로 하는 경우에는 열탕 100mL에 가하여 3분간 끓여 찌꺼기를 버리고 頓服.

三黃丸 삼황환＝三黃瀉心湯

龍 大黃 黃芩 黃連 各等分 0.3의 糊丸으로 하여 1회 2.0~3.0g 복용

龍 목표 · 응용: 三黃瀉心湯과 동일하다.

芟凶湯 삼흉탕【일본경험방】

經 海人草 5.0 大黃 1.5 蒲黃 1.5 苦梗皮 1.5

(注): 회충

桑菊飮 상국음【溫病條辨】

中 桑葉 12 菊花 9 杏仁 9 連翹 9 桔梗 9 薄荷 5(後下) 蘆根 15 生甘草 3 水煎服

【溫病條辨(卷一)】 桑葉 二錢半 菊花 一錢 杏仁 桔梗 蘆根 各二錢 連翹 一錢半 薄荷 甘草 各八分

中 목표: 辛凉解表 淸熱止咳
응용: 감기 인플루엔자 기관지염 폐렴 백일해 등에서 表熱을 나타내는 경우

桑白皮湯 상백피탕【脚氣論】

勿 桑白 4.0 沈香 2.0 防己 4.0 木通 4.0 厚朴 2.5 茯苓 4.0 檳榔 4.0 郁李仁 4.0 紫蘇葉 3.0 生姜 2.0 犀角 2.0~3.0

勿 이 처방은 磐瀨元策의 家方으로 脚氣腫氣의 衝心 증상에 사용한다.

桑白皮湯 상백피탕【東郭 外臺 無方名】

勿 桑白 4.0~6.0 吳茱萸 4.0~6.0

勿 定上氣 息鳴卒喘便欲絕者 入口氣下

常檳湯 상빈탕【方輿輗】

經 常山 12.0 檳榔 6.0 甘草 3.0

【方輿輗軋(瘧)】常山二錢 檳榔一錢 甘草五分

常山飮 상산음【和劑局方】

中 常山 9 知母 9 川貝母 9 草果 9 檳榔子 7 烏梅 9 生薑 9 大棗 6/ 술과 물 각각 반으로 하여 煎服.

【和劑局方(卷八)(雜病)】知母 川常山 草果 甘草炙各二片 良薑三十兩 烏梅去仁一片 右半爲粉末每服三錢 水一盞 生薑五片 棗子一枚煎至七分 去渣 溫服

中 목표: 截瘧 淸熱化痰
응용: 截瘧七寶飮에 준하되 熱痰을 나타내는 경우

常山湯 상산탕【香川家方】

經 常山 3.0 知母 3.0 檳榔 3.0/ 이상을 물 200mL에 넣고 100mL가 되게 달여 밤이슬에 맞추어 새벽에 頓服한다.

勿 常山 知母 檳榔
이 처방은 蜀漆散과 같이 瘧의 截藥인 常山이 들어간 여러 처방이 있지만, 이 처방이 가장 효과가 좋다.

上地飮 상지음【壽世保元】

柴 天南星 2.0 半夏 2.0 白朮 2.0 茯苓 2.0 天麻 2.0 防風 1.5 黃芩 1.5 薄桂 1.5 白芍 1.5 酸棗仁 1.5 羌活 1.5 牛膝 1.5 熟地黃 1.5 生地黃 1.5 川芎 1.5 陳皮 1.5 紅花 1.0 黃柏 1.0 甘草 1.0 當歸 4.0 JP生薑 0.5 竹瀝汁 人蔘 2.0 烏藥 2.0

【古今方彙(中風)】卽 加減潤燥湯加人蔘烏藥去桃仁

柴 목표: 中風左右不遂痛
참고: 加減潤燥湯加味

桑螵蛸散 상표초산【本草衍義】

中 桑螵蛸 9 遠志 4.5 菖蒲 4.5 龍骨 12 人參 9 茯神 9 當歸 9 龜板 15 水煎服

【本草衍義(卷十七)】桑螵蛸 遠志 菖蒲 龍骨 人參 茯神 當歸 龜板(酢炙) 各一兩

中 목표: 調補心腎 固精止遺

ㅅ

桑杏湯 상행탕【溫病條辨】

中 桑葉 9 杏仁 9 沙參 12 浙貝母 9 淡豆豉 9 山梔子 6 梨皮 30 水煎服

【溫病條辨(卷一)】 桑葉 浙貝母 豆豉 梔子皮 梨皮 各一錢 杏仁 一錢半 沙參 二錢

中 목표: 潤肺止咳 解表宣肺
응용: 감기 인후염 기관지염 기관지확장증 등에서 燥熱의 表證을 나타내는 경우

生薑甘草湯 생강감초탕【金匱要略】

經 生薑 4.0(JP生薑 1.0) 人蔘 2.5 甘草 3.0 大棗 3.0

龍 生薑(반드시 짓찧은 生薑) 5.0 人蔘 3.0 甘草 4.0 大棗 4.0/ 물 280mL에 약을 넣고 120mL가 되게 달여 3회로 나누어 복용한다.

【金匱要略(肺痿肺癰咳嗽上氣)】 生薑 五兩 人蔘 三兩 甘草 四兩 大棗 十五枚

龍 목표: 肺痿 咳唾 인후건조한 경우
응용: 폐기종 기관지염

生薑半夏湯 생강반하탕【金匱要略】

龍 半夏 8.0 生薑 즙 20.0/ 물 120mL에 半夏를 넣고 80mL가 되게 달이고, 여기에 生薑汁을 넣고 달여 60mL가 되게 한 후 주간 3회, 야간 1회로 나누어 복용한다.

【金匱要略(嘔吐噦下痢病)】 半夏 半升 生薑汁 一升

龍 목표: 胸中喘과 비슷하나 喘하지는 않고, 嘔할 것 같으나 嘔하지 않으며, 마음이 안정되지 않아 어찌할 바를 모르는 경우
응용: 食傷 약물부작용 또는 중독 구토한 후 개운치 않은 경우입덧

生薑瀉心湯 생강사심탕【傷寒論】

經 半夏 5.0 黃芩 2.5 人蔘 2.5 甘草 2.5 大棗 2.5 黃連 1.0 乾薑 1.5 生薑 2.0

龍 生薑(반드시 짓찧은 生薑) 4.0 甘草 3.0 人蔘 3.0 黃芩 3.0 大棗 3.0 乾薑 1.0 黃連 1.0 半夏 8.0/ 물 400mL에 약을 넣고 240mL가 되게 달여 3회로 나누어 복용한다.

【傷寒論(太陽下)】 生薑 四兩切 甘草 三兩炙 人蔘 三兩 乾薑 一兩 黃芩 三兩 半夏 半升洗 黃連 一兩 大棗 十二枚擘

經 半夏瀉心湯에 乾薑 1.0으로 감량하고 生薑 2.0을 가한다.

龍 목표: 가슴이 막힌 듯 답답한 느낌 또는 구역감 또는 설사 또는 장명이 있는 경우
응용: 위무력증 위하수 위산과다 위산감소 장염

生脈散 생맥산【辨惑論】

[經] 麥門冬 6.0 人蔘 6.0 五味子 3.0

[中] 人蔘 9 麥門冬 9 五味子 6 水煎服

[勿] 麥門 人蔘 五味子

【內外傷辨惑論(中卷)】 별명은 人蔘生脈. 人蔘五錢 麥門冬 五味子各三錢

[中] 목표: 益氣止汗 滋陰生津

응용: 일사병 열사병 출혈 심한 구토 설사 수술 열상 등의 탈수를 수반한 쇼크 또는 열병의 회복기 수술 후 만성질환에서 氣津兩傷 氣陰兩傷이 나타나는 경우. 폐결핵 만성기관지염 기관지확장증 등에서 肺氣陰兩虛가 나타나는 경우.

生附散 생부산【三因方】

[柴] 附子 1.0 滑石 4.0 瞿麥 3.0 半夏 3.0 木通 3.0 JP生薑 0.5 燈心草 2.0(煎藥)

【三因極一病證方論(卷十二)】

[柴] 목표: 冷淋 빈뇨 방광염

生熟地黃丸 생숙지황환【證治準繩】

[柴] 石斛 3.0 枳殼 3.0 防風 3.0 牛膝 3.0 生地黃 4.0 熟地黃 4.0 羌活 3.0 杏仁 3.0 菊花 2.0

[柴] 백내장 녹내장

生地黃散 생지황산【血證論】

[中] 生地黃 9 川芎 5 黃芩 3 側柏葉 9 桔梗 3 山梔子 3 蒲黃 3 阿膠 3 茅根 9 牡丹皮 3 白芍 3 甘草 1 水煎服 童便 萊菔汁을 가한다.

【血證論(卷七)】

生地黃五錢 川芎 甘草各一·五錢 黃芩 蒲黃 白茅根 牡丹皮 白芍藥 側柏葉各三錢 桔梗 梔子 阿膠各二錢 童尿 萊菔汁各一杯

[中] 목표: 滋陰凉血 止血

生地黃湯 생지황탕

[經] 《千金方》 生地黃 6.0 桂枝 4.0

[中] 《壽世保元》 枸杞子 柴胡 地骨皮 天門冬 白芍 黃芩 黃連 黃芪 熟地黃 生地黃 甘草

[勿] 地黃 桂枝 右二味今加大黃特捷治小兒 寒熱進退 啼叫 腹痛

[中] 목표: 淸熱凉血 滋陰 解鬱

ㅅ

生津甘露湯 생진감로탕【東垣】

柴 升麻 1.5 防風 3.0 桃仁 3.0 杏仁 3.0 生甘草 2.0 防己 2.0 地黃 2.0 當歸 2.0 柴胡 2.0 羌活 2.0 炙甘草 2.0 黃耆 2.0 知母 2.0 黃芩 2.0 龍膽 2.0 石膏 5.0 黃柏 1.0 紅花 1.0

【古今方彙(消渴)】升麻 四分 防風 生甘 防己 生地 各五分 當歸 六分 柴胡 羌活 炙甘 黃耆 知母酒 酒芩 各一錢 龍膽酒 石膏 黃柏酒 各一錢半 紅花 少許 桃仁 五個 杏仁 十個

柴 응용: 당뇨병

生津補血湯 생진보혈탕【萬病回春】

柴 當歸 3.0 芍藥 3.0 地黃 3.0 茯苓 3.0 枳實 1.0 陳皮 1.0 黃連 1.0 沈香 1.0 JP生薑 1.0 貝母 2.0 砂仁 2.0 大棗 3.0 蘇葉子 1.0 竹瀝(竹茹 1.0)

【萬病回春(翻胃)】當歸 白灼 熟地黃 生地黃 茯苓去皮 各一錢 枳實 陳皮 黃連炒 蘇子 貝母去心 各七分 砂仁 沈香 各五分 右剉一劑 薑一片 棗一枚 水煎 竹瀝 沈香 同服

柴 응용: 젊은사람의 습관성 구토

生津湯 생진탕

經 麥門冬 3.0 黃耆 3.0 栝樓根 3.0 人蔘 3.0 牡蠣 3.0 知母 3.0 甘草 1.5 黃連 1.0 地黃 4.0

【方輿輗(卷八)(消渴)】麥門冬 黃耆 栝樓根 人蔘 黃連 牡蠣 地黃 知母

消渴嘈雜으로 고생하는 자에게 이 처방이 더더욱 좋다. 이것은 《外臺》에서부터 增損되면서 내려온 처방이다.

生化湯 생화탕【傅靑主女科】

中 當歸 24 川芎 9 桃仁 9 乾薑 2 炙甘草 2 水煎服

【景岳全書(卷六十一)(婦人規)】當歸 五錢 川芎 二錢 炙甘草 五分 炮薑 三分 桃仁 十粒 熟地黃 三錢(어떤 처방에는 熟地黃이 없음) 粗末하여 大棗 2個를 가하여 水煎服

中 목표: 活血化瘀 濕裏 補血

응용: 산후의 오로정체 자궁근종 골반내 울혈 등에서 血瘀에 寒證을 수반하는 경우

犀角大黃湯 서각대황탕

勿 犀角 2.5 茯苓 5.0 麥門冬 4.0 人參 3.0 甘草 2.5 黃芩 4.0 地黃 4.0 大黃 0.7

勿 治剛痙壯熱 頭痛 筋脈不能舒展

犀角麻黃湯 서각마황탕【千金方】

龍 犀角 2.0 麻黃 2.0 防風 2.0 獨活 2.0(崔氏는 茯苓을 사용한다) 防己 2.0 川芎 2.0 白朮 2.0 當歸 2.0 羚羊角 2.0(崔氏는 附子를 사용한다) 黃芩 2.0 石膏 4.0 生薑 3.0 甘草 3.0 杏仁 3.0(崔氏는 細辛을 사용한다) 桂心 3.0

龍 목표 · 응용: 風毒脚氣 脚氣浮腫 小便赤澁 發熱하는 경우

犀角旋覆花湯 서각선복화탕【千金方】

勿 犀角 2.5 旋覆花 4.0 橘皮 2.0 茯苓 6.0 生薑 2.0 紫蘇葉 4.0 香豉(煎汁) 大棗 6.0

勿 治脚氣腫滿或行起洪弱 小便秘洪喘息氣衝喉食嘔不下

犀角消毒飮 서각소독음【和劑局方】

龍 牛蒡子 4.0 荊芥 3.0 防風 3.0 甘草 1.0 犀角 1.0

龍 목표: 發熱 咽膈不利 痰涎多 咳 眼瞼充血 頸腺腫脹 前進發疹하는 경우
응용: 각종 발진성 전염병. 예를 들어 痲疹 성홍열 丹毒 등

犀角飮子 서각음자【醫學入門】

柴 菖蒲 3.0 木通 3.0 玄蔘 3.0 芍藥 3.0 小豆 3.0 菊花 2.0 甘草 1.0 犀角 1.0 JP生薑 1.0

柴 응용: 결막염

犀角地黃湯 서각지황탕【千金方】

經 犀角 1.0 熟地黃 8.0 芍藥 3.0 牡丹皮 2.0

中 犀角 3(粉末을 沖服 또는 先煎) 生地黃 30 赤芍 12 牡丹皮 9 水煎服

【備急千金要方(卷十二)】 犀角 一兩 生地黃 八兩 芍藥 三兩 牡丹皮 二兩

中 목표: 淸熱凉血 解毒 定驚
응용: 일본뇌염 유행성뇌척수막염 발진티프스 유행성출혈열 급성황색간위축 패혈증 등에서 血分證을 나타내는 경우
혈소판감소성빈혈병 혈우병 등에서 血熱妄行을 나타내는 경우

ㅅ

犀角湯 서각탕【醫學綱目】

龍 犀角 1.0 茵蔯蒿 4.0 茯苓 4.0 熟地黃 4.0 麥門冬 6.0 山梔子 2.0 竹葉 2.0 生薑 2.0

龍 목표 · 응용: 열병후 餘熱이 心에 伏在하여 가슴이 답답하고 경계 불면하는 경우

舒筋溫膽湯 서근온담탕【蘭軒】

柴 柴胡 3.0 芍藥 3.0 枳實 2.0 茯苓 3.0 半夏 3.0 當歸 3.0 竹茹 2.0 羚羊 1.0 木瓜 3.0 釣藤鉤 3.0 甘草 1.0 吳茱萸 1.5

勿 治瘻躄 栗園先生日 治諸癎癖攣痛效

柴 응용: 癎症의 攣急

舒筋立安湯 서근입안탕【萬病回春】

經 防風 1.2 獨活 1.2 茯苓 1.2 羌活 1.2 川芎 1.2 白芷 1.2 地黃 1.2 蒼朮 1.2 紅花 1.2 桃仁 1.2 天南星 1.2 陳皮 1.2 半夏 1.2 朮 1.2 威靈仙 1.2 牛膝 1.2 木瓜 1.2 防己 1.2 黃芩 1.2 連翹 1.2 木通 1.2 龍膽 1.2 甘草 1.2 竹瀝 1.2 附子 0.5~1.0

龍 〔-散〕 防風 1.0 羌活 1.0 獨活 1.0 茯苓 1.0 川芎 1.0 白芷 1.0 生地黃(또는 乾地黃) 1.0 古立蒼朮 1.0 紅花 1.0 桃仁 1.0 天南星 1.0 陳皮 1.0 半夏 1.0 白朮 1.0 威靈仙 1.0 牛膝 1.0 木瓜 1.0 防己 1.0 黃芩 1.0 連翹 1.0 木通 1.0 甘草 1.0 白河附子 1.0

【萬病回春(痛風)】 防風 羌活 獨活 茯苓去皮 川芎 白芷 生地 蒼朮米泔浸 紅花 桃仁去來皮 南星薑炒 陳皮 半夏薑炒 白芍去蘆 威靈仙 牛膝去蘆 木瓜 防己 酒芩 連翹 木通 龍膽草 附子少許 甘草 右剉一劑水煎入薑汁竹瀝

龍 목표: 四肢關節劇痛

응용: 관절염 관절류마티스

注: 痛風門. 통증이 심한 경우 乳香 沒藥을 가한다.

(注): 萬病回春에서는 〔-散〕

舒濕補氣湯 서습보기탕【濟生方】= 除濕補氣湯

龍 陳皮 3.0 柴胡 3.0 知母 3.0 黃芪 1.5 黃柏 1.5 古立蒼朮(또는 白朮) 5.0 當歸 5.0 五味子 1.0 甘草 1.0 藁本 2.0 升麻 2.0

龍 목표: 下肢運動麻痺 多汗喜笑 涎이 나오고 語聲이 나오지 않는 경우

응용: 뇌출혈 퇴행성 뇌질환 마비

石決明散 석결명산【眼科審視瑤函方】

柴 石決明 防風 人參 茺蔚子 車前子 知母 白茯苓 五味子 玄參 黃芩 各等分 細辛 半分 細末하여 1회 2g, 1일 3회

柴 응용: 백내장

(注): 茺蔚子=益母草子

石膏熟地煎 석고숙지전=玉女煎(p.226)

石膏知母湯 中 석고지모탕=白虎湯(p.116)

石膏知母加人蔘湯 中 석고지모가인삼탕=白虎加人蔘湯(p.116)

石膏知母桂枝湯 中 석고지모계지탕=白虎加桂枝湯(p.115)

石榴根湯 석류근탕

經 石榴根皮 4.0 苦楝皮 3.0/ 이상을 煎汁으로 하여 檳榔 末 6.0으로 복용한다. 2회 나누어 복용한다.

石葦散 석위산【普濟方】

中 石葦 6 木通 4.5 車前子 9 瞿麥 6 滑石 9 楡白皮 6 甘草 3 冬葵子 6 赤茯苓 9 水煎服

中 목표: 淸熱瀉火 利水通淋

選奇湯 선기탕【蘭室秘藏】

柴 黃芩 4.0 羌活 4.0 防風 4.0 半夏 4.0 甘草 1.0

矢 黃芩 2.0 羌活 4.0 防風 4.0 甘草 2.0 半夏 5.0

【萬病回春(頭痛)】 羌活 防風 各二錢 酒片黃芩 一錢半 冬月不用 或小子炒用 半夏薑汁炒 二錢 甘草 一錢 夏月生 冬月炙

柴 목표: 두통(前두부) 加 川芎 荊芥 柴胡 各二錢

矢 목표: 미간 전두부 미릉골부 눈 속이 아픈 것을 호소하는 경우

(注): 원본에는 식후에 복용하도록 되어 있다.

ㅅ

宣毒發表湯 선독발표탕【豆疹仁端錄】

中 升麻 6 葛根 9 前胡 3 杏仁 6 桔梗 6 枳殼 3 荊芥 3 防風 3 薄荷 2 木通 6 連翹 6 牛蒡子 6 淡竹葉 6 生甘草 2 水煎服

【醫宗金鑑. 痘科心法要訣(卷五十九)】

中 초기 마진에서 발진이 충분하지 않고 咳嗽 咽痛이 현저한 경우에 사용한다.

旋覆代赭湯 선복대자탕【傷寒論】= 旋覆花代赭石湯

旋覆花代赭石湯 선복화대자석탕【傷寒論】= 旋覆代赭湯

經 旋覆花 3.0 大棗 3.0 代赭石 3.0 甘草 2.0 人參 2.0 半夏 5.0 生薑 4.0 (JP生薑 1.0)

龍 旋覆花 3.0 甘草 3.0 大棗 3.0 人參 2.0 JP生薑 2.0 代赭石 1.0 半夏 8.0/ 물 400mL에 약을 넣고 240mL가 되게 달여 찌꺼기를 버리고, 다시 120mL가 되게 달여 3회로 나누어 복용한다.

中 旋覆花 9(2)(包煎) 黨參 12(人參 2) 代赭石 24(3)(先煎) 法半夏 9(5) 生薑 3(4) 炙甘草 2(2) 大棗 8(3) 水煎服

【傷寒論(太陽下)】 旋覆花 三兩 人參 二兩 生薑 五兩 代赭 一兩 甘草 三兩炙 半夏 半升洗 大棗 十二枚擘

龍 목표: 心下痞硬하며 신물이 올라오는 경우
응용: 위확장 위산과다증 위궤양 위암 胃의 이상 발효

中 목표: 降逆化痰 益氣和胃
응용: 만성위염 위확장 위무력증 유문경련 신경성구토 吃逆 등에서 胃氣虛의 痰飮上逆이 나타나는 경우. 또는 심장성천식 기관지염 기관지확장증 등에서 痰濕을 수반하는 경우

旋覆花湯 선복화탕【聖濟總錄】

龍 旋覆花 3.0 柴胡 3.0 檳榔 2.5 桔梗 2.5 鼈甲 2.5 桑白皮 1.5 大黃 1.5 甘草 1.5

龍 목표 · 응용: 支飮으로 胸膈實하며 痞하고 호흡이 거칠고 숨이 찬 경우. 木防己去石膏加茯苓芒硝湯證에서 熱實에 속하는 경우

旋覆花湯 선복화탕【壽世保元 雜病門】

柴 陳皮 3.0 半夏 3.0 茯苓 3.0 芍藥 3.0 人參 3.0 桔梗 3.0 細辛 2.0 旋覆花 2.0 甘草 1.0 桂枝 1.0 生薑 0.5

柴 목표: 위염 복만통 식욕부진

ㅅ

覆花湯 선복화탕【外臺】

烏頭(또는 白河附子) 1.0~3.0 旋覆花 2.0 細辛 2.0 前胡 2.0 甘草 2.0 茯苓 2.0 半夏 1.0 生薑 8.0 桂枝 4.0

龍 목표 · 응용: 胸膈痰結 痰이 아교같이 끈적하여 잘 떨어지지 않고, 소화가 안 되는 경우

鋒膏 선봉고

醫典》松脂 200 黃蠟 160 香油 600mL 翠雲草 30/ 이상을 煮하되 焦黑色이 되면 麻布로 찌꺼기를 걸러고, 응고시킨다.

愈湯 성유탕【東垣十書】☞四物湯(p.140)

惠人蔘散 漢 성혜인삼산=人蔘散(p.253)

肝明目湯 세간명목탕【萬病回春】

當歸 1.5 川芎 1.5 芍藥 1.5 地黃 1.5 黃芩 1.5 山梔子 1.5 連翹 1.5 防風 1.5 決明子 1.5 黃連 1.0 荊芥 1.0 薄荷 1.0 羌活 1.0 蔓荊子 1.0 國華 1.0 桔梗 1.0 蒺藜 1.0 甘草 1.0 石膏 3.0

〔-散〕 當歸 1.5 川芎 1.5 芍藥 1.5 乾地黃 1.5 防風 1.5 黃連 1.5 黃芩 1.5 山梔子 1.5 石膏 1.5 連翹 1.5 荊芥 1.5 薄荷葉 1.5 羌活 1.5 蔓荊子 1.5 菊花 1.5 桔梗 1.5 蒺藜 1.5 草決明子 1.5 甘草 1.5

【萬病回春(眼目)】當歸尾 川芎 赤芍 生地黃 黃連 黃芩 梔子 石膏 連翹 防風 荊芥 薄荷 羌活 蔓荊子 菊花 白蒺藜 草決明 桔梗 甘草 各等分

龍 목표 · 응용: 充血腫脹 疼痛性眼病

가감법: 통증이 심한 경우에는 烏頭 1.0을 가한다.

시야에 별이나 구름이 낀 것 같은 경우에는 木賊 1.5를 가하고, 蒺梨를 배로 하며 芍藥은 뺀다.

風熱充血이 심한 경우에는 膽草 柴胡 各 2.0을 가하고 薄荷를 뺀다.

大便實에는 大黃 2.0을 가한다

肝湯 소간탕【萬病回春】

柴胡 5.0 當歸 5.0 桃仁 3.0 芍藥 3.0 靑皮 3.0 川芎 3.0 枳殼 2.0 黃連 1.0 紅花 1.0 吳茱萸 0.5

【萬病回春(脇痛)】黃連 吳茱萸煎汁炒二錢 (柴)胡 當歸 各一錢半 靑皮 桃仁研如泥 枳殼麩炒 各一錢 川芎 白芍藥 各七分 紅花 五分

矢 목표: 瘀血에 의한 左脇下에 통증이 발생, 左脇腹痛의 긴장이 있는 경우

ㅅ

응용: 좌협복통 늑간신경통 타박흉통 췌장염

消疳飮 소감음【濟生方】

經 人蔘 4.0 神麴 4.0 茯苓 4.0 朮 4.0 黃連 2.0 靑皮 2.0 縮砂 2.0 甘草 2.0 胡黃連 1.0

矢 人蔘 3.0 神麴 3.0 茯苓 3.0 黃連 1.5 靑皮 1.5 縮砂 1.5 甘草 1.5 胡黃連 0.5

矢 목표: 장간막결핵으로 경과가 오래되어 虛狀을 나타내 따라서 열은 없고 갈증이 적은 경우

참고: 초기 소아비감증에서 한열왕래 지속되는 고열 小便赤 口渴을 호소하는 경우에는 淨腑湯, 오래되어 허상을 띄며 열이 없고 갈증이 적은 경우에는 消疳飮

消疳退熱飮 소감퇴열음

勿 靑黛 2.0 檳榔 4.0 使君子 4.0 木通 4.0 牽牛子 2.0 柴胡 4.0 莪朮 4.0 枳實 4.0 黃芩 4.0 甘草 2.5

勿 消疳飮의 증으로서 약간 實에 속하는 경우를 치료한다.

消疳敗毒散 소감패독산【萬病回春】

柴 防風 3.0 獨活 3.0 連翹 2.0 荊芥 2.0 黃連 1.0 蒼朮 3.0 知母 2.0 黃柏 2.0 芍藥 3.0 茯苓 3.0 龍膽 2.0 木通 2.0 柴胡 2.0 甘草 1.0 燈心草 2.0

【萬病回春(下疳)(方名은 기재되어 있지 않음)】防風 獨活 各六分 連翹 黃連 蒼朮 知母各六分 黃柏 赤芍 赤茯苓 木通 龍膽草各九分 柴胡 一錢半 甘草稍 三分 右剉一劑燈草二十四根水煎空心熱服如有便毒量人虛實 如大黃 二錢

矢 응용: 下疳 베체트병

小建中湯 소건중탕【傷寒論】

經 桂枝 4.0 生薑 4.0(JP生薑 1.0) 大棗 4.0 芍藥 6.0 甘草 2.0/ 이상을 법대로 달여 찌꺼기를 버리고, 膠飴 20.0을 가하여 다시 달이는데 끓어오른지 5분되면 불을 끄고 溫服한다.

龍 桂枝 3.0 甘草 3.0 大棗 3.0 芍藥 6.0 水飴 40.0 JP生薑 1.0/ 물 280mL에 水飴 이 외의 약을 넣고 120mL가 되게 달인 후 찌꺼기를 버

【傷寒論(太陽中)】桂枝三兩去皮 甘草三兩炙 大棗十二枚擘 芍藥六兩 生薑三兩切 膠飴一升

龍 목표: 허로성 피로 또는 복통 또는 悸 또는 眩 또는 설사 또는 변비 또는 혈관투과성항진에 의한 출혈 또는 황달 또는 근통

응용: 腺病質 신경쇠약 심계항진증 편도선비대증 아데노이드 나력 폐문림프절종창 결핵성복막염 위무력증 위하수 위산과다증 위궤양 위암 소화불량 복통 황달 탈장 탈항

리고, 水飴를 가하여 조금씩 따뜻하게 하여 녹이고 3회로 나누어 복용한다(편법: 일반전탕법. 다만 膠飴 1個 또는 水飴茶匙 2杯를 찌꺼기를 버린 후 약에 가하며 녹인다).

中 桂枝 9(4) 白芍 18(6) 炙甘草 9(2) 生薑 9(4) 大棗 9(4) 膠飴 30~60(20)(冲服) 水煎服

야뇨증 천식 코피 夜啼 각기 저혈압증 고혈압증 자반병 안저출혈 결막염

中 목표: 緩急止痛 溫中補虛

응용: 소아의 제부선통 위장신경증 만성위염 만성간염 위십이지장궤양 경련성변비 과민성결장증후군 등에서 脾虛의 복통을 나타내는 경우. 소아나 허약자의 감기에도 사용한다.

(注): 가감법: 加附子〔附子建中湯(p.131)〕 合人蔘湯〔建理湯(p.24)〕

小建中湯加附子 소건중탕가부자 = 附子建中湯(p.131)☞小建中湯

小建中湯合人蔘湯 소건중탕합인삼탕 = 建理湯☞小建中湯

疎經活血湯 소경활혈탕【萬病回春】

經 當歸 2.0 地黃 2.0 蒼朮 2.0 川芎 2.0 桃仁 2.0 茯苓 2.0 芍藥 2.5 牛膝 1.5 威靈仙 1.5 防己 1.5 羌活 1.5 防風 1.5 (龍)膽 1.5 陳皮 1.5 生姜 1.0 (JP生薑 1.0) 白芷 1.0 甘草 1.0

龍 乾地黃 3.0 白朮 3.0 牛膝 3.0 威靈仙 3.0 陳皮 3.0 桃仁 3.0 川芎 2.5 防己 2.5 羌活 2.5 防風 2.5 (龍)膽 2.5 白芷 2.5 茯苓 1.0 甘草 1.0 JP生姜 1.0 當歸 3.5 芍藥 4.5

中 當歸 6 白芍 6 熟地黃 3 川芎 3 蒼朮 3 茯苓 3 桃仁 3 牛膝 3 川芎 3 防己 3 威靈仙 3 羌活 3 防風 3 白芷 3 龍膽草 3 陳皮 3 炙甘草 3 生姜 3 水煎服

龍 목표: 偏身疼痛 특히 左足痛이 심하고 낮에는 가벼우나 밤에 심해지는 경우

응용: 신경통 류마티스 요통 부종 반신불수

가감법

痰이 있는 경우는 天南星 半夏 各 6.0을 가한다.

상반신 및 臂痛에는 桂皮 3.0을 가한다.

하반신 및 足痛에는 木瓜 木通 各 4.0 黃柏 2.0 薏苡仁 6.0을 가한다.

氣虛에는 人參 白朮 各 3.0 龜板 2.0을 가한다.

中 목표: 祛風濕 補血 活血化瘀

응용: 잠을 잘 못자서 생긴 통증 다발성관절염 변형성관절염 관절증 견관절주위염 頸肩腕증후군 요통증 좌골신경통 만성관절류마티스 등에서 풍습비(風濕痺) 血虛를 나타내는

경우. 뇌혈관장애후유증에도 사용한다.

小薊飮子 소계음자【濟生方】

中 生地黃 24 小薊 12 藕節 12 炒蒲黃 6(包煎) 山梔子 9 滑石 15 木通 9 淡竹葉 9 當歸 6 生甘草 3 水煎服

【丹溪心法(卷二)】生地黃 小薊 滑石 通草 淡竹葉 炒蒲黃 藕節 當歸(酒浸) 炒梔子 炙甘草各半兩

中 목표: 涼血止血 淸熱利水
응용: 급성요로감염증(방광염 신우신염 신결핵 요도염 등) 요로결석 등에서 血淋을 나타내는 경우

蘇恭一方犀角湯 소공일방서각탕【外臺】

勿 犀角 2.0~4.0 羚羊 2.0~4.0 射干 3.0 沈香 2.0 木香 2.0 丁香 1.0 石膏 6.0~12.0 麥門冬 4.0 竹茹 2.0~4.0 麝香 0.1~0.3 人參 3.0 茯苓 4.0

勿 蘇恭云 若風熱輕 但毒氣入胃 唯心悶煩 索水灑胸面 乾嘔 好叫欲斷絶者 服此

ㅅ

消毒丸 소독환

經 滑石 1.5 連翹 1.5 木通 1.5 黃芩 1.5 瞿麥子 1.5 大黃 1.0 甘草 1.0 蟬退 1.0

經 피부염

小半夏加茯苓湯 소반하가복령탕【金匱要略】

經 半夏 6.0 生薑 6.0(JP生薑 1.5) 茯苓 5.0

龍 半夏 8.0 生薑(반드시 짓찧은 生薑) 8.0 茯苓 3.0/ 물 280mL에 약을 넣고 60mL가 되게 달여 2회로 나누어 복용한다.

中 半夏 12(6) 生薑 9(6) 茯苓 9(5) 水煎服

【金匱要略(痰飮 · 咳嗽)】半夏一升 生薑 茯苓三兩一法四兩

龍 목표 · 응용: 嘔吐 心下痞 眩悸를 수반한 경우
응용: 급성 또는 만성위염 멀미 임신구토 신경성구토 등에서 痰飮에 의한 경우
陽虛에 사용한다(太陰虛에는 乾薑人蔘半夏丸).

小半夏湯 소반하탕【金匱要略】

經 半夏 7.0 生薑 7.0(JP生薑 1.5)

龍 半夏 8.0 生薑(반드시 짓찧은 生薑) 8.0/ 물 280mL에 약을 넣고 60mL가 되게 달여 2회로 나누어 복용한다.

中 半夏 9 生薑 2 水煎服

【金匱要略(痰飮咳嗽病)】 半夏一升 生薑半斤

龍 목표 · 응용: 구토 또는 吃逆

中 목표: 和胃降逆

小百中飮 소백중음

《醫典》 山歸來 1.5 人蔘 0.5 當歸 0.5 川芎 0.5 茯苓 0.5 黃連 0.5 牛膝 0.3 甘草 0.3

【療治經驗筆記】

치조농루 －加接骨木

少腹逐瘀湯 소복축어탕【醫林改錯】

中 當歸 9 川芎 6 赤芍 6 五靈脂 6 蒲黃 9 延胡索 3 沒藥 6 肉桂 3(焗服) 小茴香 6 乾薑 3 水煎服

【醫林改錯(下卷)】 炒小茴香七粒 炒乾薑二分 延胡索 沒藥 川芎 官桂各一錢 赤芍藥 炒五靈脂各二錢 蒲黃三 · 五錢 當歸三錢

中 목표: 溫裏祛寒 活血化瘀 止痛
응용: 월경곤란증 부정성기출혈 냉증 불임증 자궁근종 등에서 血瘀에 寒證을 수반한 경우

ㅅ

消痞湯 소비탕【濟世】

經 白朮 3.0 茯苓 3.0 陳皮 3.0 半夏 3.0 澤瀉 2.5 人蔘 2.5 枳實 1.5 厚朴 1.5 縮砂 1.5 黃連 0.8 JP生薑 0.8

【古今方彙(痞)】 人蔘 白朮 茯苓 陳皮 半夏 厚朴酒炒 枳實 黃連 砂仁 澤瀉

小檳榔湯 소빈랑탕【千金本無方名】

勿 檳榔 4.0 半夏 2.5 茯苓 4.0 桂枝 3.0 甘草 2.5 生薑 2.0

中 檳榔子 陳皮 紫蘇葉 生薑 甘草

勿 治脚氣 心煩悶 氣急不全 栗園先生曰治脚氣嘔吐効
濕脚氣 脚氣衝心에 대해서 초기에 부종이 심하고 체력이 좋은 경우에는 越婢加朮湯 十棗湯 唐侍中一方 鷄鳴散加茯苓 등을, 경증의 부종에는 小檳榔湯 大檳榔湯 九味檳榔湯加吳茱萸茯苓 등, 허약자 및 좌심실 부전을 겸할 때는 七味降氣湯 沈香降氣湯 合豁胸湯 등을 사용한다.

消暑湯 소서탕【松原】

勿 半夏 2.0 石膏 10.0 茯苓 5.0 生薑 2.0

勿 治夏日熱甚 嘔吐 食不下 頭痛煩渴者

消石大圓 소석대원【東洞】

經 消石 6.0 大黃 8.0 人蔘 2.0 甘草 2.0 當歸 1.0/ 이상을 糊丸으로 하여 1회 1.5g 복용

勿 (丸散方) 消石 六兩 大黃 八兩 人蔘 甘草 各二兩 當歸 一兩 治十二癥瘕及婦人帶下 絕産無子 并服寒食散而腹中癥瘕美者

消石礬石散 소석반석산【金匱要略】

經 消石 礬石/ 2味를 細末하여 大麥粥汁에 섞어 1회 3.0g 복용

【金匱要略(黃疸)】消石 礬石燒 等分
【類聚方廣義】黃胖病 腹滿有塊 胸膈躁動 短氣不能起步者

小續命湯 소속명탕【千金方】= 千金續命湯

經 附子 0.6 防風 2.0 芍藥 2.0 防己 2.0 麻黃 2.0 川芎 2.0 黃芩 2.0 桂枝 2.0 生薑 2.0(JP生薑 1.0) 杏仁 3.5 甘草 1.0 人蔘 1.0

龍 麻黃 4.0 桂枝 4.0 甘草 4.0 生薑(반드시 짓찧은 生薑) 10.0 人蔘 2.0 川芎 2.0 炮附子(또는 白河附子) 2.0 防己 2.0 芍藥 2.0 黃芩 2.0 防風 3.0

中 麻黃 6(2) 防己 12(2) 防風 9(2) 黃芩 9(2) 桂枝 9(2) 党參 12(人蔘 1) 白芍 9(2) 川芎 6(2) 杏仁 6(4) 附子 6(1)(先煎) 炙甘草 3(1) 生薑 3(2) 水煎服

【備急千金要方(諸風)】
【千金翼方(中風)》】麻黃去節 防己 人蔘 桂心 黃芩 芍藥 芎藭 杏仁去皮尖 甘草炙 各一兩 附子炮一枚去皮 防風一兩半 生薑五兩切

龍 목표 · 응용: 중풍으로 昏瞑하며 知覺麻痺 痙性麻痺 大小便失禁의 경우

中 목표: 通陽化濕 活血止痛
응용: 관절염 경견완증후군 요통증 만성관절류마티스 등에서 風濕痺를 나타내는 경우
또는 안면신경마비 반신불수 등에 사용한다.

☞大續命湯(p.75) 續命湯(p.180)

消水聖愈湯 소수성유탕【時方妙用】

勿 桂枝 3.0 生薑 2.0 甘草 2.5 大棗 6.0 麻黃 3.0 細辛 3.0 附子 0.2 知母 4.0 防己 4.0

勿 即桂姜草棗黃辛附湯方中加知母防己以附子代天雄
治水第一方 然兩手脈浮而數 足趺陽脈而數 診法絲毫不錯一服必驗

小承氣湯 소승기탕【傷寒論】

經 大黃 2.0 枳實 2.0 厚朴 3.0

龍 大黃 4.0 厚朴 2.0 枳實 4.0/ 물 160mL에 약을 넣고 50mL가 되게 달여 2회로 나누어 복용한다.

中 厚朴 5 大黃 9 枳實 9 水煎服

【傷寒論(陽明)】 大黃 四兩 厚朴 二兩炙去皮 枳實 三枚大者炙

龍 목표: 腹滿便秘 또는 潮熱 惡熱自汗 또는 譫妄 또는 吃逆
응용: 급성열병 변비 뇌증

中 목표: 利氣破結通便

(注): 변비가 主가 되며, 복만은 부수적이다.

小柴胡加地黃湯 소시호가지황탕【本事方】

勿 柴胡 5.0 黃芩 4.0 人蔘 4.0 甘草 2.5 生薑 2.0 大棗 5.0 半夏 2.5 地黃 4.0

勿 卽 小柴胡湯方中加地黃
治婦人室女 傷寒發熱 或發寒熱 經水適來 或適斷 晝則明了 夜則譫語 如見鬼狀 亦治產後惡露方來 勿爾斷絕

小柴胡湯 소시호탕【傷寒論】= 三禁湯

經 柴胡 7.0 半夏 5.0 生薑 4.0(JP生薑 1.0) 黃芩 3.0 大棗 3.0 人蔘 3.0 甘草 2.0

龍 柴胡 8.0 半夏 8.0 黃芩 3.0 人蔘 3.0 大棗 3.0 甘草 3.0 JP生薑 1.0/ 물 480mL에 넣고 240mL가 되게 달여 찌꺼기를 버리고 120mL가 되게 다시 달여 3회로 나누어 복용한다 (편법: 唐柴胡이면 8.0, 三島柴胡이면 6.0 충분).

中 柴胡 12(7) 黃芩 9(3) 製半夏 9(5) 党參 6(人蔘3) 生薑 6(4) 炙甘草 6(2) 大棗 6(3) 水煎服

【傷寒論(太陽中)】 柴胡半斤 黃芩三兩 人蔘三兩 半夏半升洗 甘草炙 生薑各三兩切 大棗十二枚擘

經 《瘰癧가미방》 貝母 夏枯草 各 3.0 栝樓根 牡蠣 青皮 各 2.0 – 合四物湯(柴胡四物湯)

龍 목표: 胸脇苦滿 또는 往來寒熱 또는 微熱 또는 無熱 또는 식욕부진 舌白苔 구토 또는 흉통 또는 咳痰 또는 변비 또는 설사 또는 임프선종창 또는 복통 또는 側頸腫脹疼痛 또는 頭汗 또는 四肢苦煩熱 또는 신경질 또는 황달
응용: 감기 유행성 감기 폐렴 늑막염 천식 임파선염 편도선염 이하선염 중이염 유양돌기염 나력 경선염 간염 황달 담낭염 담석 위염 위통 신경질 노이로제 전간
가감법
胸中煩 不嘔: 去半夏 人蔘 加栝樓實 3.0
渴: 去半夏 加栝樓根 4.0으로 하고, 人蔘을 4.5로 한다☞p.147
腹中痛: 去黃芩 加芍藥 3.0
脇下痞痺: 去大棗 加牡蠣 4.0

ㅅ

心下悸 小便不利: 去黃芩 加茯苓 4.0
渴은 없으나 外에 微熱: 去人蔘 加桂枝 3.0
기침: 去人蔘 大棗 生薑 加五味子 3.0 乾薑 2.0

中 효능: 和解半表半裏 淸熱透表 疏肝解鬱 補氣健脾 和胃止嘔
가감법
오한 두통 신체통 등의 表寒이 수반: 荊芥 防風 桂枝 등을 가한다.
熱證이 심한 경우: 桔梗 石膏를 가하거나(小柴胡湯加桔梗石膏), 金銀花 連翹 板藍根 등을 배합한다.
口渴 乾咳 粘痰 등을 津液不足 증후: 燥性의 半夏를 빼고 天花粉(栝樓根)을 가하여 자윤시켜 담의 분비를 돕는다(柴胡去半夏加栝樓湯 《傷寒論》).
복통 복부팽만감을 수반하지 않는 변비: 芒硝를 가하거나(柴胡加芒硝湯 《傷寒論》), 麻子仁을 배합한다.
暴飮暴食 등으로 설사: 蒼朮 白朮 茯苓 澤瀉 猪苓 등을 가한다.
冷: 乾薑 附子 肉桂를 가한다.
통증: 白芍 木香 厚朴 등을 가한다.
엑기스제 小柴胡에 平胃散을 합방하거나 또는 五苓散을 합방한다(柴平湯 柴苓湯).
기관지염 폐렴: 小柴胡湯加桔梗石膏 小柴胡湯合小陷胸湯 柴胡枳桔湯 小柴胡湯合麻杏甘石湯을 사용한다.
만성간염: 小柴胡湯合當歸芍藥散을 사용한다.
월경전긴장증: 柴胡桂枝湯 小柴胡湯合桂枝茯苓丸 등도 사용한다.
급성간염: 小柴胡湯加黃連 山梔子를 사용한다. 황달이 있다면 茵蔯蒿湯 茵蔯五苓散을 합방한다.
銀翹散 葛根湯加石膏을 사용하는 표열에는 小柴胡湯合葛根湯加石膏를, 편도염 중이염 등에서 화농 경향이 있으면 桔梗石膏를 가하여 사용하면 좋다.
고열이 지속되어 발한이 심하고 구갈이 심하여 물을 한없이 마시고 싶다든지, 물을 마셔도 곧 입이 마르거나 곧 요량이 감소한다. 이것은 고열에 의한 발한으로 인한 현상이다. 입은 건조하며 舌苔도 黃色을 나타낸다. 小柴胡湯에 소염해열의 효과가 강한 石膏 知母를 가한다(柴白湯).
야위어서 체내 수분이 적은 경우에는 탈수에 의한 구갈이 발생하는데, 이 상태에서는 半夏를 감량 혹은 빼고 (半夏는 건조성이 강하여 탈수를 촉진한다) 天花粉(栝樓根)을 가한다(柴胡去半夏加栝樓湯). 여기에 麥門冬 沙參 生地黃 등을 가하면 좋다.
弛張熱을 띠는 발열성질환에서 만성일 경우에는 桂枝茯苓丸 大黃牡丹皮湯合桃核承氣湯을 병용한다.
신경성 기침에는 小柴胡湯合半夏厚朴湯을 사용한다(柴朴湯).
기관지천식에는 15세 정도까지는 체질개선에 小柴胡湯合半夏厚朴湯 혹은 大柴胡湯合半夏厚朴湯이 좋고, 성인에게는 여기에 桂枝茯苓丸의 병용 또는 防風通聖散合通導散을 사용한다.
경련성통증이 없으면 白芍은 필요하지 않고, 小柴胡湯加枳實으로 치료하는 것이 좋다. 복부팽만이 있다면 厚朴을 가한다.

漢 〔감기의 耳鳴〕 合香蘇散(柴蘇飮)
小柴胡湯으로 사라지지 않는 소양의 열 – 合黃連解毒湯(柴胡解毒湯)

[柴] 熱이 심하면서 煩渴 구토: 加麥門冬 5.0 竹葉 3.0(人參飮子)《十便》

小柴胡湯加桔梗石膏 소시호탕가길경석고

[經] 柴胡 7.0 半夏 5.0 生薑 4.0(JP生薑 1.0) 黃芩 3.0 大棗 3.0 人蔘 3.0 桔梗 3.0 甘草 2.0 石膏 10.0

[藥] 응용: 咽喉腺이 붓고 아픈 다음 증상: 편도염 편도주위염

小柴胡湯加黃連茯苓 소시호탕가황련복령

[經] 柴胡 7.0 半夏 5.0 生薑 3.0(JP生薑 1.0) 黃芩 3.0 大棗 3.0 人蔘 3.0 茯苓 3.0 甘草 2.0 黃連 1.0

[經] 小柴胡湯 加黃連 1.0 茯苓 3.0 대부분은 生薑을 뺀다.

(注): 신염 신증후군

小柴胡湯合四物湯 소시호탕합사물탕＝柴胡四物湯(p.190)

☞小柴胡湯

小柴胡湯合小陷胸湯 [矢] 소시호탕합소함흉탕＝柴陷湯(p.187)

[柴] 응용: 늑막염

☞小柴胡湯

小柴胡湯合五苓散 [矢] 소시호탕합오령산＝柴苓湯(p.185)

☞小柴胡湯

小柴胡湯合黃連解毒湯 소시호탕합황련해독탕＝柴胡解毒湯☞小柴胡湯(p.171)

小柴胡合半夏厚朴湯 소시호합반하후박탕＝[藥] 柴朴湯(p.185)

☞小柴胡湯

[經] 柴胡 7.0 半夏 5.0 生薑 4.0(JP生薑 1.0) 黃芩 3.0 大棗 3.0 人蔘 3.0 厚朴 3.0 甘草 2.0 紫蘇葉 2.0 茯苓 5.0

消食散 소식산【重慶中醫研】

[中] 鷄內金 麥芽 山査子를 등분으로 粉末하여 1회 6~9g 복용한다.

[中] 목표: 理氣消食

응용: 소화불량에 대한 기본방이다.

消食淸鬱湯 소식청울탕【萬病回春】

柴 陳皮 2.5 半夏 2.5 茯苓 2.5 神麴 2.5 山査子 2.5 川芎 2.5 麥芽 2.5 枳殼 2.5 山梔子 2.5 蒼朮 3.0 藿香 1.0 黃連 1.0 甘草 1.0 JP生薑 1.0

【萬病回春(嘈雜)】 陳皮 半夏薑汁炒 白茯苓去皮 神麴炒 梔子炒 黃連薑汁炒 蒼朮米泔浸 藿香 甘草 右剉一劑生姜三片水煎服

柴 목표: 급성위염 오심발열

小寧心湯 소영심탕☞大寧心湯(p.77)

小溫經湯 소온경탕【醫學入門】

柴 當歸 2.0 芍藥 2.0 川芎 2.0 桂枝 2.0 牡丹皮 2.0 莪朮 2.0 人蔘 4.0 甘草 4.0 牛膝 4.0

【古今方彙(調經)】 當歸 芍藥 川芎 官桂 丹皮 莪朮 各五分 人蔘 甘草 牛膝 各一錢

柴 응용: 冷으로 발생한 월경부조

逍遙散 소요산【和劑局方】= 經 八味逍遙散 中 消鬱散

經 當歸 3.0 芍藥 3.0 柴胡 3.0 朮 3.0 茯苓 3.0 生薑 3.0(JP生薑 1.0) 甘草 1.5 薄荷 1.0

龍 當歸 3.0 芍藥 3.0 茯苓 3.0 白朮 3.0 柴胡 3.0 JP生薑 1.0 甘草 1.5

中 柴胡 6(3) 白芍 9(3) 當歸 9(2) 白朮 9(3) 茯苓 9(3) 生薑 3(3) 炙甘草 3(2) 薄荷 2(1) 水煎服

【和劑局方(卷九)(婦人諸疾)】 甘草微炙赤半兩 當歸去苗剉微炒 茯苓去皮白者 芍藥白 白朮 柴胡去苗各一兩 右爲粉末每服二錢 水一大盞燒生薑一塊切片薄荷少許同煎至七分去渣熱服不拘時候

龍 목표: 피로성으로 手心足心煩熱하며 肢體痛 頭重 眼昏 胸悶 頰赤하며 渴 發熱盜汗 食慾減退 눕고자 하고 寒熱 또는 羸瘦咳嗽하는 경우 또는 월경 복부창만 하는 경우

응용: 월경불순 월경과 관련된 제증 대하 노이로제 불면증 심계항진 기울증

가감법

오심번열: 加麥門冬 6.0 地骨皮 2.5

폐경: 加桃仁 4.0 紅花 1.5

복통: 加延胡索 3.0

咳: 加五味子 1.5 紫菀 2.5

객담: 加半夏 4.0 貝母 栝蔞仁 各 3.0

소화불량: 加山梔子 神麴 各 2.0

구갈: 加麥門冬 天花粉 各 4.0

마음이 진정되지 않고 가슴이 벌렁거림 :加酸棗仁 6.0 遠志 3.0

血虛煩熱하며 월경불순 臍腹張痛 痰嗽潮熱하는 경우: 加薄荷葉 1.5 知母 地骨皮 各 3.0 또는 加黃芩 3.0

(注): 龍 개정판에 따른다(薄荷葉이 빠

져있다).

龍 舊版에는 黃連 陳皮 薄荷가 들어 있다.

中 목표: 疏肝解鬱 健脾補血 調經
응용: 자율신경실조증 갱년기증후군 신경성위염 위십이지장궤양 만성위염 만성간염 담낭염 초기 간경변 만성유선염 월경불순 월경곤란증 월경전기증후군 유선증 과민성결장증 신경성설사증 방광신경증 만성방광염 등에서 肝虛蒸結 氣血兩虛를 띠는 경우

逍遙解毒湯 소요해독탕【黴瘡約言】

勿 金銀花 3.0 當歸 4.0 芍藥 4.0 白朮 2.5 茯苓 2.5 蒼朮 2.5 桂枝 2.5 沙蔘 2.5 丁香 1.0 木通 1.0 甘草 0.6

勿 治楊梅結毒不除 腹中有熱 肌肉瘦削 俗呼日濕勞 或服輕粉劑後發生變 或諸瘡久不愈

消鬱散 中 소울산=逍遙散

蘇子降氣湯 소자강기탕【和劑局方】

經 紫蘇子 3.0 半夏 4.0 陳皮 2.5 厚朴 2.5 前胡 2.5 桂枝 2.5 當歸 2.5 大棗 1.0 甘草 1.0 乾薑 0.5

龍 紫蘇子 5.0 半夏 5.0 陳皮 2.0 厚朴 2.0 前胡 2.0 肉桂 2.0 大棗 2.0 當歸 3.0 甘草 1.0 JP生薑 1.0

中 紫蘇子 9(3) 製半夏 9(4) 前胡 6(3) 厚朴 6(3) 當歸 9(3) 陳皮 6(3) 生薑 3(1) 炙甘草 3(1) 肉桂 1.5(桂枝 3)(冲服) 水煎服

【和劑局方(卷三)】 紫蘇子 半夏湯洗七次 各二兩半 川當歸去蘆一兩半 甘草爁 二兩 前胡去蘆 厚朴去粗皮薑汁拌炒 各一兩 肉桂去皮 一兩半 (一本有陳皮去白一兩半) 右爲細末每服二大煎水一盞半入生薑二片棗子一個紫蘇五葉同煎至八分去滓熱服不拘時候

龍 목표: 上盛下虛하며 痰涎壅塞 喘促短氣咳嗽하는 경우 또는 頭目昏眩 腰痛脚弱 肢體倦怠 腹痛便秘부종인 경우
응용: 기관지천식 폐기종 각기부종 토혈 코피 口中糜爛 이명
가감법
肉桂를 빼고 天南星 4.0을 가한다.

中 목표: 降氣平喘 溫化痰濕
응용: 심장성천식 폐기종 만성기관지염 등에서 寒痰의 喘咳를 나타내는 경우

(注): 足冷한 喘息(療治經驗筆記)

蘇子湯 소자탕【外臺】

龍 紫蘇子 3.0 乾薑 3.0 橘皮 3.0 茯苓 3.0 半夏 4.0 桂枝 1.0 人參 1.0 甘草 1.0

勿 紫蘇子 4.0 乾薑 2.0 橘皮 2.0 茯苓 5.0 半夏 2.0 桂枝 3.0 人參 3.0 甘草 2.5

龍 목표 · 응용: 喘息으로 虛氣上迫滿 또는 氣不通 煩悶喘嘔하는 경우

勿 療氣上迫滿 或氣不通 煩悶喘嘔

小青龍加石膏湯 소청룡가석고탕【金匱要略】

經 麻黃 3.0 芍藥 3.0 乾薑 3.0 甘草 3.0 桂枝 3.0 細辛 3.0 五味子 3.0 半夏 6.0 石膏 5.0

龍 麻黃 3.0 芍藥 3.0 細辛 3.0 乾薑 3.0 甘草 3.0 桂枝 3.0 五味子 3.0 半夏 8.0 石膏 2.0/ 물 400mL에 麻黃을 넣고 320mL가 되게 달여 거품을 버리고, 여기에 나머지 약을 달여 120mL가 되게 한 후 3회로 나누어 복용한다. 허약자 소아는 적절하게 감량한다.

【金匱要略(肺痿肺癰欬嗽上氣病)】 麻黃 三兩 芍藥 三兩 桂枝 三兩 細辛 三兩 甘草 三兩 乾薑 三兩 五味子 半升 半夏半升 石膏二兩

經 小青龍湯에 石膏 5.0을 가한다.

龍 목표: 小青龍湯證에서 內熱이 있으며 번조 또는 咳逆上氣하는 경우
응용: 小青龍湯과 같다.

藥 응용: 목에서 갈증이 느껴지는 다음의 모든 증상: 기관지염 기관지천식 콧물 맑은 물같은 가래를 수반한 기침 비염

小青龍湯 소청룡탕【傷寒論】= 中 溫肺化飮湯

經 麻黃 3.0 芍藥 3.0 乾薑 3.0 甘草 3.0 桂枝 3.0 細辛 3.0 五味子 3.0 半夏 6.0

龍 麻黃 3.0 芍藥 3.0 細辛 3.0 乾薑 3.0 甘草 3.0 桂枝 3.0 五味子 3.0 半夏 8.0/ 물 400mL에 麻黃을 넣고 320mL가 되게 달여 거품을 버리고, 여기에 나머지 약을 넣고 120mL가 되게 달여 3회로 나누어 복용한다.

中 麻黃 6(3) 桂枝 6(3) 乾薑 3(3) 炙甘草 3(3) 細辛 3(3) 製半夏 9(6) 白芍 9(3) 五味子 6(3) 水煎服

【傷寒論(太陽中)】 麻黃 三兩去節 芍藥 三兩 五味子 半升 乾薑 三兩 甘草 三兩炙 桂枝 三兩去皮 半夏 半升湯洗 細辛 三兩

龍 목표: 발열 또는 無熱 咳痰 또는 喘 또는 구갈 또는 설사 또는 噎 또는 小便不利 下腹膨滿 또는 부종 또는 涎沫 또는 流淚
응용: 기관지염 천식 폐렴 백일해 신염 네프로제 방광염 위산과다증
가감법
渴하는 경우는 半夏를 빼고 栝樓根 3.0을 가한다.
微利하는 경우에는 麻黃을 빼고 蕘花를 熬하여 4.0을 가한다.
噎하는 경우는 麻黃을 빼고 炮附子

0.3 (또는 白河附子 1.0)을 가한다.
小便不利少腹滿에는 麻黃을 빼고 茯苓4.0을 가한다.
喘에는 麻黃을 빼고 杏仁 4.0을 가한다.

中 목표: 辛溫解表 溫肺化痰 平喘止咳 利水

응용: 감기 인플루엔자 기관지염 기관지폐렴 폐기종 기관지천식의 발작기 등에서 表證을 수반하는 한담의 천해를 나타내는 경우
또는 초기 급성신염 등에서 풍수를 나타내는 경우. 알레르기성 비염 등에 사용한다.

가감법

風水에 대해서는 麻黃 桂枝 細辛 등의 이뇨작용과 항아나필락시스효과를 이용한다. 일반적으로 石膏를 배합하여 麻黃의 이뇨작용을 강화하는 것이 좋다(小靑龍湯加石膏).

惡寒 무한(無汗) 등의 表實의 증후에는 麻黃 桂枝를 증량한다.

微惡寒 自汗 등의 표허의 증후에는 桂枝 白芍을 주로하고 生薑 大棗를 가하며, 麻黃은 감량하든지 蜜炙麻黃으로 바꾼다. 표증이 없이 咳嗽 호흡곤란이 남아 있는 경우에는 麻黃 桂枝를 빼고 杏仁을 가한다(蜜炙麻黃은 發汗作用이 적기 때문에 사용하더라도 좋다).

다량의 묽은 痰 胸苦 咳嗽 등이 주가 되는 경우는 細辛 半夏를 증량하고 茯苓 陳皮 등을 배합한다(二陳湯과의 합방).

舌質紅 口乾 안절부절하는 등의 熱證이 보이는 경우에는 石膏를 배합한다(小靑龍湯加石膏).

알레르기성 비염: 재채기를 연발하고 콧물이 흐르는 경우에는 小靑龍湯 또는 麻黃附子細辛湯을 사용한다. 추위나 수족냉이 심한 경우에는

ㅅ

小青龍湯에 附子를 가한다(小青龍湯合麻黃附子細辛湯에 해당한다).

늑막염: 흉수가 고인 습성늑막염에 越婢加朮湯 小青龍湯加石膏 小青龍湯加杏仁石膏를 사용한다.

호흡기계의 염증: 급성염증(기관지염)에는 일반적으로 小青龍湯加杏仁 石膏 紫蘇子 桑白皮 가 좋다. 엑기스제로는 小青龍湯과 麻杏甘石湯 합방한다.

矢 慢性虛寒 천식 - 加茯苓 杏仁

小青龍合麻杏甘石湯 소청룡합마행감석탕

經 麻黃 3.0 芍藥 3.0 乾薑 3.0 甘草 3.0 桂枝 3.0 細辛 3.0 五味子 3.0 半夏 6.0 杏仁 4.0 石膏 10.0

ㅅ

消蟲湯 소충탕

漢 使君子 1兩 檳榔子 5分 甘草 1分 苦楝根皮 3分

【衆方規矩(藥方國字類聚)】 使君子 檳榔子 苦楝根皮 甘草

기생충을 제거한다.

(注): 苦楝根皮: 멀구슬나무의 근피로서 적색부분은 버리고 흰 껍질만 사용

小品奔豚湯 소품분돈탕【腹證奇覽】

經 炙甘草 3.0 李根皮 5.0 葛根 5.0 黃芩 2.0 桂枝 2.0 栝樓仁 2.0 人蔘 2.0 川芎 2.0

【腹證奇覽(後編)】 炙甘草 八分 李根皮 葛根 各一錢五分 黃芩 桂心 栝樓仁 人蔘 各四分 竹節 川芎 五分

消風散 소풍산

經 當歸 3.0 地黃 3.0 石膏 3.0 防風 2.0 蒼朮 2.0 牛蒡子 2.0 木通 2.0 蟬退 1.0 苦蔘 1.0 荊芥 1.0 知母 1.0 胡麻 1.0

龍 當歸 3.0 乾地黃 3.0 石膏 3.0 防風 2.0 牛蒡子 2.0 木通 2.0 知母 1.5 蟬退 1.0 苦蔘 1.0 荊芥 1.0 胡麻

【外科正宗(疥瘡論第七十三)】 當歸 生地 防風 蟬退 知母 苦蔘 胡麻 荊芥 蒼朮 牛蒡子 石膏各一錢 甘草 木通 各五錢

龍 목표 · 응용: 완고한 건조성으로 여름 또는 따뜻할 때 악화되는 피부병 담마진

中 목표: 疏風 清熱化濕 養血潤燥

응용: 습진 풍진 담마진 땀띠 아토피성피부염 백선증 피부염 스트로

1.5 荊芥 1.0

中 荊芥 6(1) 防風 9(2) 當歸 6(3) 生地黃 12(3) 苦蔘 6(1) 蒼朮 6(2) 蟬退 6(1) 胡麻仁 6(1) 牛蒡子 6(2) 知母 6(1) 石膏 12(3) 生甘草 3(1) 木通 6(2) 水煎服

풀루스 등에서 風濕熱을 나타내는 경우

痒疹 고정담마진에는 消風散이 적당하나, 켈로이드 형태가 된 것은 桂枝茯苓丸과 大黃牧丹皮湯合桃核承氣湯 등의 驅瘀血劑(活血化瘀劑)를 합방하는 것이 좋다.

(注): 清熱로서 황련해독탕을 활용한다(石膏는 적합하지 않은 경우가 많음).

疎(疏)風利水湯 소풍이수탕【重慶醫學院】

中 浮萍 9 紫蘇葉 9 桑白皮 12 益母草 30 車前子 12 茅根 30 金銀花 18 連翹 18 生甘草 6 水煎服

中 목표: 疏風宣肺 清熱解毒 利水消腫
응용: 급성신염 만성신염급성발작 담마진 급성편도염 기관지염 등에서 風水를 나타내는 경우

疎風活血湯 소풍활혈탕【東醫寶鑑】

醫典》當歸 2.5 川芎 2.5 威靈仙 2.5 白芷 2.5 防己 2.5 黃柏 2.5 天南星 2.5 蒼朮 2.5 羌活 2.5 桂枝 2.5 紅花 1.0 乾薑 1.0

矢 當歸 2.5 川芎 2.5 威靈 2.5 白芷 2.5 防己 2.5 黃柏 2.5 南星 2.5 蒼朮 2.5 羌活 2.5 桂枝 2.5 紅花 1.0 JP生薑 1.0(丸으로 사용한다).

【東醫寶鑑(歷節風)】 靈仙 白芷 防己 黃柏 南星 蒼朮 羌活 桂枝 各一錢 紅花三分 右剉作一貼入姜五片 水煎服

矢 응용: 류마티스성 자반병 혈소판비감소성자반병 류마티스 등의 초기

小陷胸湯 소함흉탕【傷寒論】

經 黃連 1.5 栝樓仁 3.0 半夏 6.0

龍 黃連 1.0 半夏 8.0 栝樓實 4.0/ 물 240mL에 栝樓實을 넣고 120mL가 되게 달인 후 나머지 약을 넣고 80mL가 되게 달여 3회로 나누어 복용한다.

中 栝樓仁 12(3) 製半夏 6(6) 黃連 3(2) 水煎服

【傷寒論(太陽下)】 黃連一兩 半夏半升洗 栝樓實大者一箇

龍 목표: 心下部疼痛 원칙적으로는 脈浮滑
응용: 위통 위산과다증 담석증 늑막염 늑간신경통

中 목표: 清熱化痰 寬胸散結
응용: 삼출성늑막염 기관지염 기관지폐렴 등에서 熱痰을 나타내는 경우

蘇合香圓 소합향원【和劑局方】

經 蘇合香油 1.0 薰陸 1.0 (龍)腦 1.0 木香 2.0 朮 2.0 白檀 2.0 丁香 2.0 香附子 2.0 鹿角 2.0 蓽撥 2.0 安息香 2.0 麝香 2.0 訶子 2.0 以上 蜜丸一回量 1.0 頓服

中 蘇合香 15 龍腦 15 安息香 30 鹿角 30 麝香 30 白朮 30 木香 30 香附子 30 朱砂 30 訶子 30 檀香 30 沈香 30 丁香 30 蓽撥 30 乳香 15/ 蜜丸(1丸 3g)으로서 1회 1丸씩 복용한다. 소아는 감량한다.

【和劑局方(卷三)】 白朮 青木香 烏犀屑 香附子炒去毛 朱砂研水飛 訶黎勒煨去皮 白檀香 安息香別爲末用無灰酒一升熬膏 沈香 麝香研 丁香 蓽撥 各二兩 (龍)腦研 蘇合香油入安息香膏內 各一兩 熏陸香別油一兩

中 목표: 開竅 溫裏祛寒 理氣止痛
응용: 뇌혈관장애 협심증 심근경색 전간 등에서 塞閉를 나타내는 경우

小解毒湯 소해독탕【栗山家】

經 茯苓 6.0 木通 4.0 澤瀉 3.0 山歸來 2.0 阿膠 2.0 滑石 2.0 忍冬 1.0 大黃 1.0

勿 遺糧 滑石 澤瀉 阿膠 茯苓 木通 忍冬 大黃
治下疳 莖中痛 膿出者

小活絡丹 소활락단【和劑局方】

中 製川烏頭 18 製草烏頭 18 天南星 18 地龍 18 乳香 6 沒藥 6/ 細末하여 蜂蜜로 환을 만들어 1일 2회 3~6g씩 복용한다.

【和劑局方(卷一)】 活絡丹으로 記載 天南星炮 川烏炮去皮尖 草烏炮去皮尖 地龍去土各六兩 乳香研 沒藥研 各二兩二錢

中 목표: 活絡止痛 祛痰定驚
응용: 관절염 요통 경견완증후군 견관절주위염 변형성관절증 만성관절류마티스 등에서 寒濕痺를 나타내는 경우. 뇌혈전 뇌혈관장애 등에서 痰濕의 中風을 나타내는 경우

續命湯 속명탕【金匱要略】= 古今錄驗續命湯 (p.38)

經 杏仁 4.0 麻黃 3.0 桂枝 3.0 人參 3.0 當歸 3.0 川芎 2.0 乾薑 2.0 甘草 2.0 石膏 6.0

龍 麻黃 3.0 桂枝 3.0 當歸 3.0 人參 3.0 石膏 3.0 乾薑 3.0 甘草 3.0 川芎 3.0 杏仁 2.5/ 물 400mL에 약

【金匱要略(中風歷節)】 麻黃 桂枝 當歸 人參 石膏 乾薑 甘草 各三兩 芎歸 一兩 杏仁四十枚

龍 목표: 중풍반신불수 언어장애 지각상실 운동마비 또는 산후출혈 얼굴 · 눈이 붓는 경우
응용: 뇌출혈 반신불수 중추성운동 지각마비

中 목표: 辛溫解表 清熱除煩 止咳平喘

을 넣고 160mL가 되게 달여 4회로 나누어 복용한다.

ㅁ 麻黃 6 桂枝 6 杏仁 6 石膏 30(先煎) 炙甘草 3 人參 6 當歸 6 川芎 3 乾薑 2 水煎服

利水 補氣血 活血

응용: 뇌혈관장애 등

☞小續命湯(p.170) 大續命湯(p.75)

尿管結石方 수뇨관결석방【中山醫學院】

ㅁ 金錢草 60 木通 9 瞿麥 24 車前子 9 滑石 15 山梔子 9 海金砂 15 (包煎) 萹蓄 18 水煎服

中 응용: 비뇨기계결석

淚飮 수루음【橘窓書影】

잔 荊芥 3.0 防風 3.0 獨活 3.0 黃連 3.0 黃芩 3.0 山梔子 3.0 川芎 3.0 木賊 3.0 菊花 3.0 薄荷 3.0 夏枯草 3.0 地黃 3.0

目 荊芥 2.5 防風 2.5 獨活 2.5 黃連 2.5 黃芩 2.5 川芎 2.5 木賊 2.5 菊花 2.5 薄荷葉 2.5 夏枯草 2.5 熟地黃 2.5

龍 목표·응용: 눈물이 멈추지 않는 경우

嗽湯 수수탕【保嬰須知】

勿 天門 4.0 貝母 3.0 檳榔 4.0 百部根 3.0 甘草 2.5

勿 治小兒頓嗽 兼蛔者

風解毒湯 수풍해독탕【本草綱目】

柴 山歸來 8.0 金銀花 3.0 木通 3.0 薏苡仁 3.0 木瓜 3.0 防風 3.0 人參 3.0 當歸 3.0 皂角刺 2.0 白鮮皮 2.0

【醫宗金鑑(卷七十三)】土茯苓 一兩 白鮮皮 金銀花 薏苡仁 防風 木通 木瓜 各五分 皂角子 四分

柴 응용: 下疳

氣消滯湯 순기소체탕【壽世保元】

柴 陳皮 3.5 半夏 3.5 白朮 3.5 茯苓 3.5 丁香 1.0 柿蒂 3.0 神麴 3.0 黃連 1.5 香附子 1.5 竹茹 1.0 甘草 1.0 JP生薑 1.0

【古今方彙】陳皮 半夏 白朮 茯苓 丁香 柿蒂 黃連 神麴 香附子 竹茹 甘草 生薑 水煎溫服

柴 목표: 과식 후의 딸꾹질

ㅅ

順氣劑 순기제【香川修庵】

柴 茯苓 6.0 半夏 5.0 枳實 3.0 厚朴 4.0 甘草 2.0 JP生薑 1.0

順氣和中湯 순기화중탕【古今醫鑑】

經 陳皮 2.5 香附子 2.5 山梔子 2.5 茯苓 3.0 半夏 3.0 白朮 3.0 黃連 2.0 枳實 2.0 神麴 2.0 縮砂 1.0 甘草 1.0 JP生薑 1.0

純陽眞人養臟湯 순양진인양장탕 = 眞人養臟湯(p.292)

濕六合湯 中 습육합탕☞四物湯(p.140)

濕天合湯 中 습천합탕☞四物湯(p.140)

升麻葛根湯 승마갈근탕【萬病回春】

經 葛根 5.0 升麻 1.0 JP生薑 1.0 芍藥 3.0 甘草 1.5

龍 葛根 6.0 升麻 3.0 芍藥 3.0 甘草 3.0 JP生薑 1.0

中 升麻 6(1) 葛根 9(5) 白芍 6(3) 生甘草 3(2) 水煎服

勿 茯苓 半夏 枳實 厚朴 甘草 生薑

柴 응용: 심인성위장염

【萬病回春(翻胃)】陳皮塩水浸炒 一錢 半夏薑汁炒 七分 白茯苓去皮 七分 白朮去蘆土炒 八分 枳實麩炒 五分 香附子醋炒浸一錢 砂仁炒 三分 黃連薑汁和猪膽汁拌炒 六分 山梔薑汁炒黑 一錢 神麴炒 六分 甘草炙 三分 右剉一劑 生薑三片

柴 응용: 구토 급성위염

【萬病回春(傷寒)】(이 외에 小兒斑疹에도 기재되어 있음) 升麻 二錢 葛根 二錢 白芍藥 二錢 甘草 二錢 右剉一劑生薑三片 水煎服

龍 목표: 熱病으로 頭痛發熱 惡寒體痛 鼻乾不眠하는 경우. 또는 目痛 鼻乾 不眠 자한(自汗)惡熱 또는 麻疹水痘 등에서 발열이 있는지 없는지 불분명한 경우 또는 발열이 잘 발생하지 않는 경우

응용: 감기 유행성 감기 마진 코피 안구충혈 편도선염 피부병

가감법

기침에는 桑白皮 3.0을 가한다.

땀이 나지 않으면 麻黃 3.0을 가한다.

咽痛에는 桔梗 3.0을 가한다.

中 목표: 解肌透疹

응용: 麻疹 風疹 등의 초기 또는 발진이 충분하지 않은 경우

升麻白芷湯 승마백지탕【萬病回春】= 沖和順氣湯 升麻順氣湯

柴 升麻 2.0 白芷 2.0 防風 2.0 芍藥 3.0 蒼朮 3.0 黃芪 3.0 人蔘 3.0 葛根 5.0 甘草 1.0 大棗 2.0 JP生薑 1.0

【萬病回春(面病)】升麻 白芷 各二錢 防風 二錢 芍藥 蒼朮 各三分 黃芪 人蔘 各七分 葛根一錢半 甘草四分 右剉一劑 薑棗煎服

柴 응용: 面黑 黑皮症

升麻鼈(別)甲湯 승마별갑탕【金匱要略】

勿 升麻 3.0 當歸 4.0 蜀椒 0.5 甘草 2.5 別甲 4.0 雄黃 0.003

勿 陽毒의 發斑이 錦文와 같은 증상을 치료한다.

升麻附子湯 승마부자탕【萬病回春】

柴 葛根 4.0 黃芪 3.0 人蔘 3.0 草豆蔻 3.0 益智 3.0 升麻 1.0 白芷 1.0 附子 1.0 甘草 1.0

【萬病回春(面病)】升麻 葛根 白芷 黃芪 各七分 黑附子炮 七分 人蔘 草豆蔻 各五分 益智仁 三分 甘草炙 五分 右剉一劑連鬚葱白二根水煎溫服

柴 목표: 面寒

升麻順氣湯 柴 승마순기탕【醫學入門】= 升麻白芷湯

升麻和氣飮 승마화기음【和劑局方】

柴 升麻 2.0 葛根 5.0 白芷 2.0 陳皮 3.0 蒼朮 3.0 桔梗 3.0 甘草 2.0 芍藥 3.0 當歸 3.0 茯苓 3.0 半夏 3.0 枳殼 2.0 乾薑 1.0 大黃 1.0 JP生薑 1.0 燈心草 1.0

【和劑局方(卷八)】乾薑 熟枳殼 各半錢 乾葛 熟蒼朮 桔梗 升麻 各一兩 當歸 熟半夏 茯苓 白芷 各二錢 陳皮 甘草 各一兩半 芍藥 七錢半 大黃蒸半兩 右爲剉散 每服 四大錢 水 盞半 薑三片 燈心十五莖 煎至七分去渣 食前服

柴 응용: 손발의 습진

升麻黃連湯 승마황련탕【萬病回春】

柴 葛根 4.0 芍藥 3.0 蒼朮 3.0 黃芩 3.0 薄荷 2.0 荊芥 2.0 川芎 2.0 升麻 2.0 黃連 1.0 白芷 1.0 甘草 1.0 犀角 1.0

【萬病回春(面)】升麻 葛根 各一錢半 白芍 七分 川芎 四分 薄荷 荊芥 各二分 蒼朮 八分半 黃連酒洗 五分 黃芩 六分 犀角四分半 白芷 二分 甘草 五分

柴 목표: 面熱

ㅅ

勝勢飮 승세음【方與輗】

經 香附子 4.0 當歸 2.5 川芎 2.5 茯苓 2.5 蒼朮 2.5 桂枝 2.5 沙蔘 2.5 丁香 1.0 木通 1.0 甘草 0.6

【方輿輗(水腫, 崩漏帶下)】當歸中 香附子大 川芎 茯苓 蒼朮 桂枝 沙蔘各中 木通 丁香中小 甘草小

昇壓湯 승압탕【經驗方】

中 黨參 18~30 黃精 30 炙甘草 30 水煎濃縮하여 頓服

中 목표: 補氣固脫
응용: 獨蔘湯에 준한다.

升陽散火湯 승양산화탕【傷寒六書】

經 麥門冬 4.0 柴胡 4.0 人蔘 3.0 當歸 3.0 芍藥 3.0 朮 3.0 陳皮 3.0 茯苓 3.0 黃芩 2.0 甘草 1.0 乾薑 1.0

矢 人蔘 3.0 當歸 3.0 芍藥 3.0 陳皮 3.0 茯苓 3.0 白朮 3.0 柴胡 4.0 麥門冬 4.0 黃芩 2.0 甘草 1.0 JP生薑 1.0

【傷寒六書(殺車槌法)】人蔘 當歸 柴胡 芍藥 黃芩 甘草 白朮 麥門冬 陳皮 茯神 生薑三片 大棗二個

矢 목표: 열성병에서 뇌병증을 나타낸 경우로 고열이 내려가지 않고 허증으로 빠진 경우

升陽燥濕湯 승양조습탕【蘭室秘藏】

勿 黃芩 4.0 橘皮 2.0 防風 4.0 良薑 2.0 郁李仁 4.0 甘草 2.5 柴胡 5.0 乾薑 2.0 白葵花

勿 治白帶下 陰戶中痛 空心而急痛 身黃皮緩 身重如山陰冷如水

柴葛解肌湯 시갈해기탕【淺田家方】

經 柴胡 4.0 葛根 4.0 麻黃 2.5 桂皮 2.0 黃芩 2.0 芍藥 2.0 半夏 3.0 JP生薑 1.0 甘草 1.0 石膏 6.0

龍 柴胡 4.0 半夏 4.0 葛根 4.0 麻黃 3.0 桂枝 2.0 黃芩 2.0 芍藥 2.0 甘草 1.5 石膏 6.0 JP生薑 1.0

龍 목표 · 응용: 감기에서 두통, 鼻乾, 구갈하며 불면, 四肢煩疼 脈洪數하는 경우

柴梗半夏湯 시경반하탕【醫學入門】

龍 柴胡 4 半夏 4 桔梗 3 杏仁 3 括蔞仁 3 黃芩 2.5 大棗 2.5 枳實 2 青皮 2 甘草 1.5 生薑 1.5

勿 柴胡 桔梗 半夏 黃芩 枳實 青皮 括蔞仁 杏仁 甘草 大棗 生薑

勿 柴胡 桔梗 半夏 黃芩 枳實 青皮 括蔞仁 杏仁 甘草 大棗 生薑

龍 목표: 發熱咳嗽 胸滿脇痛하는 경우
응용: 柴陷湯과 같다.

(注): 오래된 감기에 기침하면 脇腹이 울리는 경우. 柴陷湯은 가슴에 울리는 기침이면서 흉통을 동반하는 것이 특징이지만, 흉통이 동반되어, 本方은 脇腹 복부에 울리는 기침으로 감별한다(中田敬吾 경험).

柴苓湯 시령탕【得效方】

柴 柴胡 5.0 半夏 4.0 澤瀉 4.0 生薑 4.0(JP生薑 1.0) 黃芩 2.5 大棗 2.5 人參 2.5 猪苓 2.5 茯苓 2.5 朮 2.5 甘草 2.0 桂枝 2.0

龍 柴胡 4.0 半夏 4.0 茯苓 4.0 澤瀉 4.0 猪苓 3.0 白朮 3.0 人參 2.5 黃芩 2.5 甘草 2.5 大棗 2.5 桂枝 2.5 JP生薑 1.0

中 小柴胡湯에 五苓散을 가한다.

勿 卽 小柴胡湯五苓散合方 本有麥門冬地骨皮 今去之

龍 목표: 小柴胡湯證에 煩渴下利하는 경우
응용: 감기 급성위장염 신우염 신염 네프로제

中 목표: 和解半表半裏 通陽利水
응용: 급성신염 혈관운동신경성부종 급성위장염 감기 등에서 半表半裏證에 水濕을 수반한 경우

柴朴湯 시박탕 = 小柴胡合半夏厚朴湯(p.173)

中 《經驗方》 小柴胡湯에 厚朴 6(3) 茯苓 6(5) 紫蘇葉 6(2)을 가한다.

中 목표: 疏肝解鬱 補氣健脾 理氣降逆 劫痰止咳 和解半解半表半裏
응용: 기관지천식 기관지염 상기도염 위염 인플루엔자 감기 등에서 小柴胡湯의 적응증에 濕痰을 수반한 경우

藥 응용: 기분이 울적하며 인후 식도부에 이물감이 있고 때때로 동계 현훈 구기 등을 수반하는 다음 증상: 소아천식 기관지천식 기관지염 기침 불안신경증

柴白湯 시백탕 ☞小柴胡湯(p.171)

ㅅ

柴蘇飮 시소음【일본경험방】

柴 柴胡 5.0 半夏 5.0 黃芩 3.0 人參 3.0 大棗 3.0 香附子 4.0 紫蘇葉 1.5 甘草 1.5 陳皮 2.0 JP生薑 1.0

勿 《일본경험방》 卽 小柴胡湯香蘇散合方

柴 응용: 耳聾

(注): 감기 후의 耳閉 · 耳聾

柴芍龍牡湯 시작용모탕【重慶中醫研】

中 柴胡 12 白芍 24 龍骨 24(先煎) 牡蠣 24(先煎) 玉竹 24 茯苓 12 炙甘草 6 水煎服

中 목표: 疏肝解鬱 鎭驚安神 滋陰
응용: 자율신경실조증 신경증 분열병 히스테리 고혈압증 갱년기증후군 발작성빈맥 갑상선기능항진증 등에서 肝虛蒸結 心火旺을 나타내는 경우

柴芍六君子湯 시작육군자탕

經 人參 4.0 白朮 4.0 茯苓 4.0 半夏 4.0 柴胡 3.0 芍藥 3.0 陳皮 2.0 大棗 2.0 JP生薑 1.0 甘草 1.0

龍 柴胡 4.0 半夏 4.0 茯苓 4.0 芍藥 4.0 人參 3.0 白朮 3.0 陳皮 3.0 甘草 2.0 大棗 2.0 JP生薑 1.0

中 六君子湯에 柴胡 3, 白芍 3을 가한다.

經 六君子湯에 柴胡 3, 芍藥 3을 가한다.

龍 목표 · 응용: 四逆散證에 胃虛를 겸한 경우. 肝實脾虛로 腹直筋拘急하며 통증이 있거나 胸脇部가 당기는 경우

中 목표: 補氣健脾 理氣解鬱 化痰
응용: 자율신경실조증 위장신경증 만성위장염 만성간염 과민성결장증 등에서 脾胃氣虛 肝氣鬱結을 나타내는 경우

柴田方函大寧心湯 시전방함대영심탕☞大寧心湯(p.77)

柹蒂湯 시체탕【濟生方】

經 丁香 1.5 柹蒂 5.0 生薑 4.0(JP生薑 1.0)

勿 丁香 柹蒂 生薑

藥 딸꾹질

柴平湯 시평탕【經驗方】

中 小柴胡湯에 平胃散을 배합한다.

【古今方彙(瘧)】 柴胡 黃芩 半夏 人參 陳皮 甘草 厚朴 蒼朮 薑棗水煎

中 목표: 和解半表半裏 理氣化濕
응용: 급만성위염 급성위장염 급만성간염 담낭염 중이염 등에서 半表半裏證 濕困脾胃를 나타내는 경우

柴陷湯 시함탕【일본경험방】

經 柴胡 5.0 半夏 5.0 黃芩 3.0 生薑 3.0(JP生薑 1.0) 大棗 3.0 括蔞仁 3.0 甘草 1.5 黃連 1.5 人蔘 2.0

龍 柴胡 8.0 半夏 8.0 黃芩 3.0 人蔘 3.0 大棗 3.0 括蔞實 3.0 黃連 1.0 JP生薑 1.0 甘草 3.0

中 小柴胡湯에 黃連 3(2) 括蔞仁 15(3)을 가한다(小柴胡湯合小陷胸湯).

勿 《일본경험방》 卽小柴胡湯小陷胸湯合方

龍 목표: 熱性의 胸痛, 또는 心下痛 咳嗽
응용: 폐렴 담석증

中 목표: 和解半表半裏 淸熱化痰
응용: 기관지염 폐렴 늑막염 후두염 인플루엔자 감기 등에서 熱痰, 半表半裏證을 나타내는 경우

(注): 《醫學入門 三卷》에 있다.

(注): 小陷胸湯은 원전에는 括蔞實을 사용하고 있다.

柴胡加芒硝湯 시호가망초탕【傷寒論】

柴 柴胡 7.0 半夏 5.0 生薑 3.0(JP生薑 1.0) 黃芩 3.0 大棗 3.0 人蔘 3.0 甘草 2.0 芒硝 4.0

龍 柴胡 2.7 半夏 0.8 黃芩 1.0 人蔘 1.0 大棗 1.0 甘草 1.0 芒硝(또는 硫苦) 2.0 JP生薑 0.5/ 물 400mL에 80mL가 되게 달인 후 찌꺼기를 버리고, 여기에 芒硝를 넣고 한 번 더 조금 끓인 후 두 번 나누어 복용한다.

【傷寒論(太陽中)】 柴胡 二兩十六銖 黃芩 一兩 人蔘 一兩 甘草 一兩炙 生薑 一兩切 半夏 二十銖本云五枚洗 大棗 四十擘 芒硝 二兩

經 小柴胡湯에 芒硝 4.0을 가한다.

龍 목표: 潮熱 설사 胸脇滿 구토
응용: 熱病誤下後

柴胡加龍骨牡蠣湯 시호가용골모려탕【傷寒論】

經 柴胡 5.0 半夏 4.0 茯苓 3.0 桂枝 3.0 黃芩 2.5 大棗 2.5 生薑 2.5(JP生薑 1.0) 人蔘 2.5 龍骨 2.5 牡蠣 2.5 大黃 1.0

龍 柴胡 4.0 半夏 4.0 龍骨 1.5 黃芩 1.5 JP生薑 1.5 鉛丹 1.5 人蔘 1.5 桂枝 1.5 茯苓 1.5 牡蠣 1.5 大棗 1.5 大黃 2.0/ 물 320mL를 넣고 大黃 이외의 모든 약을 160mL로 달인 다음 손마디 크기로 자른 大黃을 넣

【傷寒論(太陽中)】 柴胡四兩 龍骨 黃芩 生薑 鉛丹 人蔘 桂枝去皮 茯苓 各一兩半 半夏二合半洗 大黃二兩 牡蠣一兩半熬 大棗六枚擘

龍 목표: 實證의 胸滿胸驚. 심하면 譫語 또는 小便不利 身重 痲痺 浮腫
응용: 신경질 노이로제 신경쇠약 히스테리 고혈압 동맥경화 뇌졸중 반신불수 신염 신증후군 위축신 만성류마티스 전간

中 목표: 淸熱安神 補氣健脾 化痰止嘔
응용: 자율신경실조증 신경증 심장신경증 발작성빈맥 고혈압 갑상선기능항진증 불면증 등에서 心肝火

고 1, 2회 끓인다. 찌꺼기를 버리고 1회 분으로 복용.

中 柴胡 12(5) 黃芩 12(3) 半夏 9(4) 人蔘 9(3) 桂枝 3(3) 茯苓 15(3) 龍骨 15(3)(先煎) 牡蠣 15(3) (先煎) 大黃 6(1) 水煎服

藥 〔-(黃芩)〕 위 처방에 黃芩 2.5을 가한다.

旺 脾氣虛 痰濕을 나타내는 경우

가감법

本方은 조성이 강하기 때문에 痰濕을 수반하는 데 적당하다. 痰濕을 동반하지 않는 경우에는 半夏 生薑을 버리고, 疏肝解鬱의 효과를 강력하게 하기 위해서 白芍 炙甘草를 배합하는 것이 좋다.

(注): 고기를 싫어하고, 어류를 좋아하는 전간(松橋俊夫「漢方精神醫學入門」)

藥 成本「註解傷寒論」에 黃芩이 없기 때문

藥에 두 처방의 기록이 있다.

龍에 鉛丹이 들어 있다. 傷寒論에는 들어 있으나, 현재는 들어 있지 않음.

柴胡薑桂湯 시호강계탕【傷寒論】= 柴胡桂枝乾薑湯

經 柴胡 6.0 桂枝 3.0 瓜蔞根 3.0 黃芩 3.0 牡蠣 3.0 乾薑 2.0 甘草 2.0

柴胡去半夏加括蔞湯 시호거반하가괄루탕【金匱要略】

經 柴胡 6.0 人蔘 3.0 黃芩 3.0 甘草 3.0 大棗 3.0 生薑 3.0(JP生薑 1.0) 瓜蔞根 5.0

龍 柴胡 6.0 瓜蔞根 4.0 黃芩 3.0 人蔘 3.0 大棗 3.0 甘草 3.0 JP生薑 1.0/물 480mL를 넣고 240mL가 되게 달여 찌꺼기를 버리고, 다시 120mL로 달여 세 번 나누어 복용한다.

【金匱要略(瘧)】 柴胡 八兩 人蔘 黃芩 甘草 各三兩 瓜蔞根 四兩 生薑 二兩 大棗 十二枚

龍 목표: 小柴胡湯證에 갈증이 있는 경우, 또는 질병이 만성화되어 피로해진 경우.

응용: 신우염 담낭염 폐렴 담마진 천식

☞小柴胡湯(p.171)

柴胡桂薑湯 시호계강탕 = 柴胡桂枝乾薑湯 (p.189)【傷寒論】【金匱要略】

柴胡桂枝乾薑湯 시호계지건강탕 【傷寒論】

=柴胡桂薑湯 柴胡薑桂湯 薑桂湯

經 柴胡 6.0 桂枝 3.0 瓜蔞根 3.0 黃芩 3.0 牡蠣 3.0 乾薑 2.0 甘草 2.0

龍 柴胡 8.0 桂枝 3.0 黃芩 3.0 牡蠣 3.0 乾薑 2.0 甘草 2.0 瓜蔞根 4.0/ 물 480mL를 240mL로 달여 찌꺼기를 버리고 다시 120mL가 되게 달여서 세 번 나누어 복용한다.

中 柴胡 19(6) 黃芩 9(3) 桂枝 6(3) 乾薑 3(2) 天花粉 6(3) 牡蠣 30(3)(先煎) 炙甘草 6(2) 水煎服

【傷寒論(太陽上)】 柴胡 半斤 桂枝 三兩 去皮 乾薑 二兩 瓜蔞根 四兩 黃芩 三兩 牡蠣 二兩熬 甘草 二兩炙

經 加芍鼈〔緩痃湯(p.229) 柴胡薑桂湯加芍鼈〕

龍 목표: 胸脇滿微結, 小便不利, 渴 또는 口脣乾燥, 頭汗, 頭汗 또는 心煩 또는 往來寒熱 또는 腹動 또는 咳 또는 喀血

응용: 감기 인플루엔자 신경질 월경과 관련된 제증 담낭염 위산과다증 위궤양 담마진 천식 나력 급성신염 신증후군

中 목표: 和解半表半裏 溫裏祛塞 潤燥生津止汗 疏肝解鬱 安神 潤燥 溫裏

응용: 감기 인플루엔자 급성위염 간염초기 담낭염 기관지염 등에서 半表半裏證 胃寒 津虛를 띠는 경우. 또는 자율신경실조증 갱년기증후군 불면증 위장신경증 등에서 肝鬱化火 胃痛을 띠는 경우

柴胡桂枝湯 시호계지탕 【傷寒論】

經 柴胡 5.0 半夏 4.0 桂枝 2.5 黃芩 2.0 人蔘 2.0 芍藥 2.0 生薑 2.0(JP 生薑 1.0) 大棗 2.0 甘草 1.5

龍 柴胡 4.0 半夏 4.0 桂枝 1.5 黃芩 1.5 人蔘 1.5 芍藥 1.5 大棗 1.5 甘草 1.0 JP生薑 0.5/ 물 280mL에 달여 120mL로 만들어 1회 40mL씩 복용한다.

中 小柴胡湯에 桂枝 6(3), 白芍 9(2)를 가한다(小柴胡湯合桂枝湯).

【傷寒論(太陽中)】 桂枝去皮 黃芩 一兩半 人蔘 一兩半 甘草 一兩炙 半夏 二合半洗 芍藥 一兩半 大棗 六枚擘 生薑 一兩半切 柴胡 四兩

龍 목표: 發熱微惡寒 關節煩疼 微嘔 心下支結 또는 亡陽譫語 또는 心腹卒中痛

응용: 감기 기타 열병 폐렴 담석증 담낭염 위통 복통 위산과다 관절염 류마티스

中 목표: 和解半表半裏 解表 疏肝解鬱 補氣健脾 和胃止嘔

(注): 人蔘은 竹參(일본인삼)으로 사용해도 좋다. 위장증상에는 茴香 牡蠣를 가한다.(埴岡博共 著 「藥局製劑 194方의 매뉴얼」에서)

(注): 흉통 심통 알레르기 체질

ㅅ

柴胡芎歸湯 시호궁귀탕【萬病回春】

矢 當歸 4.0 芍藥 4.0 川芎 4.0 柴胡 4.0 香附子 3.0 靑皮(또는 陳皮) 3.0 木香 3.0 砂仁 3.0 龍膽 1.0 枳殼 1.0 甘草 1.0 JP生薑 1.0

【萬病回春(脇痛)】 柴胡 川芎 白芍 靑皮去穰 枳殼麩炒 各一錢半 香附子 當歸 龍膽草 木香別硏 砂仁 甘草 各五分 右剉一劑薑一片水煎

矢 목표: 가벼운 胸脇苦滿, 좌우 또는 편측의 脇下痛.
응용: 만성간염 간경변의 어느 한 시기 원인불명의 협통

柴 목표: 흉통

(注): 본방은 《萬病回春(脇痛門)》. 同名異方이 瘧疾門에 있다.
柴胡 桔梗 當歸 川芎 芍藥 人蔘 厚朴 白朮 乾葛 茯苓 陳皮 各一錢 紅花 甘草 各三分

柴胡鼈(別)甲湯 시호별갑탕【外臺】

經 柴胡 5.0 朮 4.0 芍藥 3.0 檳榔 3.0 鼈甲 3.0 枳實 2.0 甘草 1.5

勿 柴胡 枳殼 芍藥 蒼朮 鼈甲 檳榔 甘草

柴 응용: 痃癖의 천식

柴胡四物湯 시호사물탕 = 小柴胡湯合四物湯 調經湯

經 柴胡 7.0 生薑 3.0(JP生薑 1.0) 黃芩 3.0 大棗 3.0 人蔘 3.0 甘草 2.0 當歸 4.0 川芎 4.0 芍藥 4.0 熟地黃 4.0

【醫方集解(和解)】
本方(小柴胡湯) 一分에 四物 二分을 가하여 柴胡四物湯이라 명하며 부인의 만성 虛勞로 기운이 없고 寒熱함을 치료한다. 本方(小柴胡湯), 四物湯을 각 반씩 합하여 調經湯이라고 한다.

柴胡散 시호산【證治準繩】

漢 柴胡 2.0 羌活 2.0 防風 2.0 芍藥 1.5 桔梗 1.5 荊芥 1.0 生地黃 1.5 甘草 1.0

【啓迪集(眼目)】 治因風眼眶澁爛

漢 眼疾

柴胡三白湯 시호삼백탕【淺田家方】

勿 柴胡 5.0 黃芩 4.0 人蔘 4.0 甘草 2.0 生薑 2.0 大棗 6.0 半夏 2.0~3.0 白朮 4.0 茯苓 5.0 芍藥 4.0

勿 小柴胡湯方中 加白朮 茯苓 芍藥

ㅅ

柴胡疏肝散 시호소간산【醫通】

【醫典】柴胡 4 芍藥 4 枳實 3 甘草 2 香附子 2 川芎 2 靑皮 2 梔子 3 乾薑 1

勿 卽 四逆方中 加萍草 川芎 靑皮《醫通》有梔子 煨薑 名柴胡疏肝散

《醫典》脇痛

(注): 협통 두통

勿《統旨》의 柴胡疏肝湯항에 「《醫通》의 처방은 瘀血이 통증을 유발한데 적당하다」고 되어 있다.

柴胡疏肝湯 시호소간탕

經《統旨》柴胡 6.0 芍藥 3.0 香附子 3.0 川芎 3.0 枳實 甘草 靑皮

龍《統旨》柴胡 4.0 芍藥 4.0 香附子 4.0 甘草 3.0 川芎 3.0 靑皮 2.0 枳實 2.0

中〔-散〕《景岳全書》柴胡 6(6) 白芍 6(3) 枳殼 6(2) 香附子 6(3) 川芎 5(3) 炙甘草 3(2) 水煎服

勿 卽 四逆散加薄荷 川芎 靑皮《醫通》有梔子 煨姜 名柴胡疎肝散

龍 목표 · 응용: 左脇의 통증 또는 胸脇痛 또는 衝逆 두통 肩項强急

(注): 가스에 의한 흉복통

龍 목표: 疏肝解鬱 理氣止痛 活血

응용: 四逆散에 준하되 동통 팽만감이 심한 경우

(注): 中《景岳全書》는 枳實이 枳殼으로 되어 있다.

柴胡疏肝湯 시호소간탕【一貫堂】

經 當歸 3.0 芍藥 3.0 川芎 3.0 地黃 3.0 桃仁 3.0 牧丹 3.0 柴胡 3.0 桂枝 3.0 陳皮 3.0 枳殼 1.5 紅花 1.5 甘草 1.5 大黃 1.5 芒硝 1.5

柴胡勝濕湯 시호승습탕【蘭室秘藏】

經 柴胡 3.0 茯苓 3.0 當歸 2.0 龍膽 2.0 澤瀉 2.0 甘草 2.0 黃柏 2.0 羌活 2.0 麻黃根 2.0 防己 2.0 升麻 0.5 五味子 0.5 紅花 0.5

龍 柴胡 3.0 茯苓 3.0 當歸 2.0 龍膽 2.0 澤瀉 2.0 甘草 2.0 黃柏 2.0 羌活 2.0 麻黃根 2.0 防己 2.0 升麻 1.0 五味子 0.5 紅花 0.5

經 음부습진

龍 목표 · 응용: 음부습진 음부소양증 음부 사타구니의 붉은 습진

ㅅ

柴胡養榮湯 시호양영탕【溫疫論】

經 柴胡 5.0 黃芩 2.5 當歸 2.5 芍藥 2.5 瓜蔞根 2.5 地黃 3.0 知母 2.0 大棗 2.0 橘皮 1.5 甘草 1.5 生薑 1.0

勿 柴胡 黃芩 橘皮 甘草 當歸 芍藥 地黃 知母 天花粉 生薑 大棗
治表有餘熱 血燥

柴胡抑肝湯 시호억간탕【壽世保元】

柴 柴胡 4.0 芍藥 3.0 青皮 3.0 牡丹皮 3.0 蒼朮 3.0 香附子 3.0 山梔子 2.0 地骨皮 2.0 神麴 2.0 川芎 2.0 連翹 2.0 地黃 2.0 甘草 1.0

柴 목표: 寡居獨陰 如瘧

柴胡飮子 시호음자【金匱要略】

勿 柴胡 5.0 白朮 4.0 檳榔 4.0 橘皮 2.0 生薑 2.0 桔梗 4.0 枳實 4.0 甘草 2.5

勿 이 처방은 四逆散의 변방이며, 때때로 肌熱 或 瘧狀 같고 2, 3일 苦悶하는 증상을 치료한다.
(注):《金匱要略》에는 「四時加減柴胡飮子」로 되어 있다.

ㅅ

柴胡枳桔湯 시호지길탕【蘊要】

經 柴胡 5.0 半夏 5.0 生薑 3.0(JP生薑 1.0) 黃芩 3.0 括蔞實 3.0 桔梗 3.0 枳實 1.5 甘草 1.0

龍 柴胡 4.0 半夏 4.0 黃芩 3.0 桔梗 3.0 括蔞仁 3.0 枳實 2.0 甘草 2.0

勿 卽小柴胡湯方中 去人蔘大棗 加括蔞仁 枳實 桔梗

龍 목표: 脈弦數 口苦 心下硬痛 또는 胸中硬滿 또는 脇下硬滿 또는 發熱 또는 午後潮熱 또는 往來寒熱 耳聾目眩 또는 短氣咳嗽短氣
응용: 폐렴 늑간신경통 담석증 담낭염

柴胡枳桔湯加葶藶 시호지길탕가정력【蘊要】

經 柴胡 5.0 半夏 5.0 生薑 3.0(JP生薑 1.0) 黃芩 3.0 括蔞實 3.0 桔梗 3.0 枳實 1.5 甘草 1.0 葶藶 2.0

經 柴胡枳桔湯에 葶藶 2.0을 加한다.

柴胡枳桔湯五味 시호지길탕오미【細野方】

柴胡 3.5 半夏 6 生薑 2 黃芩 1.8 括蔞仁 2.4 桔梗 3.2 枳實 1.8 甘草 1 麥門冬 6.8 桑白皮 3.2 石膏 10 黃連 0.2 紫蘇子 1.5

오래된 감기의 심한 기침.
《勿誤方函口訣》에 수록되어 있는 柴胡枳桔湯(傷寒蘊要)에 麥門冬 桑白皮 石膏 黃連 紫蘇子의 五味를 가미한 것으로 「한방의 임상」에 「淺田은 柴胡枳桔湯에 五味를 加한다」(細野史郎)라고 되어 있다. 처방분량은 細野方에 따른다.

柴胡淸肝散 시호청간산【一貫堂】

經 當歸 1.5 芍藥 1.5 川芎 1.5 地黃 1.5 連翹 1.5 桔梗 1.5 牛蒡子 1.5 瓜蔞根 1.5 薄荷 1.5 甘草 1.5 黃芩 1.5 黃柏 1.5 山梔子 1.5 柴胡 2.0

龍 當歸 2.5 芍藥 2.5 川芎 2.5 地黃 2.5 連翹 2.5 桔梗 2.5 牛蒡子 2.5 瓜蔞根 2.5 薄荷葉 2.5 甘草 2.5 黃連 1.5 黃芩 1.5 黃柏 1.5 山梔子 1.5 柴胡 2.0/ 이상을 가루내어 1일 6.0을 3회로 나누어 복용, 또는 이상의 배합으로 일반전탕법

中 〔-湯〕 黃連 2 黃芩 2 黃柏 2 山梔子 2 當歸 2 川芎 2 白芍 2 熟地黃 2 連翹 2 牛蒡子 2 薄荷 2 柴胡 2 天花粉 2 桔梗 2 炙甘草 2 水煎服

龍 목표: 腺病質 또는 염증이 있는 경우
응용: 腺病質 폐문의 림프염 아데노이드 편도선비대증 나력 피부병

中 일반적으로 소아의 인후 폐 등의 만성염증을 목적으로 하고 있다. 그러나 소아에 국한할 필요는 없다.

藥 감(疳)이 심한 경향의 소아 증상: 신경증 만성편도선염 습진

(注): 溫淸飮에 淸熱의 連翹 牛蒡子 薄荷 柴胡 桔梗과 生津의 天花粉 및 炙甘草를 가한다.

柴胡淸燥湯 시호청조탕【溫疫論】

中 柴胡 5.0 黃芩 4.0 橘皮 2.0 甘草 2.5 知母 3.0 天花粉 4.0 生薑 2.0 大棗 4.0

勿 설사 후(按脫汁後) 間服緩劑

柴胡湯 시호탕【千金方】

勿 柴胡 5.0 芍藥 4.0 黃耆 3.0 桃仁 3.0 乾薑 2.0 吳茱萸 4.0 當歸 4.0 甘草 2.5

勿 治産後 往來寒熱 惡露不盡

柴胡陷胸湯 시호함흉탕【通俗傷寒論】

中 柴胡 9 製半夏 6 黃芩 9 枳殼 9 桔梗 9 黃連 6 括蔞仁 12 水煎服

中 목표: 清熱化痰 疏利肝膽
응용: 삼출성 늑막염 기관지염 기관지폐렴 담낭염 급성간염 등에서 熱痰을 띠는 경우

柴胡解毒湯 시호해독탕 = 小柴胡湯合黃連解毒湯☞小柴胡湯(p.171)

漢 柴胡湯으로 낫지 않는 소양열

柴胡厚朴湯 시호후박탕【外臺】

經 柴胡 5.0 茯苓 5.0 厚朴 3.0 陳皮 3.0 生薑 3.0 檳榔 3.0 紫蘇葉 1.5

【外臺秘要(卷七)】 柴胡 炙厚朴 각十分 茯苓 橘皮 紫蘇 各八分 生薑 十二分 檳榔 五分

息奔湯 식분탕【三因方 醫學入門】

龍 半夏 6.0 桂枝 6.0 吳茱萸 6.0 人參 2.0 桑白皮 2.0 葶藶 2.0 生姜 3.0 大棗 3.0 甘草 1.0

龍* 목표·응용: 폐의 積은 우협하에 있으며 크기가 覆杯와 같고, 기간이 오래 지나도 낫질 않으며 惡寒發熱 氣逆喘咳하여 肺癰이 된다. 또는 脇下에 飮癖이 있고 때때로 충역하여 호흡촉박 氣喘絕로 숨이 끊어질 듯한 경우.

新加參歸承氣湯 신가삼귀승기탕☞ 中 黃龍湯(p.359)

新加黃龍湯 신가황룡탕☞黃龍湯(p.359)

神功內托散 신공내탁산【外科正宗】

經 當歸 3.0 朮 3.0 茯苓 3.0 黃耆 2.0 人蔘 2.0 芍藥 2.0 川芎 2.0 陳皮 2.0 木香 1.0 甘草 1.0 穿山甲 1.0 乾薑 1.0 大棗 1.0 附子 1.0

【外科正宗(第十四)(禁忌須知)】 當歸 二錢 白朮 黃耆 人蔘 各一錢五分 白芍藥 茯苓 陳皮 附子 各一錢 木香 炙甘草 各五分 川芎 一錢 山甲炒 八分 煨薑 三片 大棗 一枚 水二茶鍾煎八分

神麴丸 신국환 = 磁朱丸

神芎湯 신궁탕【醫學入門】

[柴] 升麻 2.0 川芎 2.0 人蔘 2.0 枸杞子 2.0 甘草 2.0 遠志 2.0 黃耆 2.0 當歸 2.0 地骨皮 2.0 破故紙 2.0 杜冲 2.0 白朮 2.0 JP生薑 1.0 蓮肉 1.0

【古今方彙(潰精)】 升麻 川芎 人蔘 枸杞子 甘草 遠志 黃耆 當歸 地骨 破故 杜冲 白朮各四分 蓮薑肉 水煎溫服

[柴] 목표: 유정 대하

腎氣明目湯 신기명목탕【萬病回春】= 滋腎明目湯(p.260)

[經] 當歸 3.0 川芎 3.0 乾地黃 3.0 熟地黃 3.0 芍藥 3.0 桔梗 1.5 人蔘 1.5 山梔子 1.5 黃連 1.5 白芷 1.5 蔓荊子 1.5 菊花 1.5 甘草 1.5 細茶 1.5

【萬病回春(眼目)】 滋腎明目湯에 기재. 當歸 川芎 白芍 生地 熟地 以上倍用 桔梗 人蔘 山梔 黃連 白芷 蔓荊子 菊花 甘草以上減半 右剉劑 細茶一撮 燈心一團 水煎食後服 治勞神신허(腎虛) 血少眼痛

腎氣丸 신기환【金匱要略】= 八味丸(p.332) 八味地黃丸(p.331)

[經] 乾地黃 8.0 山茱萸 4.0 澤瀉 3.0 茯苓 3.0 牧丹皮 3.0 桂枝 1.0 附子 1.0/ 이상을 煉蜜하여 丸으로 만들어 1회 2.0. 1일 세 번 나누어 복용한다.

【金匱要略(婦人雜病)】 乾地黃八兩 山茱萸四兩 澤瀉三兩 茯苓三兩 牧丹皮三兩 桂枝一兩 附子一兩炮

腎疸丸 신달환【蘭室秘藏】

[經] 羌活 2.0 防風 2.0 藁本 2.0 獨活 2.0 葛根 2.0 柴胡 2.0 澤瀉 2.0 人蔘 2.0 猪苓 2.0 神麴 2.0 蒼朮 2.0 朮 3.0 茯苓 3.0 黃柏 1.5 甘草 1.0 升麻 1.0

【蘭室秘藏(小便淋閉門)】 防風 藁本 獨活 柴胡 各五分 升麻 五錢 黃柏 茯苓 各二分 人蔘 澤瀉 各三分 猪苓 四分 蒼朮 一錢 神麴 六分 甘草 三錢

(注): 腎疸로 目黃하며 심한 때는 전신이 황색으로 되고, 소변이 赤澁한 경우를 치료한다<漢方醫學大事典>.

神秘湯 신비탕【外臺】

[經] 麻黃 5.0 杏仁 4.0 厚朴 3.0 陳皮 2.5 甘草 2.0 柴胡 2.0 紫蘇葉 1.5

[龍] 麻黃 3.0 紫蘇葉 3.0 橘皮 3.0 柴胡 4.0 杏仁 4.0 厚朴 2.5 甘草 2.0

[中] 麻黃 6 杏仁 6 厚朴 6 陳皮 3 柴胡 3 紫蘇葉 3 炙甘草 3 水煎服

[勿] 麻黃 蘇葉 橘皮 柴胡 杏仁 或 加厚朴 甘草

[龍] 목표 · 응용: 기관지천식으로 발작 시 눕지 못하고 앉아서 거친 호흡

[中] 목표: 止咳平喘 疏肝解鬱 理氣化痰 응용: 기관지염 기관지천식 등에서 肝氣鬱結의 喘咳를 나타내는 경우

(注): 기침과 담이 없는 경우. 口渴 發汗

勿 麻黃 蘇葉 橘皮 柴胡 杏仁 或 加厚朴 甘草

이 있으면 麻杏甘石湯「《漢方治療百話》」

腎瀉丸 신사환＝四神丸(p.144)

神犀丹 신서단【葉天士】

中 犀角 19 菖蒲 19 黃芩 19 生地黃 50 金銀花 5 連翹 31 板藍根 28 淡豆豉 25 玄蔘 22 天花分 13 柴根 13/ 細末하여 蜜丸으로 1회 1.5~3.0g을 복용한다.

中 목표: 清熱涼血 解毒

腎石一方 신석일방【中山醫學院】

中 金錢草 60 瞿麥 18 滑石 30 海金沙 21(包煎) 杜仲 24 木通 9 牛膝 12 党參 9 鷄內金 9 魚腦石 12 胡桃肉 30 石葦 12 鬱金 12 水煎服

中 응용: 비뇨기계결석

ㅅ

神仙太乙膏 신선태을고【和劑局方】

當歸 1 桂皮 1 大黃 1 芍藥 1 地黃 1 玄蔘 1 白芷 1 蜜蠟 48

【和劑局方(卷八)】瘡脹傷折

<製藥> 절상 벌레에 물린 증상 욕창 화상 및 기타 육아형성(화상)(멜스몬제약)

新續命湯 신속명탕【有持桂里】

勿 麻黃 2.0~4.0 石膏 1.0 芍藥 4.0 桂枝 3.0 羚羊 2.0 葛根 4.0 甘草 2.5

勿 治小兒 發作壯熱 無汗煩燥者

神水膏 신수고【華岡】

經 水銀 10.0 豚脂 100.0/ 이상을 혼합한다.

勿 (膏藥) 水銀一錢 萬貞鹿卽家猪油十錢 治黴毒骨塊腫

(注): 외용

神授大乙散料 신수대을산료【濟生方】

柴 柴蘚 2.0 川芎 2.0 枳殼 2.0 陳皮 3.0 香附子 3.0 白芍 3.0 羌活 3.0 赤芍 3.0 葱白 3.0 乾葛 5.0 升麻 1.0 甘草 1.0 JP生薑 1.0

【古今方彙(感氣)】 柴蘚 陳皮 香附子 川芎 白芍 乾葛 羌活 升麻 麻羌 赤芍 枳殼 甘草 生薑 葱白 水煎

柴 응용: 감기

(注): 乾葛은 葛根

腎炎一方 신염일방【新中國經驗方】

經 茯苓 6.0 澤瀉 4.0 猪苓 4.0 半夏 3.0 芍藥 3.0 厚朴 2.5 陳皮 2.0 枳殼 0.5 甘草 0.5

神應養神丹 신응양신단【外科正宗】

經 當歸 3.0 川芎 3.0 芍藥 3.0 熟地黃 3.0 天麻 3.0 羌活 3.0 木瓜 3.0 菟絲子 3.0

【外科正宗(第二十七)(附骨疽)】 當歸 川芎 白芷 天麻 羌活 熟地黃 木瓜 菟絲 各等分

辛夷散 신이산【濟生方】

經 辛夷 1.5 細辛 1.5 藁本 1.5 川芎 2.5 白芷 2.5 木通 2.5 防風 2.5 羌活 2.5 升麻 1.0 甘草 1.0

中 辛夷 白芷 防風 荊芥 細辛 乘馬 稿本 川芎 木通 生甘草/ 이상을 각각 같은 분량으로 하며 細末하여 1일 2~3회 6g씩 복용한다.

【濟生方(卷五)】 辛夷 白芷 防風 荊芥 細辛 乘馬 稿本 川芎 木通 羌活 炙甘草

中 목표: 祛風止痛 通竅

柴 응용: 비염

辛夷淸肺湯 신이청폐탕【外科正宗】

經 辛夷 2.0 枇杷葉 2.0 知母 3.0 百合 3.0 黃芩 3.0 山梔子 3.0 麥門冬 5.0 石膏 5.0 升麻 0.5~1.0

龍 辛夷 3.0 黃芩 3.0 知母 3.0 百合 3.0 麥門冬 6.0 石膏 6.0 山梔子 1.5 升麻 1.5 枇杷葉 1.0

中 辛夷 3(2) 枇杷葉 3(2) 黃芩 3(3) 山梔子 3(3) 知母 3(3) 石膏 9(5) (先煎) 升麻 3(1) 百合 6(3) 麥門冬 9(5) 水煎服

龍 목표 · 응용: 짙은 콧물이 나오는 熱性 축농증 비후성비염

中 목표: 淸熱解毒 通竅 潤肺化痰 止咳
응용: 만성부비동염 만성비염 비후성비염 만성인후염 만성기관지염 기관지확장증 등에서 肺熱을 나타내는 경우

辛夷湯 신이탕【方輿輗】

柴 辛夷 4.0 防風 4.0 細辛 4.0 川芎 4.0 白芷 2.0 大黃 1.0 石膏 5.0

【方輿輗(鼻)】 辛夷 防風 細辛 川芎 白芷 取一合 或擇加大黃 石膏類 右五味以水一合半煮

柴 응용: 부비동염

神祖袖藥 신조수약 = 三味湯(p.151) 益智飮(p.251)

腎著湯 신착탕【三因方】

柴 茯苓 5.0 白朮 5.0 JP生薑 3.0 甘草 3.0 杏仁 4.0

【古今方彙(妊娠)】 茯苓 白朮 各八分 乾薑 甘草 各一錢 杏仁 五分

柴 응용: 妊娠腎의 부종

腎著湯 신착탕☞苓薑朮甘湯(p.216)

【千金方(腎臟)】

腎着湯 신착탕☞苓薑朮甘湯(p.216)

【三因方(腰痛治法)】

身痛逐瘀湯 신통축어탕【醫林改錯】

中 桃仁 9 紅花 9 當歸 9 川芎 6 五靈脂 6 沒藥 6 牛膝 9 秦艽 9 羌活 9 香附子 9 地龍 6 甘草 3 水煎服

【醫林改錯(下卷)】 秦艽 香附子 羌活 各一錢 川芎 甘草 沒藥 地龍 五靈脂 各二錢 桃仁 紅花 牛膝 當歸 各三錢

中 목표: 活血化瘀 通絡止痛 祛風濕
응용: 타박 관절류마티스 관절염 견관절주위염 좌골신경통 요통 등에서 血於를 나타내는 경우

神效當歸湯 신효당귀탕 = 當歸膏(p.65)

神効湯 신효탕【萬病回春】

經 蒼朮 2.0 香附子 2.0 當歸 2.0 木香 2.0 延胡索 2.0 益智 2.0 烏藥 2.0 山梔子 2.0 砂仁 2.0 小茴香 1.0 甘草 1.0 JP生薑 1.0 燈心草 1.0 吳茱萸 1.0

矢 蒼朮 2.0 香附子 2.0 當歸 2.0 木香 2.0 小茴香 2.0 砂仁 2.0 燈心草 2.0 甘草 2.0 JP生薑 1.0 吳茱萸 1.0

【萬病回春(癩疝)】 砂仁七分 甘草三分 木香 吳茱臾各七分 茴香酒炒 元胡索 益智仁 蒼朮米泔浸 香附子 當歸 川烏炮去皮臍羊 山梔炒各一錢 右剉一劑薑三片燈心一團水磨廣木香調服

(注): 經 烏藥 矢 烏頭가 다르다.
《萬病回春(癩疝門)》에는 川烏로 되어 있다.

矢 목표: 배안에는 유착 등이 있어 변비가 생기고 열이 울체하며 외한기에 감촉되면 통증이 발생하는 경우

(注): 수술후 부종(《한방진료 레슨》)

神効黃耆湯 신효황기탕【蘭室秘藏】

柴 黃耆 3.0 人蔘 2.5 炙甘草 2.5 白芍藥 2.5 陳皮 2.0 蔓荊子 1.0

【蘭室秘藏(眼耳鼻門)】蔓荊子 一錢 陳皮 五錢 人蔘 八錢 炙甘草 白芍藥 各一兩 黃耆 二兩

柴 목표: 수명 안통

實脾散 실비산【嚴氏濟生方】

《實際》厚朴 2.0 白朮 2.0 木瓜 2.0 木香 2.0 草果 2.0 大腹皮 2.0 茯苓 2.0 附子 0.6 乾薑 1.0 甘草 1.0

【嚴氏濟生方(卷五)】厚朴 白朮 木瓜 木香 草果仁 大腹子 附子 白茯苓 乾薑 甘草

實脾湯 飮 실비탕

經《萬病回春》蒼朮 2.5 茯苓 2.5 朮 2.5 陳皮 2.0 厚朴 2.0 香附子 2.0 猪苓 2.0 澤瀉 2.0 枳殼 1.0 大腹皮 1.0 縮砂 1.0 木香 1.0 JP生薑 1.0 燈心草 1.0

柴〔-飮〕蒼朮 2.5 茯苓 2.5 朮 2.5 陳皮 2.0 厚朴 2.0 香附子 2.0 猪苓 2.0 澤瀉 2.0 枳殼 1.0 大腹皮 1.0 縮砂 1.0 木香 1.0 JP生薑 1.0 燈心草 1.0

中《濟生方》〔-飮〕熱附子 9(先煎) 白朮 12 茯苓 9 厚朴 6 大腹皮 6 木瓜 6 草豆蔻 3 木香 3 乾薑 3 生薑 3 炙甘草 3 大棗 3 水煎服

【萬病回春(水腫)】蒼朮米去沈 白朮去蘆 厚朴薑汁炒 澤瀉 香附子 砂仁 枳實麩炒 陳皮 大腹皮 木香 茯苓連皮用 猪苓 各等分 右剉一劑燈心一団水煎磨木香調服

經 分消湯의 枳實을 枳殼으로 대체한 것

矢 목표: 약간 허증이면서 停水가 심한 경우

柴 목표: 허증의 복수

中 목표: 溫陽利水 理氣健脾

응용: 眞武湯에 준하되, 氣滯症候을 수반하는 경우

(注):《萬病回春》은 實脾飮으로 수록되어 있다.

失笑散 실소산【和劑局方】

中 蒲黃 五靈脂를 같은 분량으로 粉末하여 1회 6g씩 黃酒나 米酢로 沖服한다. 9g씩을 티백처럼 布에 싸서 水煎服해도 좋다.

【和劑局方(卷九)】蒲黃炒香 五靈脂酒研淘去砂土 各等分 右爲末

中 목표: 活血化瘀 止痛 止血

응용: 산후 惡露滯留 자궁복구부전 산후복통 협심증 기타 통증에서 血瘀 증후가 나타나는 경우

十味當歸湯 십미당귀탕【千金方】

龍 當歸 2.0 吳茱萸 2.0 桂枝 2.0 人蔘 2.0 甘草 2.0 芍藥 2.0 大黃 2.0 茯苓 1.0 枳實 1.0 乾薑 3.0

龍 목표: 冷氣胸脇背悶痛
응용: 흉통 늑간신경통 담석증

柴 목표: 心背痛 변비

十味剉散 십미좌산【葉氏】

經 當歸 3.0 川芎 3.0 芍藥 3.0 地黃 3.0 白朮 3.0 桂枝 2.0 防風 2.0 黃耆 1.5 茯苓 5.0 附子 1.0

龍 白朮 3.0 茯苓 3.0 當歸 3.0 川芎 3.0 熟地黃 3.0 芍藥 3.0 黃耆 2.0 肉桂 2.0 大棗 2.0 防風 4.0 白河附子 1.0 JP生薑 1.0

【古今方彙(中風)】 즉 十全大補湯 去人蔘甘草 加附子 防風

龍 목표: 팔이 아프고, 근육 및 뼈까지 연이어 운동이 곤란한 경우 또는 날이 갈수록 脛肉이 빠지며 보행곤란한 경우
응용: 관절류마티스 근육류마티스 하지근위축 사십견 오십완 脚氣 뇌출혈

十味敗毒湯 십미패독탕【華岡】

經 柴胡 2.5 桔梗 2.5 防風 2.5 川芎 2.5 樓皮 2.5 茯苓 2.5 獨活 1.5 荊芥 1.5 甘草 1.5 JP生薑 1.0

龍 〔-散〕 柴胡 3.5 桔梗 3.5 防風 3.5 川芎 3.5 樓皮 3.5 茯苓 3.5 獨活 2.0 荊芥 2.0 甘草 2.0 JP生薑 1.0

中 防風 3 荊芥 1 獨活 3 柴胡 3 樓皮 3 桔梗 3 川芎 3 茯苓 4 生薑 1 生甘草 1 水煎服

【瘍科方筌(華岡)(癰疽門)】 柴桔羌芎 荊防茯 樓皮 右九味 加生薑水煎

龍 목표: 초기 화농증으로 發熱惡寒疼痛하는 경우
응용: 癤 피하농양 근염 중이염 림프염

中 목표: 祛風化濕 清熱解毒
응용: 피부화농증 습진 담마진 피부염 등에서 風濕熱을 나타내는 경우

十味咳嗽 십미해수【療治經驗筆記】

中 桔梗 3 前胡 3 紫蘇子 3 杏仁 3 桑白皮 3 陳皮 4 茯苓 5 半夏 5 枳殼 3 生薑 2 炙甘草 2 水煎服

【療治經驗筆記】 桔梗 前胡 紫蘇子 杏仁 桑白皮 陳皮 茯苓 半夏 甘草 枳殼 生薑

中 목표: 止咳平喘 化痰
응용: 기관지염 기관지폐렴 등에서 濕痰에 의한 해수 객담이 주가 되는 경우

十味香薷飮 십미향유음【百一選方】

經 黃芪 2.0 人蔘 2.0 陳皮 2.0 木瓜 2.0 厚朴 2.0 扁豆 2.0 朮 3.0 茯苓 4.0 香薷 2.5 甘草 1.5

【古今方彙(中暑)】 黃芪 人蔘 白朮 茯苓 陳皮 木瓜各五分 香薷一錢 厚朴 扁豆炒 甘草各五分
治伏暑 身倦體困 神昏 頭重 吐利

十補湯 십보탕 = 十全大補湯

十補丸 십보환【濟生方】

中 八味地黃丸에 鹿茸 1.5 五味子 6을 가하여 蜜丸한다. 水煎服하여도 좋다.

中 목표: 溫補腎陽 固澁
응용: 八味地黃丸과 거의 같고 보익성이 강하다. 收澁性이 있기 때문에 尿量過多 빈뇨에 좋다. 陽虛의 호흡곤란 기침에도 적합하다.

十神湯 십신탕【和劑局方】

經 川芎 2.0 甘草 2.0 麻黃 2.0 紫蘇 2.0 白芷 2.0 升麻 2.0 陳皮 2.0 香附子 2.0 芍藥 2.0 大棗 2.0 葱白 2.0 葛根 6.0

【和劑局方(卷二)】 陳橘皮去白 麻黃去根節 川芎 甘草炙 香附子杵去毛 紫蘇去麄梗 白芷 升麻 赤芍藥 各四兩 乾葛 十四兩
不問陰陽兩感 或風寒濕痺皆可服之

十六味流氣飮 십육미유기음【萬病回春】

經 當歸 2.5 川芎 2.5 芍藥 2.5 人蔘 2.5 桔梗 2.5 桂枝 2.5 白芷 1.5 黃芪 1.5 木香 1.5 烏藥 1.5 厚朴 1.5 枳殼 1.5 檳榔 1.5 防風 1.5 紫蘇葉 1.5 甘草 1.5

【萬病回春(乳岩)】 當歸 川芎 白芍 黃芪 人蔘 官桂 厚朴 桔梗 枳殼 烏藥 木香 白芷 檳榔 防風 紫蘇 甘草

矢 응용: 유선염 유방암 및 유사증 갑상선종 경부임파선종 완고한 피부병 癰疽

十全大補湯 십전대보탕【和劑局方】

經 人蔘 2.5 黃芪 2.5 朮 3.5 當歸 3.5 茯苓 3.5 熟地黃 3.5 川芎 3.0 芍藥 3.0 桂枝 3.0 甘草 1.0

龍 人蔘 3.0 白朮 3.0 伏苓 3.0 當歸 3.0 川芎 3.0 熟地黃 3.0 芍藥 3.0 黃芪 2.0 肉桂 2.0 大棗 2.0 甘草 1.5 JP生薑 1.0

中 《醫學發明》 八珍湯에 黃芪 9(3) 肉桂 3(桂枝 3)(焗服)을 가한다.

【和劑局方(卷五)】 白茯苓焙 白朮焙 人蔘去蘆 熟乾地黃洗酒蒸焙 白芍藥粉草炙 黃芪去蘆 肉桂去蘆皮不見火 川當歸去蘆洗

龍 목표: 氣血兩虛 또는 발열오한 自汗盜汗 肢體倦怠 또는 두통 현훈 口渴 또는 久病虛損 口乾食少 기침 驚悸發熱 또는 寒熱往來 盜汗自汗 저녁 발열 內熱 遺精白濁(遺精白濁) 또는 兩便出血 하복통 小便短少 大便乾少 또는 軟便 탈항 小便頻數 또는 男子婦人諸虛不足 발병 후의 모든 질환에서 기가 원래대로 회복되지 않는 경우
응용: 피로 쇠약 빈혈 실혈 산후 수술후 결핵 치루 나력 백혈병 탈항 신경쇠약 遺精 시력감퇴

ㅅ

가감법
咳에는 五味子 2.0을 가한다.
汗多에는 牡蠣 3.0를 가한다.
虛寒에는 白河附子 1.0 乾薑 3.0을 가한다.
氣弱에는 人蔘을 배로 한다.
肌熱에는 地骨皮 2.5을 가한다.
虛勞發熱에는 柴胡 4.0 地骨皮 2.5을 가한다.
때때로 열이 나며 장소가 일정치 않고, 또는 발바닥에서 일어나는 경우에는 五味子 2.0 麥門冬 6.0을 가한다.

中 목표: 氣血雙補 溫陽祛寒
응용: 八珍湯에 준하며 허한 증후를 수반한다

矢 냉한 경우: 加附(十補湯)

ㅅ

十棗湯 십조탕【傷寒論 金匱要略】

經 芫花 甘遂 大戟 等分細末한다. 먼저 大棗 4.0을 물 200mL에 넣고 100mL가 되게 달여 찌꺼기를 버리고, 위의 약을 가루내어 1.0g을 가하여 頓服한다.

中 甘遂 芫花 大戟의 等分 粉末 0.5~3을 大棗8~15의 煎汁으로 복용한다.

【傷寒論(太陽下)】芫花熬 甘遂 大戟

中 목표: 逐水
응용: 삼출성늑막염 간경변 급성췌장염 만성신염 신증후군 등에서의 복수 흉수 부종 또는 단순성 ileus 급성위확장 등에서 頓服하여 사용한다.

十灰散 십회산【十藥神書】

中 小薊 15 大薊 9 荷葉 9 側柏葉 12 茅根 30 茜草根 12 棕櫚皮 6 牡丹皮 9 山梔子 12 大黃 9 水煎服(原方에서는 각약 등량의 炭化粉末을 1회 15g씩 복용)

【十藥神書】大薊 小薊 荷葉 側柏葉 白茅根 茜草根 梔子 大黃 牡丹皮 棕櫚皮 各等量

中 목표: 凉血止血
응용: 객혈 토혈 코피 피하출혈 등에서 열증을 나타내는 경우. 혈뇨 혈변 등에 사용해도 좋다.

阿膠鷄子黃湯 아교계자황탕【通俗傷寒論】

中 阿膠 9 白芍 12 石決明 24 釣鉤藤 9 生地黃 18 炙甘草 3 茯神 12 鷄子黃 2個 絡石藤 9 牡蠣 15 阿膠 鷄子黃을 제외한 모든 약들을 물에 끓여 찌꺼기를 제거한 후, 鷄子黃 阿膠를 녹여 복용.

【通俗傷寒論(第二章六經方藥)】 阿膠 鉤藤 各二錢 白芍藥 絡石藤 各三錢 石決明 五錢 生地黃 生牡蠣 茯神木 各四錢 鷄子黃 二個 炙甘草 六分 水煎服

中 목표: 滋陰養血 柔肝熄風
응용: 大定風珠 (p.290)에 준한다.

阿膠附子湯 아교부자탕【黴瘡約信】

經 阿膠 5.0 附子 1.5 甘草 2.5

矢 응용: 매독에 의한 궤양, 음경의 종창동통. 허증에 활용한다.

阿膠散 아교산【小兒藥證直訣】= 補肺阿膠湯 補肺散

勿 阿膠 3.0 馬兜鈴 3.0 牛蒡 3.0 杏仁 3.0 甘草 2.0 糯米煮汁 100mL

勿 治小兒肺虛 氣粗喘促
이 처방은 勞嗽에 다른 약들이 효과가 없고 聲啞咽痛 咽喉不利하는 者에게 좋다.
麥門冬湯과 비교하여 효과가 비슷하나, 潤肺효과가 더 낫다.

樂令建中湯 악령건중탕【和劑局方】= 千金黃芪湯

勿 黃耆 3.0 芍藥 3.0 桂枝 3.0 麥門冬 3.0 橘皮 2.0 甘草 2.0 當歸 3.0 細辛 2.0 人蔘 3.0 柴胡 4.0 茯苓 4.0 半夏 2.0 大棗 4.0 生薑 2.0

勿 治藏府虛損 身體瘦 潮熱 自汗 將勞瘵 退虛熱 千金云 治虛勞不足 四肢煩疼 不欲食食卽脹汗出

安肝湯 안간탕【安藤昌益傳】

勿 使君子 3.0 檳榔 3.0 大腹 3.0 蓮肉 3.0 楊梅 2.0 蜀椒 1.0 苦蔘 3.0 附子 木香 硫黃

勿 治小兒腹膨脹 青筋出 肌膚甲錯 或喜唾 有蟲候者

安宮牛黃丸 안궁우황환【溫病條辨】= 抗熱牛黃丸

中 牛黃 30 鬱金 30 犀角 30 黃芩 30 黃連 30 雄黃 30 山梔子 30 朱砂 30 龍腦 7.5 麝香 7.5 眞珠 15, 蜜丸(一丸: 3g)으로 하여 1회 1환 복용

【溫病條辨(卷一)】牛黃 鬱金 朱砂 梔子 雄黃 黃芩 各一兩 眞珠 五錢 氷片 麝香 各二錢半

中 목표: 清熱解毒 安神開竅
응용: 급성열병 이른바 뇌혈관장애 등의 고열, 의식장애

安神復元湯 안신복원탕【壽世保元】

柴 黃耆 2.0 人蔘 2.0 當歸 2.0 酸棗仁 2.0 枸杞子 2.0 黃芩 2.0 知母 2.0 柴胡 2.0 黃連 1.0 黃柏 1.0 升麻 1.0 甘草 1.0 蔓荊子 1.0 防風 3.0 麥門冬 3.0 茯神 3.0 龍眼肉 3.0 遠志 3.0

【古今方彙(耳病)】黃耆 人蔘 當歸 酸棗 枸杞 柴胡 黃連酒 黃芩同 黃柏同 知母 防風 麥門冬 茯神 小草 升麻 甘草 蔓荊 龍眼 水煎服

柴 응용: 이명이 있으면서 耳內痒

安神復醒湯 안신복성탕【壽世保元】

柴 當歸 3.0 川芎 3.0 芍藥 3.0 熟地黃 3.0 酸棗仁 3.0 遠志 3.0 山藥 3.0 龍眼肉 3.0 大棗 3.0 益智 2.0 JP生薑 1.0

【古今方彙(不寐)】當歸 川芎 白芍酒 熟地 益智 酸棗 遠志 山藥 龍眼 各等分 薑棗 水煎服

柴 응용: 불면

安神養血湯 안신양혈탕【溫疫論】

勿 地黃 4.0 當歸 4.0 芍藥 4.0 茯苓 5.0 橘皮 2.0 桔梗 4.0 遠志 2.0 酸棗 2.0 龍眼肉 4.0

勿 治勞復 熱甚 虛甚
이 처방은 勞復의 허열을 내리는 데 사용되는 小柴胡湯 麥門冬湯類로 치료해도 효과가 없는 경우 활용한다.

安神益志湯 안신익지탕【壽世保元】

勿 柴胡 4.0 人蔘 3.0 麥門冬 3.0 知母 3.0 竹茹 2.0 五味子 0.5 茯苓 4.0 當歸 4.0 地黃 4.0 黃連 1.0 遠志 3.0 甘草 2.5

勿 治傷寒 虛煩 心驚 微熱 四肢無力 體倦者 又治六七日別無刑剋證候 昏沈不知人事 六脈俱靜者

安榮湯 안영탕 = 如神散(p.211) 女神散

ㅇ

安中散 안중산【和劑局方】

經 桂枝 4.0 玄胡索 3.0 牡蠣 3.0 茴香 1.5 縮砂 1.0 甘草 1.0 良薑 0.5

龍 玄胡索 5 良薑 5 乾薑 5 小茴香 5 桂枝 5 牡蠣 8 甘草 10/ 이상의 배합으로 혼합분말로 만들어 一日量 5.0을 3회에 나누어 복용.

中 桂枝 4 高良薑 2 小茴香 2 玄胡索 3 縮砂 2 炙甘草 1 牡蠣 3(先煎) 水煎服, 粉末로 만들어 복용함.

【和劑局方(卷三)】甘草壹拾兩炒 玄胡去皮 良薑炒 乾薑炮 茴香炒 肉桂(各 伍兩) 牡蠣肆兩煆

[가감법]

柴 動悸: 加 茯苓 5 (安中散加茯苓)

龍 목표: 허증의 胃痛, 呑酸, 곧 복만복통

응용: 위염 위산과다 위산감소

(注): 和劑局方에는 縮砂가 없고 乾薑을 사용하고 있다. 보통, 粉末을 熱酒에 타서 복용한다. 부인은 淡醋湯에 타서 복용한다. 술을 마시지 못하는 사람은 鹽湯을 이용하여 마신다.

《漢方處方應用의 實際》寒으로 인한 경우에 사용함.

- 良薑이 없다면 乾薑
- 虛가 심하면 人蔘湯을 합방한다.

安胎散 안태산【萬病回春】

柴 當歸 4.0 白朮 4.0 川芎 3.0 黃連 1.5 砂仁 1.5 甘草 1.0 JP生薑 1.0 地黃 2.0 益母 2.0 黃芩 2.0 香附子 2.0 紫蘇葉 2.0

【萬病回春(妊娠)】이 처방은 安胎丸 앞에 기재되어 있는 처방이나 처방명이 기록되어 있지 않다.

當歸 二錢 川芎 一錢半 生地黃 一錢 益母草 一錢 白朮 二錢 條芩 一錢 砂仁 八分 香附子童便炒 一錢 蘇梗 一錢 黃連炒 八分 甘草三分 以上剉一劑 生薑三片 水煎溫服

柴 목표: 姙娠養血

艾附暖宮丸 애부난궁환【仁齊直指】

中 艾葉 9 香附子 9 吳茱萸 6 當歸 9 川芎 6 熟地黃 15 白芍 15 黃耆 15 肉桂 6 續斷 9/ 粉末을 米醋로 환을 만들어 1회 6g을 복용한다.

【仁齊藤直指方論(卷二十六)】香附子 六兩 艾葉 當歸 各三兩 黃耆 吳茱萸 川芎 白芍藥 各二兩 地黃 一兩 官桂 五錢 續斷 一兩半

中 목표: 溫經散寒 補氣血

응용: 무월경 월경불순 부정성기출혈 冷性 등에서 下焦虛寒 氣血兩虛.

良薑湯 양강탕【奇效醫術】

龍 良薑 1.0 木香 1.0 檳榔 2.5 人參 2.5 縮砂 2.5 乾薑 2.5 肉豆蔻 2.5 茯苓 4.0 陳皮 4.0 吳茱萸 2.0

勿 良薑 木香 檳榔 茯苓 人參 肉豆蔻 吳茱萸 陳皮 縮砂 乾薑

龍 목표 · 응용: 下痢嘔逆 腹內疼痛

凉膈散 양격산【和劑局方】

經 連翹 5.0 大黃 1.0 芒硝 3.0 桔梗 3.0 黃芩 3.0 山梔子 2.0 薄荷 1.0 甘草 1.5

龍 薄荷葉 2.5 甘草 2.5 桔梗 2.5 連翹 3.0 芒硝 3.0 黃芩 3.0 山梔子 3.0 大黃 2.0~4.5

中 連翹 6 山梔子 6 黃芩 6 薄荷 6(後下) 淡竹葉 3 生甘草 3 大黃 6(後下) 芒硝 6(沖服) 水煎服

【和劑局方(卷六)】 川大黃 朴硝 甘草爁各二十兩 山梔子仁 薄荷葉去梗 黃芩 各十兩 連翹 二斤半 右粗末每二錢水一盞入竹葉七斤蜜少許煎至七分去滓食後溫服

龍 목표: 熱候煩渴 舌瘡 小便赤 大便秘結
응용: 급성열병 구내염 편도선염 두창 피부병 토혈 코피 뇌증

中 목표: 淸熱解毒 瀉下
응용: 인플루엔자 유행성뇌척수막염 폐렴 편도염 인후염 구내염 급성간염 담낭염 담석증 등에서 열성을 나타내는 경우

(注):《和劑局方》에 竹葉은 있고, 桔梗은 없다.

凉隔散加減 양격산가감 = 加減凉膈散(p.2)

陽旦湯 양단탕 = 桂枝湯(p.37)

良方吳茱萸湯 양방오수유탕【張介賓】

經 吳茱萸 2.0 木瓜 2.0 食鹽 2.0

楊柏散 양백산【淺田家方】

經 楊梅皮 2.0 黃柏 2.0 犬山椒 1.0/ 이상을 細末하여 酢에 섞어 泥狀으로 만들어 환부에 도포한다.

龍 楊梅皮 2 黃柏 2 犬山椒 1/ 이상의 비율로 粉末을 酢에 섞어 泥狀으로 만들어 외용한다.

般 楊梅皮 2.0 黃柏 2.0 犬山椒 1.0(外用)

勿 楊梅皮 黃蘗各等分 犬椒半減

龍 목표 · 응용: 염좌 타박(외용)

良附丸 양부환【良方集腋】

中 高良薑 香附子 粉末을 生薑汁으로 환을 만들어 1회 6g씩 복용한다. 散으로는 1일 3회 1.5g씩 뜨거운 물로 복용한다. 水煎服하더라도 좋다.

中 목표: 散寒止痛 理氣解鬱 調經
응용: 급성위염 만성위염 신경성위염 늑간신경통 월경통 등에서 胃寒 또는 肝氣鬱結에서 한증을 수반한 경우 열증이 있으면 사용할 수 없다.

養心湯 양심탕

中《證治準繩》黨參 9 黃芪 9 炙甘草 6 當歸 9 茯神 9 茯苓 9 柏子仁 9 酸棗仁 12 遠志 5 五味子 6 川芎 3 製半夏 6 肉桂 1.5(焗服) 水煎服

柴《壽世保元》人參 3.0 麥門冬 3.0 茯苓 3.0 茯神 3.0 當歸 3.0 酸棗仁 3.0 遠志 2.0 陳皮 2.0 柏子仁 2.0 蓮肉 2.0 黃連 1.5 甘草 1.0

【古今方彙(不寢)(壽世)】人參 麥門冬 黃連 白茯 茯神 當歸 白芍酒 遠志 陳皮 酸棗仁 柏仁 甘草 蓮肉

中 목표: 補血益氣 養心安神
응용: 歸脾湯에 준하며, 心血虛의 정도가 심한 경우

柴 목표: 勞心少睡 心神不定

(注):「漢方治療白話」

養胃湯 양위탕 ☞沙蔘麥門冬湯(p.143)

中《臨床指南》沙蔘 15 玉竹 12 麥門冬 12 桑葉 9 生甘草 3 水煎服

柴[1]《古今方彙 姙娠門》當歸 3.0 芍藥 3.0 陳皮 3.0 香附子 3.0 茯苓 3.0 半夏 3.0 白朮 3.0 神麯 3.0 大棗 3.0 藿香 2.0 砂仁 2.0 JP生薑 1.0 甘草 1.0

柴[2]《萬病回春 痞滿文》香附子 2.5 砂仁 2.5 木香 2.5 枳實 2.5 厚朴 2.5 白荳蔲 2.5 藿香 2.5 白朮 3.5 茯苓 3.5 陳皮 3.5 半夏 3.5 甘草 1.0 大棗 2.0 JP生薑 0.5

中 목표: 淸陽肺胃 生津潤燥
응용: 沙蔘麥門冬湯에 준한다.

柴[1] 응용: 임신오저

柴[2] 목표: 胸腹痞滿

(注): 柴[1]는《古今方彙》에는《壽世保元》원전으로 하고 있다. 또한 柴[2]도《古今方彙》에 기재되어 있다.

釀乳湯 양유탕【大塚家方】

《醫典》白殭蠶末을 寒梅粉으로 환을 만들어 1일 9g씩, 세 번 나누어 복용한다.

《醫典》유즙분비부족. 산후 100일 이내에 복용할 필요가 있다.

養陰淸胃煎 양음청위전 = 中 玉女煎(p.226)

養陰淸肺湯 양음청폐탕【重樓玉鑰】

中 生地黃 12 麥門冬 12 玄蔘 15 川貝母 6 牡丹皮 6 赤芍 6 薄荷 3(後下) 生甘草 3 水煎服

【重樓玉鑰(上卷)】生地黃 二錢 麥門冬 一錢二分 生甘草 薄荷 各五分 玄蔘 一錢半 貝母(蕊를 제거) 牡丹皮 炒白芍 各八分

中 목표: 滋陰淸肺 凉血解毒
응용: 디프테리아 급성인후염 급성 편도염 또는 만성기관지염 만성인후염 등에서 肺陰虛를 나타내는 경우

養臟湯 양장탕 = 中 眞人養臟湯(p.292)

良枳湯 양지탕【療治大槩】

經 茯苓 6.0 半夏 6.0 桂枝 4.0 大棗 4.0 甘草 2.0 枳實 2.0 良薑 1.0

龍 茯苓 4.0 半夏 4.0 桂枝 3.0 甘草 3.0 大棗 3.0 枳實 3.0 良薑 1.0

勿 茯苓 桂枝 甘草 大棗 半夏 良薑 枳實

龍 목표 · 응용: 담음, 塊痛이 우측에 있는 경우 胃病 담석발작

柴 苓桂甘棗湯 加半夏 枳實 良薑
제방부터 심하에 걸쳐 치밀어 오르는 증상에 구토하는 경우

養肺湯 양폐탕【聖濟總錄】

經 柴胡 3.0 貝母 3.0 茯苓 4.0 杏仁 4.0 阿膠 2.0 桔梗 2.0 桑白皮 2.0 人參 2.0 枳實 1.5 五味子 1.5 甘草 1.5

養血安神湯 양혈안신탕【萬病回春】

經 當歸 3.0 川芎 3.0 芍藥 3.0 酸棗仁 1.5 黃連 1.5 柏子仁 1.5 甘草 1.5 陳皮 2.5 地黃 3.5 茯神 3.5

【萬病回春(動悸)】當歸身 五分酒洗 川芎 五分 白芍炒 五分 生地黃酒洗 陳皮 五分 白朮 七分 茯神 酸棗仁 七分炒 柏子仁 五分炒 黃連 五分酒炒 甘草 三分炙

ㅇ

養血清心湯 양혈청심탕【萬病回春】

柴 人參 3.0 白朮 3.0 茯苓 3.0 遠志 3.0 酸棗仁 3.0 地黃 3.0 菖蒲 3.0 川芎 3.0 當歸 4.0 甘草 2.0

養血清火湯 양혈청화탕【萬病回春】

柴 芍藥 4.0 地黃 4.0 黃連 1.5 麥門冬 3.5 遠志 3.5 酸棗仁 3.5 當歸 3.5 川芎 2.0 黃芩 2.0 山梔子 2.0 甘草 1.0 辰砂少許 JP生薑 1.0

養血湯 양혈탕【萬病回春】

柴 當歸 3.0 地黃 3.0 秦艽 3.0 杜仲 3.0 肉桂 3.0 茯苓 3.0 防風 3.0 牛膝 3.0 川芎 2.0 山歸來 6.0 甘草 1.0

抑肝扶脾散 억간부비산【古今醫鑑】

經 黃連 2.0 青皮 2.0 陳皮 2.0 神麯 2.0 白朮(또는 蒼朮) 2.5 茯苓 2.5 龍膽 2.5 白芥子 2.5 山梔子 2.5 胡黃蓮 1.0 柴胡 1.0 甘草 1.0 人參 1.5

龍 黃連 3.0 白朮 2.5 茯苓 2.5 龍膽 2.5 白芥子 2.5 山梔子 2.5 陳皮 2.0 青皮 2.0 神麯 2.0 胡黃蓮 1.0 柴胡 1.0 甘草 1.0 人參 1.5

抑肝散 억간산

經 《保嬰撮要》當歸 3.0 釣鉤藤 3.0 川芎 3.0 朮 4.0 茯苓 4.0 柴胡 2.0 甘草 1.5

龍 《小兒藥證直訣》當歸 3.5 白朮 3.5 茯苓 3.5 釣鉤藤 3.5 川芎 2.5 柴胡 2.0 甘草 2.0

【萬病回春(癲狂)】人參去盧 白朮去盧 茯苓去皮 遠志去心 山棗仁炒 生地黃 川芎 石菖蒲 各一錢 當歸一錢半 甘草 五分

柴 목표: 癲 心血不足

【萬病回春(怔忡)】當歸 川芎 七分 白芍酒炒 生地黃酒洗 黃連酒炒 黃芩去朽 八分 梔子炒 八分 山棗仁炒 麥門冬去心 各一錢 遠志去心 辰砂 五分另 甘草 三分

柴 목표: 怔忡 煩燥

【萬病回春(腰痛)】當歸 生地黃 秦艽 肉桂 牛膝去蘆酒洗 杜仲鹽酒炒 茯苓去皮 防風去蘆 各一錢 土茯苓一錢半 川芎五分 甘草三分 右剉一齊

柴 목표: 요퇴근골동통

勿 人參 白朮 茯苓 龍膽 白芥子 山梔子 橘皮 青皮 神麯 黃連 柴胡 胡黃蓮 甘草

龍 목표 · 응용: 원기허약 기분저하 위장장애 야윔 복만 복벽의 靜脈怒脹 發熱 口乾

【保嬰撮要(卷一)】柴胡 甘草 各五分 川芎八分 當歸 炒白朮 茯苓 釣鉤 各一錢

龍 목표 · 응용: 경련 驚悸 또는 발열 또는 한열 또는 嘔吐痰涎 腹脹 식욕부진 不眠 또는 좌측복직근긴장 心下部의 막힌 느낌 四肢拘攣 또는 마비 불면 腹動 怒氣가 있는 경우

中 《保嬰撮要》 鈎鉤藤 3(後下) 柴胡 2 當歸 3 川芎 3 白朮 4 茯苓 4 炙甘草 2 水煎服

中 목표: 平肝熄風 補氣血
응용: 영유아의 경련 야경증 틱 자율신경실조증 신경증 갱년기증후군 뇌혈관장애 고혈압 파킨슨병 등에서 氣血兩虛 肝陽化風을 나타내는 경우
(注): 파킨슨병에는 厚朴 芍藥을 넣는다 (大塚敬節談)

抑肝散加陳皮半夏湯 억간산가진피반하탕

經 《일본경험방》 當歸 3.0 鈎鉤藤 3.0 川芎 3.0 朮 4.0 茯苓 4.0 柴胡 2.0 甘草 1.5 陳皮 3.0 半夏 3.0

龍 《淺井南溟》 當歸 4.0 白朮 4.0 茯苓 4.0 鈎鉤藤 4.0 半夏 4.0 柴胡 2.0 甘草 2.0 陳皮 2.0

龍 목표: 抑肝散證에서 左臍傍에서 심하부에 걸쳐 동계가 현저하게 항진된 경우
응용: 癎 신경쇠약 월경 관련 제반 증상 뇌출혈

抑氣內消散 억기내소산【萬病回春】

柴 當歸 2.0 川芎 2.0 芍藥 2.0 白朮 2.0 青皮 2.0 陳皮 2.0 半夏 2.0 桔梗 2.0 羌活 2.0 白芷 2.0 厚朴 2.0 獨活 2.0 防風 2.0 黃芩 2.0 烏藥 2.0 香附子 2.0 檳榔 2.0 紫蘇葉 2.0 沈香 1.0 木香 1.0 人參 1.0 甘草 1.0

當歸 川芎 白芍酒炒 白朮去蘆 青皮去穰 陳皮 半夏蘆草 桔梗 羌活 白紙 獨活 厚朴薑汁炒 各八錢 防風 黃芩 烏藥 香附 檳榔各一兩 蘇葉一兩半 沈香二錢 木香 人參 粉甘草 各五錢

柴 응용: 瘰癧 諸瘤
(注): 《萬病回春 瘰癧》에는 「益氣內消散」으로 기재되어있다. 《古今方彙》에서는 「抑氣內消散」으로 되어있다.

抑氣散 억기산【醫級】

勿 烏藥 3.0 紫蘇葉 4.0 橘皮 3.0 檳榔 4.0 縮砂 3.0 沈香 2.0 莽草 4.0 枳實 4.0

勿 治氣道壅滯 不得升降 胸膈痰飮窒碍

如聖散 여성산【證治準繩】

中 棕櫚炭 30 烏梅炭 30 炮薑炭 50/ 粉末하여 1회 6g씩 복용한다.

中 목표: 수렴지혈
응용: 부정성기출혈에 대증적으로 사용한다.

如神散 여신산【淺田家方】=如神散 安榮湯

經 當歸 3.0 川芎 3.0 白朮 3.0 香附子 3.0 桂枝 2.0 人蔘 2.0 黃芩 2.0 檳榔 2.0 黃連 1.5 木香 1.5 甘草 1.5 丁香 0.5 大黃 0.5~1.0

中 當歸 3 川芎 3 白朮 3 香附子 3 人蔘 2 桂枝 2 黃芩 2 檳榔子 2 黃連 1 木香 1 丁香 1 炙甘草 1 大黃 0.5~1 水煎服

勿 當歸 川芎 桂枝 白朮 木香 黃芩 黃連 人蔘 甘草 莎草 大黃 檳榔 丁香

中 목표: 理氣活血 氣血雙補 清心火
응용: 자율신경실조증 갱년기증후군 산후신경증 위장신경증 불면증 월경불순 월경곤란증 등에서 氣血兩虛 心火旺 氣滯를 띠는 경우.

藥 上氣와 현훈이 있는 다음 제증: 산전 및 산후 신경증 월경불순 월경과 관련된 제증.

矢 白朮 香附子를 빼고, 萍蓬根 芍藥 地黃 沈香 細辛을 가한다(清心湯).

女神散 여신산=如神散

麗澤通氣湯 여택통기탕 이택통기탕【蘭室秘藏】

經 白芷 4.0 黃芪 4.0 羌活 3.0 獨活 3.0 防風 3.0 葛根 3.0 蒼朮 3.0 葱白 3.0 升麻 1.0 麻黃 1.0 山椒 1.0 甘草 1.0 生薑 1.0 大棗 1.0

柴 〔-散〕 黃芪 3.0 蒼朮 3.0 羌活 3.0 獨活 3.0 防風 3.0 葛根 3.0 麻黃 2.0 山椒 2.0 白芷 1.0 升麻 1.0 JP生薑 1.0 大棗 3.5 葱白 3.5

【萬病回春(鼻)】 黃芪 蒼朮 羌活 獨活 防風 升麻 葛根 甘草 川椒 去 閉目子不用 麻黃不去節冬月加 白芷 各三分 右剉一劑生薑三片棗二枚葱白三根水煎

柴 목표: 鼻不聞香臭

(注): 후각상실 《醫典》

呂貝養榮湯 여패양영탕【溫疫論】

柴 瓜蔞仁 3.0 芍藥 3.0 當歸 3.0 瓜蔞根 3.0 貝母 2.0 知母 2.0 橘皮 2.0 紫蘇子 5.0 JP生薑 1.0

【溫疫論(上卷)】 知母 花粉 貝母 瓜蔞實 橘紅 白芍 當歸 紫蘇子

柴 목표: 痰涎壅塞

逆挽湯 역만탕【名古屋玄醫】

經 白朮 3.0 桂枝 3.0 人蔘 3.0· 茯苓 3.5 JP生薑 1.5 枳實 2.0 甘草 2.5

【醫方問如(名古屋玄醫, 痢疾)】 蒼朮 肉桂 各一錢 松脾 乾薑 各八分 枳殼 五分 人蔘 六分 甘草少 生薑 一錢 水煎服

柴 목표: 裏急後重 血便
桂枝人蔘湯加枳實 茯苓

ㅇ

延經期方 연경기방 = 延經散

經 《方輿輗》 續斷 3.0 蒲黃 3.0 枳實 3.0 括蔞仁 3.0 紫檀 3.0 滑石 3.0

矢 《周人堂藏方》 續斷 3.0 蒲黃 3.0 地殼 3.0 括蔞實 3.0 紫檀 3.0 滑石 3.0(淺田方函의 延經散에는 紫檀 滑石이 없음)

延經散 연경산 = 延經期方

連葛解醒湯 연갈해성탕【大還】

勿 黃連 1.5 黃芪 5.0 滑石 3.0 梔子 2.0 神麯 3.0 青皮 2.0 木香 2.0

勿 治酒積 腹痛泄瀉

連翹飮子 연교음자【薛氏】

柴 連翹 3.0 川芎 3.0 瓜蔞仁 3.0 皁角子 3.0 橘葉 2.0 青皮 2.0 甘草 2.0 桃仁 6.0

【古今方彙(乳癰)】 連翹 川芎 瓜蔞仁 皁角子 橘葉 青皮 甘草節 桃仁各一錢半
矢 응용: 乳內結核

連翹湯 연교탕

經 《일본경험방》 桔梗 2.0 甘草 1.0 紅花 1.0 連翹 1.0 木通 3.0

經 《眼科》 連翹 3.0 黃芩 3.0 麻黃 3.0 川芎 3.0 甘草 2.0 大黃 2.0 枳實 2.0

經 《丹毒》 連翹 1.5 黃芩 1.5 麻黃 1.5 升麻 1.5 川芎 1.5 甘草 1.5 大黃 2.0 枳實 2.0

經 《일본경험방》 連翹 3.0 木通 3.0 桔梗 2.0 甘草 1.0 紅花 1.0

【方輿輗(卷十一)】 《方輿輗》 에서는 丹毒과 目에도 같은 처방이 있다. 連翹 黃芩 麻黃 升麻 川芎 甘草各四分 大黃 枳實各六分
龍 목표 · 응용: 땀띠
(注): 《일본경험방》은 勿 에서는 태독을 치료한다고 되어 있다.

延年半夏湯 연년반하탕【外臺】

經 半夏 5.0 生薑 3.0(JP生薑 1.0) 桔梗 3.0 枳實 1.0 吳茱萸 1.0 柴胡 3.0 鱉甲 3.0 檳榔 3.0 人蔘 2.0

龍 半夏 3.0 前胡 3.0 鱉甲 3.0 吳茱萸 2.0 枳實 2.0 檳榔子 2.0 人蔘 1.0 JP生薑 2.0

設 半夏 4~5 柴胡 2~3 土鱉甲 3~4 桔梗 3.0 檳榔子 3.0 人蔘 0.8~2 JP生薑 1~2 枳實 1~2 吳茱萸 0.5~1

【外臺秘要(卷十二)】

龍 목표: 腹內에서 左肋胸背에 이르는 견인통, 胸滿氣急
응용: 痃癖 늑간신경통

[가감법]

漢 황달(심하에서 협하에 걸쳐 경결이 있으면서 발황하는 경우): 加鹹砂

(注): 細野史郞의 口訣

① 만성위장장애
② 서 있을 때 발생하는 심와부압통
③ 좌측 견부 경결, 좌측 배부의 경결과 압통
④ 속냉
⑤ 좌복근 긴장

鉛丹散 연단산【外臺】

經 鉛丹 2.0 胡粉 2.0 栝蔞根 10.0 甘草 10.0 澤瀉 5.0 石膏 5.0 白石脂 5.0 赤石脂 5.0/ 이상 8味를 細末로 하여 1회 1.0씩 복용한다.

【方輿輗(丸散)】鉛丹 二分熬別研入 栝蔞根 甘草炙 各十分 胡粉 二分 熬研入 澤瀉 石膏 白石脂 赤石脂 各五分
治消渴 止小便數兼消中

延齡丹 연령단【一溪】

經 桂枝 30.0 縮砂 30.0 丁香 30.0 沈香 30.0 辰砂 30.0 蓽撥 3.0 白檀 3.0 木香 14.0 桔梗 14.0 乳香 14.0 訶子 14.0 甘草 18.0 麝香 6.0 龍腦 5.0/ 이상을 細末로 하여 蜂蜜과 섞어 舐劑로 하여 1회에 0.5를 복용한다.

【牛山方考(卷下)】沈香 肉桂 丁香 砂仁 辰砂 甘草 各五分 木香 白檀
乳香 桔梗 蓽撥 各三分 麝香 一分

柴 眩運暈悶絕, 心腹急迫

連理湯 연리탕【要訣】

柴 人蔘 4.0 白朮 4.0 茯苓 4.0 乾薑 2.0 黃連 2.0 甘草 2.0

【症因脈治(卷二)】人蔘 白朮 乾薑 炙甘草 黃連

柴 목표: 陰症 白痢 渴

(注): 人蔘湯加茯苓에 黃連을 가한 것
苓薑朮甘湯(p.216)에 人蔘 黃連을 가한 것

連朴飮 연박음 【霍亂論】

中 黃連 3 厚朴 5 石菖蒲 3 製半夏 3 山梔子 9 淡豆豉 9 蘆根 60 水煎服

【隨息居重訂霍亂論方(별명은 王氏連朴飮)】製厚朴二錢 黃連(生薑汁으로 炒) 石菖蒲 製半夏各一錢 炒豆豉 焦梔子各三錢 蘆根二兩

中 목표: 淸熱化濕 調和胃腸

延壽屠蘇散 연수도소산

《肘後方 千金方 本草綱目 醫心方》

漢 白朮(蒼朮) 桔梗 山椒 防風 肉桂 大黃(赤小豆 烏頭 菝葜)

(注): 中國에는 오래전부터 사용되지 않았으나, 日本에서는 궁중행사에서 민간에까지 널리 사용된다. 근세에 와서 曲直瀨玄朔이 독성이 강한 약은 빼 5味를 버리고 현재의 6味로 만들어 지금도 전해지고 있다(「건강과 병의 민속지」. 宗田一).

(注): 肉桂는 계수나무의 껍질을 사용하고 있다.

聯(連)珠飮 연주음 【內科秘錄】

經 當歸 3.0 芍藥 3.0 川芎 3.0 地黃 3.0 白朮 3.0 桂枝 3.0 茯苓 5.0 甘草 2.0

龍 當歸 4.0 芍藥 4.0 川芎 4.0 熟地黃 4.0 茯苓 4.0 桂枝 3.0 白朮 2.0 甘草 2.0

【內科秘錄(本間棗軒)(眩暈)】苓桂朮甘湯合四物湯

經 四物湯과 苓桂朮甘湯의 合方

龍 목표 · 응용: 월경과 관련된 증상 외 血虛眩暈 心下逆滿 또는 發熱自汗

羚角鉤藤湯 영각구등탕 = 中 羚羊角鉤藤湯

苓甘薑味辛湯 영감강미신탕 【金匱要略】 = 苓甘五味姜辛湯(p.215)

龍 茯苓 4.0 甘草 3.0 乾薑 3.0 細辛 3.0 五味子 3.0/ 물 320mL에 약을 넣고 120mL가 되게 달여 3회로 나누어 복용한다.

【金匱要略(痰飮咳嗽)】茯苓四兩 甘草三兩 乾薑三兩 五味子半升 細辛三兩

龍 목표 · 응용: 허증으로 심하게 기침하면서 괴로운 경우

苓甘薑味辛夏仁湯 영감강미신하인탕【金匱要略】=苓甘五味加半夏杏仁湯

經 茯苓 4.0 半夏 4.0 杏仁 4.0 五味子 3.0 甘草 2.0 乾薑 2.0 細辛 2.0

龍 茯苓 4.0 甘草 3.0 五味子 3.0 乾薑 3.0 細辛 3.0 杏仁 3.0 半夏 5.0/ 물 420mL에 약을 넣고 120mL가 되게 달여 1일 3회로 나누어 복용한다.

中 茯苓 12(4) 製半夏 9(4) 杏仁 6(4) 五味子 6(3) 細辛 3(2) 乾薑 3(2) 炙甘草 3(2) 水煎服

【金匱要略(痰飮咳嗽)】茯苓 四兩 甘草 三兩 五味子 半升 乾薑 三兩 細辛 三兩 半夏半升 杏仁 半升去皮尖

龍 목표 · 응용: 담음부종

中 목표: 溫肺化痰 平喘止咳 利水
응용: 급만성기관지염 기관지확장증 폐기종 등에서 寒痰의 喘咳를 나타내는 경우

苓甘薑味辛夏仁黃湯 영감강미신하인황탕【金匱要略】

經 茯苓 4.0 半夏 4.0 杏仁 4.0 五味子 3.0 甘草 2.0 乾薑 2.0 細辛 2.0 大黃 1.0

龍 苓甘薑味辛夏仁湯에 大黃 3.0을 가하여 물 400mL에 넣고 120mL가 되게 달여 1일 3회로 나누어 복용한다.

【金匱要略(痰飮咳嗽)】茯苓 四兩 甘草 三兩 五味 子半升 乾薑 三兩 細辛 三兩 半夏半升 杏仁 半升 大黃 三兩

經 苓甘薑味辛夏仁湯에 大黃 1.0을 가한다.

龍 목표 · 응용: 痰飮 술에 취한 것처럼 얼굴이 달아 올라있는 경우

苓甘薑味辛夏湯 영감강미신하탕【金匱要略】=茯苓五味甘草去桂加乾薑細辛半夏湯

苓甘五味加半夏杏仁湯 영감오미가반하행인탕=苓甘薑味辛夏仁湯

苓甘五味薑辛湯 영감오미강신탕【金匱要略】=苓甘姜味辛湯(p.214)

經 茯苓 6.0 甘草 4.0 細辛 4.0 乾薑 3.0 五味子 3.0

中 苓甘薑味辛夏仁湯에서 杏仁 半夏를 뺀다.

【金匱要略(痰飮咳嗽)】茯苓 四兩 甘草 三兩 乾薑 三兩 五味子 半升 細辛三兩

中 목표: 溫肺化痰 利水
응용: 苓甘薑味辛夏仁湯에 준한다.

苓薑朮甘湯 영강출감탕【金匱要略】

= 茯苓乾薑白朮甘草湯
甘草乾薑茯苓朮湯
甘草乾薑茯苓白朮湯
乾薑苓朮湯
腎着湯
腎著湯

經 茯苓 6.0 乾薑 3.0 白朮 3.0 甘草 2.0

龍 甘草 2.0 白朮 2.0 乾薑 4.0 茯苓 4.0/ 물 200mL에 약을 넣고 120mL가 되게 달여 3회로 나누어 복용한다.

中 茯苓 12(6) 白朮 9(3) 炙甘草 3(2) 乾薑 6(3) 水煎服

【金匱要略(五臟風寒積聚)】 甘草 二兩 白朮 二兩 乾薑 四兩 茯苓 四兩

龍 목표: 요냉하며 무겁거나 아프고 요리증가 또는 冷汗 또는 맑은 분비물이 나오는 경우
응용: 요통 좌골신경통 야뇨증 대하 자궁경부염 습진 궤양

中 목표: 祛濕散寒 止痛
응용: 요통증 좌골신경통 야뇨증 임신부종 백색대하 냉증 등에서 下焦寒濕을 나타내는 경우
쉬 피로하며 식욕이 없고 설사 경향 등의 脾氣虛 증후가 있다면 人蔘 黨參 등을 가한다(人蔘湯加茯苓이 된다). 冷이 심한 경우에는 細辛 附子 등을 배합한다.

苓桂甘棗湯 영계감조탕【傷寒論】= 茯苓桂枝甘草大棗湯(p.124)

經 茯苓 6.0 桂枝 4.0 大棗 4.0 甘草 2.0

龍 茯苓 8.0 桂枝 4.0 大棗 4.0 甘草 2.0/ 물 400mL에 茯苓을 넣고 잘 섞은 다음 320mL가 되게 달인 다음 나머지 약을 넣고 120mL가 되게 달여 3회로 나누어 복용한다.

【傷寒論(太陽中)】 茯苓 半斤 甘草 三兩炙 大棗 十五枚擘 桂枝四兩去皮

龍 목표: 臍下悸하면서 上衝의 기세가 있는 경우 또는 胃內停水 小便不利 胃部疼痛
응용: 히스테리 복부대동맥류 신경쇠약 위액분비과다증

漢 담석의 통증에는 加枳實 良薑 半夏(七味良枳湯)

(注): 진통촉진효과

苓桂味甘湯 영계미감탕

= 苓桂五味甘草湯
茯苓桂枝五味甘草湯
桂苓五味甘草湯

經 茯苓 6.0 桂枝 4.0 五味子 3.0 甘草 2.0

龍 茯苓 4.0 桂枝 4.0 甘草 3.0 五味子 3.0/ 물 320mL에 약을 넣고 달여 3회로 나누어 복용한다.

【金匱要略(痰飮咳嗽)】 茯苓 四兩 桂枝 四兩去皮 甘草 三兩炙 五味子 半升

龍 목표: 수족냉 또는 저림 상충 얼굴색이 취한 것처럼 달아올라 있으며 冒 小便難出 多唾口燥 맥침
응용: 신경질 노이로제 월경과 관련된 제증 중이염 치통 자궁출혈 반신불수

(注): 妊娠咳 逆兒

苓桂五味甘草湯 영계오미감초탕【金匱要略】=苓桂味甘湯

經 茯苓 6.0 桂枝 4.0 五味子 3.0 甘草 2.0

苓桂朮甘湯 영계출감탕【傷寒論】=茯苓桂枝白朮甘草湯

經 茯苓 6.0 桂枝 4.0 白朮 3.0 甘草 2.0

龍 茯苓 4.0 桂枝 3.0 白朮 2.0 甘草 2.0/ 물 240mL에 약을 넣고 120mL가 되게 달여 3회로 나누어 복용한다.

中 茯苓 12(6) 白朮 9(3) 桂枝 9(4) 炙甘草 6(2) 水煎服

【傷寒論(太陽中)】 茯苓 四兩 桂枝 三兩 去皮 白朮 二兩 甘草 二兩炙

龍 목표: 흉협부가 답답하게 긴장되는 느낌 현훈 동계 운동실조 胃內停水 尿利減少 또는 부종
응용: 심계항진 심장판막증 신경쇠약 노이로제 위하수 위무력증 신장병 현훈 메니에르증후군 운동실조증 안구진탕증 이명 결막염 갑상선기능항진

中 효능: 溫化寒飮 健脾利水
응용: 기립성실조증 신경순환무력증 자율신경실조증 편두통 이명 현훈 멀미 저혈압 만성위염 만성기관지염 등에서 脾虛寒飮을 나타내는 경우
가감법
빈혈 動悸 숨이 차면 合 四物湯〔連珠飮(p.215)〕
혈압항진에 의한 상기 어깨결림 현훈 두통 변비 加川芎 大黃(應鐘散)
빈혈 심장판막증 加鹹砂 牡蠣 人參〔(鹹砂湯(p.322)〕
위장허약으로 신경질적인 사람의 발작성 심계항진 加 吳茱萸 牡蠣 李根皮〔定悸飮(p.272)〕
안과에 일반적으로 加車前子 細辛 黃連〔明朗飮(p.95)〕 충혈이 심하면 여기에 菊花를 가한다(明朗飮加菊花).

ㅇ

靈仙除痛湯 영선제통탕【萬病回春】= (中)麻黃赤芍湯《醫學入門》

中 麻黃 赤芍 防風 荊芥 羌活 獨活 白芷 蒼朮 威靈仙 葛根 升麻 黃芩 枳實 桔梗 當歸 川芎

柴 〔-飮〕 麻黃 3.0 赤芍 3.0 防風 3.0 蒼朮 3.0 威靈仙 3.0 桔梗 3.0 葛根 3.0 荊芥 2.0 羌活 2.0 獨活 2.0 黃芩 2.0 川芎 2.0 當歸 2.0 白芷 1.0 升麻 1.0 枳實 1.0 甘草 1.0

【萬病回春(痛風)】 麻黃 赤芍 各一錢 防風 荊芥 羌活 獨活 白芷 蒼朮 威靈仙片 黃芩 枳實 桔梗 葛根 川芎 各五錢 歸尾 升麻 甘草各三分

[가감법]

在下焦: 加黃柏

부인: 加紅花

腫多: 加檳榔大腹皮 澤瀉 沒藥

脈澁數者有瘀血: 加桃仁 紅花 川芎 當歸 大黃

中 신체 각부위의 관절염(통풍)과 동통, 종창에 적합하며, 요산의 관절염(통풍)에 특효가 있다.

(注): 中 에는 분량과 甘草가 기재되어 있지 않다.

營實湯 영실탕【일본경험방】

勿 營實 4.0 大黃 1.0 甘草 2.5

勿 蕩滌宿水: 이 처방은 疏滌의 효력으로 매우 심한 實證의 水氣腹滿에 즉효가 있으며, 疝보다는 水氣에 활용된다.

羚羊角鉤藤湯 영양각구등탕【通俗傷寒論】= 羚羊鈎藤湯 羚角鈎藤湯

中 羚羊角 2(先煎) 鈎鉤藤 18(後下) 桑葉 9 川貝母 12 竹茹 12 生地黃 18 白芍 18 菊花 12 茯神 9 炙甘草 3 水煎服

中 목표: 淸熱熄風

응용: 열성경련 또는 고혈압증에서 肝陽化風하는 경우

羚羊角散 영양각산【證治準繩 眼門】

柴 菊花 1.0 烏頭 1.0 川芎 4.0 車前子 4.0 防風 4.0 羌活 3.0 半夏 3.0 羚羊角 1.0 薄荷 2.0 細辛 2.0

矢 응용: 녹내장

羚羊角飮 영양각음【高階家 子癎】

經 當歸 3.0 鉤藤 3.0 川芎 3.0 白朮 4.0 茯苓 4.0 柴胡 2.0 羚羊角 2.0 甘草 1.5

羚羊角湯 영양각탕【醫醇賸義】

中 羚羊角 龜板 生地黃 牡丹皮 白芍 柴胡 薄荷 蟬退 菊花 夏枯草 石決明 水煎服

中 목표: 平肝熄風 滋陰

羚羊鉤藤湯 영양구등탕 = 中 羚羊角鉤藤湯

五加減正氣散 오가감정기산【溫病條辨】

中 藿香梗 6 陳皮 4.5 茯苓 9 厚朴 6 大腹皮 4.5 穀芽 3 蒼朮 6 水煎服

中 五加減正氣散은 복부팽만, 물 같은 대변에 대한 것으로써 大腹皮 蒼朮로 설사를 멈추게 하고 연동운동을 조정하며, 穀芽로 소화를 강화한다. 목표: 運脾燥濕

五更四物湯 오경사물탕

柴 當歸 4.0 川芎 4.0 芍藥 4.0 乾地黃 4.0 香附子 3.0 山梔子 3.0 貝母 3.0 黃連 1.5

柴 森田濟生方四物湯加味와 같다. 목표: 공복 시 심하통 위궤양

烏頭桂枝湯 오두계지탕【金匱要略】

經 烏頭 1.0 桂枝 4.0 生薑 4.0(JP生薑 1.0) 大棗 4.0 芍藥 4.0 甘草 2.0/ 이상을 하루 복용량으로 하여 달여, 여기에 蜂蜜 20.0을 넣어 용해시킨 후 3회로 나누어 복용한다.

龍 烏頭 1.0을 蜂蜜 36.0에 넣고 끓여 양이 반쯤되게 한다. 별도로 桂枝湯 20.0(桂枝湯 101 참고)을 만들며, 이 두 가지를 혼합하여 처음에는 8.0을 복용하고, 효과가 없으면 12.0을 복용, 그래도 효과가 없다면, 20.0을 복용한다(편법: 烏頭 1.0 桂枝 3.0 芍藥 3.0 大棗 3.0 甘草 2.0 JP生薑 1.0 蜂蜜 30.0/ 이상을 평소 달이던 방법대로 달여 3회에 나누어 복용한다).

【金匱要略(腹滿寒疝宿食病)】烏頭 一味 以蜜二斤煎減半 去滓 以桂枝湯五合解之

龍 목표: 격심한 통증 수족냉 수족마비 신체통 복부 심부둔통

ㅇ

烏頭赤石脂丸 오두적석지환 【金匱要略】 = 赤石脂丸(p.270)

經 〔-丸〕 蜀椒 二分 烏頭 一分 附子 一分 乾薑 一分 赤石脂 二分/ 이상을 細末하여 煉蜜로 환을 만들어 1회 0.5씩 복용하며 1일 세 번 나누어 복용한다.

龍 〔-丸〕 蜀椒 1.0 乾薑 1.0 赤石脂 1.0 炮附子 0.5 烏頭 0.1/ 蜂蜜로서 0.3 환약으로서 1회 1환씩 복용하는데, 1일 세 번 나누어 복용한다.

龍 〔-丸料〕 蜀椒 1.0 白河附子 1.0 烏頭 1.0 乾薑 2.0 赤石脂 3.0 水半量 일반전탕법

【金匱要略(胸痺心痛短氣)】 蜀椒 一兩一法二分 烏頭 一分炮 附子半兩炮一法 乾薑 一兩一法一分 赤石脂 一兩 一法二分

龍 목표: 心痛이 등에 까지 미치고, 背痛이 心까지 미칠 때.
응용: 心痛 胃痛 위산과다증 위궤양 담석증 췌장염

烏頭湯 오두탕 【經驗方】

中 製川烏頭 9(先煎) 製草烏頭 9(先煎) 白芍 9 炙甘草 9 黑豆 30 紅花 6 黃耆 12 麻黃 3 水煎服

中 응용: 烏頭湯에 준한다.
목표: 散寒祛濕 止痛 補氣血

(注): 烏頭에 川烏와 草烏 2종류가 있다.

烏頭湯 오두탕 【金匱要略】

經 麻黃 3.0 芍藥 3.0 黃耆 3.0 甘草 3.0 烏頭 1.0/ 달여서 찌꺼기를 걷어내고 蜂蜜 20.0을 넣고, 재차 불을 지펴 5분간 달인 다음, 조금씩 나누어 溫服한다.

龍 麻黃 3.0 芍藥 3.0 黃耆 3.0 炙甘草 3.0 烏頭 1.0 蜂蜜 40.0/ 烏頭를 蜂蜜로 달여 20mL가 되게 끓이고, 나머지 4가지 약을 120mL로 달이기 시작하여 40mL가 되면 찌꺼기를 걷어낸다. 그리고 나서 두가지를 합하여 1회에 30mL가 되게 달여 복용한다(편법: 모든 약을 한 번에 끓여서 1일 복용량으로 한다).

【金匱要略(中風歷節)】 麻黃 芍藥 黃耆 各三兩 甘草 三兩炙 川烏 五枚 㕮咀以蜜二升煎取一升卽出烏頭

龍 목표 · 응용: 四肢身體劇痛

龍 목표: 散寒祛濕 止痛 補氣血
응용: 만성관절염 변형성관절염 견관절주위염 요통 좌골신경통 만성관절류마티스에서 寒濕痺에 해당하는 경우

中 製川烏頭 6(先煎) 麻黃 9 白芍 9 黃耆 9 炙甘草 6 蜂蜜 60(沖服) 水煎服

五苓散 오령산【傷寒論】

經 〔-散〕 澤瀉 5分 猪苓 3分 茯苓 3分 朮 3分 桂枝 2分/ 이상을 細末로 하여 1회 1.0을 重湯 또는 백탕(白湯)으로 복용한다.

經 〔-湯〕 澤瀉 6.0 猪苓 4.5 茯苓 4.5 朮 4.5 桂枝 3.0

龍 〔-散〕 茯苓 3 茯苓 3 白朮 3 澤瀉 5 桂枝 2/ 위의 비율로 散劑를 만들어 1회 2.0을 重湯에 혼합하여 1일 세 번 나누어 복용한다.

中 茯苓 9(5) 猪苓 9(5) 澤瀉 9(6) 白朮 6(5) 桂枝 3(3) 水煎服

【傷寒論】猪苓 十八銖去皮 澤瀉 一兩六銖 白朮 十八銖 茯苓 十八銖 桂枝半兩去皮

龍 목표: 구갈 尿利減少 또는 구토 또는 설사 부종 또는 발열두통 등의 발열 증상을 수반한다.
응용: 급성장염 소화불량 신염 네프로제 위확장 위무력증 당뇨병 급성방광염 음낭수종 결막염 전간 심장병 두통

中 목표: 利水滲濕 通陽 解表
응용: 급성위장염 주기성구토 가성콜레라 Quincke부종 한냉담마진 초기급성신염 음낭수종 등에서 水濕을 띠는 경우 또는 간경변의 복수, 신증후군 만성신염 등의 수종에 보조적으로 사용한다.

烏苓通氣湯 오령통기탕【萬病回春】

經 當歸 3.0 茯苓 3.0 朮 3.0 烏藥 2.5 山査子 2.5 香附子 2.5 玄胡索 2.5 芍藥 2.0 橘皮 2.0 檳榔 2.0 澤瀉 1.5 JP生薑 1.0 木香 1.0 甘草 1.0

龍 烏藥 3.5 當歸 3.5 芍藥 3.5 香附子 3.5 山査子 3.5 陳皮 3.5 茯苓 2.5 白朮 2.5 檳榔 2.0 玄胡索 2.0 澤瀉 2.0 木香 1.0 甘草 1.0 JP生薑 1.0

【萬病回春(癩疝)】烏藥 當歸 芍藥 香附子 糖毬 陳皮 各一錢 茯苓 白朮(去蘆) 檳榔 玄胡索 澤瀉 各五分 木香 甘草 各三分 以上剉一劑生薑 三片 水煎服

龍 목표: 복냉통
응용: 疝氣 복통 冷腹 음낭 또는 精系腫脹
가감법
惡寒脈沈細 加 吳茱萸 2.5

(注): 유선 통증《中田敬吾》

五淋散 오림산【和劑局方】

[經] 芍藥 2.0 山梔子 2.0 茯苓 6.0 當歸 3.0 甘草 3.0 黃芩 3.0 또는 地黃 3.0 澤瀉 3.0 木通 3.0 滑石 3.0 車前子 3.0 을 가한다.

[龍] 茯苓 6.0 芍藥 1.5 山梔子 1.5 當歸 3.0 甘草 3.0 黃芩 3.0

[中] 茯苓 6 澤瀉 3 車前子 3 滑石 3 木通 3 山梔子 3 黃芩 3 當歸 3 赤芍 3 甘草 3 水煎服

【和劑局方(卷六)】赤茯苓 六兩 當歸去蘆 甘草生用 各五兩 山梔子仁 赤芍藥去蘆剉 各二十兩

[龍] 목표: 방광에 열이 있어 少便淋瀝 배뇨곤란 혹은 혈뇨 농뇨 아주 짙은 소변의 경우.
응용: 요도염 방광염 방광결석
가감법
어떤 처방에는 澤瀉 木通 各 4.0 滑石 車前子 各 2.0을 가한다.
淋病에서 소변이 삽하며 통증이 있고 황색이면서 맥지한 경우 黃芩을 去한다.

[中] 목표: 淸熱利水 活血止痛
응용: 급성부터 만성의 요도염 방광염 신우염 요로결석의 염증 등에서 熱淋을 띠는 경우

五磨飮 오마음【醫方集解】

[中] 烏藥 9 檳榔 9 沈香 3 木香 6 枳實 9/ 가루로 내어 白酒를 넣고 농즙한 다음 湯煎하여 따뜻하게 복용한다.

五磨飮은《醫方集解(利氣)》四磨湯의 項에 있다. 四磨湯去人蔘加枳實木香白酒磨服

[中] 목표: 下氣降逆 開閉

烏梅圓 오매원 = 烏梅丸

五物大黃湯 오물대황탕【東洞】

[經] 大黃 1.0 桂枝 4.5 地黃 6.0 川芎 5.0 甘草 1.5

[龍] 大黃 2.0 甘草 3.0 桂枝 3.0 川芎 3.0 乾地黃 6.0 일반전탕법/ 내복 또는 국소세제로 사용한다.

[勿] 大黃 桂枝 地黃 川芎 甘草

[龍] 목표 · 응용: 옹저 痔 탈항

五物解毒湯(散) 오물해독탕【일본경험방】

[經] 川芎 5.0 金銀花 2.0 蕺菜 2.0 大黃 1.0 荊芥 1.5

[藥] 응용: 가려움 습진

吳茱萸湯 오수유탕【傷寒論】

經 吳茱萸 3.0 人蔘 2.0 大棗 4.0 生薑 4.0(JP生薑 1.0)

龍 吳茱萸 4.0 人蔘 3.0 大棗 3.0 生薑 6.0(반드시 벗긴 生薑)/ 물 280mL를 80mL가 되게 달여 세 번 나누어 복용한다.

【傷寒論(陽明)】 吳茱萸 一升洗 人蔘 三兩 生薑 六兩切 大棗 十二枚擘

龍 목표: 구토 설사 또는 두통 또는 煩躁 手足冷 또는 涎沫 芍藥甘草湯이 효과가 없는 생리통

응용: 급성위염 장염 간염 습관성 두통구토 요독증

中 목표: 散寒止嘔 溫胃止痛 健脾益氣 딸꾹질 어깨 결림

응용: 만성위염 급성위염 위십이지장궤양 간염 임신구토 편두통 메니에르 증후군 기타 위한 寒飮에 의한 구토나 두통.

烏藥順氣散 오약순기산【和劑局方】

經 烏藥 2.5 陳皮 2.5 白殭蠶 2.5 麻黃 2.5 川芎 2.5 桔梗 2.5 枳殼 2.0 白芷 1.5 甘草 1.5 JP生薑 1.0

龍 烏藥 5.0 陳皮 5.0 白殭蠶 1.5 乾薑 1.5 麻黃 3.0 川芎 3.0 白芷 3.0 桔梗 3.0 枳殼 3.0 大棗 3.0 甘草 1.0 JP生薑 1.0

【和劑局方(卷一)】 麻黃去根節 陳皮去瓤 烏藥去木 各二兩 白殭蠶去絲 嘴炒 川芎 枳殼去麩瓤炒 甘草炒 白芷 桔梗 各二兩 乾薑炮 半兩 以上爲細末 每服三錢 水一盞 薑三片 棗一枚 煎至七分 溫服

龍 목표: 신체통 관절통 마비 언어장애 등 어떤 병증이든 활용 가능하다.

응용: 근육류마티스 관절류마티스 뇌출혈 반신불수 각기 오십견 사십견

가감법

中風痲痺: 加人蔘 2.5 白朮 當歸 各 3.0 麥門冬 6.0

편측마비: 去麻黃 加天麻 羌活當歸 各 3.0 半夏 天南星 各 6.0 木香 1.0

口眼喎斜: 加乾薑 黃連 竹瀝 各 2.0 羌活 荊芥

전신동통: 加當歸 桂枝 各 3.0 乳香 沒藥 各 1.5

臂痛: 加羌活 防風 各 4.0 桂枝 白朮 各 2.5 紫蘇葉 2.0

背心痛: 加行氣香蘇散 白朮 3.0 半夏 茯苓 各 6.0

脚膝浮腫: 加牛膝 獨活 五加皮 各 3.0

요통: 加牛膝 3.0 杜冲 3.0 角茴香 3.0

四肢冷痺: 加白河附子 1.0 桂枝 3.0

만성마비 보행곤란: 合獨活寄生湯

두통 · 回首: 加羌活, 獨活, 木瓜, (回首散)《萬病回春》
婦人血風: 加防風 6.0 荊芥 4.0 薄荷葉 2.0
虛汗: 去麻黃加黃耆 2.0
中 선풍기나 에어콘 바람에 의한 저림 증상

五拗湯 오요탕

《漢方處方應用의 實際》
麻黃 4.0 杏仁 3.0 甘草 2.0 荊芥 2.0 桔梗 2.0 生薑 3.0

《漢方處方應用의 實際》 감기에 걸려 코가 막히고, 목이 쉬며, 기침, 가래가 있으면서 인후통이 심한 경우

五仁丸 오인환 【世醫得效方】

中 郁李仁 12 桃仁 9 杏仁 9 柏子仁 9 松子仁 9 陳皮 9/ 粉末을 밀환하여 1회 15g 복용한다.

中 목표: 潤腸通便
응용: 麻子仁丸에 준한다.

五積散 오적산 【和劑局方】

經 蒼朮 2.0 陳皮 2.0 茯苓 2.0 朮 2.0 半夏 2.0 當歸 2.0 厚朴 1.0 芍藥 1.0 川芎 1.0 白芷 1.0 枳殼 1.0 桔梗 1.0 乾薑 1.0 桂枝 1.0 麻黃 1.0 甘草 1.0 大棗 1.0

龍 當歸 3.0 川芎 3.0 芍藥 3.0 白朮 3.0 厚朴 3.0 陳皮 3.0 茯苓 3.0 半夏 3.0 白芷 3.0 枳殼 3.0 桔梗 3.0 乾薑 1.5 桂枝 1.5 麻黃 2.5 甘草 1.0 大棗 2.0

中 白芷 9 肉桂 9 炙甘草 9 茯苓 9 當歸 9 肉桂 9 白芍 9 半夏 9 陳皮 18 枳殼 18 麻黃 18 蒼朮 72 桔梗 36 乾薑 12 厚朴 12를 粉末로 하여 1회 9g을 生薑 煎湯으로 복용한다. 적당량을 水煎服하여도 좋다.

【和劑局方(卷二)】
龍 목표: 惡寒發熱 頭痛 身痛 項强拘急 嘔吐腹痛 無熱胸上腹膨滿感 腰脚痛 月經不順
응용: 신경통 류마티스 요통 冷症 疝氣 월경과 관련된 제반 증상 위염 부인병
가감법
脚浮腫에는 五加皮 大腹皮 各 4.0을 가한다.
발열을 수반한 痲痺에는 羌活 獨活 各 3.0, 防風 4.0을 가한다.
요통에는 牛膝 杜冲 各 3.0 小茴香 2.0을 가한다.
手足攣縮에는 檳榔子 牛膝 木瓜 各 3.0을 가한다.
咳嗽에는 桑白皮 杏仁 各 3.0을 가한다.
全身疼痛에는 乳香 沒藥 各 1.0 細辛 2.0을 가한다.
中 목표: 溫中散寒 理氣化濕 補血活血

辛溫解表 通絡調經
응용: 급성위장염 감기 냉증 요통 냉방병 월경곤란증 관절류마티스 등에서 寒濕證候를 수반하는 경우

五蒸湯 오증탕【外臺】

勿 茯苓 5.0 葛根 4.0 知母 4.0 黃芩 4.0 石膏 12.0 竹葉 2.0 地黃 4.0 粳米(重湯을 服用) 甘草 2.5 人蔘 4.0

勿 解五蒸熱 按入門有麥門冬 治男婦諸虛煩熱蒸瘻自汗等症

烏沈湯 오침탕【和劑局方】

柴 烏藥 5.0 沈香 2.0 人蔘 4.0 甘草 3.0 JP生薑 1.0 鹽少許

【和劑局方(卷三)】天台烏藥 一百兩 沈香 五十兩 人蔘 三兩 甘草 四兩半 右爲末 每服半錢 入生薑三片 鹽少許 沸騰點服 空心 食前

柴 목표: 血氣心痛

五皮散 飮 오피산【中藏經】

中 桑白皮 9 陳皮 9 生薑皮 9 大腹皮 6 茯苓皮 12 水煎服

中 목표: 理氣化濕 利水消腫
응용: 돌발성부종 임신부종 초기 급성신염 등에서 皮水를 띠는 경우

※ 참고:《醫方集解(利濕)》五加皮 地骨皮 茯苓皮 大腹皮 生薑皮

五香湯 오향탕【千金方】

勿 藿香 0.4 木香 0.1 乳香 0.3 丁香 0.1 沈香 0.4 右五味 或加牛鼻 0.02 或加大黃 0.1

勿 治熱毒氣 卒腫痛 結作核 或似癰疽而非 使人頭痛寒熱 氣急者數日不除殺人

五虎二陳湯 오호이진탕【萬病回春】

柴 半夏 4.0 茯苓 4.0 麻黃 4.0 杏仁 4.0 石膏 8.0 甘草 2.0 桑白皮 2.0

【萬病回春(哮吼)】麻黃 杏仁 各一錢 陳皮 半夏薑汁炒 茯苓去皮 各一錢 石膏 二錢 人蔘 八分 細茶一撮 沈香 木香 各五分另水磨入 右剉一劑 生薑三片 葱白三根 水煎服

柴 응용: 천식

(注): 麻杏甘石湯加半夏 陳皮 茯苓 桑白皮(五虎湯加半夏 陳皮 茯苓)

五虎湯 오호탕【萬病回春】

經 麻黃 4.0 杏仁 4.0 甘草 2.0 石膏 10.0 桑白皮 1.0

龍 杏仁 3.5 麻黃 3.5 石膏 6.0 甘草 1.5 桑白皮 2.0 JP生薑 0.5

【萬病回春(喘息)】 麻黃 三錢 杏仁去皮尖炒 三錢 石膏 五錢 甘草 一錢 細茶 一撮 桑白皮 一錢 有痰加二陳湯 右剉一劑生薑三片 葱白三根 煎熱服

經 麻杏甘石湯에 桑白皮를 가한 것

龍 목표 · 응용: 감기해수 기관지천식 기관지염

《實際》 原方에는 細茶가 있으나 일반적으로는 넣지 않는다.

玉女煎 옥녀전【景岳全書】= 養陰淸胃煎 石膏熟地煎

中 生石膏 30(先煎) 知母 9 麥門冬 9 熟地黃 24 牛膝 9 水煎服

【景岳全書(卷五十一)(新方八陳)】 石膏 三~五錢 熟地黃 三錢~一兩 麥門冬 二錢 知母 牛膝 各一 · 五錢

中 목표: 淸胃瀉火 滋陰補腎

응용: 치주염 치조농루 구내염 설염 만성위염 등이 胃熱 腎陰虛證으로 나타나는 경우

玉露散 옥로산【右山活套】

經 當歸 3.0 芍藥 3.0 桔梗 3.0 川芎 3.0 茯苓 3.0 瓜蔞根 3.0 木通 3.0 穿山甲 3.0

玉屛風散 옥병풍산【世醫得效方】

中 黃耆 18 白朮 12 防風 9 水煎服/散劑로 하여 1일 두세 번 적당량을 복용하면 좋다.

【衆方規矩(藥方國字類聚)】 黃耆 防風 各中 白朮 大

中 목표: 益氣固表 止汗

응용: 다한증 알레르기성 비염 만성비염 감기에 잘 걸리는 경우. 이외 만성질환으로 衛表不固를 나타내는 경우

제제: 黃耆 6 白朮 2 防風 2

玉穗湯 옥수탕【養壽院方】

經 荊芥 3.0 橘皮 3.0 山査子 3.0

玉樞丹 옥추단【片玉心書】=紫金錠

中 雄黃 6 朱砂 12 司香 9 五倍子 30 紅芽大戟 45 山慈姑 60 續隨子肉 30 千金子霜 60/ 細末로 만들어 1회 0.3~0.6g을 白湯에 복용한다.

【外科正宗(卷二)】 山慈姑 五倍子 各二兩 朱砂 麝香 雄黃 各三錢 續隨子仁 一兩 紅芽大戟 一·五兩

中 목표: 食物中毒 解毒辟穢

溫經湯 온경탕【金匱要略】

經 半夏 3.0 麥門冬 4.0 當歸 3.0 川芎 2.0 芍藥 2.0 人蔘 2.0 桂枝 2.0 阿膠 2.0 牧丹皮 2.0 甘草 2.0 JP生薑 1.0 吳茱萸 1.0

龍 吳茱萸 3.0 當歸 2.0 川芎 2.0 芍藥 2.0 人蔘 2.0 桂枝 2.0 阿膠 2.0 牧丹皮 2.0 甘草 2.0 半夏 8.0 麥門冬 10.0 JP生薑 1.0/ 물 400mL를 넣고 끓여 120mL로 만들어 1일 3회로 나누어 복용

中 吳茱萸 9(1) 當歸 6(3) 白芍 6(2) 川芎 6(2) 唐蔘 6(人蔘 2) 桂枝 6(2) 阿膠 6(2)(溶解) 牧丹皮 6(2) 半夏 6(4) 麥門冬 9(4) 生薑 6(1) 甘草 6(2) 水煎服

【金匱要略(婦人雜病)】 吳茱萸 三兩 當歸 芎藭 芍藥 人蔘 桂枝 阿膠 牧丹皮去心 生薑 甘草 各二兩 半夏 半升 麥門冬 一升去心

龍 목표: 瘀血 暮熱 少腹裏急 腹滿 手掌煩熱 脣口乾燥 또는 下腹寒冷 불임 자궁출혈

응용: 월경불순 자궁출혈 월경과 관련된 제증 갱년기장애 난소기능부전 불임증

中 목표: 溫經散寒 補血調經 活血化瘀 益氣和胃

응용: 부정성기출혈 월경불순 무월경 불임증 갱년기증후군 자율신경실조증 수장각화증 주부습진 등이 下焦虛寒 血瘀 血虛를 띠는 경우.

가감법

마른 체형의 허약한 부인이 매월 월경과다로 하복부에 힘이 없고, 식욕이 없으면 黃連을 가한다.

溫膽湯 온담탕=千金溫膽湯

經 《千金方》 半夏 6.0 茯苓 6.0 陳皮 2.5 竹茹 2.0 枳實 1.0 甘草 1.0 JP生薑 1.0(가미방은 黃連 1.0 酸棗仁 1~2.0을 가한다.)

龍 《三因方》 陳皮 6.0 茯苓 6.0 半夏 6.0 枳實 2.5 竹茹 2.5 甘草 1.0 JP生薑 各 1.0

中 《千金方》 製半夏 9(6) 陳皮 6(3) 茯苓 9(6) 炙甘草 3(1) 枳實 6(1) 竹

【千金要方(卷十二)(膽腑)】 半夏 竹茹 枳實 各三兩 橘皮 三兩 生薑 四兩 甘草 一兩

龍 목표: 허번불면 허증 심계항진 잘 놀람 다몽

응용: 불면증 신경쇠약 노이로제

中 목표: 淸化熱痰 和胃降逆

응용: 자율신경실조증 갱년기증후군 불면증 심장신경증 뇌동맥경화증 만성위염 등이 痰熱上擾을 나타내는 경우

ㅇ

茹 6(2) 大棗 3(1) 水煎服

가감법
가미방은 黃連 1.0 酸棗仁 1.0~2.0을 가한다.
(注): 原典「千金方」에서는 六味, 「三因方」에는 酸棗仁 黃連 大棗를 가한다.

溫脾丹 온비단 = 二陳湯

溫脾湯 온비탕

龍 《本事方》 大黃 2.0 厚朴 2.0 桂枝 2.0 甘草 2.0 乾薑 2.0 白河附子 1.0

中 《千金方》 熟附子 6 乾薑 6 唐蔘 9 炙甘草 3 大黃 9 水煎服

【本事方(臟腑泄滑及諸痢)】 厚朴去皺皮薑製 乾薑炮 甘草 桂心去皮不見火 附子生去皮臍 各半兩 大黃生 四錢碎切湯一盞漬半日搦去滓煎湯時和滓下

龍 목표: 냉복 복통설사
응용: 급성만성장염 대장염

中 목표: 溫補脾陽 瀉下
응용: 만성위염 만성위장염 기타 만성질환에 陽虛를 띠는 변비 만성 赤痢 결장궤양 장결핵 등의 만성설사가 陽虛를 띠는 경우
(注): 신부전(富山의과약과대학/한방진료레슨)

溫淸飮 온청음 【萬病回春】

經 當歸 4.0 地黃 4.0 芍藥 3.0 川芎 3.0 黃芩 3.0 山梔子 3.0 黃連 1.5 黃柏 1.5

龍 當歸 4.0 川芎 4.0 熟地黃 4.0 芍藥 4.0 黃芩 3.0 黃柏 1.0 山梔子 1.0 黃連 1.0

中 黃連 5(2) 黃芩 5(3) 山梔子 5(2) 黃柏 5(2) 當歸 5(3) 白芍 5(3) 熟地黃 5(4) 川芎 5(3) 水煎服

【萬病回春(血崩)】 當歸 白芍 熟地黃 川芎 黃連 黃芩 黃柏 梔子 各一錢半

龍 목표: 장출혈 자궁출혈 빈혈 그리고 요통부종
응용: 자궁출혈 자궁암 치질 방광종양 신장결핵 담마진

中 목표: 淸熱瀉火 解毒 補血活血 止血
습열 있으면 加蕺菜 甘草(三白草 10 甘草 3)
(山崎正壽, 제51회일본동양의학회 임상세미나)

溫肺湯 온폐탕【醫學正傳】

龍 半夏 4.0 陳皮 4.0 五味子 3.0 乾薑 3.0 杏仁 3.0 桂枝 3.0 大棗 3.0 細辛 2.0 阿膠 2.0 甘草 2.0 JP生薑 1.0

【醫學正傳(卷二)(咳嗽)】 半夏泡 陳皮去白 五味子 乾薑 桂心 杏仁去皮炒研 各五分 北細辛 阿膠炒成珠 甘草炙 各二分半 以上細切加生薑三片 大棗 二枚 水一盞半煎至一盞去相溫服

《和劑局方(卷四)》에는 阿膠가 없고, 白芍藥이 들어 있다.

龍 목표: 肺寒 해수객담
응용: 감기 기관지염

溫肺化飮湯 온폐화음탕=小靑龍湯

緩中湯 완중탕【肘后方】=茯苓緩中湯(p.126)

勿 桂枝 3.0 芍藥 4.0 甘草 2.0 生薑 2.0 大棗 6.0 黃芩 4.0 茯苓 6.0 枳實 4.0

勿 이 처방은 小建中湯의 변방으로 中氣를 작용하게 하여 積聚를 和하게 하는 힘이 있다.

緩痃湯 완현탕【高階家】= 柴胡薑桂湯加芍鱉 (p.188)

經 柴胡 6.0 桂枝 3.0 黃芩 3.0 牡蠣 3.0 鱉甲 3.0 芍藥 3.0 乾薑 2.0 甘草 2.0

勿 柴胡 桂枝 乾薑 瓜蔞根 黃芩 牡蠣 甘草

經 柴胡薑桂湯 (p.150)에 鱉甲 3.0, 芍藥 3.0을 가한 것

(注): 痃癖은 ① 배꼽 양쪽이 긴장되어 있다. ② 어깨 목의 결림

王不留行散 왕불류행산【金匱要略】

龍 王不留行 10 蒴藋細葉 10 桑白皮 10 甘草 18 川椒 3 黃芩 2 乾薑 2 芍藥 2 厚朴 2/ 이상에 桑白皮까지 黑燒하고, 나머지 약을 배합하여 1회량 2.0을 內服, 또는 瘡面에 散布한다.

【金匱要略(瘡癰腸癰浸淫)】 王不留行 十分八月八日採 蒴藋細葉 十分七月七日採 桑東南根白皮 十分三月三日採 甘草 十八分 川椒三分除目及閉口去汗 黃芩 二分 乾薑 二分 芍藥 厚朴 各二分

龍 목표 · 응용: 외상 타박

王氏淸暑益氣湯 왕씨청서익기탕【溫熱經緯】

中 西洋蔘 4.5 西瓜皮 30 蓮梗 15 黃連 3 石斛 9 麥門冬 9 竹葉 6 知母 6 甘草 6 粳米 15 水煎服

中 목표: 淸暑益氣 養陰生津

外臺四物湯加味 외대사물탕가미 = 四物湯(外臺)加味(p.140)

(注): 和劑局方의 四物湯과는 별개 처방

尿牀丸 요상환【多紀櫟窓】

龍 破胡紙 10.0 胡椒 2.0 白河附子 3.0/ 이상의 비율로 粉末, 糊丸하여 1회 0.3~0.5g 복용

龍 목표 · 응용: 야뇨증

龍骨湯 용골탕【外臺】

經 龍骨 3.0 桂枝 3.0 遠志 3.0 麥門冬 3.0 牡蠣 3.0 茯苓 4.0 甘草 1.5 JP生薑 1.0

龍 龍骨 1.5 茯苓 1.5 遠志 1.5 麥門冬 3.0 牡蠣 4.0 甘草 4.0 JP生薑 2.0

勿 龍骨 茯苓 桂枝 遠志 麥門 牡蠣 甘草 生薑

龍 목표 · 응용: 신경쇠약의 경계 건망 悲傷하여 즐겁지 않은 경우 陰痿

龍膽瀉肝湯 용담사간탕

經 《薛己》 車前子 3.0 黃芩 3.0 澤瀉 3.0 木通 5.0 地黃 5.0 當歸 5.0 山梔子 1.5 甘草 1.5 龍膽 1.5

經 《一貫堂》 當歸 1.2 芍藥 1.2 川芎 1.2 地黃 1.2 黃連 1.2 黃芩 1.2 黃柏 1.2 山梔子 1.2 連翹 1.2 薄荷 1.2 木通 1.2 防風 1.2 車前子 1.2 龍膽 2.0 澤瀉 2.0

龍 《一貫堂》 當歸 1.5 川芎 1.5 芍藥 1.5 熟地黃 1.5 黃連 1.5 黃芩 1.5 黃柏 1.5 山梔子 1.5 車前子 1.5 山歸來 1.5 甘草 1.5 龍膽 2.0 澤瀉 2.0 薏苡仁 2.0/ 이상의 비율로 일반전탕법 또는 散劑로 하여 1일 6.0g을 3회로 나누어 복용한다.

龍 《醫宗金鑑》 龍膽草 9(2) 柴胡 6(3) 山梔子 6(2) 黃芩 6(3) 木通 6(2) 車前子 6(3) 澤瀉 6(3) 當歸 6(5) 生地黃 9(5) 生甘草 3(2) 水煎服

【古今方彙(下疳)】 車前 木通 生芐 歸尾 山梔 黃芩 甘草各五分 澤瀉 龍膽 各一錢半(*芐은 地黃의 一字名)

龍 목표: 체질적으로 실증이며 피부가 약간 거무스럼하고 손발바닥이 촉촉하며 하부에 염증 충혈성변화가 있는 경우
응용: 요도염 방광염 바르톨린선염 대하 자궁내막염 陰部痒痛 고환부 습진

中 목표: 淸肝瀉火 疏肝解鬱 淸熱利濕
일본에서는 일반적으로 柴胡를 뺀 《薛己》의 龍膽瀉肝湯을 사용하고 있다.
응용: 고혈압 자율신경실조증 급성 결막염 급성중이염 코전정과 외이도의 癤 급성담낭염 급성간염 등에서 肝膽火旺을 나타내는 경우. 급성 요로계염증(신우염 방광염 요도염) 급성고환염부터 부고환염 급성습진 급성골반내염증 급성전립선염 질염 대상포진 등에서 濕熱을 나타내는 경우.

ㅇ

中 《一貫堂》黃連 2 黃芩 2 黃柏 2 山梔子 2 當歸 2 白芍 2 熟地黃 2 川芎 2 連翹 2 薄荷 2 木通 2 防風 2 車前子 2 龍膽草 2 澤瀉 2 炙甘草 2 水煎服

龍膽湯 용담탕【萬病回春】

柴 天南星 3.0 當歸 3.0 山梔子 3.0 黃芩 3.0 香附子 3.0 龍膽 3.0 陳皮 2.0 玄蔘 2.0 黃連 1.5 青黛 1.0 木香 1.0 乾薑 1.0 JP生薑 0.5

龍騰飮 용등음【賀川】

勿 大黃 1.0 黃芩 4.0 黃連 2.0 川芎 4.0/ 以上四味 或加紅花

龍硫丸 용류환

《醫典》龍骨 2.0 硫黃 3.0/ 이상을 米糊로 환을 만들어 1회 3g을 사용한다.

龍飛丸 용비환

漢 大黃末을 稀糊로 桐子 크기의 환으로 만든다.

龍生丸 용생환【良筑】

經 硫黃 6.0 胡椒 2.0/ 이상을 細末하여 糊로 환을 만들어 1회 2.0g씩 복용한다.

本方은 苦寒藥이 많이 배합되어 있기 때문에 위장장애를 유발하기 쉬우므로 장기복용해서는 안 된다.

中 응용: 만성염증 자율신경계실조증 고혈압 각종출혈 자궁내막염 피부염 담마진 등에서 血虛血熱을 나타내는 경우.
베체트병에서 血虛血熱인 경우에 효과가 있다는 보고가 있다.

藥 비교적 체력이 있으면서 하복부근육이 긴장되는 경향의 다음 증상: 배뇨통 잔뇨감 탁한 소변 대하

【萬病回春(耳)】黃連 黃芩 梔子 當歸 陳皮 膽星 各一錢 龍膽草 香附 各八分 元蔘 七分 青黛 木香 各三分 乾薑炒黑 三分 右剉一劑生薑三片

柴 목표: 左耳聾 忿怒動膽火

勿 治血氣衝逆

ㅇ

禹功散 우공산【壽世保元】

龍 陳皮 3.5 半夏 3.5 茯苓 3.5 猪苓 3.5 澤瀉 3.5 白朮 3.5 木通 3.5 黃芩 3.5 山梔子 3.5 升麻 1.5 甘草 1.0

【古今方彙(小便閉)】陳皮 半夏 赤茯 猪苓 澤瀉 白朮 木通 條芩 梔子 各一錢 升麻 三分 甘草 二分

龍 목표·응용: 요폐

柴 목표: 소변불통으로 다른 처방이 효과가 없는 경우

右歸飮 우귀음【景岳全書】

中 附子 9 肉桂 6 熟地黃 30 山茱萸 9 山藥 24 枸杞子 30 杜冲 15 炙甘草 3 茯苓 9 水煎服

【景岳全書(卷五一)(新方八陣)】熟地黃 二錢~二兩 山茱萸 一錢 炒山藥 枸杞子 杜冲 各二錢 炙甘草 肉桂 一~二錢 制附子 一~三錢

中 목표: 溫補腎陽

응용: 八味地黃丸에 준하여 활용한다.

右歸丸 우귀환【景岳全書】

中 熟地黃 24 山藥 12 山茱萸 9 枸杞子 6~12 杜冲 12 菟絲子 12 熟附子 6~18 肉桂 6~12 當歸 9 鹿角膠 12/ 粉末을 蜂蜜로 버무려 환으로 만들어 1일 두세 번, 6g씩 복용한다. 적당량을 水煎服하여도 좋다.

【景岳全書(卷五一)(新方八陣)】熟地黃 八兩 炒山藥 枸杞子 鹿角膠 制菟絲子 杜冲 各四兩 山茱萸 當歸 各三兩 肉桂 二~四兩 制附子 二~六兩

中 목표: 溫補腎陽 補血益精

응용: 만성질환 노화 발기부전 遺精 등의 腎陽虛에 활용한다.

牛蒡芩連湯 우방금련탕【萬病回春】

柴 黃芩 3.0 桔梗 3.0 防風 3.0 羌活 3.0 連翹 3.0 牛蒡 3.0 黃連 1.0 大黃 1.0 甘草 1.0 荊芥 2.0 玄蔘 2.0 石膏 5.0

【萬病回春(瘟疫)】黃芩酒炒 二錢半 黃連酒炒 一錢半 桔梗 一錢半 連翹 牛蒡子別研 玄蔘 各一錢 大黃 荊芥 防風 羌活 各三分 石膏 一錢半 甘草 一錢 右剉一劑 生薑一片井水煎

柴 응용: 이하선염

牛蒡子湯 우방자탕【外科正宗】

柴 山梔子 3.0 黃芩 3.0 牛蒡子 3.0 金銀花 3.0 括蔞仁 3.0 瓜蔞根 3.0 連翹 3.0 土茯苓 5.0 陳皮 2.0 甘草 2.0 皁角子 2.0 柴胡 2.0 靑皮 2.0

【外科正宗(卷三)(下部癰毒門)(乳癰)】陳皮 牛蒡子 山梔 金銀花 甘草 括蔞仁 黃芩 天花粉 連翹 各鹹 各一錢 柴胡 靑皮 各五分

柴 응용: 乳癰

ㅇ

牛膝散 우슬산

經 牛膝 3.0 桂枝 3.0 芍藥 3.0 桃仁 3.0 當歸 3.0 牧丹皮 3.0 延胡索 3.0 木香 1.0

中 《醫學入門》桂枝 3 桃仁 3 牧丹皮 3 赤芍 3 牛膝 3 當歸 3 延胡索 3 木香 1 水煎服

中 목표: 活血化瘀 理氣止痛
응용: 桂枝茯苓丸에 준한다.

藥 응용: 비교적 체력이 있는 다음 증상: 월경곤란 월경불순 월경통

牛車腎氣丸 우차신기환【濟生方】=濟生腎氣丸 牛車八味丸

經 地黃 5.0 山茱萸 3.0 署預 3.0 牛膝 3.0 澤瀉 3.0 茯苓 3.0 牧丹皮 3.0 車前子 2.0 桂枝 1.0 附子 1.0

龍 〔-料〕熟地黃 6.0 茯苓 4.0 山茱萸 2.0 桂枝 2.0 車前子 2.0 牛膝 2.0 澤瀉 3.0 山藥 3.0 牧丹皮 3.0 白河附子 1.0

中 八味地黃丸에 牛膝 15(3) 車前子 15(2)를 가하여 蜜丸으로 한다. 水煎服하더라도 좋다.

經 八味地黃湯加 牛膝 3.0 車前 2.0

龍 목표: 腎虛 腰腫脚腫 小便不利
응용: 요통 신장병 脚氣 마비

中 목표: 溫補腎陽 利水
응용: 만성신염 네프로제증후군 노인 기타 만성질환에서 腎陽虛의 수종을 띠는 경우

牛車八味丸 우차팔미환=牛車腎氣丸

羽澤散 우택산【方輿輗】

經 明礬 2.0 杏仁 2.0 甘草 2.0 丁子 1.0 龍腦 1.0/ 이상의 약물을 細末로 하여 비단포에 싸서 좌약형식으로 질내에 삽입함.

【方輿輗(婦人方→丸散方)】白礬 杏仁 甘草 各二分 丁香 氷片 各一分
백대하가 멈추지 않아 陰門腫痛하며 가렵고, 冷하며 냄새가 나는 증상에 활용한다.

牛黃淸心圓 우황청심원【和劑局方】

經 牛黃 1.5 麝香 1.0 龍腦 1.0 羚羊角 1.0 雄黃 1.0 蒲黃 2.5 犀角 2.0/이상 糊丸으로 금박을 입혀 1회 0.2g씩 1일 세 번 나누어 복용한다.

【和劑局方(卷一)】牛黃 一兩二錢研 麝香研 羚羊角末 龍腦研 各一兩 當歸去蘆頭 防風去苗叉枝 黃芩 白朮 麥門冬去心 白芍藥 各一兩半 柴胡去苗 白茯苓去皮 桔梗 杏仁去皮尖幷雙仁者麸炒黃別研 芎藭 各一兩二錢半 肉桂去皺皮 阿膠碎炒 大豆黃卷研炒 各一兩七錢半 蒲黃炒 神麯研炒 人蔘去蘆 各二兩半 雄黃捌錢飛研 甘草剉炒五兩 白蘞 乾薑炮 各七錢半 犀角末二兩 金箔一千二百片內四百片爲衣 大棗一百枚蒸熟去皮核 研乳成膏 乾山藥七兩

牛黃淸心丸 우황청심환【痘疹世醫新法】

中 牛黃 0.75 朱砂 4.5 黃連 15 黃芩 9 山梔子 9 鬱金 6 蜜丸(1丸 3g)하여 1회 1환 복용. 소아는 감량. 중성약

中 목표: 淸熱解表 安神開竅
응용: 安宮牛黃丸에 준하며, 가벼운 의식장애
(注): 成劑(北京市中藥廠)
牛黃 當歸 川芎 甘草 芍藥 人蔘 桂皮 防風 蜂蜜 羚羊角 阿膠 金箔(茯苓 白朮)

ㅇ

郁李仁湯 욱리인탕

經 《일본경험방》 茯苓 3.0 杏仁 3.0 橘皮 3.0 防己 3.0 紫蘇子 3.0 郁李仁 4.0 또는 桑白皮 2.0 檳榔 2.0을 가한다.

龍 《靑木》 郁李仁 4.0 茯苓 4.0 防己 4.0 靑皮 3.0 杏仁 3.0 紫蘇子 1.5 大黃 1.5 白桃花 1.0 JP生薑 1.0

勿 【일본경험방】郁李 紫蘇子 防己 靑皮 杏仁 茯苓 大黃 白桃花 生薑/ 이상 9味

龍 목표: 실증의 전신부종, 尿利減少
응용: 부종 신증후군 각기 심부전

雲南白藥 운남백약

中 三七을 주로 하는 중성약. 상세한 것은 명확치 않다.

中 목표: 活血 止血 止痛
응용: 각종 출혈 외상 동통

雲林蔘苓白朮散 운림삼령백출산【萬病回春】

中 人蔘 3.0 白朮 3.0 茯苓 3.0 砂仁 3.0 山藥 3.0 藿香 2.0 陳皮 2.0 乾薑 2.0 蓮肉 2.0 訶子 2.0 肉荳蔲 2.0 燈心草 2.0 甘草 1.0 JP生薑 1.0

【萬病回春(泄瀉)】 肉荳蔲煨去油 甘草炙 人蔘 白朮去蘆 茯苓去皮 山藥炒 砂仁研 藿香 陳皮 乾薑炒 蓮肉去心皮 訶子煨 各等分 以上剉一劑 生薑 一片 燈心 一團 水煎服

柴 목표: 氣虛泄瀉 食後泄瀉

雄黃熏 웅황훈【金匱要略】

經 雄黃 1味를 가루내고 筒瓦 2枚와 합하여 이것을 연소시킨 후, 肛門을 향하여 훈증시킨다.

【金匱要略(百合狐惑陰陽毒)】 雄黃石一味爲末 筒瓦二枚合之燒 向肛熏之

元戎四物湯 中 원융사물탕 = 桃紅四物湯

(p.85)

元陰湯 원음탕【일본경험방】

勿 地黃 8.0 山茱萸 4.0 山藥 4.0 澤瀉 4.0 牧丹皮 4.0 茯苓 2.0 黃連 1.5 白芥子 1.5

勿 六味地黃丸方中加黃連白芥子 治傷寒壞證 舌上黑苔乾裂 精神恍惚 津液枯竭 熱劇不可奈者

遠志湯 원지탕【證治準繩】

中 遠志 5 黃耆 5 當歸 5 麥門冬 5 酸棗仁 5 石斛 5 黨參 9 茯神 2 甘草 1.5 水煎服

【古今方彙(驚悸)】 遠志 黃耆 當歸 麥門冬 酸棗 石斛 各一兩半 人蔘 茯神 各七分 甘草 五分

中 목표: 補血安神

越鞠丸 월국환【丹溪心法】

中 香附子 3 蒼朮 3 川芎 3 新麴 3 山梔子 3 水煎服

【丹溪心法(卷二)】 蒼朮 香附子 川芎 新麴 炒梔子 各等量

中 목표: 理氣解鬱 清熱化濕

응용: 신경성위염 만성위장염 간염 자율신경실조증 월경곤란증 등에서 氣滯 濕熱 증후를 띠는 경우

越婢加半夏湯 월비가반하탕【金匱要略】

經 麻黃 6.0 石膏 8.0 生薑 3.0(JP生薑 1.0) 大棗 3.0 甘草 2.0 半夏 4.0

龍 麻黃 6.0 石膏 8.0 大棗 4.0 甘草 2.0 半夏 8.0 JP生薑 1.0/ 용법은 越婢湯과 동일하다.

中 越婢湯에 半夏를 가한 것

【金匱要略(肺痿癰咳嗽上氣)】 麻黃 六兩 石膏 半斤 生薑 三兩 大棗 十五枚 甘草 二兩 半夏 半丞

經 越婢加半夏4.0

龍 목표: 咳喘上氣 脈浮大 如目脫狀
응용: 기침이 심한 경우 백일해 천식 급성 기관지염

中 감기, 기관지염 등이 심하여 연속적으로 기침하며 구토까지하는 경우. 기침하면 얼굴이 벌겋게 되며 안구가 빠질 것 같고 안검과 안면이 붓는 경우

(注): 如目脫狀은 기침시 고통스러워 눈이 빠져나올 것 같은 모습을 말한다(《金匱要略講話. 大塚敬節》).

越婢加朮附湯 월비가출부탕

龍 越婢加朮湯에 附子 1.0를 가한다.

越婢加朮湯 월비가출탕【金匱要略】

經 麻黃 6.0 石膏 8.0 生薑 3.0(JP生薑 1.0) 大棗 3.0 甘草 2.0 朮 4.0

龍 麻黃 6.0 石膏 8.0 大棗 4.0 甘草 2.0 白朮 4.0 JP生薑 1.0 용법은 越婢湯과 동일함.

中 麻黃 6 石膏 18 甘草 3 JP生薑 9 大棗 15 水煎服

【金匱要略(中風歷節)】 麻黃 六兩 石膏 半斤 生薑 三兩 甘草 二兩 白朮 四兩 大棗 十五枚

龍 목표: 肉極, 땀 또는 체표의 분비과다, 脚弱 부종 소변불리 脈沈
응용: 실증의 급, 만성신염 신증후군 脚氣 부종을 수반한 질환 하지마비 화농증 궤양무좀 습진 피부병 관절류마티스 결막염

中 목표: 行水解表

(注): 口渴 小便不利 翼狀片 만성 누낭염 켈로이드(화상 흔적)

越婢湯 월비탕【金匱要略】

經 麻黃 6.0 石膏 8.0 生薑 3.0(JP生薑 1.0) 大棗 3.0 甘草 2.0

龍 麻黃 6.0 石膏 8.0 大棗 4.0 甘草 3.0 JP生薑 1.0/ 물 240mL에 麻黃을 넣고 달여 거품을 제거한 다음, 나머지 모든 약을 넣고 다시 끓여 120mL가 되게 하여 1일 3회로 나누어 복용한다. 惡風하는 자에게는 炮附子 一枚(또는 白河附子 1.0)를 가한다.

中 麻黃 6(6) 石膏 18(8)(先煎) 生甘草 3(2) JP生薑 6(3) 大棗 6(3) 水煎服

【金匱要略(水氣病脈證并治第十四)】 麻黃 六兩 石膏 半斤 生薑 三兩 甘草 二兩 大棗 十五枚

龍 목표: 風水惡風 脈浮 自汗
응용: 급성신염 신증후군

中 목표: 疎風宣肺 利水
응용: 급성신염 만성신염 급성발작 등이 風水의 성질을 띠는 경우. 염증성 부종 습진 담마진 대상포진 관절수종 등에도 사용된다.

[가감법]

漢 越婢加朮苓薏苡仁湯 임독성 관절염에 응용한다.

經 越婢湯加朮 4.0
越婢湯加半夏

龍 越婢加朮附湯

月月紅散 經 월월홍산=亂髮霜(p.59)

葦莖湯 위경탕=千金葦莖湯

經《金匱要略》葦莖 3.0 薏苡仁 10.0 桃仁 4.0 瓜子 7.0

中《千金方》蘆根 45(3) 生薏苡仁 30(10) 冬瓜仁 24(7) 桃仁 6(4) 水煎服

【金匱要略(肺痿肺癰咳嗽上氣)】 葦莖一升 薏苡仁半升 桃仁五十枚 瓜瓣半升

《金匱要略》에는 瓜瓣으로 되어 있다.

中 목표: 清肺化痰 祛瘀排膿
응용: 폐화농증 폐렴 등에는 葦莖을 사용한다.

葦莖合四順湯 위경합사순탕【勿誤方函】

經 葦莖 3.0 薏苡仁 8.0 桃仁 4.0 瓜子 4.0 貝母 4.0 桔梗 2.0 紫菀 2.0 甘草 2.0

龍 葦莖 3.0 桃仁 3.0 瓜瓣 또는 冬瓜子 3.0 貝母 3.0 桔梗 3.0 紫菀 3.0 薏苡仁 8.0 甘草 2.0

龍 목표: 微熱 喀血 咳嗽가 심한 경우
응용: 폐괴저 폐농양 부패성 기관지염

胃苓湯 위령탕

經 《萬病回春》 蒼朮 2.5 厚朴 2.5 陳皮 2.5 猪苓 2.5 澤瀉 2.5 白朮 2.5 芍藥 2.5 茯苓 2.5 桂枝 2.0 大棗 1.0 乾薑 1.0 甘草 1.0

龍 《萬病回春》 蒼朮 3.0 厚朴 3.0 陳皮 3.0 猪苓 3.0 澤瀉 3.0 白朮 3.0 茯苓 3.0 芍藥 3.0 甘草 2.0 桂枝 2.0

中 《丹溪心法》 平胃散에 五苓散을 가한 것

【萬病回春(泄瀉)】 蒼朮米泔製 厚朴薑汁炒 陳皮 猪苓 澤瀉 白朮 去蘆 茯苓去皮 白芍煨 各一錢 肉桂 甘草炙 各二分 以上剉一劑 生薑棗子煎

龍 목표: 복통설사 尿利減少 口渴
응용: 급성 장염 食傷

中 목표: 理氣化濕 利水止瀉
응용: 平胃散에 준하여 물 같은 설사 부종이 있는 경우

(注): 古今醫鑑의 胃苓湯은 芍藥 桂枝 → 縮砂 黃連

葳蕤湯 위유탕 【일본경험방】

勿 葳蕤 3.0 遺糧 3.0 當歸 3.0 川芎 3.0 鹿角 3.0 木通 4.0 黃連 1.5 甘草 4.0

勿 治虛弱黴毒

이 처방은 《漫遊雜記》에 나온 허비의 미독 또는 골통 혹은 상역하는 이명 또는 頭鳴 또는 目惡에 사용되며, 혹은 인후에 발생하는 썩은 냄새나 비량이 짓눌린 증상에 활용한다.

痿證方 위증방 【秘方集驗】

經 當歸 5.0 地黃 4.0 芍藥 3.0 牛膝 3.0 蒼朮 3.0 知母 3.0 黃耆 2.0 杜冲 1.5 黃柏 1.5

龍 當歸 5.0 熟地黃 5.0 牛膝 3.0 蒼朮 3.0 知母 3.0 芍藥 3.0 黃耆 1.5 杜冲 1.5 黃柏 1.5

中 當歸 5 熟地黃 4 白芍 3 蒼朮 3 牛膝 3 黃耆 3 知母 2 杜冲 3 黃柏 2 水煎服

【方讀辯解(福井楓亭)(下部雜症)】 芍藥 當歸 杜冲 牛膝 黃耆 白朮 各少 知母 黃柏 各小半 地黃大

龍 목표: 腰脚痲痺
응용: 하지마비 소아마비 중추를 포함한 척수마비성질환 척추결핵

中 목표: 補血益腎 淸熱化濕
응용: 三妙散에 준하되, 혈허를 띠는 경우

胃風湯 위풍탕【和劑局方】

經 當歸 3.0 芍藥 3.0 川芎 3.0 人蔘 3.0 白朮 3.0 茯苓 4.0 桂枝 2.0 粟 2.0

龍 當歸 3.0 川芎 3.0 芍藥 3.0 人蔘 3.0 白朮 3.0 茯苓 4.0 桂枝 3.0 粟米若干

【和劑局方(卷六)】 白朮 芎藭 人蔘去蘆 白芍藥 當歸去苗 肉桂去粗皮 茯苓去皮 各等分

龍 목표: 허증의 粘液血便 側腹滿痛
응용: 대장염 직장종양 직장암

矢 응용: 본방은 주로 만성대장염 만성 직장염 궤양성대장염 동절기 탈항 동절기 하혈 半夏瀉心湯과 眞武湯으로도 치료되지 않는 만성설사 등에 활용된다.

(注): 삐질삐질 새어나오는 설사(醫專)《漢方處方應用의 實際》 거품이 많은 물 같은 설사.

(注): 霜腹氣(서리가 내리는 것처럼 복통 설사를 호소한다)(牛山方考→(矢))

遺糧湯 유량탕【中西深齊】

勿 遺糧 4.0 忍冬 2.0 大黃 1.0 荊芥 4.0 防風 4.0 川芎 4.0 樸樕 3.0

勿 治黴瘡 或身疼痛者

乳糜尿湯 유미뇨탕【山東醫學院】

中 萆薢 30 萹蓄 15 海金砂 30(包煎) 石葦 30 茯苓 18 女貞子 12 紅花 9 生地黃 15 黃柏 6 水煎服

中 목표: 清熱利濕 滋陰活血
응용: 유미뇨 만성요로계염증 등

乳線散 유선산【兼康方】

經 최상품 天花粉에 설탕을 넣고 葛餠처럼 만들어 가능한 많이 먹는다.

勿 治産後乳無汁

六君子湯 육군자탕 = 中 健脾化痰湯 中 陳夏益氣湯 中 六味湯

經 《薛己》 人參 4.0 白朮 4.0 茯苓 4.0 半夏 4.0 陳皮 2.0 大棗 2.0 甘草 1.0 JP生薑 0.5

龍 《和劑局方》 人參 2.0 陳皮 4.0 半夏 4.0 白朮 3.0 茯苓 3.0 甘草 2.0 大棗 2.0 JP生薑 1.0

【校註婦人良方(卷二十四)】 人參 白朮 茯苓各二錢 炙甘草 陳皮 半夏各一錢 生薑 大棗를 하여 水煎服한다.

龍 목표 · 응용: 四君子湯證에서 위액분비과다한 경우. 胃弱 위액분비과다 위하수

中 목표: 補氣健脾 理氣化痰

中 《醫學正傳》 人參 6(4)(黨參 12) 白朮 12(4) 茯苓 12(4) 炙甘草 6(1) 半夏 9(4) 陳皮 3(2) 大棗 3(2) 生薑 2(1) 水煎服

六度煎 육도전【南溟】

經 芍藥 4.0 當歸 4.0 遺糧 4.0 黃耆 2.0 附子 0.3 虎脛骨 3.0

勿 芍藥 當歸 黃耆 遺糧 附子 虎脛骨

六磨湯 육마탕【得效方】

柴 沈香 2.0 木香 2.0 枳實 2.0 檳榔 4.0 烏藥 4.0 大黃 1.0

【古今方彙(大便閉)】沈香 木香 檳榔 烏藥 枳實 大黃 各等分

柴 목표: 氣滯大便閉結

六物附子湯 육물부자탕【三因方】

經 附子 1.0 甘草 1.0 桂枝 3.0 防已 3.0 白朮 5.0 茯苓 5.0

龍 桂枝 4.0 防已 4.0 甘草 2.0 白朮 3.0 茯苓 3.0 白河附子 1.0

【三因方(卷三)(太陰經脚氣證治)】炮附子 桂心 防已各四兩 白朮 茯苓各三兩 炙甘草二兩

龍 목표 · 응용: 골관절동통 사지근육 연축 自汗 숨참 尿利減少 惡風寒 안면 수족이 때때로 붓는 경우

六物敗毒湯 육물패독탕

《醫典》 遺糧 4.0 金銀花 3.0 川芎 3.0 木果 3.0 薏苡仁 5.0 大黃 1.0

六物解毒湯과 동일하다.

六物解毒湯 육물해독탕【黴癘新書】

柴 遺糧 10.0 金銀花 3.0 川芎 3.0 木果 3.0 薏苡仁 8.0 大黃 0.5

勿 遺糧 金銀花 川芎 薏苡 木果 大黃

柴 목표: 골절동통

六物黃芩湯 육물황금탕【金匱要略】

經 黃芩 3.0 人蔘 3.0 乾薑 3.0 大棗 3.0 桂枝 1.0 半夏 4.0(龍) 黃芩 3.0 人蔘 3.0 乾薑 3.0 大棗 3.0 桂枝 2.0 半夏 8.0/ 물 280mL에 약을 넣고 120mL가 되게 달여 3회로 나누어 복용한다.

【金匱要略(嘔吐噦下痢)】

外臺 黃芩 三兩 人蔘 三兩 乾薑 三兩 桂枝 一兩 大棗 十二枚 半夏 半升

龍 목표 · 응용: 乾嘔 설사

ㅇ

六味地黃丸 육미지황환 = 六味丸

六味湯 육미탕 = 中 六君子湯(p.236)

六味海人湯 육미해인탕

經 海人草 5.0 使君子 3.0 桂枝 3.0 檳榔子 3.0 苦楝皮 3.0 大黃 2.0

(注): 회충

六味丸 육미환 【小兒直訣】= 六味地黃丸 地黃丸 六味丸料

經 地黃 8.0 山茱萸 4.0 山藥 4.0 牧丹皮 3.0 澤瀉 3.0 茯苓 3.0/ 이상의 비율로 粉末하여 蜂蜜로 丸劑를 만들어 2.0~5.0g씩 1일 세 번 나누어 복용한다.

龍 熟地黃 8 山茱萸 4 山藥 4 牧丹皮 3 澤瀉 3 茯苓 3/ 이상의 비율로 粉末하여 蜂蜜로 丸劑를 만들어 6.0~15.0g씩 1일 세 번 나누어 복용한다.

中 熟地黃 24(8) 山茱萸 12(4) 山藥 12(4) 牧丹皮 9(3) 茯苓 9(3) 澤瀉 9(3) 水煎服/ 일반적으로는 위의 비율로 丸劑를 만들어 1일 2~3회 6~9g씩 복용한다.

【小兒藥證直訣(下卷)(별명은 六味丸 地黃丸)】 熟地黃 八錢 山水萸肉 山藥 各四錢 澤瀉 牧丹皮 茯苓(皮를 제거) 各三錢 가루내어 煉蜜로 梧桐子 크기로 환을 만들어 매회 3丸씩 공복시 따뜻한 물로 복용한다.

龍 목표: 초췌쇄약 요통 自汗 또는 盜汗 頭眩 耳鳴 遺精消渴 舌燥喉痛 齒痛 등의 증상을 나타내는 경우
응용: 신경쇠약 성적신경쇠약 初老의 요통 약시 당뇨병 신장병 이명 치조농루

中 목표: 滋補肝腎 淸虛熱 利濕
응용: 자율신경실조증 고혈압 동맥경화증 당뇨병 만성신염 갑상선기능항진증 폐결핵 만성요로감염증 기관지천식 强皮症 등의 만성질환과 무배란 무월경 과소월경 등의 부인과질환 등에서 肝腎陰虛를 나타내는 경우 또는 소아나 영유아의 발육부전 지능발달불량 등

麥味地黃丸(별명 味麥地黃丸): 六味丸에 五味子 6 麥門冬 18을 가한다.
〔☞麥味地黃丸(p.95) 知柏地黃丸(p.287)〕

藥 쉽게 피로하고 요량감소 또는 다뇨하고 때때로 구갈이 있는 다음 증상: 배뇨곤란 빈뇨 부종 가려움
이명에는 柴胡 磁石을 가한다(耳鳴丸 中成藥)

(注): 〔-丸〕 1일량(60g)을 6g으로 하여 계산한다.

ㅇ

六味丸料 육미환료 = 六味丸(p.241)

六神丸 육신환【京都龜錢家製】

《醫典》 蟾酥 5.0 麝香 25.0 牛黃 13.0 熊膽 17.0 真珠 17.0 辰砂 12.0 龍腦 3 結合劑 8.0 丸皮 芍藥霜을 사용한다.

효능: 현훈 숨참 허증 복통 위장염 식체

六鬱湯 육울탕【醫學入門】☞越鞠丸(p.235)

中 越鞠丸에서 神麴을 빼고 半夏 橘紅 茯苓 縮砂 甘草를 各 3씩 가한다.

【醫學入門(卷七)】 陳皮 半夏 川芎 蒼朮 各一錢 赤茯苓 梔子仁 各七分 香附 二錢 砂仁 甘草 各五分 生薑 三切

中 목표: 理氣解鬱 和胃化濕

응용: 越鞠丸에 준한다.

六一散 육일산【傷寒標本】= 益元散(p.251) 天水散(p.297)

中 滑石 生甘草를 6:1 비율로 섞어 1회 9g씩 湯으로 복용한다.

勿 解中暑

中 목표: 清暑利濕

응용: 일사병 열사병 하계열 급성위장염 가벼운 요로감염 등에서 暑濕을 나타내는 경우

가감법

구내염 안구충혈 인통 등의 熱症을 나타내는 경우: 加青黛(碧玉散)

불안감 잘 놀램 불면 등의 心火旺을 수반한 경우: 加朱砂(益元散)

두통 가벼운 오한 등의 表證을 수반한 경우: 加薄荷葉(鷄蘇散)

(注): 별명 益元散과 加朱砂한 益元散이 있다.

潤肌膏 윤기고☞紫雲膏(p.261)

潤腸湯 윤장탕【萬病回春】

經 當歸 3.0 熟地黃 3.0 乾地黃 3.0 亞麻仁 2.0 桃仁 2.0 杏仁 2.0 枳殼 2.0 厚朴 2.0 黃芩 2.0 大黃 2.0 甘草 1.5

龍 當歸 3.5 熟地黃 3.5 乾地黃 3.5 亞麻仁(麻子仁) 2.0 桃仁 2.0 杏仁 2.0 枳殼 2.0 厚朴 2.0 黃芩 2.0 大黃 1.0 甘草 1.5

中 當歸 3 熟地黃 3 生地黃 3 麻子仁 2 桃仁 2 杏仁 2 枳殼 2 厚朴 2 黃芩 2 大黃 2 甘草 2 水煎服

【萬病回春(大便閉)】 當歸 熟地黃 生地黃 亞麻仁去殼 桃仁去皮 杏仁去皮 枳殼 黃芩 厚朴去粗皮 大黃 各等分 甘草減半

龍 목표 · 응용: 허증의 변비 동맥경화증의 변비

中 목표: 滋陰補血 潤腸通便
응용: 潤腸丸(p.243)에 준한다.

潤腸丸 윤장환【沈氏尊生書】

中 當歸 9 生地黃 30 桃仁 9 麻子仁 15 枳殼 9/ 蜜丸으로 1회 15g복용한다.

中 목표: 滋陰補血 潤腸通便
응용: 습관성 변비 노인의 열성질환 회복기 산후 등에서 陰虛에 의한 변비

潤肺湯 윤폐탕【産科發蒙】

經 川芎 4.0 阿膠 4.0 縮砂 4.0 烏梅 2.0 紫蘇葉 2.0 杏仁 2.0 生薑(乾 1.0) 0.5

(注): 生薑의 양은 經에 따른다.

銀翹散 은교산【溫病條辨】

中 金銀花 12 連翹 12 薄荷 6 淡豆豉 9 荊芥 6 淡竹葉 9 勞勤 15 牛蒡子 9 桔梗 6 生甘草 3 水煎服(수차례 끓여야만 좋다.)

【溫病條辨(卷一)】 金銀花 連翹 各一兩 桔梗 薄荷 牛蒡子 各六錢 竹葉 荊芥 各四錢 豆豉 甘草 各五錢

가루로 만들어 매번 6錢을 生鮮蘆根의 湯에 달여, 좋은 향기가 나오면 복용한다.

목표: 辛凉解表 淸熱解毒

응용: 감기 인플루엔자 인후염 편도염 유행성이하선염 급성기관지염 폐렴 일본뇌염 유행성뇌척수막염 급성신염의 초기 마진 화농증의 초기 등에 表熱이 나타나는 경우

[가감법]

天津感冒片《天津中藥製藥廠》

銀翹散의 蘆根을 羚羊角으로 바꾼 것

乙字湯 을자탕

經 《原南陽》 大黃 1.0 柴胡 5.0 升麻 1.5 甘草 2.0 黃芩 3.0 當歸 6.0

龍 《原南陽》 唐大黃 1.0~3.0 柴胡 4.0 升麻 1.5 甘草 3.0 黃芩 3.0 當歸 5.0

中 《方函口訣》 當歸 6 柴胡 5 升麻 1 黃芩 3 大黃 0.5 炙甘草 2 水煎服

中 《叢桂亭藏方》 柴胡 5 升麻 2 黃芩 3 炙甘草 3 大棗 3 生薑 2 大黃 1 煎服

【醫事小言(原南陽. 藏方)】 柴胡 黃芩 各七分 升麻 大黃 各四分 甘草 三分 大棗 四分 生薑 二分

中 목표 · 응용: 실증의 痔 탈항 치출혈
목표: 升提 緩急 淸熱化濕
응용: 탈항 치핵탈출 치출혈 음부습진 등

矢 乙字湯去大黃加桃仁牧丹皮三白草 (大塚敬節)

應鐘散 응종산 【東洞】= 芎黃散 芎黃圓(p.51)

藥 〔-散料〕 大黃 1.0 川芎 2.0/ 水煎服 三服

藥 〔-散〕 大黃 1.0 川芎 2.0/ 이상을 산제로 하여 1회분

【勿誤(丸散)】 川芎 大黃 各二兩

藥 응용(效能效果): 변비 변비에 수반되는 상기감 어깨 결림

矢 응용: 苓桂朮甘湯에 더하여, 혈압항진 등으로 일어나는 상기 어깨결림 현훈 두통 동계 변비 등에 사용한다.

《漢方業務指針의 매뉴얼》 결막염

ㅇ

醫王湯 의왕탕 = 補中益氣湯

薏苡附子散 의이부자산 【金匱要略】

經 薏苡仁 3.0 附子 2.0/ 이상 2味를 細末하여 1회 1.0을 1일 세 번 나누어 복용한다.

龍 薏苡仁 3 大附子 2/ 이상의 비율을 粉末하여 6.0g을 1일 3회로 나누어 복용한다(편법: 薏苡仁 8.0 白河附子 1.0 水半量 일반전탕법).

【金匱要略(胸痺心痛短氣)】 薏苡仁十五兩 大附子十枚炮

龍 목표 · 응용: 흉통이 심하여 발작적으로 일어나는 경우

薏苡附子敗醬散 의이부자패장산 【金匱要略】

經 薏苡仁 10.0 敗醬 3.0 附子 1.0

龍 薏苡仁 10 附子 2 敗醬 5/ 이상의 비율로 粉末하여 2.0을 물 80m에 넣고 40mL가 되게 달여 頓服한다〔편법: 薏苡仁 8.0 白河附子 1.0 敗醬(또는 吉草根)4.0을 水半量 일반전탕법〕.

【金匱要略(瘡癰腸癰浸淫)】薏苡仁 十分 附子 二分 敗醬 五分

龍 목표: 허증의 하복부 화농증
응용: 급성충수염 국한성화농성복막염 대하 항문주위염 치루

薏苡仁散 의이인산 【一貫堂】

經 薏苡仁 200.0 山歸來 200.0 黃芩 160.0 大黃 120.0 甘草 40.0 輕粉 4.0/ 이상을 細末하여 잘 섞어 1회 3.0g씩 세 번 나누어 복용한다.

薏苡仁湯 의이인탕

經 《指掌》 麻黃 4.0 當歸 4.0 朮 4.0 薏苡仁 8.0 桂枝 3.0 芍藥 3.0 甘草 2.0

龍 《指掌》 薏苡仁 6.0 當歸 4.0 芍藥 4.0 白朮 4.0 桂枝 3.0 麻黃 3.0 甘草 2.0

中 《指掌》 麻黃 6(4) 蒼朮 9(4) 當歸 9(4) 薏苡仁 24(8) 桂枝 6(3) 白芍 9(3) 炙甘草 3(2) 水煎服

中 《類證治裁》 薏苡仁 24 川芎 6 當歸 6 麻黃 6 桂枝 6 羌活 3 獨活 3 防風 3 製川烏頭 6(先煎) 蒼朮 6 炙甘草 3 生薑 3/ 水煎服

龍 목표·응용: 사지통증 마비 운동장애에서 附子劑를 응용할 수 없는 경우

中 목표: 通陽利水 活血止痙
응용: 견관절주위염 頸肩腕증후군 요통 슬관절수종 만성관절염 만성관절류마티스 등에서 濕痺를 띠는 경우

中 목표: 通陽利水 活血止痛 祛風濕散寒
응용: 薏苡仁湯 《指掌》에 준하며 동통이 심한 경우

薏苡仁湯 의이인탕 【外科正宗】

經 瓜子 6.0 牡丹皮 4.0 桃仁 4.0 薏苡仁 8.0 芍藥 3.0

【外科正宗(卷三)(腸瘍)】薏苡仁 瓜蔞仁 各三錢 牡丹皮 桃仁去皮尖角二錢 白芍 一錢

治腸痛 腹中疼痛 或腹滿不食 小便澁滯 婦人産後多有此病

二加減正氣散 이가감정기산【溫病條辨】

[中] 藿香梗 9　陳皮 6　厚朴 6　茯苓皮 9　木防己 9　大豆卷 6　通草 4.5　薏苡仁 9/ 水煎服

【溫病條辨(卷二)】藿香梗 茯苓皮 木防己 薏苡仁 各三錢 陳皮 厚朴 大豆黃卷 各二錢 通草 一錢半

[中] 신체통, 부종을 수반한 것을 치료하는데, 木防己 薏苡仁으로 피부·근육의 수분을 제거하고 경련을 멈추게 하며 진통시킨다. 大豆卷 通草로 利水를 강하게 한다.

二角湯 이각탕【일본경험방】

[經] 熟地黃 4.0　當歸 4.0　川芎 4.0　芍藥 4.0　鹿角 1.5　羚羊角 1.5

[勿] 卽 四物湯方中加鹿角羚羊

[柴] 목표: 소아의 痿癖 요통 脚攣急

二甲復脈湯 이갑복맥탕☞加減復脈湯(p.1)

利膈湯 이격탕【玄醫】

[經] 半夏 8.0　附子 1.0　山梔子 3.0

【醫方問餘(惡心)】半夏 一分 山梔子 八分 乾薑 七分 右生薑水煎溫服忌生冷物

[矢] 목표: 연하곤란 구토 끈적한 담을 토하고 구갈하는 경우

응용: 식도암 위암 식도협착 식도폴립 식도경련

(注): 대부분의 경우 乾薑甘草湯(乾薑 2.0 甘草 2.0), 또는 茯苓杏仁甘草湯(茯苓 5.0 杏仁 4.0 甘草 2.0)과 합방하여 사용한다.

利膈湯加味 이격탕가미【勿誤方函】= 利膈湯合甘草乾薑湯

[龍] 半夏 8.0　乾薑 3.0　甘草 3.0　山梔子 2.0　白河附子 1.0

☞ 利膈湯

[龍] 목표: 식도 주위가 좁아져 막힌 듯하고, 입이 마르며 음식물이 위로 내려가지 않는 느낌

응용: 식도협착증

利膈湯合甘草乾薑湯 이격탕합감초건강탕【淺田家方】= 利膈湯加味

[矢] 利膈湯에 乾薑 3.0 甘草 2.0을 합방한다.

☞ 利膈湯

異攻散 이공산

[經] 《和劑局方》人蔘 4.0 白朮 4.0 茯苓 4.0 陳皮 4.0 JP生薑 0.5 大棗 1.0 甘草 1.0

[中] 《小兒藥證直訣》四君子湯에 陳皮 6(2)을 가한 것.

【和劑局方】에는 없음(기본이 되는 四君子湯은 있음)

[經] 四君子湯에 陳皮 4.0을 가한 것

[中] 목표: 補氣健脾 理氣
응용: 四君子湯에 준하여 氣滯의 증후가 보이는 경우에 활용함

二金排石湯 이금배석탕

[中] 金錢草 30 鷄內金 6 甘草梢 6 牛膝 9 瞿麥 9 車前子 9(包煎) 滑石 18 琥珀 3 水煎服

[中] 응용: 비뇨기계 결석

理氣平肝散 이기평간산【醫學統旨】

[柴] 柴胡 5.0 芍藥 4.0 枳實 3.0 烏藥 2.5 香附子 2.5 川芎 2.5 木香 2.0 青皮 2.0 甘草 2.0

[勿] 즉, 四逆散方中 加烏藥 莎草 川芎 木香 青皮

[柴] 목표: 흉통 身體强急
응용: 늑간신경통

耳鳴丸 이명환☞六味丸(p.241)

二木散料 이목산료【醫學入門】

[柴] 木通 3.0 當歸 3.0 芍藥 3.0 檳榔 3.0 澤瀉 3.0 青皮 2.0 陳皮 2.0 木香1.0 甘草 1.0 桂枝 1.0 角茴香

[柴] 목표: 冷痳. 방광염에는 生附散과 합방(角茴香의 용량은 기재되어 있지 않음)

二妙散 이묘산☞三妙散(p.150)

二仙湯 [矢] 이선탕【壽世保元】

[經] 黃芩 5.0 芍藥 5.0

[柴] 黃芩 3.0 芍藥 3.0(소아 1회 복용량)

[矢] 응용: 痳疹內攻에 의한 위독증상. 폐렴 뇌증 심장쇠약 등

二仙湯 이선탕【上海曙光醫院】

[中] 仙茅 12 淫羊藿 12 巴戟天 9 當歸 9 黃柏 6 知母 6 水煎服

[中] 목표: 溫補腎陽 滋陰瀉火
응용: 고혈압 갱년기증후군 월경불순 또는 만성신염 등의 만성염증질환에서 陰陽兩虛 火旺 증후를 띄는 경우

二神湯 이신탕＝甘草乾薑湯

鯉魚湯 柴 이어탕【千金方】

鯉魚 100 蒼朮 4.0 芍藥 4.0 當歸 4.0 茯苓 4.0 生薑(=千金鯉魚湯)

柴 《崔氏》 鯉魚의 꼬리 200 赤小豆 20

【備急千金要方(卷二)】 鯉(무게는 약 2근) 一尾 白朮五兩 生薑 芍藥 當歸各三兩 茯苓四兩

柴 목표: 임신부종

柴 목표: 水症 身腫

二宜丸 矢 이의환＝甘草乾薑湯(p.17)

理中加二味湯 이중가이미탕【外臺】

勿 人參 4.0 白朮 4.0 甘草 2.5 茯苓 5.0 當歸 4.0 芍藥 4.0

勿 外臺 理中湯方中 加當歸 芍藥 療藿腐亂 胸滿 腹痛 吐下

理中安蛔湯 이중안회탕【六書】

經 人參 3.0 甘草 3.0 朮 3.0 茯苓 6.0 烏梅 2.5 乾薑 1.5 蜀椒 1.5

【古今方彙(傷寒)】 人參七分 白朮 茯苓各一錢 烏梅二分 花椒 三分 乾薑炒 五分

勿 白朮 人參 乾薑 茯苓 烏梅 蜀椒 甘草 胃中虛冷하여 吐蚘하는 자에게 사용한다.

經 理中湯에 茯苓 6.0 烏梅 2.5 蜀椒 1.5를 가한다.

(注): 의사학적으로 《萬病回春》 → 《古今方彙》까지는 甘草가 없고 《勿誤》부터 甘草가 들어간다.

理中湯 이중탕【傷寒論】＝人蔘湯(p.253) 理中丸

經 人參 3.0 甘草 3.0 朮 3.0 乾薑 2~3.0

龍 〔-丸〕 人參 3.0 乾薑 3.0 甘草 3.0 白朮 3.0/ 이상의 粉末을 蜂蜜로 卵黃大의 丸劑로 만들어 뜨거운 물에 1회 1환을 녹여 복용한다. 낮동안 3~4회, 밤에 두 번 나누어 복용한다(편법: 人參湯의 用法에 따른다. 또는 丸劑로 1일 6.0g을 3회로 나누어

龍 가감법

臍上動悸에는 白朮을 빼고 桂枝 4.0을 가한다.

심한 구토에는 白朮을 빼고 生薑 3.0을 가한다.

動悸에는 茯苓 2.0을 가한다.

渴하는 경우는 白朮을 증량하여 4.5로 한다.

腹中痛에는 人參을 증량하여 4.5로 한다.

寒한 경우는 乾薑을 증량하여 4.5로 한다.

복용한다).

中 〔-湯〕 人參 6(또는 黨參 12) 乾薑 4 白朮 12 炙甘草 6 水煎服

복만한 경우는 炮附子 0.3(또는 白河附子 1.0)을 가한다.

中 목표: 溫中祛寒 健脾補氣
가감법: 丁附理中湯

理中丸 이중환【傷寒論 差後】= 理中湯 人蔘湯 (p.253)

藥 人蔘 3.0 甘草 3.0 白朮 3.0 乾薑 3.0/ 가루내어 蜂蜜을 결합제로 사용하여 120환을 만들고 1회 20환씩 1일 세 번 나누어 복용한다.

二至丸 이지환【證治準繩】

中 女貞子 旱蓮草 等量으로 蜜丸하여 1일 2회 9g씩 복용한다.

【醫方集解(補陽)】 女貞子 旱蓮草 各等量

中 목표: 益肝腎 補陰

二陳湯 이진탕【和劑局方】

經 半夏 5.0 茯苓 5.0 陳皮 4.0 甘草 1.0 乾薑 1.0

龍 陳皮 3.5 茯苓 3.5 半夏 7.0 甘草 2.0 生薑 2.0

中 製半夏 12(5) 陳皮 9(4) 茯苓 9(5) 炙甘草 3(1) 生薑 3(1) 水煎服

【和劑局方(卷四)】 半夏湯洗七次 橘紅 各五兩 白茯苓 三兩 甘草炙 一兩半

龍 목표: 모든 痰飮 또는 오심구토 또는 頭眩 심계항진 또는 가슴앓이 소화불량
응용: 胃痛 현훈 두통 咳痰

中 목표: 燥濕化痰 理氣和中
응용: 기관지염 위염 기타 질환에서 痰濕을 나타내는 경우
오심 구토 복부팽만감: 加藿香 縮砂(香砂二陳湯)을 가한다.
口苦 口渴 黃膩한 설태 등 熱證이 나타나면: 加黃連(黃連二陳湯)을 가한다.
腹證이 冷하여 침이 많은 경우: 加白朮 炮薑(溫脾丹)을 가한다. 소아 군침에도 사용한다.

矢 惡阻: 縮砂 連翹 黃芩 各 2.0 (二陳湯惡阻加減)을 가한다.

柴 差明 백내장: 大黃 1.0 香附子 青皮 黃芩 瓜蔞仁 各 3.0 縮砂 2.0을 가한다.

噯氣: 山梔子 厚朴 香附子 各 3.0 益智 2.0 枳實 1.5 縮砂 白豆蔻 木香 黃連 各 1.0을 가한다.

二陳湯惡阻加減 이진탕오저가감

☞二陳湯

二朮湯 이출탕【萬病回春】

經 白朮 1.5 南星 1.5 陳皮 1.5 茯苓 1.5 香附子 1.5 黃芩 1.5 威靈仙 1.5 蒼朮 1.5 羌活 1.5 甘草 1.5 半夏 2.0 生薑 3.0(JP生薑 0.6)

中 蒼朮 5 白朮 3 茯苓 3 羌活 3 天南星 3 威靈仙 3 半夏 3 黃芩 3 陳皮 3 香附子 3 生薑 2 炙甘草 2 水煎服

【萬病回春(背痛)】 蒼朮米泔浸炒日錢半 白朮去蘆 南星 陳皮 茯苓去皮 香附 酒芩 威靈仙 羌活 甘草各一錢 半夏薑製 二錢 右剉一制生薑煎服

中 목표: 去風濕 化痰利水

응용: 견관절주위염 經肩腕증후군 요통 슬관절증 만성관절염 만성관절류마티스 등에서 濕痺를 나타내는 경우.

藥 오십견

益肝煎 익간전

=一貫煎(p.257)

益氣內消散 익기내소산

☞抑氣內消散(p.210)

益氣養營湯 익기양영탕【外科秘要】

中 黃耆 3.0 白朮 2.0 茯苓 2.0 人蔘 2.0 當歸 2.0 川芎 2.0 芍藥 2.0 熟地黃 2.0 陳皮 2.0 貝母 2.0 香附子 2.0 柴胡 1.5 桔梗 1.0 甘草 1.0

龍 黃耆 3.0 白朮 3.0 茯苓 3.0 人蔘 3.0 當歸 3.0 川芎 3.0 芍藥 3.0 熟地黃 3.0 陳皮 3.0 貝母 3.0 香附子 3.0 柴胡 2.0 桔梗 1.5 甘草 1.5

【古今方彙(瘰)】 黃耆 白朮 茯苓 人蔘 當歸 川芎 白芍 熟地黃 陳皮 貝母 香附子 各一錢 柴胡 六分 桔梗 甘草炙 各五分 水煎

[가감법]

龍 膿水에는 人蔘 黃耆 當歸를 배로 한다. 婦人氣鬱 胸膈不利에는 香附子 貝母를 배로 한다.

목표: 氣鬱 瘰癧 사지종양 궤양 발열하는 경우

응용: 瘰癧 화농증 궤양 氣鬱

益氣聰明湯 익기총명탕 【試效湯】

龍 黃耆 4.0 人蔘 4.0 蔓荊子 1.5 甘草 3.0 升麻 3.0 芍藥 3.0 葛根 3.0 黃柏 1.0

【古今方彙(目)】 黃耆 人蔘 甘草 各五錢 蔓荊子 一錢半 升麻 葛根 各三錢 芍藥 黃柏酒炒 各一錢

龍 목표: 위장이 약하여 쉽게 피로하며, 耳鳴 耳聾 약시가 있는 경우
응용: 이명 이롱 약시

益氣湯 익기탕＝四君子湯(p.138)

益元散 익원산＝六一散(p.242)

益元湯 익원탕 【道三】

經 石膏 2.0 黃柏 6.0 地黃 4.0 括蔞根 4.0 地骨皮 4.0

(注): 《衆方規矩》의 益元湯과 同名異方

益胃湯 익위탕 【溫病條辨】

中 沙蔘 9 麥門冬 15 生地黃 15 玉竹 5 氷砂糖 3 水煎服

【溫病條辨(卷二)】 沙蔘 三錢 麥門冬 生地黃 各五錢 氷糖 一錢 炒玉竹 一錢半

中 목표: 益胃生津 淸虛熱
응용: 만성위염 위축성위염 당뇨병 열병의 회복기 등이 胃陰虛를 띠는 경우

益智固眞湯 익지고진탕 【壽世保元】

柴 人參 3.0 巴戟天 3.0 白芍 3.0 白朮 3.0 茯神 3.0 當歸 3.0 酸棗仁 3.0 山藥 3.0 益智 3.0 麥門冬 3.0 蓮肉 3.0 黃芪 3.0 澤瀉 2.0 黃芩 2.0 知母 2.0 五味子 2.0 升麻 1.0 黃連 1.0 黃柏 1.0 生甘草 1.0

【古今方彙(遺精)】 黃芪 甘草生 黃連 各一錢半 人參 巴戟各二錢 白芍酒 二錢 白朮 茯神 當歸 酸棗 山藥 益智 麥門 澤瀉 黃芩 蓮蘂 知母各一錢 黃柏酒七分 升麻五分

柴 응용: 유정 몽정

益智飮 익지음＝三味湯(p.151) 神祖袖藥

勿 藿香 3.0 益智 4.0 木香 2.0

勿 卽 神祖의 袖藥으로 되어 傷食의 主方이다.

ㅇ

咽瘖解毒湯 인감해독탕【淺田家方】= 桔梗解毒湯去黃耆芍藥加石膏木通

柴 遺糧(山歸來) 8.0 川芎 3.0 桔梗 3.0 木通 3.0 石膏 10.0 大黃 1.0 甘草 2.0

【勿誤藥室方函】의 桔梗解毒湯(方輿輗)의 문장 중에
遺糧 川芎 大黃 桔梗 黃耆 芍藥 甘草 右七味 本方中去 黃耆 芍藥 加石膏 木通 名咽瘖解毒湯

柴 목표: 喉痺 발열

忍冬化毒湯 인동화독탕【痘疹救逆方】

勿 忍冬 2.5 連翹 4.0 牛蒡 3.0 荊芥 4.0 牡丹 3.0 桃仁 3.0 茯苓 6.0 木通 4.0 甘草 2.5

勿 放點雖密 顆粒克肥 根脚鬆明 而飲食進 神情爽者無伏藏之毒 宜此湯栗園先生日 諸瘡毒在血分者 此方最捷 不特痘疹也

人蔘當歸散 인삼당귀산【和劑局方】

勿 麥門 4.0 桂枝 3.0 人蔘 4.0 當歸 4.0 地黃 6.0 芍藥 4.0 粳米 4.0 竹葉 2.0

勿 治産後 去血過多 血虛 內熱 心煩 短氣 頭疼 體痛

人蔘當芍散 인삼당작산 = 當歸芍藥散加人蔘 (p.71)

人蔘散 인삼산【聖惠】= 聖惠人蔘散(p.165)

經 麥門冬 4.0 柴胡 4.0 茯苓 4.0 牡蠣 3.0 芍藥 3.0 人蔘 2.0 鱉甲 2.0 甘草 2.0 黃耆 2.0

勿 麥門 人蔘 芍藥 柴胡 茯苓 黃耆 牡蠣 鱉甲 甘草

治熱病後 虛勞 盜汗口苦 不得睡臥 四肢煩痛 舌乾乾澁

人蔘順氣散 인삼순기산

《醫典》人蔘 2.0 川芎 2.0 桔梗 2.0 白朮 2.0 白芷 2.0 陳皮 2.0 枳實 2.0 麻黃 2.0 烏藥 2.0 白殭蠶 2.0 甘草 2.0

人蔘養榮湯 인삼양영탕【聖濟總錄】

經 柴胡 6.0 桑白皮 3.0 阿膠 3.0 桔梗 3.0 人蔘 3.0 貝母 2.0 杏仁 2.0 茯苓 4.0 五味子 1.5 甘草 1.5 枳實 1.5

勿 柴胡 桑白 阿膠 桔梗 貝母 杏仁 茯苓五味子 人蔘 甘草 枳實: 治肺痿咳嗽有痰 午後熱瘖聲嘶者

人參養榮湯 인삼양영탕【和劑局方】

經 地黃 4.0 當歸 4.0 朮 4.0 茯苓 4.0 桂枝 2.5 芍藥 2.0 遠志 2.0 陳皮 2.0 黃耆 2.0 人蔘 3.0 甘草 1.0 五味子 1.0

中 黨參 12(人蔘 3)92 黃耆 9(2) 白朮 6(4) 茯苓 9(4) 炙甘草 3(1) 熟地黃 12(4) 當歸 9(4) 白芍 9(2) 五味子 6(1) 遠志 5(2) 陳皮 5(2) 肉桂 3(桂枝 3) (焗服) 水煎服

【和劑局方(卷五)】 白芍藥 三兩 當歸 陳皮 黃耆 桂心去粗皮 人蔘 白朮煨 甘草炙 各一兩 熟地黃製 五味子 茯苓 各七錢半 遠志炒去心半兩

中 목표: 氣血雙補 安神 祛寒 止咳
응용: 八珍湯에 준하여, 폐결핵 만성기관지염 불면증 등에도 적응되며 氣血兩虛 虛寒 心肺兩虛를 띠는 경우

藥 병후체력저하 피로권태 식욕부진 도한 수족냉 빈혈

(注): 焗服: 달이고 난 다음 넣어서 흔들어 우려내는 것

人蔘養胃湯 인삼양위탕【和劑局方】

經 蒼朮 4.0 半夏 4.0 茯苓 4.0 厚朴 2.0 陳皮 2.0 藿香 1.5 草果 1.5 人蔘 1.5 烏梅 1.5 甘草 1.0 乾薑 1.0 大棗 1.0

【和劑局方(卷二)】 半夏湯洗七次 厚朴去粗皮薑汁製 蒼朮米泔浸一宿洗切炒 各一兩 藿香葉洗去土 草果去皮膜 茯苓去黑皮 人蔘各半兩 甘草炙 二錢半 橘紅 七錢半

人參飮子 인삼음자

☞小柴胡湯(p.171)

人蔘湯 인삼탕【傷寒論】=理中湯 理中丸(p.249)

經 人蔘 3.0 甘草 3.0 朮 3.0 乾薑 2~3.0

龍 人蔘 3.0 白朮 3.0 甘草 3.0 乾薑 3.0/ 물 320mL를 120mL로 달여 3회로 나누어 복용한다〔理中湯(p.248) 참고〕.

中 人蔘 9(3)(党參 15) 乾薑 9(3) 白朮 9(3) 炙甘草 6(3) 水煎服(蜂蜜로 환을 만들고 1일 2~3회 9g씩 복용해도 좋다).

【傷寒論(藿亂病)】 人蔘 甘草 乾薑 白朮 各三兩

龍 목표: 위무력증 또는 胃內停水 冷症
응용: 위무력증 위하수 위확장 위산과다증 減酸症 위궤양 급만성위장염 늑간신경통 위축신

中 목표: 溫中散寒 補氣健脾
응용: 만성위염 위십이지장궤양 만성결장염 소화불량증 기타 만성질환으로 脾胃虛寒 증후를 나타내는 경우. 또는 급성위염 급성장염 등에서 寒邪直中을 나타내는 경우. 냉이 심한 경우는 본방에 乾薑을 증량 혹은 附子 肉桂를 가한다(桂附理中湯).

人蔘湯合眞武湯: 한냉자극에 의해 장연동운동이 항진되어 복통이 일어나고 구

토를 수반할 때 사용한다(다만 蛔蟲이 없는 경우).
人蔘湯加茯苓: 苓薑朮甘湯에 人蔘 黨蔘을 가한다. 쉬 피로하고 식욕이 없으며 설사경향 등 脾氣虛 증후에 사용한다.
(主): 불임증 임신감기

人蔘敗毒散 인삼패독산【壽世保元】

柴 柴胡 3.0 桔梗 3.0 茯苓 3.0 人蔘 3.0 羌活 2.0 獨活 2.0 川芎 2.0 前胡 2.0 枳殼 2.0 甘草 2.0 薄荷 1.0 JP生薑 1.0

【萬病回春(傷寒)】 柴胡 桔梗去蘆 羌活 獨活 茯苓 川芎 前胡 枳殼去瓤 人蔘去蘆 甘草 各等分 薄荷 半錢 右剉一劑每日兩生薑煎服

柴 응용: 만성화된 감기 壯熱惡寒

人蔘蛤蚧散 인삼합개산【衛生寶鑑】

中 蛤蚧 1對 人蔘 60 炙甘草 150 杏仁 150 川貝母 60 桑白皮 60 茯苓 60 知母 60 을 粉末하여 1일 2~3회 6g씩 복용한다. 적당량을 水煎服해도 좋다.

中 목표: 補肺益腎 淸熱化痰 定喘
응용: 폐기종 기관지확장증 폐결핵 肺性心 등에서 肺腎兩虛 熱痰증후를 나타내는 경우

人蔘胡桃湯 인삼호도탕

經 《百一選方》人蔘 3.0 胡桃肉 3.0

中 《濟生方》胡桃肉 15 人蔘 6 生薑 3 水煎服

中 목표: 補益肺腎 定喘
응용: 參蚧散에 준한다.

茵蔯四苓散 中 인진사령산 ☞茵蔯五苓湯 (p.255)

茵蔯四逆湯 인진사역탕=茵蔯朮附湯

經 《醫畢元戎》 茵蔯蒿 2.0 JP生薑 1.5 附子 1.0 甘草 1.0

中 《張氏義通》 茵蔯蒿 18 熟附子 9 乾薑 9 炙甘草 3 水煎服

【景岳全書. 古方八陣(卷五八)】 茵蔯 二兩 炮薑 一兩半 炮附子 一個 炙甘草

中 목표: 溫化寒濕 補陽退黃
응용: 만성담낭염 간경변증 등의 寒濕黃疸

[가감법]

中 식욕부진 설사: 加白朮(茵蔯朮附湯《醫學心悟》)

茵蔯散 인진산【萬病回春】=回春茵蔯散(p.360)

經 茵蔯蒿 2.0 枳實 2.0 梔子 2.0 厚朴 2.0 滑石 2.0 猪苓 3.0 澤瀉 3.0 蒼朮 3.0 茯苓 5.0 黃連 1.5 燈心草 1.5

【萬病回春(五疸)】 茵蔯 梔子 赤苓 猪苓 澤瀉 蒼朮 枳實 黃連 厚朴 (各 等分)
治濕熱發黃

茵蔯散 인진산【醫通】

《漢方處方應用의 實際》
茵蔯 2.0 荊芥 2.0 薄荷 2.0 連翹 2.0 麻黃 2.0 獨活 1.5 升麻 1.5 白殭蠶 1.5 細辛 1.0 大黃 1.0(適量) 牽牛子 0.5

《漢方處方應用의 實際》
응용: 충치통 치은염 치근막염 악골염증

茵蔯五苓湯 인진오령탕【金匱要略】

經 〔-湯〕 澤瀉 6.0 猪苓 4.5 茯苓 4.5 朮 4.5 桂枝 3.0 茵蔯蒿 4.0

龍 〔-散料〕 茵蔯蒿 6.0 澤瀉 4.0 茯苓 4.0 白朮 3.0 桂枝 3.0 猪苓 3.0
〔-散〕 茵蔯蒿末 2 ·五苓散(五苓散 127 참고) 1/ 이상을 혼합하여 1일 6.0g을 세 번 나누어 복용한다.

中 〔-散〕 茵蔯蒿 30(4)(後下) 茯苓 15(5) 白朮 12(5) 猪苓 12(5) 澤瀉 9(6) 桂枝 6(3) 水煎服/ 이상은 1일 복용량의 산제로서 3회에 나누어 복용한다.

【金匱要略(黃疸)】 茵蔯蒿末 十分 五苓散 五分
원방은 茵蔯五苓散이다.

經 五苓散 처방 안에 茵蔯 4.0g을 가한다.

龍 목표: 황달 소변불리
응용: 황달

中 목표: 淸熱利水
응용: 급성간염 담낭염 담석증 급성췌장염 급성위장염 등에 脾胃濕熱을 띠는 경우

[가감법]

中 염증이 심한 경우: 去桂枝(茵蔯四苓散)

藥 〔-散〕은 「五苓散 2.0 茵蔯 4.0」의 五苓散 2.0을 산출한 분량

茵蔯朮附湯 인진출부탕【醫學心悟】 中 ☞茵蔯四逆湯

ㅇ

茵蔯蒿湯 인진호탕【傷寒論】

經 茵蔯蒿 3.0 梔子 3.0 大黃 1.0

龍 茵蔯蒿 6.0 山梔子 1.4 大黃 2.0/물 480mL로 먼저 茵蔯蒿를 끓여 240mL로 달인 다음, 나머지 약을 가하여 120mL로 달여 1일 3회로 복용한다(편법: 일반전탕법).

中 茵蔯蒿 18~30(4)(後下) 山梔子 9(3) 大黃 6(1)(後下) 水煎服

【金匱要略(黃疸)】 茵蔯蒿 六兩 梔子 十四枚 大黃 二兩

龍 목표: 황달이면서 발열 頭汗 尿利減少가 있으며, 腹微滿 또는 寒熱不食 頭眩 心胸部不安 瘀熱 尿利減少

응용: 황달 간염 담마진 피부병 불면

中 목표: 淸熱利濕 退黃

응용: 급성간염 담낭염 담석증 급성췌장염 등 肝膽濕熱

柴胡劑와 합방

補中益氣와 합방

茵荊湯 인형탕

經 《聖惠》 茵蔯蒿 2.0 荊芥 2.0 蒲黃 2.0 鐵粉 2.0 蒼朮 3.0 猪苓 3.0 澤瀉 3.0 茯苓 5.0

龍 《竹中文慶》 茵蔯蒿 6.0 茯苓 6.0 澤瀉 6.0 猪苓 3.0 白朮 3.0 鐵粉 3.0 荊芥 2.0 蒲黃 2.0

勿 茵蔯 荊芥 蒼朮 茯苓 猪苓 澤瀉 蒲黃 鐵粉

龍 목표: 항문을 포함한 장출혈, 빈혈을 동반한 부종

응용: 치출혈 직장궤양 직장암 장출혈

ㅇ

一加減正氣散 일가감정기산【溫病條辨】

中 藿香梗 6 厚朴 6 杏仁 6 茯苓皮 6 陳皮 6 神麴 4.5 麥芽 4.5 茵蔯蒿 6 大腹皮 3 水煎服

【溫病條辨(卷二)】 藿香梗 厚朴 杏仁 茵蔯 茯苓皮 各二錢 陳皮 大腹皮 各一錢 神麴 麥芽 4各一錢半

中 一加減正氣散은 식체를 동반한 복부팽만과 배변이 깨끗하지 못한 데 사용하는 것으로 神麴 麥芽로 소화기능을 강하게 하고, 茵蔯蒿로 소염이담 이뇨시키고, 杏仁으로 강하게 열을 발산시켜 대장을 조정하고, 大腹皮로 복부팽만을 제거한다.

一甲復脈湯 일갑복맥탕【溫病條辨】= 加減復脈湯(p.1)

一貫煎 일관전 【柳州醫話】=益肝煎

中 沙蔘 9 麥門冬 9 當歸 9 生地黃 30 枸杞子 18 川楝子 6 水煎服

【續名醫類案(卷十八)】 北沙蔘 麥門冬 乾地黃 當歸 枸杞子 川楝子

中 목표: 滋陰養血 疏肝理氣
응용: 만성간염 초기 간경변 지방간 만성위염 위궤양 당뇨병 고혈압 그 외 만성질환의 肝胃陰虛를 나타내는 경우

一物瓜蒂湯 일물과체탕 【金匱要略】

經 瓜蒂 27개를 잘라 물 200mL를 100mL가 될 때까지 달여 찌꺼기를 걸어낸 뒤, 頓服(일반적으로 1/5분량)

立效散 입효산 =正味立效散

矢 《衆方規矩》 細辛 2.0 升麻 2.0 防風 2.0 甘草 1.5 龍膽 1.0 입안 가득히 머물고 있다가 삼킨다.

【衆方規矩(牙齒)】 細三分 甘五分 周七分 芸一匁 游三分

藥 발치 후 동통 치통

矢 치통 발치 후의 극심한 통증 일반적인 진통제로 효과가 없는 경우에 사용하면 즉효가 있다.

(注): 《證治準繩 山氣門》에 同名異方이 있다. 山梔子 靑皮 小茴香 枳實 出香附子 各 3.0 吳茱萸 山梔子 川楝子 各 2.0(疝, 食積에 의한 통증)

(注): 출전은 東垣의 《蘭室秘藏》. 《衆方規矩》는 《衆方規矩大成》의 新補라고 기재되어 있다(埴岡博共 著 「藥局製劑漢方194方의 매뉴얼」)

ㅇ

炙甘草湯 자감초탕【傷寒論 金匱要略】= 復脈湯

[經] 炙甘草 3.0 生薑 3.0(JP生薑 1.0) 桂枝 3.0 麻子仁 3.0 大棗 3.0 人蔘 3.0 地黃 6.0 麥門冬 6.0 阿膠 2.0

[龍] 炙甘草 4.0 桂枝 3 麥門冬 5.0 大棗 7.5 麻子仁 4.0 人蔘 2.0 阿膠 2.0 乾地黃 4.0 JP生薑 1.0/ 물 320mL와 日本酒 140mL에 阿膠 이외의 약을 넣고 120mL가 되게 달여 찌꺼기를 버리고, 이어서 阿膠를 넣고 녹여 3회로 나누어 복용한다(편법: 물 300mL 술 100mL에 넣고 일반전탕법).

[中] 炙甘草 9(3) 黨蔘 9(人蔘 3) 阿膠 6(2)(溶解) 生薑 6(2) 桂枝 6(3) 麥門冬 9(6) 麻子仁 9(3) 生地黃 15(6) 大棗 15(3) 水煎服

【金匱要略(血痺虛勞)】 甘草 四兩炙 桂枝 生薑 各三兩 麥門冬 半斤 麻仁 半斤 人蔘 阿膠 各二兩 大棗 三十枚 生地黃 一斤

[龍] 목표: 심계항진 脈結代 또는 發熱咳痰 피부건조 盜汗 頰赤 객혈
응용: 심장병 폐결핵 폐렴 虛勞

[中] 목표: 益氣通陽 滋陰補血
응용: 상심실성 및 심실성기외수축 관상동맥질환 초기방실Block 심장신경증 갑상선기능항진증 빈혈 기타 만성질환에서 心氣陰兩虛를 띠는 경우

(注) 응용: 갑상선기능항진

鷓鴣菜湯 자고채탕【撮要方函】= 三味鷓鴣菜湯(p.151)

[藥] 海人草 5.0 大黃 1.5 甘草 1.5

[藥] 회충제거

紫貴雲 [失] 자귀운☞紫雲膏

紫根牡蠣湯 자근모려탕【黴瘡新書】

[經] 當歸 5.0 芍藥 3.0 川芎 3.0 紫根 3.0 大黃 1.5 忍冬 1.5 黃耆 2.0 牡蠣 4.0 升麻 1.0 甘草 1.0

[勿] 當歸 芍藥 川芎 大黃 升麻 牡蠣 黃耆 甘草 忍冬 紫根

[勿] 當歸 芍藥 川芎 大黃 升麻 牡蠣 黃耆 甘草 忍冬 紫根

[柴] 목표: 피부와 림프선의 완고한 질환에서 모든 치료가 효과가 없는 경우. 허증에 빠져 빈혈 피로 경향이 있는 경우
응용: 유방암 유선염 전신림프선 腫瘤 매독성피부질환

紫金丹 자금단

漢 龜板 20錢 石決明 6錢 辰砂 6錢

漢 눈매독

紫金錠 中 자금정 = 玉樞丹(p.227)

資生湯 자생탕【先醒齋醫學廣筆記】

中 人蔘 15 茯苓 10 白朮 15 山藥 10 薏苡仁 8 蓮子 10 芡實 8 炙甘草 5 陳皮 10 麥芽 10 神麴 10 白豆蔲 4 桔梗 5 藿香 5 黃連 2 縮砂 8 白扁豆 4 山査子 8 澤瀉 10/ 粉末하여 1일 9g를 水煎服한다.

中 목표: 補氣健脾 理氣化濕 消導止瀉 止嘔
응용: 소화불량 만성위장염 기타 만성질환에서 脾胃氣虛에 의한 소화불량을 나타내는 경우

紫蘇飮 자소음 = 紫蘇和氣飮

紫蘇子湯 자소자탕【千金方】

經 半夏 4.0 紫蘇子 3.0 當歸 3.0 桂枝 3.0 厚朴 3.0 柴胡 3.0 陳皮 3.0 杏仁 2.5 桑白皮 2.5 甘草 1.5

勿 蘇子 厚朴 半夏 柴胡 甘草 當歸 橘皮 桂枝

治脚弱上氣

紫蘇子杏桑湯 자소자행상탕

《實際》蘇子 4.0 厚朴 4.0 半夏 4.0 柴胡 4.0 甘草 1.5 當歸 3.0 橘皮 3.0 桂枝 3.0 杏仁 3.0 桑白皮 4.0

紫蘇香附湯 자소향부탕【萬病回春】

柴 紫蘇 3.0 香附子 3.0 靑皮 3.0 烏藥 3.0 半夏 3.0 厚朴 3.0 桔梗 3.0 茯苓 3.0 柴胡 2.0 防風 2.0 羌活 2.0 甘草 1.0

柴 응용: 우측의 나력
(注):《萬病回春》의 瘰癧에 無名方으로 기재되어 있다.

柴 응용: 유방암 유선염

ㅈ

紫蘇和氣飮 자소화기음【本事方】=紫蘇飮

中 紫蘇葉 陳皮 香附子 大腹皮 當歸 白芍 川芎 甘草 大棗 生薑 葱白

柴 當歸 4.0 川芎 4.0 芍藥 4.0 人蔘 2.0 紫蘇 2.0 陳皮 2.0 大腹皮 2.0 甘草 2.0 JP生薑 1.0

【(卷十)(婦人諸疾)】大腹皮 人蔘去蘆 川芎洗 陳橘皮去白 白芍藥 各半兩 當歸洗去蘆薄切三錢 紫蘇莖葉一兩 甘草一錢炙

中 補中益氣湯(p.121)
저단백혈증 빈혈이 있어 일어설 때 핑~도는 어지러움 이명 심계항진 또는 임신부종 姙娠腎 임신중독증 등의 예방 및 치료에 補中益氣湯과 같이 사용한다.

柴 임신 중 위통 복통

滋腎明目湯 자신명목탕【萬病回春】=腎氣明目湯(p.195)

經 當歸 3.0 川芎 3.0 芍藥 3.0 地黃 3.0 熟地黃 3.0 桔梗 1.5 人蔘 1.5 山梔子 1.5 黃連 1.5 白芷 1.5 蔓荊子 1.5 菊花 1.5 甘草 1.5 細茶 1.5

龍 當歸 4.0 川芎 4.0 乾地黃 4.0 熟地黃 4.0 芍藥 4.0 桔梗 2.0 人蔘 2.0 山梔子 2.0 菊花 2.0 甘草 2.0 燈心草 1.0

【萬病回春(眼目)】當歸 川芎 白芍 生地 熟地 以上倍用 桔梗 人蔘 山梔 黃連 白芷 蔓荊子 菊花 甘草以上減半 右剉劑細茶一撮燈心一團熱甚加龍膽草柴胡 腎虛加黃柏知母 風熱壅盛加防風 荊芥 風熱紅腫加連翹 黃芩

龍 목표 · 응용: 血少하며 眼痛하는 경우 또는 만성병에서 기력이 쇠하고 眼精疲勞 또는 閃視 또는 內障

滋腎通耳湯 자신통이탕【萬病回春】

經 當歸 3.0 川芎 3.0 芍藥 3.0 知母 3.0 乾地黃 3.0 黃柏 3.0 黃芩 2.0 柴胡 3.0 白芷 3.0 香附子 3.0

柴 當歸 3.0 芍藥 3.0 川芎 3.0 乾地黃 3.0 知母 3.0 柴胡 3.0 黃芩 3.0 香附子 3.0 黃柏 1.5 白芷 1.0

【萬病回春(耳病)】當歸 川芎 白芍 生地黃 知母酒炒 黃柏酒炒 黃芩酒炒 柴胡 白芷 香附子 各等分……胸膈不快加靑皮枳殼少許, 耳左聾者. 念怒動膽火也

柴 목표: 腎虛耳鳴

紫陽散 자양산【方輿輗】

經 음력 6월 土用전에 紫陽花의 잎을 채집하여 陰乾시켜 사용한다. 가루내어 1.0을 발작이 있는 밤에 한 번 복용하고, 발작이 있는 날 아침 일찍 백탕(白湯)으로 한번 복용한다.

常山의 粗品을 쓰기보다는 紫陽花를 쓴다.
(《方輿輗》瘧項, 常山飮의 文中)

ㅈ

대부분은 갑자기 오심구토를 유발하거나 瀉下를 일으켜 낫게 한다.

紫菀散 자완산【醫學入門】

經 紫菀 1.5 知母 1.5 貝母 1.5 人蔘 1.0 桔梗 1.0 茯苓 1.0 生薑 1.0 阿膠 0.5 甘草 0.5 五味子 0.5

【古今方彙(肺癰)】紫菀 知母 貝母 各一錢半 人蔘 桔梗 茯苓 各一錢 阿膠 甘草 各五分 五味十粒 薑煎服 治虛勞 咳嗽 見膿血 肺痿 變癰

子龍丸 자용환＝控涎丹(p.39)

紫雲膏 자운고【華岡】＝(矢)潤肌膏 (矢)紫貴雲

經 胡麻油 100.0 當歸 100.0 紫根 100.0 黃蠟 380.0 豚脂 25.0/ 먼저 胡麻油를 달이고, 여기에 黃蠟 豚脂를 넣고 용해시킨다. 이어서 當歸를 넣고 마지막으로 紫根을 넣어 膏의 색이 선명한 자적색이 되면 포에 넣고 차게 응고시킨다.

龍 胡麻油 1000 黃蠟 380 豚脂 25 當歸 100 紫根 100/ 먼저 胡麻油를 달이고, 여기에 黃蠟 豚脂를 가하여 녹인다. 불을 끄고 當歸를 넣고 膏의 색이 되면 망으로 거른다. 다시 가열한 다음 불을 끄고 紫根을 넣고, 자적색이 나타나면 紫根을 망으로 걸러내고, 포에 방치하여 차게 응고시킨다.

【春林軒膏方】香油 四十錢八枚一本作一合四十目 當歸 五錢 紫根四錢一本作五錢 蜜蜂 百目十本錢或十五錢一本作十五錢 고약제조용 기름 一錢

龍 목표: 허증 빈혈성 건조성 외상 피부병

응용: 화상 동상 궤양 살이 틈 추위로 살 갖이 튼 것 사마귀 궤양 외상 치루 무좀 魚目 등

矢 紫雲膏에 薏苡仁 플라신 수용성 클로로필을 배합하여 제제화한 것(紫貴雲…현재는 없음)을 汗疱(무좀) 사마귀 굳은 살 魚目 하퇴궤양 동상 화상 창상 미란에 사용하였다.

藥 거친 피부 동상 魚目 땀띠 짓무름 이상 하상 痔核에 의한 동통 항문열상 옻독

(注): 白州散 10%을 가하여 치루 蓐瘡에 사용

(注):《外科正宗》의 潤肌膏에 豚脂를 가한 것

矢에서는 紫雲膏의 별명으로 潤肌膏라고 하였다.

ㅈ

紫雲丹 자운단【和劑局方】

中 石膏 50 寒水石 50 磁石 100 滑石 50 犀角 15 羚羊角 15 木香 15 沈香 15 玄蔘 50 升麻 50 生甘草 25 丁香 50 芒硝 100 硝石 100 麝香 3 朱砂 9/ 細末하여 1회 1~1.5g을 복용한다.

【和劑局方(卷六)】黃芩 一百兩 寒水石 磁石 石膏 滑石 各三斤 羚羊角屑 犀角屑 青木香擣碎 沈香擣碎 各五斤 一本作 各五兩 丁香一兩擣碎 玄蔘洗焙擣碎 升麻 各一斤 甘草炙 捌兩 朴消精者 十斤 消石 四升如闕芒硝亦得每升重 七兩七錢半 麝香當門子一兩二錢半研 朱砂飛研 三兩

中 목표: 清熱解毒 鎭痙開竅

응용: 급성열병에 의한 경련 고열 의식장애

紫圓 자원【千金方】

經 巴豆(去穀) 赤石脂 4.0 代赭石 4.0 杏仁 8.0/ 이상 4味 가운데 赤石脂 代赭石을 細末하고, 巴豆 杏仁은 빻아서 糊로 小粒의 환을 만들어 溫湯으로 1회 0.2~0.5~1.0 복용한다(粟粒 크기면 10~30~50알을 복용. 복용 후 설사가 심하면 냉수를 1잔 마시면 바로 멈춘다).

【千金要方(卷五)·千金翼方(卷十一)】代赭石 赤石脂 各一兩 巴豆 三十梅去皮心熬 杏仁 五十枚去皮尖熬

矢 목표: 흉막충만하며 실증인 경우에 頓服用下劑

응용: 식이성중독 급성위장염 赤痢 小兒吐亂 小兒夜啼 태독 두창

(注): 巴豆劑는 설사가 과격한 경우 냉수를 복용하면 멈춘다.

滋陰降火湯 자음강화탕【萬病回春】

經 當歸 2.5 芍藥 2.5 地黃 2.5 天門冬 2.5 麥門冬 2.5 陳皮 2.5 朮 3.0 知母 1.5 黃柏 1.5 甘草 1.5

龍 當歸 4.5 芍藥 5.0 熟地黃 3.5 天門冬 3.5 麥門冬 3.5 白朮 3.5 乾地黃 2.0 陳皮 2.5 黃柏 2.0 知母 2.0 甘草 2.0

中 當歸 4 白芍 7 生地黃 3 熟地黃 3 天門冬 3 麥門冬 3 白朮 3 陳皮 2 黃柏 2 知母 2 炙甘草 2 生薑 2 大棗 2 水煎服

【萬病回春(虛勞)】甘草炙 五分 當歸酒洗 一錢三分 白芍酒洗 二錢三分 生地黃 八分 熟地黃薑汁炒 天門冬去心 麥門冬去心 白朮去蘆 各一錢 陳皮 七分 黃柏去皮密水炒 知母 各七分 右剉一劑生薑三片大棗一枚水煎入竹瀝童便薑汁各少許同服

《萬病回春》에서는 화증 애역 허로 실혈 현훈 탁증 遺溺 소변폐 소갈의 各門에 여러 가지 가감법이 기재되어 있다.

龍 목표: 陰虛火動하여 發熱咳嗽 吐痰 천식 盜汗口乾 또는 喉痛喉瘡 또는 피부가 약간 검으면서 대변이 딱딱하고 粘痰乾性 가래가 있는 경우

응용: 급성기관지염 당뇨병 성적신경쇠약 방광요도염

가감법

咳嗽 喀痰 呼吸促迫: 桑白皮 黃芩 各 3.0 紫菀 2.5 山梔子 2.0 犀角 竹瀝 各 1.0을 가한다.

咳嗽 객담 중에 피가 묻어 나오는 경우: 黃芩 牧丹皮 阿膠 紫菀 各 3.0 山梔子 2.0 犀角 竹瀝 各 1.0을 가한다.

乾咳 및 喉痛瘡으로 목소리가 나오지 않는 경우: 黃芩 貝母 桑白皮 各 2.5 五味子 山梔子 紫菀 瓜蔞仁 各 2.0을 가한다.

痰에 熱을 그리고 煩躁不安 또는 가슴앓이 嘈雜하는 경우: 酸棗仁 6.0 黃芩 黃連 竹茹 各 2.0 竹瀝 辰砂 各 1.0을 가한다.

血虛하여 하지근위축 무력: 黃芪 2.0 牛膝 防己 杜仲 各 3.0을 가하며 天門冬을 뺀다.

夢精遺精: 山藥 4.0 牡蠣 杜仲 牛膝 破故紙 各 3.0을 가하고, 天門冬을 뺀다.

煩渴血虛하며 마시는 것이 많은데, 小便이 기름같은 경우: 芍藥 天花粉 白朮 各 3.0 葛根 4.0 山梔子 黃連 烏梅 各 1.5을 가한다.

야윈 사람이 탁뇨 혈뇨를 겪는 경우: 芍藥을 빼고, 白朮 3.0 山梔子 萹蓄 各 2.0을 가한다.

虛怯한 사람의 소변불리: 猪苓牛膝 各 3.0 澤瀉 木通 各 4.0을 가한다.

中 목표: 滋補肺腎 淸熱

응용: 만성기관지염 기관지확장증 폐결핵 등에서 肺腎陰虛를 나타내는 경우

滋陰至寶湯 자음지보탕【萬病回春】

經 當歸 3.0 芍藥 3.0 白朮 3.0 茯苓 3.0 陳皮 3.0 知母 3.0 香附子 3.0 地骨皮 3.0 麥門冬 3.0 貝母 1.0 薄荷 1.0 柴胡 1.0 甘草 1.0

中 柴胡 6(1) 白芍 6(3) 當歸 6(3) 麥門冬 6(3) 白朮 6(3) 茯苓 6(3) 知母 6(3) 地骨皮 6(3) 川貝母 3(1) 香附子 3(3) 陳皮 3(3) 炙甘草 3(1) 薄荷 2(1) 水煎服

【萬病回春(虛勞)】當歸酒洗 白朮去蘆 白芍酒炒 白茯苓去皮 陳皮 知母生用 最能瀉虛中之火 貝母去心 香附童便炒 地骨皮去骨 麥門冬去心 各八分 薄荷 柴胡酒炒 甘草 各三分 右剉一劑用 煨薑三片

中 목표: 疏肝解鬱 滋陰淸熱 理氣健脾 潤燥化痰
응용: 만성기관지염 폐결핵 기관지확장증 기타 만성질환에서 肺陰虛와 肝氣鬱結 氣血兩虛를 나타내는 경우

(注): 외감 후 미열이 없어지지 않으며 쇠약경향을 보이는 경우

滋陰地黃湯 자음지황탕【萬病回春】

柴 山藥 2.0 山茱萸 2.0 茯苓 2.0 牡丹皮 2.0 澤瀉 2.0 知母 2.0 黃柏 2.0 當歸 2.0 芍藥 2.0 川芎 2.0 菖蒲 2.0 遠志 2.0 地黃 4.0

柴 응용: 만성편도선염

(注):《萬病回春(虛勞)》에 滋陰地黃湯 처방이 있으나 내용은 다르다.

滋陰淸火湯 자음청화탕【壽世保元】

柴 熟地黃 1.5 山藥 1.5 黃柏 1.5 知母 1.5 天門冬 1.5 玄蔘 1.5 山茱萸 1.5 茯苓 1.5 牡丹皮 1.5 澤瀉 1.5 麥門冬 1.5 甘草 1.5 桔梗 3.0

柴 응용: 아급성인두염 啞聲

滋燥養營湯 자조양영탕【醫方集解】

中 當歸 6 生地黃 6 熟地黃 3 白芍 3 黃芩 3 秦艽 3 防風 2 生甘草 2 水煎服

【醫方集解(潤燥)】當歸酒洗一錢 生地黃 熟地黃 芍藥炒 黃芩酒炒 秦艽一錢 防風 甘草五分

中 목표: 養血潤燥 淸熱熄風
응용: 當歸飮子에 준한다.

磁朱丸 자주환【千金要方】=神麯丸

中 磁石 60 朱砂 30 神麯 120/ 粉末을 蜂蜜로 하여 팥알 크기로 환을 만들어 1일 3환씩 복용한다.

【備急千金要方(卷六)】神麯 四兩 磁石 二兩 朱砂 一兩

中 목표: 重鎭安心 淸心明目
응용: 불면증 자율신경실조증 신경증 백내장 시신경변성 등

滋血潤腸湯 자혈윤장탕【統旨】

經 當歸 4.0 地黃 4.0 桃仁 4.0 芍藥 3.0 枳實 2.0 韮 2.0 大黃 1.5 紅花 1.0

龍 當歸 5.0 芍藥 3.0 乾地黃 3.0 紅花 2.0 桃仁 2.0 大黃 2.0 枳殼 2.0

般 當歸 4.0 地黃 4.0 桃仁 4.0 芍藥 3.0 枳實 2~3 韮 2~3 大黃 1~3 紅花 1.0

【古今方彙(翻胃)】當歸 三錢 芍藥 生地 各一錢半 紅花 桃仁 大黃 枳殼 各一錢 入韭菜汁煎服

龍 목표: 대변이 단단하여 나오기 힘든 경우
응용: 습관성 변비

芍甘黃辛附湯 작감황신부탕【南涯】

經 芍藥 5.0 甘草 3.0 大黃 1.0 細辛 1.5 附子 0.6

龍 芍藥 4.0 甘草 4.0 細辛 2.5 大黃 1.0 白河附子 1.0

勿 卽 芍藥甘草湯 大黃附子湯合方

龍 목표: 복부 및 사지의 편측이 당기고 아픈 경우
응용: 요통 좌골신경통 신결석

鵲石散 작석산【本事方】=甘草黃連石膏湯(p.19)

經 黃連 寒水石各等分/ 이상을 細末하여 5.0을 취하여 濃煎한 甘草湯으로 복용한다.

【本事方(卷九)】黃連去鬚 寒水石 各等分 右細末 每服 二錢 濃煎甘草湯 治傷寒發狂 或棄衣奔走 踰墻上屋

芍藥甘草附子湯 작약감초부자탕【傷寒論】

經 芍藥 5.0 甘草 45.0 附子 1.0

龍 芍藥 3.0 甘草 3.0 炮附子 0.3(또는 白河附子 1.0)/ 물 200mL에 약을 넣고 60mL가 되게 달여 3회로 나누어 복용한다(편법: 물 200mL에 넣고 100mL가 되게 달여 3회로 나누어 복용한다).

中 芍藥甘草湯에 附子 5(1)를 가한다.

【傷寒論(太陽中)】芍藥 甘草 各三兩炙 附子 一枚炮去皮破八片

龍 목표: 惡寒 또는 芍藥甘草湯證에 虛寒을 나타내는 경우
응용: 芍藥甘草湯과 같다.

中 목표: 解痙止痛 散寒
응용: 芍藥甘草湯에 준하며 寒症을 나타내는 경우

ㅈ

芍藥甘草湯 작약감초탕【傷寒論】

經 芍藥 4.0~8.0 甘草 4.0~8.0

龍 芍藥 4.0 甘草 4.0/ 물 120mL에 약을 넣고 60mL가 되게 달여 2회로 나누어 복용한다.

中 白芍 30(6) 炙甘草 9(6) 水煎服

【傷寒論(太陽上)】 白芍藥 甘草 各四兩炙

龍 목표: 동통 경련
응용: 사지동통 경련 위경련 복통

中 목표: 平肝 解痙止痛
응용: 소화관의 경련성통증 담석증의 통증발작 요로결석의 통증발작 근막성요통 비복근경련 좌골신경통 어깨결림 잠을 잘 못 자서 생긴 목결림 등에 頓服으로 사용한다.

矢 腎臟結石: 芍藥甘草湯合猪苓湯

芍藥四物解肌湯 작약사물해기탕【千金方】

=芍藥四物解毒湯

經 芍藥 2.0 黃芩 2.0 升麻 2.0 葛根 2.0

芍藥四物解毒湯 작약사물해독탕【醫典】

=芍藥四物解肌湯

芍藥湯 작약탕【保命集】

經 芍藥 4.0 黃芩 4.0 黃連 4.0 木香 2.0 當歸 2.0 枳實 2.0 檳榔 2.0 大黃 1.0 甘草 1.0

中 白芍 9 黃芩 9 當歸 9 檳榔子 9 黃連 5 大黃 6(後下) 木香 6 生甘草 3 肉桂 1.5(沖服) 水煎服

【萬病回春(痢疾)】 芍藥 一錢 木香 一錢 當歸 一錢 枳殼去核 一錢 檳榔 一錢 黃芩去核 一錢 黃連二錢 甘草 五分

中 목표: 清熱止痢 理氣止痛
응용: 급성장염 세균성설사 赤痢 등에서 大腸濕熱을 나타내는 경우

芍藥湯加大黃 작약탕가대황【保命集】

經 芍藥 3.0 生薑 3.0(JP生薑 1.0) 厚朴 3.0 當歸 5.0 檳榔 2.5 甘草 1.0 大黃 1.0

薔薇湯 장미탕【淺田家方】

勿 薔薇花 4.0 桔梗 4.0 甘草 4.0

勿 治口瘡

腸癰湯 장옹탕=瓜子仁湯(p.40)

經 《集驗方》 薏苡仁 9.0 冬瓜子 6.0 牡丹皮 4.0 桃仁 5.0

龍 《集驗方》 薏苡仁 8.0 冬瓜子 6.0 牡丹皮 3.0 桃仁 4.0

中 《千金方》 牡丹皮 4 桃仁 5 冬瓜仁 6 薏苡仁 9 水煎服

龍 목표·응용: 실증 초기 급성충수염, 또는 만성 충수염에 복통이 있는 경우. 또는 장옹유사질환

中 목표: 清熱排膿 活血化瘀
응용: 충수염 골반내염증 치핵감염 등에서 변비가 없는 경우

矢 腸癰湯加芍藥 《淺田家方》 腸癰湯에 芍藥 5.0을 가한다.

(注): 勿의 千金方은 同名異方이다.

腸癰湯加芍藥 장옹탕가작약

經 薏苡仁 9.0 冬瓜子 6.0 牡丹皮 4.0 桃仁 5.0 芍藥 3.0

經 腸癰湯加 芍藥 3.0

壯原湯 장원탕 【赤水玄珠】

經 人參 4.0 白朮 4.0 茯苓 4.0 破故紙 3.0 桂枝 3.0 縮砂 2.0 陳皮 2.0 乾薑 1.0 附子 1.0

龍 人參 3.0 白朮 4.0 茯苓 2.0 破故紙 2.0 桂枝 1.0 白河附子 1.0 乾薑 1.0 縮砂 1.0 陳皮 1.5

【古今方彙(鼓脹)】 人參 白朮 各二錢 茯苓破故紙 各一錢 桂心 附子 乾薑 砂仁 各五分 陳皮七分

龍 목표: 부종 小便不利 上氣喘急 창만 또는 복수
응용: 부종 심부전 신장병 각기 복수
가감법
喉中痰聲 또는 기침하는 경우는 桑白皮 3.0을 가한다.
안면부종에는 薏苡仁 8.0을 가한다.
胃氣가 돌지 않아 식욕부진한 경우에는 厚朴 2.0 木香 1.5을 가한다.
氣鬱에는 沈香 1.0 烏藥 4.0을 가한다.
안면부종 脇下氣硬에는 白芥子 2.0 紫蘇子 2.0을 가한다.
몸이 무겁고 돌아눕기가 힘든 경우에는 古立蒼朮(또는 白朮) 3.0 澤瀉 4.0을 가한다.

再造散 재조산 【傷寒六書】

中 桂枝 6 防風 6 羌活 6 細辛 3 川芎 6 生薑 6 黨參 9 黄耆 9 熟附子 6(先煎) 白芍 6 大棗 3 炙甘草 3

中 목표: 辛溫解表 補陽益氣
응용: 감기 인플루엔자 기타 감염증상의 초기에 陽虛 表寒을 나타나는 경우

水煎服

再造飮子 勿 재조음자☞空瘡痘方 勿 (p.40)

猪膏髮煎 저고발전【金匱要略】

經 豚脂 20.0 亂髮 10.0/ 이상 2味를 기름에 넣고 머리카락이 녹아 없어질 정도까지 달여 1회 복용한다.

【金匱要略(黃疸)】猪膏半片 亂髮 如鷄子大三枚
諸黃猪膏髮煎主之

猪膽汁 저담즙【方輿輗】= 大猪膽汁【傷寒論】

經 猪膽汁 一味順服

【傷寒論(陽明)】大猪膽汁

抵當湯 저당탕【傷寒論】

經 水蛭 1.0 虻蟲 1.0 桃仁 1.0 大黃 3.0/ 이상을 細末한 후 달여 1일 세 번 나누어 복용한다.

龍 水蛭 0.6 虻蟲 0.6 桃仁 0.6 大黃 3.0/ 粉末하여 물 200m가 120mL가 되게 달여 3회로 나누어 복용한다.

【傷寒論(太陽中)】水蛭三十箇熬 虻虫三十箇熬去翅足 桃仁二十箇去皮尖 大黃三十兩酒浸

龍 목표·응용: 어혈 하복팽만 小便自利 대변흑색 또는 喜忘 또는 狂을 나타내는 경우.
응용: 월경불순 월경과 관련된 제반 증상 기억상실 기억력감퇴 狂狀 정신분열증 노이로제 야뇨증 遺尿

抵當丸 저당환【傷寒論】

經 水蛭 1.0 虻蟲 1.0 桃仁 1.0 大黃 1.0/ 이상을 煉蜜로 환을 만들고 1회 3.0g을 복용한다. 1일 3회.

龍 水蛭 1.2 虻蟲 1.4 桃仁 1.0 大黃 3.0/ 粉末로 하여 蜂蜜로 4丸을 만들고 1丸을 400mL에 넣고 280mL가 되게 달여 1회 복용한다(편법: 丸劑를 3.0~6.0g으로 1일 세 번 나누어 복용).

中 大黃 60 虻蟲 9 水蛭 9 桃仁 9/ 粉末을 蜂蜜로 환을 만들어 1일 1회 3g을 복용한다.

【傷寒論(太陽中)】水蛭二十箇熬 虻蟲二十箇熬去翅足 桃仁二十箇去皮尖 大黃三兩

龍 목표·응용: 어혈 월경불순 하복팽만 小便自利

中 목표: 破血逐瘀
응용: 大黃蟅蟲丸에 준한다.

猪苓散 저령산【金匱要略】

經 猪苓 茯苓 朮各等分/ 이상 3味를 가루내어 1회 1.0씩, 1일 세 번 나누어 복용한다.

【金匱要略(嘔吐噦下利)】猪苓 茯苓 白朮 各等分

柴 목표: 嘔吐後思水者

猪苓湯 저령탕【傷寒論】

經 猪苓 3.0 茯苓 3.0 滑石 3.0 澤瀉 3.0/ 이상을 끓여 찌꺼기를 버리고 阿膠 3.0을 넣고 다 녹을 때까지 끓인 후 식혀서 溫服한다.

龍 猪苓 1.0 茯苓 1.0 澤瀉 1.0 阿膠 1.0 滑石 1.0/ 물 160mL에 阿膠 이외의 약재를 끓여 찌꺼기를 버리고, 다시 阿膠를 넣고 가열하여 용해한 후 3회로 나누어 복용한다(편법: 모든 약을 2.0으로 하여 끓여 복용한다).

中 猪苓 9(3) 茯苓 9(3) 澤瀉 9(3) 滑石 9(3) 阿膠 5(3) 水煎服

【傷寒論(陽明)】猪苓去皮 茯苓 阿膠 滑石碎 澤瀉 各一兩

龍 목표: 發熱 口渴 小便不利 또는 排尿頻數疼痛 또는 혈뇨 또는 설사 기침 嘔 渴 心煩不眠
응용: 급성장염 급성신염 신증후군 방광염 요도염 불면증

中 목표: 利水淸熱 滋陰止血
응용: 위장염 가벼운 요로계 감염 요로결석 신염 등에서 濕熱 증후를 나타내는 경우
염증이 심하고, 빈뇨 배뇨통 잔뇨감 등이 동반되면 山梔子 黃連 黃芩 黃柏 車前子 木通 등을 배합한다. 裏急後重 膿性下利 등이 있으면 白頭翁 黃連 黃柏 등을 가한다. 陰虛 血虛 정도가 심한 경우에는 生地黃 白芍藥 當歸 등을 배합하든지 四物湯을 가한다(猪苓湯合四物湯). 혈뇨가 뚜렷하면 生地黃 茅根 大薊 등을 배합한다.

猪苓湯合四物湯 저령탕합사물탕=猪苓湯

藥 피부가 枯燥하고 피부색이 나쁜 체질에서 위장장애가 없는 다음 증상: 배뇨곤란 배뇨통 잔뇨감 빈뇨

赤豆當歸散 적두당귀산=赤小豆當歸散

赤石脂禹餘糧湯 적석지우여량탕【傷寒論】

經 赤石脂 6.0 禹餘糧 6.0

龍 赤石脂 16.0 太一禹餘糧 16.0/ 물 240mL에 약을 넣고 80mL가 되게 달여 3회로 나누어 복용한다.

【傷寒論(太陽下)】赤石脂 一斤碎 太一禹餘糧 一斤碎

龍 목표·응용: 설사

ㅈ

赤石脂湯 적석지탕 = 春林赤石脂湯(p.312)

赤石脂丸 적석지환 【金匱要略】 = 烏頭赤石脂丸(p.220)

經 蜀椒 2分 烏頭 1分 附子 1分 乾薑 1分 赤石脂 2分/ 이상을 細末하여 煉蜜로 환을 만들어 1회 0.5g을 1일 세 번 나누어 복용한다.

【金匱要略(胸痺心痛短氣)】 蜀椒 一兩一法二分 烏頭 一分炮 附子 半兩炮一法一分 乾薑 一兩一法一分 赤石脂 一兩一法二分

心痛徹背 背痛徹心

赤小豆當歸散 적소두당귀산 【金匱要略】 = 赤豆當歸散

經 赤小豆 10.0 當歸 5.0 2味를 細末하여 1회 1.0g을 1일 3회로 나누어 복용한다.

龍 赤小豆 42.0(싹을 내면서 건조) 當歸 3.0/ 이상을 가루내어 6.0을 세 번 나누어 복용한다.

【金匱要略(百合孤惑陰陽毒)】 赤小豆三升 浸令芽出曝乾 當歸

經에는 赤豆當歸散으로 되어 있다.

龍 목표: 下血 또는 微煩 묵묵히 다만 눕고 싶으며 寒出. 처음에는 눈이 빨갛고 후에는 四眥黑하게 되며 전음 또는 항문에 화농증이 있는 경우

응용: 痔

赤小豆湯 적소두탕

經[1] 《東洋》 赤小豆 6.0 商陸 4.0 麻黃 4.0 桂枝 4.0 連翹 4.0 反鼻 1.5 大黃 1.5 生薑 3.0(JP生薑 1.0)

經[2] 《濟生方》 赤小豆 4.0 當歸 4.0 商陸 4.0 澤瀉 2.0 連翹 2.0 芍藥 2.0 防己 2.0 猪苓 2.0 澤漆 2.0 桑白皮 1.5

勿 《東洋》 赤小豆 商陸 麻黃 桂枝 反鼻 連翹 生薑 大黃

《濟生》 赤小豆 當歸 商陸 澤瀉 連翹 芍藥 防己 猪苓 澤漆 桑白

矢 《東洋》

목표: 피부병이 內攻하여 신염을 일으켜 부종이 발생한 경우

(注): 勿 《濟生》의 方과 《東洋》의 方은 허실의 차이가 있다.

赤丸 적환 【金匱要略】

※1 茯苓 15 半夏 15 細辛 15 烏頭 a.q.(0.5) 蜂蜜 20

※2 茯苓 4 半夏 4 細辛 1 烏頭 2 蜂蜜 40mL

【金匱要略(服滿寒疝宿食)】 寒氣厥逆

茯苓 四兩 半夏 四兩 一方用桂 四兩 烏頭 二兩 細辛 一兩 右四味 末之 內眞朱爲色 練蜜丸加麻子大 先食 酒飮下 三丸 晝再夜一服 不知症增之 以知爲度

類聚方廣義 爲則按 當有心下悸 及嘔 而腹痛證

※1 《和漢藥方意辭典(中村謙介)》

※2 《實踐漢方핸드북(近畿大學 東洋醫

學研究所)》

[제법] 烏頭를 蜂蜜로 반 정도 煮하고 찌꺼기를 버린다. 별도로 茯苓 半夏 細辛을 물 120mL에 넣고 30분 정도 걸려 40mL가 될 때까지 달이고 찌꺼기를 버린다. 그리고 이 두 가지를 섞어서 어느 정도 달인다.

1. 1000mL와 蜂蜜 40mL를 넣어 반드시 90분에 걸쳐 300mL가 되게 달이고, 찌꺼기를 버린다.

2. 蜂蜜을 사용하지 않는 경우는 炮附子 1.0g에 물 400mL을 가하여 반드시 40분에 걸쳐 200mL가 될 때까지 달이고 찌꺼기를 버린다.

[용법] 1회 30mL를 실온정도로 따뜻하게 하여 마신다.

1. 1일 2회 아침 저녁 식사 후 1시간에 1회 150mL에 적당하게 하여 마신다.

2. 1일 2회 아침 저녁 식사 후 1시간에 1회 100mL를 실온정도로 따뜻하게 하여 마신다.

[응용] 복통 요통 冷에 의한 복통

ㅈ

錢氏白朮散 전씨백출산【小兒藥證直訣】= 七味白朮散

經 人參 3.0 朮 4.0 茯苓 4.0 葛根 4.0 藿香 1.0 木香 1.0 甘草 1.0

【小兒藥證直訣(下卷)】人參 二錢半 茯苓 炒白朮 藿香葉 各五錢 木香 二錢 甘草 一錢 葛根 五錢

藥 소아 소화불량 감기 때의 구토 설사

前胡建中湯 전호건중탕【千金方】

勿 芍藥 4.0 桂枝 3.0 半夏 2.5~3.0 茯苓 4.0 黃耆 4.0 當歸 4.0 (柴)胡 4.0 人參 4.0 甘草 2.0 生薑 2.0 白糖 4.0

勿 治大勞虛劣 寒熱 嘔逆 下焦虛熱 小便赤痛 客熱上熏頭目及骨肉疼痛 口乾

(注):《千金方十九卷(補腎)》에서는 柴胡가 아닌 前胡로 되어 있다.

折衝飮 절충음【産論】

經 桃仁 5.0 當歸 5.0 牧丹 3.0 川芎 3.0 芍藥 3.0 桂枝 3.0 延胡索 2.0 牛膝 2.0 紅花 1.0

中 當歸 5 桃仁 5 牧丹皮 3 川芎 3 赤芍 3 桂枝 3 牛膝 3 紅花 2 延胡索 3 水煎服

【産論】芍藥 桃仁 桂枝 各一錢 紅花 半錢 當歸 芎藭 牛膝 各八分 牧丹皮 延胡索 各五分 甘草 一分

中 목표: 活血化瘀 理氣止痛
응용: 桂枝茯苓丸에 준한다.

藥 월경불순 월경통

截瘧七寶飮 절학칠보음【楊氏】

中 常山 3 厚朴 3 靑皮 3 陳皮 3 檳榔子 3 草果 3 炙甘草 3/ 물, 술을 각각 반으로 하여 煎服한다.

中 목표: 截瘧 燥濕化痰
응용: 말라리아 신우염 기타 痰濕의 瘧을 나타내는 경우

定癎丸 정간환【證治準繩】

中 天南星 8 蝎尾 8 烏梢蛇 8 薑半夏 8 白附子 8 熊膽 4 明礬 4 蜈蚣 1匹/ 粉末하여 朱砂를 입혀 小豆 크기의 丸으로 만든다. 매회 2~3丸을 복용한다.

中 목표: 熄風定驚 祛痰

定悸飮 정계음【櫟窓】=定悸飮

經 茯苓 6.0 桂枝 3.0 朮 3.0 牡蠣 3.0 甘草 1.5 吳茱萸 1.5 李根皮 2.0

龍 茯苓 4.0 桂枝 3.0 牡蠣 3.0 白朮 2.0 甘草 2.0 吳茱萸 2.0 李根皮 2.0

勿 卽 苓桂朮甘湯方中加 吳茱萸 牡蠣 李根皮

龍 목표 · 응용: 분돈 발작성 심계항진

正觀湯 정관탕【外臺】

經 白朮 3.0 當歸 3.0 龍骨 2.0 黃連 2.0 乾薑 2.0 赤石脂 2.0 阿膠 2.0 附子 1.0

勿 黃連 龍骨 白朮 當歸 附子 赤石脂 乾薑 阿膠 療痢腹中切痛 下黑色晝夜百行 垠死者

正觀湯 정관탕【外臺】= 經 正觀湯(p.272)

正氣天香湯 정기천향탕【醫學入門】☞香蘇散(p.346)

經 香附子 4.0 陳皮 3.0 烏藥 3.0 紫蘇葉 1.0 乾薑 1.0 甘草 1.0

龍 香附子 6.0 烏藥 3.0 陳皮 2.0 紫蘇葉 2.0 乾薑 2.0 甘草 1.5

勿 莎草 陳皮 烏藥 蘇葉 乾薑 甘草

龍 목표 · 응용: 부인의 모든 氣病 또는 통증 또는 심흉으로 상충하는 것 또는 腹中結塊 口渴 刺痛 월경불순 또는 현훈 구토 往來寒熱하는 경우

葶藶大棗瀉肺湯 정력대조사폐탕【金匱要略】

經 葶藶 2.0 大棗 12.0/ 먼저 大棗를 물 200mL에 넣고 100mL가 되게 달여 찌꺼기를 버린 후, 葶藶을 넣고 다시 끓여 50mL가 되면 한꺼번에 복용한다.

中 葶藶子 9 大棗 6 水煎服

【金匱要略(肺痿肺癰咳嗽)】葶藶熬令黃色 搗丸如彈子大 大棗十二枚

中 효능: 祛痰平喘 利水

응용: 폐수종 흉수 심장성천식 울혈성심부전 만성기관지염 등에서 痰飮을 띠는 경우

丁附理中湯 정부이중탕【全生集】

經 人參 3.0 甘草 3.0 朮 3.0 乾薑 3.0 丁香 1.0 附子 1.0

勿 治久積陳寒 留滯腸胃 嘔吐痰沫 或有酸水 全不入食

經 理中湯 加丁香 附子 各 1.0

淨府湯 정부탕

經《醫鑑》柴胡 2.0 茯苓 2.0 朮 2.0 半夏 2.0 猪苓 1.5 澤瀉 1.5 山査子 1.5 三稜 1.5 莪朮 1.5 黃芩 1.5 人蔘 1.5 甘草 1.0 黃連 1.0

矢《萬病回春》柴胡 3.0 半夏 3.0 茯苓 3.0 猪苓 3.0 澤瀉 2.0 白朮 2.0 黃芩 2.0 三稜 1.5 莪朮 1.5 山査子 1.5 人蔘 1.0 胡黃連 1.0 JP生薑 1.0 大棗 1.0 甘草 1.0

柴〔-散〕《醫鑑》柴胡 2.0 黃芩 1.5 半夏 2.0 人蔘 1.5 白朮 2.0 茯苓 2.0 猪苓 1.5 澤瀉 1.5 三稜 1.5 莪朮 1.5 山査子 1.5 胡黃連 1.0 甘草 1.0 生薑 1.0 大棗 3.0

【萬病回春(癖疾小兒)】柴胡 白茯苓去皮 猪苓 澤瀉 三稜醋炒 莪朮醋炒 山査子核各一錢 黃芩 白朮去蘆 半夏薑製 人蔘各八分 胡黃連 甘草各 三分 右剉一劑棗煎服

矢 목표: 心下 혹은 복부가 단단하게 긴장되어 있으며 寒熱往來하는 경우

응용: 급만성복막염 소위 小兒脾疳症(結核性腸間膜癆) 幼兒急癎 소화불량 小兒疳의 蟲 易怒 鼻下赤蟲症 소아원인불명의 고열

柴 응용: 소아의 痃癖 임파선염

목표: 고열 복만 복막염

(注): 經에는 大棗가 빠져 있다.

呈星海一方 정성해일방【呈星海 醫按】

勿 遺糧 4.0 白鮮皮 4.0 金銀花 3.0 荊芥 4.0 薏苡 6.0 木通 4.0 薄荷 1.5 當歸 6.0 防風 4.0

勿 治黴毒筋骨疼痛

正心湯 정심탕【醫統】

經 當歸 4.0 茯苓 4.0 地黃 4.0 羚羊角 3.0 酸棗仁 3.0 人蔘 2.0 遠志 2.0 甘草 1.0

矢 當歸 4.0 茯苓 4.0 地黃 4.0 羚羊 2.0 人蔘 2.0 酸棗仁 2.0 遠志 2.0 甘草 1.5

【觀聚方要補】人蔘 茯神 當歸 生地黃 各一兩 羚羊角 甘草 酸棗仁 遠志 各八錢 蓮子 七個 水煎하여 찌꺼기는 버리고 羚羊角末 麝香 各一分을 가하여 골고루 섞어 복용한다.

矢 응용: 정신분열병 울병 히스테리 신경쇠약 뇌졸중 퇴행성 뇌질환 당뇨병성 혼수

程氏蠲痺湯 정씨견비탕【醫學心悟】

中 羌活 9 獨活 9 秦艽 9 當歸 9 桂枝 6 川芎 6 海風藤 30 桑枝 30 乳香 3 木香 3 炙甘草 2 水煎服

【醫學心悟(卷三)】羌活 秦艽 獨活 各一錢 桑枝 當歸 各三錢 川芎 七分 炙甘草 桂心 各五分 海風藤 二錢 乳香 木香 各八分

中 목표: 去風濕 理氣止痛
응용: 불면으로 인해 생긴 견배통 경견완증후군 요통 급성관절염 다발성관절염 견관절주위염 만성관절류마티스 등에서 風濕痺를 띠는 경우

程氏萆薢分清飮 정씨비해분청음【醫學心悟】

中 萆薢 9 黃栢 9 石菖蒲 5 茯苓 12 白朮 9 蓮心 6 車前子 12(包煎) 水煎服

【醫學心悟(卷四)】萆薢二錢 炒黃栢 菖蒲 各五分 茯苓 白朮 各一錢 蓮子心 七分 丹蔘 車前子各一錢半

中 목표: 淸熱利濕 活血
응용: 乳糜尿湯에 준한다.

定志丸 정지환【萬病回春】

柴 遠志 2兩 菖蒲 2兩 人參 1兩 白茯苓 1兩/ 이상을 細末하여 蜜丸으로 만든 뒤, 매식 후 10~20丸씩 복용한다.

【萬病回春(眼目)】遠志 甘草水泡去心 人蔘去蘆 白茯苓去皮木 各一兩 石菖蒲 一兩

柴 응용: 정신불안 불면

正陣丸 정진환

漢 人蔘一味를 細末하여 환으로 만든다.

定喘湯 정천탕

經 《高階家》 竹葉 2.0 甘草 2.0 石膏 10.0 粳米 6.0 麥門冬 6.0 半夏 4.0 人參 3.0 紫蘇子 2.0 桑白皮 2.0 地骨皮 2.0

中 《攝生衆妙方》=白果定喘湯
銀杏 12 麻黃 6 紫蘇子 9 款冬花 9 製半夏 9 桑白皮 9 杏仁 9 黃芩 6 生甘草 3 水煎服

經 竹葉石膏湯에 紫蘇子 桑白皮 地骨皮 2.0을 加한다.

中 목표: 淸熱化痰 宣肺平喘
응용: 급성기관지염 만성기관지염 기관지확장증 만성기관지천식 폐렴 등에서 熱痰哮喘을 나타내는 경우

丁香茯苓湯 정향복령탕【楊氏】

經 丁香 1.0 附子 1.0 茯苓 6.0 半夏 6.0 陳皮 2.0 桂枝 3.0 乾薑 1.5 縮砂 1.5

勿 丁香 茯苓 附子 半夏 橘皮 桂枝 乾薑 縮砂

柴 응용: 위궤양 反胃

丁香柿蒂湯 정향시체탕

經 《壽世保元》 丁香 1.0 良薑 1.0 木香 1.0 沈香 1.0 茴香 1.0 藿香 1.0 厚朴 1.0 縮砂 1.0 甘草 1.0 乳香 1.0 柿蒂 3.0 桂枝 3.0 半夏 3.0 陳皮 3.0

龍 《萬病回春》 丁香 1.0 良薑 1.0 木香 1.0 沈香 1.0 小茴香 1.0 藿香 1.0 厚朴 1.0 縮砂 1.0 甘草 1.0 乳香 1.0 柿蒂 3.0 桂枝 3.0 半夏 3.0 陳皮 3.0

中 《証因脈治》 丁香 3~6 柿蒂 3~9 人參 9(黨參12) 生薑 2~9 水煎服

般 柿蒂 3.0 桂枝 3.0 半夏 3.0 陳皮 3.0 丁子 1.0 良薑 1.0 木香 1.0 沈香 1.0 茴香 1.0 藿香 1.0 厚朴 1.0 縮砂 1.0 甘草 1.0 乳香 1.0

【萬病回春(呃逆)】 厚朴薑汁炒 砂仁 各等分 甘草 五分 乳香爲末 丁香 柿蒂 良薑 官桂 半夏薑汁炒 陳皮 木香另磨 沈香另磨 茴香 藿香 各等分 右剉一劑姜三片水煎 磨沈木香調乳香末同服

龍 목표 · 응용: 허한성 딸꾹질
가감법
手足冷 脈沈細: 加白河附子 1.0 乾薑 3.0 去良薑 桂枝

中 목표: 溫中散寒 下氣降逆
응용: 만성위염 임신구토 횡격막경련 개복수술 후 등의 딸꾹질 또는 신경성 딸꾹질에서 胃虛寒을 띠는 경우

ㅈ

提肩散 제견산【壽世保元】

柴 防風 3.0 羌活 3.0 藁本 3.0 川芎 3.0 芍藥 3.0 黃連 1.5 甘草 1.5 黃芩 2.0 JP生姜 1.0

【古今方彙(肩背痛)】防風 羌活 藁本 白芍炒 川芎 黃連酒 酒芩 甘草 姜煎

柴 목표: 肩背强痛

提氣散 제기산【壽世保元】

柴 黃耆 3.0 人參 3.0 白朮 3.0 當歸 3.0 白芍 3.0 柴胡 3.0 羌活 3.0 升麻 2.0 炙甘草 2.0 乾薑 1.0

【古今方彙(脫肛)】黃耆 人蔘 白朮 當歸 白芍 乾薑 柴胡 升麻 甘草炙 羌活

柴 응용: 탈항

除爛煎 燧 제란전【淺田家方】

經 當歸 5.0 荊芥 1.5 黃柏 1.5 黃連 1.2 枯礬 0.2 紅花 0.6 菊花 0.6 薄荷 0.4/ 이상을 溫湯 200mL에 가하고 5분간 끓인 후 여과시키고, 그 여과액으로 타올 온찜질한다.

龍 當歸 5.0 荊芥 1.5 黃柏 1.5 黃連 1.2 枯礬 0.2 紅花 0.6 菊花 0.6 薄荷葉 0.4 溫湯 200mL를 가하고 5분간 끓인 후 찌꺼기는 버리고 眼에 타올 온찜질한다.

勿 當歸 荊芥 黃蘗 黃連 枯礬 紅花 菊花 薄荷

勿 當歸 荊芥 黃蘗 黃連 枯礬 紅花 菊花 薄荷
洗眼目諸疾

(注): 龍에서는 徐爛燧

龍 목표 · 응용: 충혈성 눈병

(注): 눈의 외용제

濟生腎氣丸 제생신기환＝牛車腎氣丸(p.233)

除濕補氣湯 제습보기탕【濟生方】＝舒濕補氣湯

經 橘皮 3.0 柴胡 3.0 知母 3.0 黃芪 1.5 黃柏 1.5 蒼朮 5.0 當歸 5.0 五味子 1.0 甘草 1.0 藁本 1.0 升麻 1.0

勿 橘皮 黃芪 柴胡 蒼朮 五味子 當歸 藁本 升麻 黃蘗 知母 甘草 治兩腿麻木 沈重無力 多汗喜笑 口中涎下 身重如山 語聲不出者

提肛散 제항산【外科正宗】

經 川芎 4.0 當歸 4.0 白朮 4.0 人參 4.0 黃耆 4.0 陳皮 4.0 甘草 4.0 柴胡 2.0 黃芩 2.0 升麻 1.0 黃連 1.0 白芷 1.0 赤石脂 10.0/ 이상을 細末하여 잘 섞어 1회 2.0을 복용한다. 1일 3회.

龍 川芎 4.0 當歸 4.0 白朮 4.0 人參 4.0 黃耆 4.0 陳皮 4.0 白朮 4.0 人參 4.0 黃耆 4.0 陳皮 4.0 甘草 4.0 升麻 2.0 柴胡 2.0 黃芩 2.0 黃連 1.0 白芷 1.0 赤石脂 6.0/ 이상을 粉末하여 1일 6.0g을 3회로 나누어 복용한다.

【外科正宗(下部痛毒門)】 川芎 當歸 白朮 人蔘 黃耆 陳皮 甘草 各一錢 升麻 柴胡 黃芩 黃連 白芷 各五分

龍 목표 · 응용: 탈항

調經湯 조경탕＝柴胡四物湯☞小柴胡湯(p.171)

釣藤散 조등산【本事方】

經 釣藤鉤 3.0 橘皮 3.0 半夏 3.0 麥門冬 3.0 茯苓 3.0 人參 2.0 菊花 2.0 防風 2.0 石膏 5.0 甘草 1.0 JP 生薑 1.0

龍 釣藤鉤 3.0 陳皮 3.0 半夏 3.0 麥門冬 3.0 茯苓 3.0 石膏 3.0 人參 3.0 菊花 3.0 防風 3.0 甘草 1.0 JP 生薑 1.0

中 釣藤鉤 15 甘菊花 15 (後下) 防風 15 石膏 30 (先煎) 黨參 15(人參 5) 麥門冬 15 茯苓 15 半夏 15 陳皮 15 炙甘草 6 生薑 6/ 米粉을 1회 12g씩 水煎服한다.

【本事方(頭痛)】 鉤藤 陳皮去白 半夏 湯浸洗七遍薄切焙乾 麥門冬略用水浥去心 茯苓去皮 茯神居木 人蔘去蘆 甘菊花去蔓梗 防風去釵股 各半兩 甘草 一分炙 石膏 一兩生

龍 목표: 간질 두통 현훈 어깨결림 안구충혈 氣鬱
응용: 노이로제 두통 어깨결림 갱년기장애 동맥경화증

中 목표: 平肝潛陽 明目 補氣健脾 化痰
응용: 자율신경실조증 고혈압 뇌동맥경화증 뇌혈관장애 이명 두통 불면 등이 脾氣虛 痰濕 肝陽化風을 띠는 경우

助陽和血湯 조양화혈탕【東垣】

經 黃耆 3.0 當歸 3.0 防風 3.0 柴胡 3.0 甘草 2.0 白芷 1.0 蔓荊子 1.0 升麻 1.0

【古今方彙(眼目)】 黃芪 當歸 甘草 防風 柴胡 各五分 白芷 三分 蔓荊子 二分 升麻 七分

柴 응용: 결막염

ㅈ

調榮湯 조영탕【華岡】

經 人參 1.5 當歸 5.0 地黃 5.0 川芎 3.0 芍藥 3.0 牛皮消 3.0 川骨 3.0 朮 3.0 茯苓 6.0 甘草 1.0

勿 人蔘 當歸 川芎 芍藥 地黃 茯苓 牛皮消 川骨 白朮 甘草

【瘍科方筌】 瘰乳岩石精氣未常血氣未調者 又 治金創傷損脫血者 八物湯方中加川骨牛皮消

☞ 八物湯(p.329) 八珍湯(p.333)

調榮活絡湯 조영활락탕【萬病回春】

中 當歸 桃仁 赤芍 川芎 紅花 地黃 桂枝 牛膝 羌活 大黃

柴 當歸 5.0 桃仁 5.0 牛膝 5.0 川芎 3.0 芍藥 3.0 紅花 3.0 羌活 3.0 地黃 1.5 桂枝 1.5 大黃 1

【萬病回春(腰痛)】 當歸 桃仁 大黃 牛膝 各二錢 川芎 一錢 赤芍 紅花 生地黃 羌活 各一錢 桂枝三分

中 본 방은 삔 허리 타박 어혈(타박, 외상 내출혈)로 인한 요통 변비에 사용하고, 추간판탈출증 요부좌상(腰部挫傷)의 主方이다. 중년이후는 척추 지지조직의 노화에 의하여 허리가 자주 삐기 때문에 본 방을 사용하는 것이 좋으나, 반드시 연령을 고려하여 사용하지 않아도 된다.

調元湯 조원탕【捷經醫筌】

柴 人參 3.0 白朮 3.0 茯苓 3.0 陳皮 3.0 半夏 3.0 川芎 3.0 白荳蔻 1.5 黃連 1.5 當歸 4.0 芍藥 4.0 桃仁 4.0 紅花 1.0 甘草 1.0 JP生薑 1.0 吳茱萸 1.0

柴 목표: 反胃

調胃承氣湯 조위승기탕【傷寒論】

經 大黃 2.0 芒硝 1.0 甘草 1.0

龍 大黃 4.0 甘草 2.0 硫酸마그네슘 8.0/ 물 120mL에 大黃 甘草를 넣고 40m가 되게 달여 찌꺼기를 버리고, 유산마그네슘을 가하여 한 번 더 끓인 후 한 두 번 끓어오르면 頓服한다.

中 大黃 9 生甘草 9 芒硝 6 水煎服

【傷寒論(太陽病上 等)】 大黃 四兩去皮 清酒洗 甘草 二兩炙 芒硝 半升

龍 목표: 실증의 복만변비 또는 설사 또는 發熱胃氣不和 또는 譫妄心煩
응용: 변비 급성전염병 열병 당뇨병

中 목표: 清熱瀉下

調中益氣湯 조중익기탕【脾胃論】

中 黃芪 15 黨參 12 蒼朮 9 陳皮 9 升麻 6 柴胡 3 木香 9 炙甘草 3 水煎服

【衆方規矩(勞倦傷)】黃芪一兩 參甘 蒼各五分 柴 陳 周 蜜 各三分 右薑棗入煎服

中 목표: 補氣健脾 升陽擧陷 化濕
응용: 補中益氣湯에 준하며 濕證을 수반한 경우

調中湯 조중탕【寶慶】

勿 良薑 2.0 當歸 4.0 桂枝 3.0 芍藥 4.0 附子 0.2 川芎 4.0 甘草 2.5

勿 治産後怯 腹痛作陣 或如錐刀所刺 洞瀉腸鳴

皂莢丸 조협환【金匱要略】

經 皂莢 1味를 먼저 자르고 껍데기를 벗겨낸다. 이어서 酥를 입혀 炙하고 가루내어 蜜丸으로 만든다. 적당량의 大棗를 넣고 달인 煎汁으로 1.0g을 복용한다.

龍 皂莢 1.0 껍질을 벗겨내고 버터를 바른 후 불에 炙하고, 가루내어 蜂蜜로 丸劑를 만든다. 1회 0.5씩 大棗의 과육 소량과 같이 뜨거운 물에 섞어 주간 3회, 야간 1회 복용한다(편법: 棗湯을 생략함).

【金匱要略(肺痿肺癰咳嗽上氣)】皂莢 八兩刮去皮用酥炙 右一味末之蜜丸梧子大以棗膏和湯服三丸日三夜一服

龍 목표 · 응용: 寒性의 완고한 기침

左歸飮 좌귀음【景岳全書】

中 熟地黃 15 山藥 12 山茱萸 9 枸杞子 9 茯苓 9 炙甘草 3 水煎服

【景岳全書(卷五十一)(新方八陣)】

中 목표: 滋補肝腎
응용: 大補元煎(p.74)와 거의 같다.

左歸丸 좌귀환【景岳全書】

中 熟地黃 24 山藥 12 山茱萸 12 菟絲子 12 枸杞子 12 牛膝 9 鹿角膠 12 龜板膠 12/ 粉末을 蜂蜜에 환을 만들어 1일 2, 3회 1회 3~6g씩 복용한다.

【景岳全書(卷五十一)(新方八陣)】

中 목표: 滋補肝腎 補血益精
응용: 노화 만성질환 열병의 회복기 등에서 肝腎陰虛가 뚜렷한 경우

左金丸 좌금환【丹溪心法】

中 黃連 6 吳茱萸 1/ 粉末을 환으로 하여 1회 2~3g 복용한다. 水煎服하여도 좋다.

勿 〔-丸料〕 黃連 2.0 吳茱萸 4.0

【丹溪心法(卷一)】

中 목표: 淸肝瀉火 和胃降逆
응용: 신경성위염 급만성위염, 소화성 궤양 등에서 肝火犯胃를 띠는 경우

勿 治肝藏火實 左脇作痛

左突膏 좌돌고【華岡】

經 瀝靑 800.0 黃蠟 220.0 豚脂 58.0 胡麻油 1000.0 먼저 胡麻油를 끓여 물기를 제거한 뒤, 黃蠟 豚脂를 넣고 용해시키고, 마지막으로 瀝靑을 넣고 녹인다.

般 瀝靑 800.0 黃蠟 220.0 豚脂 58.0 胡麻油 1000.0

【春林軒膏方】

般 응용: 化膿性 부종. 본처방은 외용이다.

(注): 瀝靑을 만드는 법은 春林軒膏方에 있다(香油와 松脂로 만든다). 현재는 瀝靑을 松脂로 하고 있다. 春林軒膏方에는 瀝靑炭의 피치(pitch)를 대용해도 좋다고 되어 있으나, 현재는 사용하지 않는다.

舟車丸 주거환【景岳全書】

中 牽牛子 120 甘遂 30 大戟 30 芫花 30 大黃 60 靑皮 15 陳皮 15 木香 15 檳榔子 15 輕粉 3/ 粉末하여 小豆 크기의 환으로 만들어 1회 3~6g을 복용한다.

【醫方集解(利濕)】 黑牽牛四兩炒 大黃二兩酒浸 甘遂麵裹煨 大戟麵裹煨 芫花醋炒 靑皮炒 橘紅一兩 木香五錢 輕粉一錢 水丸

中 목표: 理氣逐水
응용: 十棗湯에 준한다.

走馬湯 주마탕【金匱要略】

經 巴豆 1個 杏仁 1個/ 이상을 白絹布로 싸서 방망이로 파쇄한 후 열탕 30mL를 가하여 짜서 白汁을 모아 頓服한다.

龍 巴豆 2個 杏仁 2個 巴豆는 皮心을 버리고 熬한다. 2가지를 白絹布로 싸서 방망이로 파쇄하고 또는 乳棒으로 파쇄하여 열탕 40mL를 부어 白汁을 짜내어 頓服한다.

【金匱要略(腹滿寒疝宿食)】 杏仁 三枚 巴豆 二枚去皮心熬

矢 巴豆劑를 복용한 후 설사가 멈추지 않을 경우에는 냉수 1잔을 마시면 그친다.

龍 목표 · 응용: 급성중독으로 心痛腹脹 하고 大便不通하는 경우

朱砂安神丸 주사안신환【蘭室秘藏】

經 黃連 6.0 辰砂 5.0 地黃 3.0 甘草 3.0 當歸 2.5/ 이상을 糊丸하여 1회 2.0g, 1일 세 번 나누어 복용한다.

中 黃連 5 朱砂 3 生地黃 18 當歸 9 炙甘草 3 粉末을 丸藥으로 만들어 복용한다.

【萬病回春(怔忡)】 硃砂別研末 當歸酒洗淨 二錢半 生地黃酒洗 黃連 甘草 半錢

中 목표: 淸熱安神 滋陰補血
응용: 자율신경실조증 불면증 신경증 또는 발열질환에서 心火旺 陰虛를 나타내는 경우

駐車圓 주차원【千金方】

經 黃連 4.0 乾薑 1.5 當歸 2.0 阿膠 2.0

龍 〔-丸〕 黃連 3.0 阿膠 1.5 當歸 1.5 乾薑 1.0 茯苓 1.0/ 상기 비율로 환을 만들어 1회 2.0~4.0 복용한다.

【千金方(十五卷)】 黃連 六兩 乾薑 二兩 當歸 阿膠各三兩

龍 목표 · 응용: 허증 설사가 멈추지 않는 경우

竹茹溫膽湯 죽여온담탕

經 《壽世保元》 柴胡 3.0 竹茹 3.0 茯苓 3.0 麥門冬 3.0 半夏 5.0 香附子 2.0 桔梗 2.0 陳皮 2.0 枳實 2.0 黃蓮 1.0 甘草 1.0 人蔘 1.0 乾薑 1.0

龍 《萬病回春》 柴胡 6.0 香附子 2.5 人蔘 1.5 黃蓮 4.5 甘草 1.0 桔梗 3.0 陳皮 3.0 半夏 3.0 竹茹 3.0 茯苓 3.0 枳實 3.0

中 《壽世保元》 溫膽湯에 柴胡 6 黃蓮 3 香附子 6 桔梗 6 麥門冬 9 人蔘 3을 가한다.

【萬病回春(卷二)(傷寒)】 柴胡 二錢 竹茹 桔梗 枳實麩炒 各三錢 黃連 五分 人蔘 五分 陳皮 半夏 茯苓 香附子 八分 甘草 三分 右剉一劑生薑三片棗一枚水煎服

龍 목표: 發熱 不眠 잘 놀라고 불안하며 煩躁하며 痰多한 경우
응용: 열병 불면증 심계항진 폐렴

中 목표: 淸化熱痰 和胃降逆 淸熱解鬱 滋陰益氣
응용: 감기 인플루엔사 기관지염 위장염 자율신경실조증 갱년기증후군 불면증 심장신경증 뇌동맥경화증 등에서 痰熱上擾하는 경우

竹葉柳蒡湯 죽엽류방탕【先醒齊醫學廣筆記】

中 淡竹葉 10 西河柳 6 牛蒡子 6 蟬退 6 荊芥 3 薄荷 3 知母 6 玄參 6 麥門冬 6 生甘草 3 水煎服

中 痲疹의 發疹이 충분치 않고 咳嗽 咽痛 口渴이 뚜렷하지 않은 경우에 사용한다. 발열이 심하면 石膏를 가한다.

ㅈ

竹葉石膏湯 죽엽석고탕【傷寒論】

經 竹葉 2.0 甘草 2.0 石膏 10.0 粳米 6.0 麥門冬 6.0 半夏 4.0 人蔘 3.0

龍 竹葉 2.0 人參 2.0 甘草 2.0 石膏 16.0 麥門冬 10.0 玄米 7.0 半夏 8.0/ 물 400mL에 현미 이외의 약재를 240mL가 되게 달여, 찌꺼기를 버린 다음, 현미를 넣고 다시 끓여 3회로 나누어 복용한다.

中 生石膏 30(先煎) 淡竹葉 15 人參 6 麥門冬 9 製半夏 6 炙甘草 3 粳米 15 水煎服

【傷寒論(陰陽易瘥後勞復)】竹葉 二把 石膏 一斤 半夏 半升洗 人蔘 三兩 甘草 二兩炙 粳米 半升 麥門冬 一升去心

龍 목표 · 응용: 虛羸少氣 氣逆 또는 口渴
응용: 유행성 감기 폐렴 폐기종 당뇨병 심장성천식

中 목표: 清熱生津 益氣和胃
응용: 白虎湯에 준하며 氣陰兩虛가 나타나는 경우

柴 竹葉石膏湯加 杏仁 3.0

《療治經驗筆記》去半夏 加知母

竹葉湯 죽엽탕【金匱要略】

經 竹葉 2.0 防風 2.0 桔梗 2.0 桂枝 2.0 人蔘 2.0 甘草 2.0 葛根 6.0 附子 0.6 大棗 4.0 生薑 4.0(JP生薑 1.0)

龍 竹葉 3.0 葛根 3.0 防風 1.0 桔梗 1.0 桂枝 1.0 人蔘 1.0 甘草 1.0 炮附子 0.3 (白河附子 1.0) 大棗 4.0 JP生薑 2.5/ 물 400mL에 약을 넣고 100mL가 되게 달여 3회로 나누어 복용한다.

【金匱要略(婦人産後)】竹葉 一把 葛根 三兩 防風 桔梗 桂枝 人蔘 甘草 各一兩 附子 一枚炮 大棗 十五枚 生薑 五兩

龍 목표 · 응용: 산욕열 등에서 發熱 顔面赤 喘하며 두통이 있는 경우 또는 頸項이 强急한 경우 또는 고령자에서 上部 虛熱에 의하여 두통 오한 미해(微咳)가 오랫동안 낫지 않는 경우
가감법
頸項强: 大附子 一枚를 사용한다.
토하는 경우: 半夏 8.0을 가한다.

竹葉黃芩湯 죽엽황금탕【千金】

《實際》竹葉 3.0 黃芩 3.0 茯苓 3.0 麥門冬 4.0 芍藥 4.0 大黃 1.0 甘草 1.0

勿 竹葉 黃芩 茯苓 麥門 芍藥 地黃 大黃 甘草 生薑

勿 竹葉 黃芩 茯苓 麥門 芍藥 地黃 大黃 甘草 生薑

「竹葉石膏湯證으로서 한층 허열이 심한 경우…」
(注):《實際》에는 生薑이 빠져있다.

竹皮大丸 죽피대환【金匱要略】

經 〔-科〕竹茹 4.0 石膏 6.0 桂枝 2.0 白薇 2.0 甘草 6.0

【金匱要略(婦人産後)】生竹茹 石膏 二分 桂枝 一分 甘草 七分 白薇 一分

龍 목표 · 응용: 血熱이 심하여 煩亂嘔逆하는 경우

龍 〔-丸〕 生竹茹 2 石膏 2 桂枝 1 白薇 1 甘草 7/ 이상의 비율로 가루내어 棗肉과 섞어 0.5환제를 만들어 1丸씩 주간 3회, 야간 2회 복용(편법: 竹茹 3.0 石膏 3.0 桂枝 2.0 白薇 2.0 甘草 4.0 일반전탕법).

中建中湯 중건중탕 = 大小建中湯

桂枝 4.0 芍藥 6.0 生薑 4.0 大棗 4.0 甘草 2.0 山椒 2.0 人參 3.0 膠飴 20.0

矢 小建中湯과 大建中湯의 合方
목표: 小建中湯과 大建中湯의 중간형으로 허한증의 급복통
(注)· 하복통이 심한 경우

中滿分消湯 중만분소탕【蘭室秘藏】

柴 半夏 3.0 茯苓 3.0 厚朴 3.0 人參 3.0 澤瀉 6.0 吳茱萸 1.5 草豆蔻 2.0 木香 1.0 川烏頭 1.0 JP生薑 1.0 黃柏 1.5 黃連 1.5 乾薑 1.5

【蘭室秘藏(中滿腹脹門)】 川烏 澤瀉 黃連 人蔘 靑皮 當歸 生薑 麻黃 柴胡 乾薑 蓽澄茄 各二分 益智仁 半夏 茯苓 木香 升麻 各三分 黃耆 吳茱萸 厚朴 草豆蔻仁 黃柏 各五分

柴 응용: 간경변 등 복수

中正湯 중정탕【原南陽】

經 半夏 4.0 朮 3.0 藿香 2.0 橘皮 2.0 乾薑 2.0 厚朴 2.0 大黃 2.0 黃連 1.5 木香 0.6 甘草 0.6

【醫事小言】 半夏 五分 朮 四分 藿香 橘皮 乾薑 厚朴 大黃 各三分 黃連 二分 木香 甘草各一分 治食傷吐逆不安又理霍亂中熱

中陷胸湯 중함흉탕 = 千金陷胸湯(p.296)

中黃膏 중황고【春林軒膏方】

經 胡麻油 1000mL 黃蠟 380瓦 鬱金 40瓦 黃柏 20瓦 먼저 胡麻油를 잘 끓여 수분을 버리고 黃蠟을 넣고 녹인다. 이를 布에 넣고, 鬱金 黃柏 가루를 조금씩 넣어 섞은 후 응고시킨다.

龍 胡麻油 1000 黃蠟 380 鬱金 40 黃柏 10 胡麻油를 끓여 黃蠟을 가하고, 다음에는 그릇을 불 위에서 내려놓

春林軒膏方 香油 一升一本作 一升二合半 黃蠟 二百目一本作二百二十錢 鬱金 二十錢 一本作十二錢 黃柏 二十錢 一本綘 十二錢/ 이상 4味 가운데 먼저 油와 蠟을 끓여 布에 담고 식힌 다음 나머지 2味를 넣고 골고루 잘 섞는다.

龍 목표 · 응용: 초기 화농증 종창발적 동통

고 鬱金 黃柏 가루를 천천히 가하여 섞은 후 그대로 두고서 응고시킨다.

增損木防己湯 증손목방기탕【內科秘錄】

經 防己 4.0 石膏 10.0 桂枝 3.0 人參 3.0 桑白皮 3.0 生姜 3.0 (JP生姜 1.0) 紫蘇子 5.0

龍 木防己 3.0 紫蘇子 3.0 石膏 12.0 桂枝 2.0 桑白皮 2.0 人參 4.0 JP生姜 1.0

經 木防己湯에 紫蘇子 5.0 桑白皮 生薑 各 3.0을 가한다.

龍 목표 · 응용: 心下部堅 천식 尿利減少 부종

中 목표: 利水滲濕 降氣化痰 益氣 清熱

增損四順湯 증손사순탕【外臺】

勿 人參 4.0 附子 0.2 乾薑 2.0 甘草 2.5 龍骨 4.0 黃連 1.5

勿 療少陰下利不止 手足厥冷及無熱候

增損理中丸料 증손이중환료【外臺】

勿 人參 3.0 白朮 3.0 甘草 2.5 茯苓 4.0 枳實 4.0 牡蠣 4.0 瓜蔞根 4.0

勿 卽 理中丸中加枳實茯苓牡蠣瓜蔞根 療下後 惑不下 心下結滿 兩脇鼻塞 胸中氣急 厥逆欲絕 心起高胸 手不得近 不過二三日死 此下後虛逆 氣毒相激

ㅈ

蒸眼一方 증안일방

經 白礬 2.0 甘草 2.0 黃連 2.0 黃柏 2.0 紅花 2.0/ 이상을 물 1合5勺에 넣고 1合이 되도록 달여, 달인물로 여러 번 눈을 씻는다. 통증이 심할 때는 甘草를 배로 하고, 여기에 地黃을 넣으면 더욱 좋다.

般 白礬(明礬) 2.0 甘草 2.0 黃連 2.0 黃柏 2.0 紅花 2.0/ 달인물로 洗眼한다.

般 응용: 다래끼 爛眼 유행성 눈병(洗眼劑)

增液承氣湯 증액승기탕【溫病條辨】

中 玄參 15 麥門冬 20 生地黃 30 大黃 15(後下) 芒硝 10(冲服) 水煎服

【溫病條辨(卷二)】 玄參 二兩 麥門冬 生地黃 各八錢 大黃 三錢 芒硝 (煎湯) 一錢半

中 목표: 滋陰生津 潤腸瀉下
응용: 大承氣湯에 준하되, 탈수 정도가 심한 경우

增液湯 증액탕【溫病條辨】

中 玄參 30 麥門冬 24 生地黃 24 水煎服

【溫病條辨(卷二)】 玄參 一兩 麥門冬 生地黃 各八錢

中 목표: 滋陰生津 潤腸 淸熱
응용: 발열성질환에 수반되는 탈수증상. 또는 만성위염 갑상선기능항진증 당뇨병 기타 만성질환 구내염 만성변비증 등에서 胃陰虛를 나타내는 경우

地豆兒 지두아【方輿輗】

經 鼴鼠霜/ 1味를 細末하여 1회 1.0g을 복용한다.

【方輿輗(哮喘)】 地豆兒卽鼴鼠燒黑 一本堂藥選 療咽喉腫痛閉塞

止淚補肝湯 지루보간탕【張氏醫通】

經 四物湯 加木賊 2.0 蒺藜 2.0 夏枯草 2.0 防風 2.0

龍 當歸 4.0 芍藥 4.0 川芎 4.0 熟地黃 4.0 防風 4.0 木賊 2.5 蒺藜 2.5 夏枯草 2.5

【銀海精微(上卷)】 蒺藜 當歸 熟地黃 白芍藥 川芎 木賊 防風 夏枯草(血虛者에게는 사용하지 않음) 各等量

龍 목표 · 응용: 老人淚多한 경우 누낭염

知母茯苓湯 지모복령탕

經 柴胡 3.0 阿膠 2.0 知母 2.0 朮 2.0 茯苓 2.0 人蔘 2.0 五味子 2.0 桔梗 2.0 黃芩 2.0 半夏 2.0 川芎 1.0 薄夏 1.0 款冬花 1.0 麥門冬 1.0 甘草 1.0 生薑 1.0

【丹溪心法(卷二方)】 甘草 茯苓 各一兩 知母 五味子 人蔘 薄夏 半夏 柴胡 白朮 款冬花 桔梗 麥門冬 黃芩 各半兩 川芎 二錢 阿膠 三錢 生薑 三片水煎服: 기침이 멈추지 않고 寒熱往來 自汗 肺痿를 치료한다.

ㅈ

指迷茯苓丸 지미복령환

中 《指迷方》製半夏 60 茯苓 30 枳殼 15 風化朴硝 8/ 粉末하여 生薑糊로 환을 만들고 매회 2~5g을 복용한다.

中 효능: 燥濕行氣 消頑痰

指迷七氣湯 지미칠기탕【直指方】

柴 三稜 1.5 莪朮 1.5 青皮 1.5 陳皮 1.5 藿香 1.5 桔梗 1.5 桂枝 1.5 益智 1.5 香附子 1.5 甘草 1.5 JP生薑 1.0

【金生指迷方(卷二)】 三稜 莪朮 青皮 陳皮 香附 桔梗 藿香葉, 桂心, 益智仁等 各 一·五兩 炙甘草 三錢

柴 응용: 신경성 위장 증상

知柏腎氣丸 지백신기환 = 知柏地黃丸

知柏六味丸料 지백육미환료【心法】= 知柏地黃丸

柴 地黃 6.0 山茱萸 4.0 山藥 4.0 牧丹皮 4.0 澤瀉 4.0 茯苓 4.0 知母 3.0 黃柏 2.0

柴 목표: 腎虛發熱 신우신염 등

勿 治腎虛發熱

知柏地黃丸 지백지황환【醫鑑】= 知柏六味丸(料) 知柏腎氣丸(料)

中 知母 9 黃柏 6 熟地黃 24 山茱萸 12 山藥 12 茯苓 9 澤瀉 9 牧丹皮 9 水煎服

中 六味地黃丸 知母 9 黃柏 9를 가한다. 蜜丸 혹은 水煎服한다.
목표: 滋補肝腎 清熱瀉火
응용: 고혈압 당뇨병 만성신염 만성간염 만성요로감염 자율신경실조증 기타 만성질환과 遺精 가성성욕항진 등에서 陰虛火旺 증후를 띠는 경우

至寶丹 지보단【和劑局方】

中 犀角 30 玳瑁 30 琥珀 30 朱砂 30 雄黃 30 牛黃 15 安息香 45 龍腦 3 麝香 3 蜜丸(1丸 3g)으로 하여 1회 1丸씩 복용한다. 소아는 감량한다.

【和劑局方(卷一)】 生烏犀屑研 生玳瑁屑研 琥珀研 朱砂研細水飛 雄黃研水飛 各 一兩 龍腦研 麝香 各 一分研 牛黃 半兩研 安息香一兩半(以下略) 銀箔五十片研 金箔 五十片一半爲衣

中 목표: 開竅止痙 清熱解毒
응용: 일사병 열사병 뇌졸중 중독 간성혼수 癲癇 등에서 의식장애 경련을 나타낼 때

ㅈ

止嗽散 지수산【醫學心悟】

中 桔梗 9 荊芥 9 紫菀 9 百部 12 白前 9 陳皮 6 炙甘草 3 水煎服

【醫學心悟(卷三)】

中 목표: 化痰止咳 疏風解表
응용: 감기 인플루엔자 기관지염 만성기관지염의 발작 폐결핵 등에서 風寒咳嗽를 나타내는 경우

枳實大黃湯 지실대황탕【寶鑑】

經 大黃 4.0 羌活 2.0 當歸 1.5 枳實 1.0

(注): 大黃 枳實을 보면 小承氣湯類라고 생각할 수 있다.

枳實導滯丸 지실도체환【内外傷辨惑論】

中 枳實 9 大黃 9 黃芩 9 黃連 9 白朮 9 茯苓 9 澤瀉 6 神麴 12 水煎服

中 목표: 消食導滯 清熱利濕 補脾
응용: 급성소화불량 위장염 세균성 설사에 食滯 脾胃濕熱을 띠는 경우

枳實芍藥散 지실작약산【金匱要略】

經 枳實 芍藥 各等分/ 2味를 細末하여 1회 1.0, 1일 세 번 나누어 복용한다.

龍 枳實 芍藥 等分 粉末 6.0을 3회로 나누어 복용한다. 맥문동죽으로 복용한다.

【金匱要略(婦人産後)】 枳實燒令黑勿太過 芍藥 等分

龍 목표 · 응용: 산후 煩滿 化膿症통증 또는 結塊에 활용한다.

(注): 여기에 桔梗을 가한 것이 排膿散이다.

(注): 「産後의 腹痛煩滿」은 허하면서 열을 가지고 있기 때문이다.

枳實梔子大黃豉湯 지실치자대황시탕【傷寒論】= 梔子大黃湯

經 山梔子 2.0 大黃 1.0 枳實 1.0 香豉 6.0

【傷寒論】(陰陽易의 枳實梔子湯方의 文末에 있음) 若有宿食者 内大黃如博碁子五六枚 服之愈

龍 목표: 枳實梔子豉湯證에 宿食이 있는 경우에 사용한다.

枳實梔子大黃湯 지실치자대황탕 = 經 梔子大黃湯(p.316) 枳實梔子大黃豉湯

枳實梔子豉湯 지실치자시탕【傷寒論】= 枳實梔子湯

經 枳實 2.0 山梔子 4.0 香豉 8.0

龍 枳實 2.0 山梔子 1.4 鄕試 14.0/ 물 280mL을 약재는 넣지 않고 160mL이 될 때까지 끓인 다음, 枳實 山梔子을 넣고 80mL가 되게 달인다. 그리고 香豉를 넣고 다시 달여 5, 6회 끓게한 후, 찌꺼기를 버리고 두 번 나누어 복용한다.

【傷寒論(陰陽易)】 枳實 三枚炙 梔子 十四箇擘 豉 一升綿裏

龍 목표 · 응용: 大病差後勞復 또는 微熱 또는 不眠 또는 식욕부진 또는 가슴앓이

가감법

宿食: 加大黃 1.0

(注): 《傷寒論》 成本, 玉函本에는 「枳實梔子豉湯」. 宋本, 康平本에는「枳實梔子湯」이다.

枳實梔子湯 지실치자탕【傷寒論】= 枳實梔子豉湯(p.288)

枳實薤白桂枝湯 지실해백계지탕【金匱要略】

經 枳實 2.0 厚朴 2.0 薤白 6.0 桂枝 1.0 括蔞實 1.0

龍 枳實 3.0 厚朴 4.0 薤白 8.0 桂枝 1.0 括蔞實 1.0/ 물 200mL에 枳實 厚朴을 달여 80mL로 만든 후, 찌꺼기를 버리고, 나머지 약재를 넣고 여러 번 끓게 하여 3회 나누어 복용한다.

中 枳實 6 厚朴 6 薤白 12 桂枝 3 括蔞仁 3 水煎服

【金匱要略(胸痺)】 枳實 四枚 厚朴 四兩 薤白 半斤 桂枝 一兩 括蔞實 一枚搗

龍 목표: 胸滿痛 心中痞氣

응용: 늑간신경통 心痛 협심증 담석증 胃痛

中 목표: 通陽散結 豁痰下氣

地陣丸 지진환

漢 甘草를 炙하여 묽은 糊로 환을 만드는데, 크기는 麻子大로 한다.

漢 苦寒한 약제를 복용하여 복통이 멈추지 않는 경우. 心悸 小兒尿血

枳縮二陳湯 지축이진탕【萬病回春】

經 枳實 1.5　縮砂 1.5　半夏 3.0　茯苓 3.0　陳皮 2.0　香附子 2.0　厚朴 2.0　延胡索 2.0　茴香 1.0　木香 1.0　草豆蔻 1.0　JP生薑 1.0　甘草 1.0

龍 枳實 3.0　縮砂 3.0　半夏 3.0　陳皮 3.0　香附子 3.0　厚朴 2.5　小茴香 2.5　延胡索 2.5　木香 2.0　草豆蔻 2.0　乾薑 2.0　甘草 1.0

【萬病回春(心痛)】 枳實麵炒 砂仁 半夏薑汁炒 陳皮 香附子 各二錢 木香 草豆蔻乾薑炒 各五分 厚朴薑汁炒 茴香酒炒 元胡索 甘草 各八分 右剉一劑 生薑三片 水煎入竹瀝磨木香同服

龍 목표: 담음성 요배통 애역 구토
응용: 胃痛 만성위염 背痛 늑간신경통 흉통 요통 협심증 심장신경증 留飮症

枳朮湯 지출탕【金匱要略】

經 枳實 6.0　朮 2.0

龍 枳實 3.5　白朮 2.0/ 물 200mL를 달여 120mL로 만들어 3회 나누어 복용한다.

【金匱要略(水氣病)】 心下堅 大如盤 邊如旋盤 水飮所作

【方極】 治心下堅滿小便不利者

龍 목표: 水飮 心下堅
응용: 신염 신증후군 각기

止痛(附)子湯 지통(부)자탕【秘旨】

勿 蒼朮 3.0　萍草 3.0　黃柏 1.5　青皮 2.0　益智 3.0　桃仁 3.0　延胡索 3.0　茴香 2.0　附子 0.2　甘草 2.5

勿 治諸疝氣

至晡刺痛湯 지포자통탕 = 四物湯加味【醫學入門】

柴 當歸 4.0　芍藥 4.0　川芎 4.0　地黃 4.0　黃芩 3.0　桃仁 3.0　麻子仁 3.0　陳皮 3.0　甘草 1.0

柴 목표: 心下痛 위궤양 朝食甘味夕刺痛

(注): 本方과 四物湯(外臺)加味는 별개의 처방이다.

止血粉 지혈분【北京中醫醫院】

中 川貝母 30　阿膠 90　三七 15 細末하여 1일 3회 3~6g씩 복용한다.

中 목표: 지혈 지통
응용: 위십이지장궤양의 출혈에 대증적으로 사용한다.

地黃丸 지황환 = 六味丸(p.241)

鎭肝熄風湯 진간식풍탕【衷中參西錄】

中 牛膝 30 代赭石 30(先煎) 龍骨 15(先煎) 牡蠣 15(先煎) 龜板 15(先煎) 白芍 15 玄參 15 川楝子 6 麥芽 6 靑蒿 6 炙甘草 5 水煎服

【醫學衷中參西錄】 懷牛膝 代赭石 各一兩 生龍骨 生牡蠣 生龜板 白芍藥 玄蔘 天門冬 各五錢 川楝子 生麥芽 茵蔯 各二錢 甘草 一錢半

中 목표: 滋陰 平肝熄風
응용: 고혈압증 뇌혈관장애 고혈압성뇌증 등에서 陰虛陽亢 肝陽化風을 띠는 경우

鎭悸丸 진계환【內科秘錄】

經 綠礬 10.0 茯苓 5.0 朮 5.0 桂枝 4.5 甘草 0.5/ 이상 5味를 細末하여 糊丸으로 1회 1.0g을 복용한다.

(注): 苓桂朮甘湯의 變方

秦艽羌活湯 진교강활탕【衆方規矩】

般 秦艽 3.0 羌活 5.0 黃耆 3.0 防風 1.5 升麻 1.5 甘草 1.5 麻黃 1.5 柴胡 1.5 藁本 0.5 細辛 0.5 紅花 0.5

般 응용: 가려움이 있는 치질
(注): 李東垣의 『蘭室秘藏』 痔瘻門에 「치루로 塊가 생기고 하수되어 그 가려움을 감당할 수 없음」이라고 되어 있으며, 方後에는 「風寒한 곳에서 대소변 보는 것을 금한다」고 기재되어 있다.

秦艽防風湯 진교방풍탕【蘭室秘藏】

經 秦艽 2.0 防風 2.0 澤瀉 2.0 陳皮 2.0 柴胡 2.0 當歸 3.0 朮 3.0 桃仁 3.0 甘草 1.0 黃柏 1.0 大黃 1.0 升麻 1.0 紅花 1.0

般 秦艽 2.0 澤瀉 2.0 陳皮 2.0 柴胡 2.0 防風 2.0 當歸 3.0 朮 3.0 甘草 1.0 黃柏 1.0 升麻 1.0 大黃 1.0 桃仁 3.0 紅花 1.0

【蘭室秘藏(痔瘻門)】 秦艽 白朮 防風 當歸 各一·五錢 桃仁 三十個 升麻 柴胡 各二分 澤瀉 炙甘草 各六分 黃柏五分 橘皮 煨大黃 各三分 紅花少少

般 응용: 痔核으로 배변통이 있는 경우
中 목표: 補肺益腎 定喘
(注): 李東垣 『蘭室秘藏』 치루門에 「痔瘻로 매일 배변 시 통증이 발생하는 것을 치료한다. 통증을 느끼지 못하면 痔瘻가 아니다」고 한 후, 처방 뒤에는 「風寒을 피하고 房事. 酒濕麵. 大辛(매우 매운 것)을 피하라」고 기재되어 있다. 배변마다 통증이 심한 항문 질환에 사용한다.

秦艽鼈(別)甲湯 진교별갑탕【寶鑑】

經 秦艽 2.0 知母 2.0 菁蒿 2.0 烏梅 2.0 當歸 3.0 鱉甲 3.0 柴胡 3.0 地骨皮 3.0 生薑 0.5

龍 〔-飮〕 秦艽 2.0 知母 2.0 當歸 2.0 生薑 2.0 鱉甲 3.5 柴胡 3.5 地骨皮 3.5 菁蒿 0.5 烏梅 1.5

【衛生寶鑑(卷五)】

龍 목표 · 응용: 폐결핵으로 몸이 마르며 舌紅頰赤 困倦盜汗하는 경우

矢 목표: 폐결핵 및 유사질환에서 기침 객담이 있고 고열 등은 없으나 미열이 지속되어 좀처럼 낫지 않는 경우
응용: 폐결핵(증식형) 폐렴후유증 흉막염후유증 유행성감기가 장기간 지속되면서 미열이 계속되는 경우

秦艽扶羸湯 진교부리탕【醫學入門】

經 秦艽 3.0 鱉甲 3.0 柴胡 3.0 人蔘 2.0 柴苑 2.0 地骨皮 2.0 大棗 2.0 當歸 5.0 半夏 5.0 甘草 1.0 烏梅 2.5

【揚氏家藏方(卷十)】 肺痿로 骨蒸勞嗽 한열하며 목소리가 쉬고, 야위면서 自汗이 있으며 사지권태감이 있고 음식이 맛있다는 것을 느끼지 못하는 경우〈漢方醫學大辭典>

震靈丹 진령단【和劑局方】

中 萬余糧 120 赤石脂 120 柴石英 120 五靈脂 60 代赭石 120 乳香 60 沒藥 60 朱砂 30/ 粉末狀으로 하고, 여기에 米粉을 가하여 丸으로 만들어 3.0~12.0g을 복용한다.

【和劑局方(卷五)(諸症)】 禹餘糧火煆醋淬不計遍 以水捻得碎爲度 磁石英 赤石脂 已上四味 作小塊 入甘鍋內 鹽泥固濟 候乾 用炭一十斤煆通紅 火盡爲度入地抗埋出火毒 二宿. 滴乳香別研 五靈脂去沙石研 沒藥去沙石研各二兩 硃砂水飛過一兩 右件前後共八味 并爲細末 以糯米粉煮糊爲圓 如小鷄頭大

中 목표: 止崩帶 祛瘀生新

眞武湯 진무탕【傷寒論】= 玄武湯 溫陽利水湯

經 茯苓 5.0 芍藥 3.0 生薑 3.0(JP生薑 1.0) 朮 3.0 附子 1.0

龍 茯苓 3.0 芍藥 3.0 白朮 2.0 炮附子 0.3(또는 白河附子 1.0) JP生薑 1.0/ 물 320mL에 약을 넣어 120mL가 되게 달여 3회로 나누어 복용한다.

中 熟附子 9(1)(先煎) 茯苓 12(5) 白朮 9(3) 白芍藥 9(3) 生薑 9(3) 水煎服

【傷寒論(太陽中)】 茯苓 芍藥 生薑 各三兩切 白朮 二兩 附子 一枚炮去皮八分

龍 목표: 發熱 심하계 頭眩 어지러워 몸을 가누기 힘든 경우 또는 복통 尿利減少 四肢沈重 설사 또는 기침 또는 尿利普通인 경우 또는 타각적 소견에 비하여 자각증상이 적은 경우 또는 반대가 많은 경우
응용: 감기 기관지염 폐렴 늑막염 심장병 신장병 위장병 장무력증 대장무력증 장결핵 고혈압 저혈압 마

비 신경통 류마티스 피부병
가감법
咳: 加五味子 3.0 細辛 1.0 乾薑 1.0
小便利: 去茯苓
下痢: 去芍藥 加乾薑 2.0
嘔: 去附子 生薑(반드시 짓찧은 生薑)을 8.0으로 한다.

中 목표: 溫陽利水

矢 폐결핵으로 빈약하고 원기가 없으며 심장쇠약하고 설사경향이면서 기침 하는 경우에는 合生脈散
赤小豆湯證에서 허한 경우에는 眞武湯加反鼻(淺田家)

眞良湯 진양탕【方輿輗】

經 茶實 3.0 天南星 1.0 薄荷 1.0

【方輿輗(卷四)(馬脾風)】 茶實 南星 薄荷 治芽兒喘息白散紫丸所不能救方

眞人養臟湯 진인양장탕【和劑局方】

經 芍藥 4.0 木香 4.0 訶子 4.0 當歸 2.0 人蔘 2.0 白朮 2.0 肉荳蔲 2.0 甘草 1.0 桂枝 1.0 罌粟殼 8.0

中 白朮 9 當歸 6 白芍 6 當參 9 肉荳蔲 6 肉桂 3(焗服) 木香 9 訶子 9 罌粟殼 12 炙甘草 3 水煎服

【和劑局方(卷六)】

中 목표: 溫中補虛 澁腸止痛
응용: 만성장염 장결핵 쇠약자의 설사 탈항 등에서 腸虛滑脫을 나타내는 경우

(注):《和劑局方》에서는 純陽眞人養臟湯으로 기재되어 있다.

眞人化鐵湯 진인화철탕【萬病回春】

柴 三稜 2.0 莪朮 2.0 青皮 2.0 陳皮 2.0 神麴 2.0 山査子 2.0 香附子 2.0 枳實 2.0 黃連 2.0 厚朴 2.0 當歸 2.0 川芎 2.0 桃仁 2.0 紅花 2.0 木香 2.0 檳榔 5.0 甘草 2.0

【萬病回春(積聚)】 三稜 莪朮 青皮 陳皮 市國炒 山査肉 香附子 枳實炒 厚朴薑製 黃連薑汁炒 當歸 川芎 桃仁去皮 紅花 木香 各三分 檳榔子 八分 甘草 二分 右剉一劑生薑一片大棗一枚水煎服

柴 목표: 腹中塊 어혈

陳夏益氣湯 中 진하익기탕=六君子湯(p.239)

澄凉丸 징량환【深齋】

經 硫黃 3分 寒晒粉 3分 胡椒 4分/ 이상 糊丸으로 하여 1회 2.0g씩 복용.

勿 硫黃 三錢 胡椒 四錢 寒晒粉 三錢 治腹痛霍亂諸證

蒼連湯 창련탕【萬病回春】

柴 蒼朮 3.0 黃連 3.0 陳皮 3.0 半夏 3.0 茯苓 3.0 神麯 3.0 吳茱萸 1.5 砂仁 1.5 甘草 1.0 JP生姜 1.0

【萬病回春(呑酸)】 蒼朮米泔製 黃連薑汁炒 陳皮 半夏薑汁炒 茯苓去皮 神麯炒 各一錢 吳茱萸炒 砂仁 各五分 甘草三分 右剉一劑生姜三片水煎溫服

柴 목표: 吐酸水

瘡瘍解毒湯 창양해독탕【福井】

勿 連翹 4.0 檳榔 4.0 桔梗 4.0 鬱金 3.0 丁香 1.0 沈香 2.0 木香 2.0 忍冬 2.5 紅花 2.0 甘草 2.5

勿 이 처방은 一切腫瘍에 사용되나 그 중에서도 胎毒에 속한 경우에 효과가 있다.

蒼耳散 창이산【濟生方】

中 蒼耳子 6 白芷 3 辛夷 3 薄荷 3(後下) 水煎服

【濟生方(卷五)】 辛夷仁 半兩 蒼耳子 二錢半 白芷 一兩 薄荷 半錢

中 목표: 祛風通竅
응용: 부비동염 비염 인후염 등에서 風熱을 나타내는 경우

滌痰湯 척담탕【濟生方】

中 製半夏 9 膽南星 9 橘紅 6 枳實 6 茯苓 6 人蔘 3 菖蒲 3 竹茹 3 炙甘草 3 水煎服

中 목표: 滌痰開竅
응용: 뇌동맥경화증 뇌졸중 퇴행성 뇌질환 정신분열병 癲癇 등에서 痰迷心竅를 나타내는 경우

川芎茶調散 천궁다조산【和劑局方】

經 白芷 2.0 羌活 2.0 荊芥 2.0 防風 2.0 薄荷 2.0 甘草 1.5 細茶 1.5 香附子 3.0 川芎 3.0

龍 薄荷葉 4.0 香附子 4.0 荊芥 3.0 川芎 3.0 羌活 1.0 白芷 1.0 甘草 1.0 防風 2.0 細茶 2.0

中 川芎 9 薄荷 9(後下) 荊芥 9 羌活 6 白芷 6 炙甘草 3 防風 6 細辛 3/

【和劑局方(卷三)】 白芷 甘草爁 羌活 各二兩 荊芥去梗 川芎 各四兩 細辛去蘆 一兩 防風 一兩半 薄荷葉不見火 八兩

龍 목표 · 응용: 두통비색 聲重 壯熱 지체동통 또는 열성이나 충혈성 두통

中 목표: 消風散寒 止頭痛
응용: 감기 인플루엔자 비염 부비강염 등에서 風寒의 두통을 나타내는 경우. 편두통 혈관경련성두통 신경성두통 등에도 좋다.

粉末하여 1회 9g을 清茶(綠茶)로 복용한다.

般 白芷 2.0 羌活 2.0 荊芥 2.0 防風 2.0 薄荷葉 2.0 甘草 1.5 細茶 1.5 川芎 3.0 香附子 4.0

가감법
오한이 심하며 오심 구토를 수반할 때는 生薑 紫蘇葉 등을 가한다.
눈 충혈에는 紫蘇葉 등을 가한다.
눈 충혈 구고 구갈 등 風熱 증후가 보일 때는 菊花 白殭蠶을 배합하든지(菊花茶調散《和劑局方》), 細辛 羌活을 빼고 鈞鉤藤 등을 가한다. 白芷를 白芍으로 바꿔도 좋다. 비염 부비동염에는 蒼耳子 辛夷 등을 가한다.

茜根散 천근산【景岳全書】

中 括草根 9 側柏葉 9 生地黃 12 當歸 9 黃芩 9 阿膠 9 生薑 2 水煎服

中 목표: 滋陰降火 凉血止血

千金鷄鳴散 천금계명산【千金方】

經 當歸 5.0 桃仁 5.0 大黃 2.0

《千金方》이라고 되어 있으나, 찾을 수 없다.
【傷科補要(卷四)】 當歸尾 五錢 桃仁 三錢 大黃 一兩
藥 목표: 타박에 의하여 붓고 아픔
(注): 鷄鳴散(p.27)과는 별개이다.

大

千金栝樓湯 천금괄루탕=栝樓湯(p.44)

經 栝樓實 3.0 生薑 3.0(JP生薑 1.0) 半夏 6.0 薤白 4.0 枳實 2.0

千金内托散 천금내탁산【千金方】=内托散

經 人參 2.5 當歸 3.0 黃耆 2.0 川芎 2.0 防風 2.0 桔梗 2.0 厚朴 2.0 桂枝 2.0 白芷 1.0 甘草 1.0

龍 當歸 4.0 桂枝 4.0 人參 2.0 川芎 2.0 厚朴 2.0 防風 2.0 甘草 2.0 白芷 2.0 桔梗 2.0 黃耆 2.0

《千金方》에는 黃耆가 들어 있지 않은 内補散이 기재되어 있다. 키타사토 동양의학 연구소의 처방집에 따르면 《和劑局方》「化毒排膿内補十宜散」을 원전으로 하고 있다.
《外科正宗》에는 内托千金散이 있으나 다른 처방이다.
勿 桂枝 白芷 人參 桔梗 川芎 甘草 防風 厚朴 當歸

龍 목표: 허증의 궤양에서 분비물이 계속 나와 살갗이 더러워진 경우
응용: 궤양 누공 만성중이염 치루

(注):《回春小兒痘瘡門》에 內托散, 同癰疽門에 千金內托散이 있다.

千金當歸湯 천금당귀탕【千金方】=當歸湯(p.71)

千金獨活湯 천금독활탕=獨活葛根湯(p.86)

千金鯉魚湯 천금리어탕=鯉魚湯(p.248)

《實際》 葛根湯에 獨活 3.0 地黃 5.0을 가한다.

千金半夏湯 천금반하탕

《醫典》 半夏 5.0 生薑 3.0 附子 0.6 吳茱萸 2.0

千金三黃湯 천금삼황탕【千金方】

經 麻黃 5.0 獨活 4.0 黃芩 3.0 細辛 2.0 黃耆 2.0

龍 麻黃 5.0 獨活 4.0 細辛 2.0 黃耆 2.0 黃芩 3.0/ 물 240mL에 약을 넣고 80mL가 되게 달여 3회로 나누어 복용한다.

勿 麻黃 獨活 細辛 黃耆 黃芩

龍 목표 · 응용: 中風으로 手足拘急하며 모든 관절동통 煩熱心亂惡寒하고 식욕이 없는 경우
가감법
心熱에는 大黃 2.0을 가한다.
腹滿에는 枳實 3.0을 가한다.
氣逆에는 人蔘 3.0을 가한다.
悸에는 牡蠣 3.0을 가한다.
渴에는 栝樓根 3.0을 가한다.
먼저 寒이 있는 경우에는 附子 1.0을 가한다.

(注): 三黃湯(p.156)과는 별개이다.

千金續命湯 천금속명탕=小續命湯(p.170)

千金溫膽湯 천금온담탕【千金方】= 溫膽湯 p.227)

千金葦莖湯 천금위경탕【千金方】= 葦莖湯 (p.237)

中 蘆根 45　生薏苡仁 30　冬瓜仁 24　桃仁 6　水煎服

【金匱要略(肺痿肺癰咳嗽上氣)】 蘆根 二升 薏苡仁 半升 桃仁 五十枚 瓜瓣 半升

中 목표: 清肺化痰 逐瘀排膿

千金陷胸湯 천금함흉탕【千金方】= 陷胸湯 (p.340) 中陷胸湯

經 括蔞實 3.0　大黃 3.0　甘草 1.5

經 括蔞實 3.0 大黃 3.0 甘草 1.5

勿 黃連 甘草 栝樓仁 治胸中心下結積飮食不消

千金黃耆湯 천금황기탕 = 樂令建中湯 (p.203)

天露飮 천로음

漢 柴胡 5.0　黃芩 3.0　竹節人蔘 4.0　大棗 5.0　半夏 3.0　甘草 2.0　薏苡仁 5.0　黃連 2.0

漢 폐결핵

天麻鉤藤飮 천마조등음【雜病証治新義】

中 天麻 9　鉤藤鉤 15(後下)　石決明 24(先煎)　山梔子 9　黃芩 9　杜仲 12　牛膝 12　桑寄生 24　益母草 12　茯神 15　夜交藤 30　水煎服

中 목표: 平肝潛陽 清熱熄風 滋陰
응용: 고혈압 자율신경실조증 뇌혈관장애 갑상선기능항진증 癲癎 현훈 등에서 肝陽化風 증후를 띠는 경우

(注): 夜交藤은 何首烏의 地上部

天物黃芩湯 천물황금탕 = 黃芩湯 (p.354)

喘四君子湯 천사군자탕【萬病回春】

經 人參 2.0　厚朴 2.0　紫蘇子 2.0　眞皮 2.0　茯苓 4.0　當歸 4.0　朮 4.0　縮砂 1.0　木香 1.0　枕向 1.0　甘草 1.0　桑白皮 1.5

龍 人參 3.0　甘草 1.0　茯苓 2.0　陳皮 2.0　厚朴 2.0　縮砂 2.0　紫蘇子 2.0　桑白皮 2.0　大棗 2.0　當歸 2.5　白朮 4.0 沈香 1.5　木香 1.5　JP生薑 1.0

中 人參 4　白朮 4　茯苓 2　炙甘草 2　生薑 2　大棗 2　陳皮 2　縮砂 2　木香 1　厚朴 2　紫蘇子 2　桑白皮 2　沈香 2　水煎服

【萬病回春(喘)】 人參去蘆 白朮去蘆 一錢三分 茯苓去皮 陳皮 厚朴薑汁炒 砂仁 蘇子 沈香 桑白皮 各六分 當歸 八分 木香 五分 另磨水 甘草炙 一錢 右剉一劑 薑一片棗二枚 水煎 磨沈香調服

龍 목표 · 응용: 呼吸短促 喘息

中 목표: 降氣平喘 健脾益氣 理氣化痰

中 人參 4　白朮 4　茯苓 2　炙甘草 2　生薑 2　大棗 2　陳皮 2　縮砂 2　木香 1　厚朴 2　紫蘇子 2　桑白皮 2　沈香 2　水煎服

응용: 심장성천식 기관지천식 만성기관지염 등에서 氣虛의 痰飮에 의한 喘咳를 나타내는 경우

天生白虎湯 천생백호탕

漢 西瓜種子

天水散 천수산 = 六一散(p.242)

天水散 천수산 = 六一散(p.242)

天王補心丹 천왕보심단【世醫得效方】= 補心丸

中 酸棗仁 30　生地黃 60　柏子仁 30　麥門冬 30　天門冬 30　五味子 30　當歸 18　遠志 15　茯苓 15　丹蔘 15　玄參 15　黨參 15　桔梗 15/ 粉末을 蜜丸으로 하고 硃砂를 입힌다. 1회 6g씩 복용한다.

(注):「世醫得效方」에도 있는 내용은「攝生秘剖方」이다.

中 목표: 滋陰淸熱 養心安神

응용: 불안증 자율신경실조증 신경쇠약 발작성 빈맥 심장신경증 건망증 구내염 갑상선기능항진증 고혈압증 등에서 心腎陰虛를 띠는 경우

天雄散 천웅산【金匱要略】

經 天雄 1.0　朮 8.0　桂枝 6.0　龍骨 3.0/ 4味를 粉末로 하여 1회 1.0g을 술로 복용한다. 1일 세 번

龍 天雄 3.0　龍骨 3.0　白朮 8.0　桂枝 6.0/ 粉末로 1회 0.5g을 술로 복용한다. 1일 세 번

【金匱要略(血痺虛勞)】 天雄 三兩 白朮 八兩 桂枝 六兩 龍骨 三兩

龍 목표 · 응용: 陰痿失精

喘理中湯 천이중탕【萬病回春】

龍 縮砂 3.0　乾薑 3.0　紫蘇子 3.0　厚朴 3.0　桂枝 3.0　甘草 3.0　陳皮 3.0　沈香 1.5　木香 1.5

【萬病回春(喘)】 砂仁 乾薑炒 蘇子 厚朴 薑汁炒 官桂 陳皮 炙甘草 各一錢 沈香 五分水磨 木香 五分水磨入 右剉一劑 生薑三片 水煎 磨沈香 同服

龍 목표 · 응용: 寒喘 四肢逆冷 脈沈細

天津感冒片 천진감모편 – 銀翹散(p.243)

天陣丸 천진환

漢 熟附子을 細末하여 練蜜丸劑 梧子大로 한다.

天台烏藥散 천태오약산【醫學發明】

中 烏藥 12 木香 9 小茴香 6 靑皮 6 高良薑 9 檳榔子 6 川楝子 6 (巴豆와 함께 妙한 후巴豆는 버림)/ 粉末로 하여 1회 3개씩 溫酒로 복용. 水煎服하여도 좋다.

中 목표: 理氣 散寒止痛
응용: 서혜부탈장 대퇴탈장 장관유착 음낭수종 부고환염 등에서 寒疝을 띠는 경우

千婚湯 천혼탕【萬病回春】

經 半夏 4.0 皂角 2.0 甘草 2.0 乾薑 1.0

《漢方醫學大辭典》에서는 緡으로 되어 있다.
【校註婦人良方(卷六)】 製半夏 七個 皂角(껍질과 끝을 버린다) 炙甘草 各一寸 生薑(손가락 크기) 一塊 治風痰哮證
(注):《萬病回春》에서 찾을 수 없다.

淸肝滲濕湯 청간삼습탕【外科正宗】

漢 川芎 1.2 當歸 1.2 芍藥 1.2 地黃 1.2 柴胡 1.2 龍膽 1.2 山梔子 1.2 花粉 1.2 黃芩 1.2 澤瀉 0.6 木通 0.6 甘草0.6 燈心草 1.0

【外科正宗(下疳 齊三十一)】 蒼朮 白朮 茯苓 山梔子 厚朴 澤瀉 陳皮 木通 天花粉 昆布 各一錢 甘草 五分 木香 三分 川芎 當歸 各六分
漢 陰囊水腫

淸喀湯 청객탕【萬病回春】

柴 陳皮 3.0 半夏 3.0 茯苓 3.0 知母 3.0 貝母 3.0 生地黃 3.0 山梔子 3.0 桔梗 3.0 桑白皮 4.0 杏仁 2.0 阿膠 2.0 甘草 2.0 桂枝 1.5 JP生薑 1.0

【萬病回春(失血)】 陳皮 半夏薑製 茯苓去皮 知母 貝母去心 生地 各一錢 桔梗 梔子 桑皮 二錢半 甘草 五分 官桂 二分 右剉一劑 生薑三片水煎溫服
柴 응용: 객혈

大

淸骨散 청골산【證治準繩】

中 銀柴胡 9 鱉甲 9 地骨皮 9 知母 9 秦艽 6 菁蒿 6 胡黃連 6 炙甘草 3 水煎服

【証治準繩 · 類方(第一)】 銀柴胡 一 · 五錢 胡黃連 秦艽 鱉甲 地骨皮 菁蒿 知母 各一錢 甘草 五分

中 목표: 淸虛熱
응용: 폐결핵 기타 만성질환에서 陰虛火旺을 나타내는 경우

淸肌安蛔湯 청기안회탕【蔓難錄】

經 柴胡 7.0 半夏 5.0 生薑 4.0(JP生薑 1.0) 黃芩 3.0 鷓鴣菜 3.0 麥門冬 3.0 人蔘 3.0 甘草 2.0

勿 卽 小柴胡方中 去大棗 加鷓鴣菜 麥門冬 治寒熱往來 肌膚枯燥 似瘧如勞

經 小柴胡湯 去大棗 加鷓鴣菜 麥門冬 各 3.0

藥 회충구제

(注): 소아발열에서는 아침에 높고 오후에는 낮아지는 이장열이 오랫동안 잡혀지지 않을 때(埴岡博 공저 「약국제제한방194처방 매뉴얼」에서」)

淸寧丸 청녕환【秘制大黃淸寧丸方】= 靑麟丸

中 大黃 6kg 綠豆 2.5kg 車前草 2.5kg 白朮 2.5kg 半夏 2.5kg 香附子 2.5kg 黑豆 2.5kg 厚朴 2.5kg 桑葉 2.5kg 麥芽 2.5kg 橘皮 2.5kg 側柏葉 2.5kg 桃樹枝 500 牛乳 500
1회 9g을 1일 한두 번 나누어 복용한다.

【全國中藥成藥處方集】 大黃百二十斤(黃酒六十斤으로 익을 때 까지 찐다) 牛乳十斤 綠豆 黑豆 厚朴 車前草 香附子 麥芽 白朮 桑葉 側柏葉 橘皮 半夏 各五斤 桃樹枝 一斤

中 응용: 淸心 利濕熱 緩下

淸衄湯 청뉵탕【萬病回春】

柴 當歸 3.0 芍藥 3.0 地黃 3.0 香附子 3.0 黃芩 3.0 山梔子 3.0 桔梗 2.0 柏葉 2.0 黃連 1.0 甘草 1.0 藕節 3.0

【萬病回春(失血)】 當歸 芍藥 生地 香附子炒 黃芩 各一錢 梔子炒 一錢 黃連 七分 赤芍 桔梗 各五分 生甘草 柏葉 七枚 藕節 五個 右剉一劑水煎 入童便共服

柴 응용: 衄血

淸痰除眩湯 청담제현탕【壽世保元】

柴 南星 3.0 半夏 3.0 天麻 3.0 蒼朮 3.0 川芎 3.0 陳皮 3.0 茯苓 3.0 桔梗 3.0 枳殼 2.0 烏藥 2.0 黃芩 2.0 羌活 2.0 甘草 1.0 JP生薑 1.0

柴 응용: 비만하면서 피부가 흰 사람의 어지러움

淸凉飮(散) 청량음(산)【萬病回春】

經 山梔子 2.5 連翹 2.5 防風 2.5 枳殼 2.5 黃芩 2.0 當歸 2.0 地黃 2.0 桔梗 2.0 黃連 1.0 甘草 1.0 薄荷 1.0

矢 山梔子 2.0 連翹 2.0 黃芩 2.0 防風 2.0 當歸 2.0 地黃 2.0 甘草 2.0 桔梗 4.0 枳殼 1.0 黃連 1.0 薄荷 1.0 白芷 1.0 燈心草 1.0 細茶 1.0

龍*山梔子 2.0 連翹 2.0 黃連 2.0 甘草 2.0 薄荷葉 2.0 黃芩 3.0 防風 3.0 枳殼 3.0 當歸 3.0 生地黃 3.0 桔梗 4.0 白芷 1.5 燈心草 1.5 細茶 1.5

【萬病回春(咽喉)】에는 淸凉散으로 기재
○ 淸凉散 山梔 連翹 黃芩 防風 枳殼 黃連 當歸 生地 甘草 (各等分) 桔梗(倍로 함) 薄荷 白芷(半으로 감량, 或 쓰지 않아도 좋음) 右剉一劑 燈心 一團 細茶 一撮 水煎 山豆根을 갈아서 調服한다.

矢 목표: 實熱에 의한 편도염에서 발적 종창동통하는 경우

龍*목표 · 응용: 구내염 편도선염 인후염에서 腫痛發熱하는 경우

(注): 龍*에서는 淸凉散

淸凉至寶飮 청량지보음【玉衡】

勿 薄荷 1.0 地骨皮 3.0 牧丹 3.0 梔子 1.0 天花粉 4.0 玄參 3.0 細辛 3.0

勿 此淸痧熱之劑

靑麟丸 청린환 = 淸寧丸(p.300)

淸補丸料 청보환료【證治準繩】

柴 熟地黃 4.0 山藥 3.0 山茱萸 3.0 茯苓 3.0 牧丹皮 3.0 澤瀉 3.0 天門冬 3.0 麥門冬 3.0 貝母 3.0 桔梗 3.0 杏仁 3.0 半夏 3.0 五味子 2.0 枳實 1.5 黃連 1.0 JP生薑 1.0

柴 응용: 腎虛의 천식

淸上蠲痛湯 청상견통탕【壽世保元】☞驅風觸痛湯(p.49)

經 當歸 2.5 川芎 2.5 白芷 2.5 羌活 2.5 獨活 2.5 防風 2.5 生薑 2.5(JP 生薑 0.6) 朮 3.0 麥門冬 3.0 黃芩 3.5 菊花 1.5 蔓荊子 1.5 細辛 1.0 甘草 1.0

中 羌活 3 獨活 3 防風 3 川芎 3 白芷 3 蔓荊子 2 菊花 2 細辛 1 麥門冬 5 黃芩 5 蒼朮 3 當歸 3 炙甘草 1 乾薑 0.5 水煎服

【古今方彙(頭痛)】 當歸 川芎 白芷 羌活 獨活 防風 蒼朮 麥門冬 各一錢 黃芩酒 一錢半 菊花 蔓荊 各五分 細辛 甘草生 生薑 水煎

中 목표: 止頭痛
응용: 각종 두통에 진통제로서 사용된다.

藥 頭面痛 頭痛

(注): 눈이 원인인 두통(埴岡博 공저 「약국제제한방194方의 매뉴얼」에서)
혈증의 두통(「漢方治療百話」)

淸上防風湯 청상방풍탕【萬病回春】

經 川芎 2.5 黃芩 2.5 連翹 2.5 防風 2.5 白芷 2.5 桔梗 2.5 山梔子 2.5 荊芥 1.0 黃連 1.0 枳殼 1.0 甘草 1.0 薄荷 1.0

龍 防風 3.5 荊芥 1.5 山梔子 1.5 黃連 1.5 薄荷葉 1.5 枳殼 1.5 連翹 2.5 白芷 2.5 桔梗 2.5 川芎 2.0 黃芩 2.0 甘草 1.0

中 防風 3 荊芥 1.5 連翹 2 山梔子 1.5 黃連 1.5 黃芩 2 薄荷 1.5 川芎 2 白芷 2 桔梗 2 生甘草 1 枳殼 1 水煎服

【萬病回春(面病)】 防風 一錢 蔓荊 五分 連翹 八分 梔子 五分 黃連 五分 黃芩酒炒 七分 薄荷 五分 川芎 七分 白芷 八分 桔梗 八分 枳殼 二分 甘草 二分 右剉一劑 水煎 食後服 入竹瀝一小鐘尤妙

龍 목표 · 응용: 얼굴에 충혈성 여드름 癤 또는 눈충혈 주사비

中 목표: 祛風 淸熱解毒 止痛
응용: 膿疱性痤瘡 尋常性毛瘡 癤疔피부염 등에서 風熱을 나타내는 경우 감기 인플루엔자 등에서 表熱頭痛을 나타내는 경우

矢 가감법: 이 처방에 薏苡仁 5.0 정도를 가한다. 대변이 잘 안통하는 경우에는 大黃 0.5~2.0을 가한다.

淸上養(中)湯 청상양(중)탕【壽世保元】

柴 甘草 3.0 桔梗 3.0 玄參 2.5 當歸 2.5 黃芩 2.5 陳皮 2.0 白朮 2.0 茯苓 2.0 麥門冬 2.0 連翹 2.0 人參 1.0 防風 1.0 金銀花 1.0

【古今方彙(咽喉)】 甘草 桔梗 各二錢 玄參 當歸 黃芩 各一錢 陳皮 白朮 茯苓 麥門冬 連翹 各八分 人參 防風 金銀 各五分

柴 목표: 咽喉腫痛 痰에는 貝母 3.0을 가한다.

清上飮 청상음【壽世保元】

經 柴胡 3.0 半夏 3.0 黃芩 2.0 芍藥 2.0 山梔子 2.0 鬱金 2.0 靑皮 2.0 大黃 2.0 芒硝 2.0 厚朴 1.5 枳實 1.5 生薑 1.5(JP生薑 1.0) 黃連 1.0 甘草 1.0

【壽世保元(心胃痛)】

淸暑益氣湯 청서익기탕

經《近製》人蔘 3.5 白朮 3.5 麥門冬 3.5 五味子 2.0 陳皮 2.0 甘草 2.0 黃柏 2.0 當歸 3.0 黃耆 3.0

龍[1]《六要》人參 2.5 白朮 2.5 麥門冬 3.0 當歸 3.0 黃耆 3.0 橘皮 1.5 黃柏 1.5 甘草 1.5

龍[2]《內外傷辨惑論》人參 1.5 白朮 1.5 陳皮 1.5 神麴 1.5 澤瀉 1.5 黃柏 1.0 甘草 1.0 當歸 1.0 靑皮 1.0 麥門冬 1.0 葛根 1.0 五味子 9粒 黃耆 4.5 蒼朮 4.5 升麻 3.0

中[1]《六要》黃耆 15(3) 黨參 15(人參 4) 麥門冬 15(4) 白朮 15(4) 當歸 12(3) 五味子 6(2) 陳皮 9(2) 黃柏 6(2) 炙甘草 3(2) 水煎服

中[2]《脾胃論》黃耆 15 黨參 15 麥門冬 15 白朮 15 當歸 12 澤瀉 9 葛根 9 神麴 9 升麻 6 陳皮 9 五味子 6 炙甘草 3 靑皮 6 蒼朮 6 生薑 5 大棗 10 水煎服

中[3]《溫熱經緯》=王氏淸暑益氣湯 西洋參 6 石斛 15 麥門冬 12 炙甘草 3 粳米 3 黃連 3 淡竹葉 9 知母 9 荷梗 9 西瓜皮 9 水煎服

【溫熱經緯(卷四)】
【脾胃論(中卷)】

龍[2]처방은 같으나 즉효를 얻는 데는 《醫學六要》의 처방이 좋다.
목표: 長夏濕熱에 의한 사지곤권 무기력 움직이면 가슴이 답답하고 숨이 차며 사지동통 또는 숨이 차면서 신열하여 煩하고 心下部膨悶 小便黃하며 頻數 대변은 연하면서 여러번 보고 또는 口渴하며 음식 생각이 없고 自汗하며 體虛한 경우
응용: 더위먹음

中[1]목표: 益氣生津 淸熱化濕
응용: 일사병 열사병 더위먹음 수술후 체력저하 열상 위장염 출혈 등에서 氣津兩傷을 나타내는 경우
이 처방은 氣津兩傷에 사용되는 것이므로 염증증상이 심한 경우에는 반드시 가감하여 사용할 필요가 있다.

中[2]목표: 益氣生津 淸熱利濕 解暑
응용: 여름철 위장염 위장형감기 기타 감염증 또는 일사병 열사병 등에서 暑濕 氣津兩傷을 나타내는 경우

中[3]목표: 淸熱解暑 滋陰生津 益氣
응용: 일사병 열사병 소아여름철열 기타 여름철 감염증에서 暑熱과 氣津兩像을 나타내는 경우. 본 처방은 淸熱과 滋潤作用이 주가 되기 때문에 《脾胃論》의 淸暑益氣湯의 적응증 같은 濕熱에 의한 병태에는 사용해서는 안 된다.

淸濕湯 청습탕【會解】

經 獨活 2.0 防風 3.0 澤瀉 3.0 防己 3.0 芍藥 3.0 黃芩 3.0 薏苡仁 9.0 黃柏 1.5 甘草 1.5

勿 獨活 防風 澤瀉 薏苡 防己 芍藥 黃柏 黃芩 甘草 動於火爲濕熱 腰背跨疼 身重倦怠 身如板來脚似沙墮 表裏濕熱

淸濕化痰湯 청습화담탕【壽世保元】

經 天南星 3.0 黃芩 3.0 生薑 3.0(JP生薑 1.0) 半夏 4.0 茯苓 4.0 蒼朮 4.0 陳皮 2.5 羌活 1.5 白芷 1.5 白芥子 3.0 甘草 1.5

龍 天南星 3.0 半夏 3.0 陳皮 3.0 茯苓 3.0 白朮 3.0 羌活 3.0 黃芩 3.0 白芷 3.0 白芥子 3.0 甘草 1.5 竹瀝 1.0 生薑汁 1.0(편법: 竹瀝生薑汁은 빼도 좋다)

般 天南星 3.0 黃芩 3.0 生薑 3.0 半夏 4.0 茯苓 4.0 陳皮 2~3 羌活 1.5 白芷 1.5 白芥子 1.5 甘草 1~1.5

【古今方彙(痰飮)】 南星 半夏 陳皮 茯苓 蒼朮 羌活 酒芩 白芷 白芥 各等分 甘草減半 水煎入竹瀝 薑汁 磨木香 溫服

龍 목표: 遍身四肢의 관절동통 흉배견인통 또는 寒熱喘咳煩悶 또는 腫脹疼痛 또는 사지마비지각상실 또는 등 한가운데 1점에 얼음이 놓인 듯 찬 느낌 脈沈滑

응용: 신경통 류마티스 관절염 늑간신경통 배통 마비

般 목표: 등에 寒冷을 느끼는 다음 증상: 신경통 관절통 근육통

淸心蓮子飮 청심연자음【和劑局方】

經 蓮肉 4.0 麥門冬 4.0 茯苓 4.0 人參 3.0 車前子 3.0 黃芩 3.0 黃耆 2.0 地骨皮 2.0 甘草 1.5

龍 蓮肉 5.0 人參 5.0 黃耆 4.0 茯苓 4.0 麥門冬 3.0 地骨皮 3.0 車前子 3.0 黃芩 3.0 甘草 1.0

中 蓮子 24(4) 黨參 24(人參 3) 黃耆 24(4) 茯苓 24(4) 炙甘草 15(2) 麥門冬 15(4) 黃芩 15(3) 地骨皮 15(2) 車前子 15(3) 水煎服

【和劑局方(卷五)(諸虛)】 黃芩 麥門冬去心 地骨皮 車前子 甘草炙 各半兩 石蓮肉去心 白茯苓 黃耆蜜炙 人參 各七兩半 右剉散每三錢 麥門冬十粒 水一盞半煎取八分去滓水中沈冷 空心食前服

龍 목표: 心中煩燥 思憂憂愁抑鬱 小便赤濁 多夢 遺精 遺瀝 澁痛 口苦渴 짐짐 消渴로 되고 五心煩熱 경우

응용: 성신경쇠약 몽정 무정 신장염 방광염 당뇨병

上盛下虛에는 知母 黃柏 各 2.0을 가한다.

中 목표: 益氣滋陰 淸心火 利水

응용: 자율신경실조증 신경증 불면증 갱년기증후군 구내염 방광신경증 만성방광염 만성신우염 등에서 氣陰兩虛 心火旺을 나타내는 경우

大

淸心溫膽湯 청심온담탕【古今醫鑑】

矢 半夏 3.0 茯苓 3.0 陳皮 3.0 白朮 3.0 當歸 2.0 芍藥 2.0 川芎 2.0 麥門冬 2.0 遠志 2.0 人參 2.0 竹茹 2.0 黃連 1.0 枳實 1.0 香附子 1.0 菖蒲 1.0 甘草 1.0

【古今醫鑑】平肝解鬱 淸火化痰 益心生血
陳皮 一錢 半夏製 一錢 茯苓 一錢 枳實 一錢 竹茹 一錢 白朮炒 一錢 石菖蒲 一錢 黃連薑汁炒 一錢 白芍炒 一錢 當歸酒洗 一錢 香附炒 一錢 麥門冬去心 八分 川芎 六分 人參 六分 遠志 六分 甘草 四分 右剉一劑 生薑 煎服

矢 목표: 平肝 解鬱 淸火 化痰 어지러움을 없애며 모든 癎疾을 치료한다.

淸心湯 청심탕☞如神散(p.211)

淸熱補氣湯 청열보기탕【證治準繩】

經 人參 3.0 當歸 3.0 芍藥 3.0 麥門冬 3.0 朮 3.5 茯苓 3.5 升麻 1.0 五味子 1.0 玄參 1.0 甘草 1.0

龍 人參 3.0 白朮 3.0 麥門冬 3.0 茯苓 3.0 當歸 3.0 芍藥 3.0 升麻 1.0 五味子 1.0 玄參 1.0 甘草 1.0

【古今方彙(口舌)】人參 白朮 茯苓 當歸 芍藥 各一錢 升麻 五味 麥門冬 玄參 甘草 各五分

龍 목표 · 응용: 구내염으로 구설건조하여 반짝반짝 빛나거나 혹은 發熱 口渴하는 경우
가감법
효과가 없으면 炮薑 2.0을 가하고, 그래도 효과가 없으면 白河附子 1.0을 가한다.

淸熱補血湯 청열보혈탕【證治準繩】

經 當歸 3.0 川芎 3.0 芍藥 3.0 熟地黃 3.0 玄參 1.5 知母 1.5 五味子 1.5 黃柏 1.5 麥門冬 1.5 柴胡 1.5 牧丹皮 1.5

龍 當歸 3.5 川芎 3.5 芍藥 3.5 熟地黃 3.5 玄參 1.5 知母 1.5 五味子 1.5 黃柏 1.5 麥門冬 1.5 柴胡 1.5 牧丹皮 1.5

【古今方彙(口舌)】當歸 川芎 芍藥 熟地 各一錢 玄參 知母 五味 黃柏 麥門 柴胡 牧丹皮 各五分

龍 목표 · 응용: 구내염으로 體倦少食하고, 저녁되면 더욱 심해짐 또는 目澁熱痛하는 경우

青熱解鬱湯 청열해울탕【萬病回春】

經 山梔子 3.0 蒼朮 3.0 川芎 2.0 香附子 2.0 陳皮 2.0 黃連 1.0 甘草 1.0 枳殼 1.0 乾薑 0.5 生薑 0.5

【萬病回春(心痛)】 山梔子炒黑 二錢 枳殼麩炒 西芎 黃連炒 香附子炒 各一錢 陳皮 乾薑炒黑 各五分 蒼朮米泔汁 七分 甘草 三分 右剉一劑生薑三片水煎熱服

矢 목표: 心下와 상복부의 疼痛 울열 胃痛 가슴앓이
응용: 만성위염 위궤양 십이지장궤양 췌장염 담석증 담낭염 위산과다

青營湯 청영탕【溫病條辨】

中 犀角 3(冲服) 生地黃 15 玄蔘 9 麥門冬 9 金銀花 12 連翹 9 丹蔘 9 黃連 3 竹葉心 3 水煎服

【溫病條辨(卷一)】 犀角 三錢 生地黃 五錢 玄蔘 麥門冬 金銀花 各三錢 丹蔘 連翹 各二錢 黃連 一錢半 竹葉心 一錢

中 목표: 淸熱解毒 滋陰凉血
응용: 일본뇌염 유행성뇌척수막염 패혈증 기타 감염증에서 營分證을 나타내는 경우

青玉散料 청옥산료【壽世保元】

柴 當歸 3.0 川芎 3.0 赤芍 3.0 地黃 3.0 陳皮 3.0 半夏 3.0 茯苓 3.0 蒼朮 3.0 黃芩 2.5 柴胡 2.5 香附子 2.0 黃連 1.0 升麻 1.0 牧丹皮 1.0 甘草 1.0 JP生薑 0.5

【古今方彙(帶下)】 當歸 川芎 赤芍 生地黃 陳皮 半夏 茯苓 蒼朮 香附子 黃連 黃芩 柴胡 升麻 牧丹皮 甘草 生薑 水煎

柴 목표: 적백대하 遍身流注 동통

青瘟敗毒飮 청온패독음【疫疹一得】

中 生石膏 30(先煎) 生地黃 15 犀角 3(冲服) 黃連 3 山梔子 6 黃芩 6 桔梗 3 知母 6 赤芍 6 玄蔘 6 連翹 6 生甘草 3 牧丹皮 6 淡竹葉 3 水煎服

中 목표: 淸熱解毒 凉血瀉火 滋陰止血
응용: 패혈증 일본뇌염 유행성 뇌척수막염 기타 열병에서 熱毒熾盛을 나타내는 경우

清鬱二陳湯 청울이진탕【萬病回春】

柴 神麴 2.0 陳皮 3.0 半夏 3.0 茯苓 3.0 香附子 3.0 蒼朮 4.0 枳實 1.5 川芎 1.5 黃連 1.5 山梔子 1.5 芍藥 1.5 甘草 1.0 JP生薑 1.0

【萬病回春呑酸】 神麴炒 五錢 枳實麩炒 八分 陳皮 半夏姜汁炒 茯苓 各一錢 蒼朮製 八錢 川芎 八分 香附子 一錢 黃連炒 梔子炒 各一錢 白灼炒 七分 甘草 三分 右剉一劑生薑三片水煎溫服

柴 목표: 呑酸 嘈雜 心痛
응용: 위궤양

清胃瀉火湯 청위사화탕【萬病回春】

經 連翹 2.0 桔梗 2.0 黃芩 2.0 山梔子 2.0 地黃 2.0 葛根 2.0 黃連 1.0 玄蔘 1.0 升麻 1.0 薄荷 1.0 甘草 1.0

【古今方彙(口舌)】 連翹 桔梗 黃連 黃芩 梔子 玄蔘 升麻 生地黃 薄荷 甘草 乾葛

柴 《壽世保元》
목표: 口舌生瘡腫痛 咽喉牙齒耳面腫痛

清胃散 청위산【脾胃論】

中 黃連 9 生地黃 12 牧丹皮 9 升麻 6 當歸 6 水煎服

【蘭室秘藏(口齒咽喉門)】 當歸身 黃連(夏倍量) 生地黃(酒製)各三分 牧丹皮 五分 升麻 一錢

中 목표: 淸胃凉血
응용: 치주염 구내염 치조농루 설염 위염 등에서 胃熱을 나타낼 때

清胰湯 청이탕【天津市南開醫院】

中 柴胡 15 黃芩 10 黃連 10 白芍 15 木香 10 延胡索 10 大黃 15(後下) 芒硝 10(冲服) 水煎服

【中西醫結合治療急腹症(天津市南開醫院)】

中 목표: 理氣解鬱 淸熱解毒 通裏攻下
응용: 급성췌장염

清咽利膈湯 청인이격탕

經 《薛己》 金銀花 2.0 防風 2.0 桔梗 2.0 黃芩 2.0 山梔子 2.0 連翹 2.0 玄蔘 2.0 芒硝 3.0 牛蒡子 3.0 荊芥 1.5 薄荷 1.5 黃連 1.0 大黃 1.0 甘草 1.0

龍 《薛己》 金銀花 3.0 防風 3.0 荊芥 3.0 薄荷葉 3.0 桔梗 3.0 黃芩 3.0 黃連 3.0 山梔子 2.0 連翹 2.0 玄

【外科正宗(卷二)】 連翹 黃芩 甘草 桔梗 荊芥 防風 梔子 薄荷 金銀花 黃連 牛蒡子 玄蔘 各一錢 大黃 朴硝 各二錢

龍 목표: 인후종통 痰涎多量한 경우
응용: 편도선염 인후염

柴 목표: 구취 咽喉腫痛 변비

蔘 2.0 大黃 2.0 朴硝 2.0 牛蒡子 2.0 甘草 2.0

柴 《證治準繩》牛蒡子 3.0 連翹 3.0 山梔子 2.0 玄蔘 2.0 防風 3.0 桔梗 3.0 薄荷 1.0 甘草 2.0 大黃 1.0 芒硝 1.0 竹葉 2.0

淸腸湯 청장탕【壽世保元】

柴 當歸 3.0 地黃 3.0 山梔子 3.0 芍藥 3.0 瞿麥 3.0 茯苓 3.0 木通 3.0 萹蓄 3.0 知母 3.0 麥門冬 3.0 黃連 1.0 甘草 1.0 烏梅 1.5 燈心草 2.0

【萬病回春(失血)】當歸 生地炒 梔子炒黑 黃連 芍藥 黃柏 瞿麥 赤茯苓 木通 萹蓄 知母 麥門冬去心 各一錢 甘草減半 右剉一劑 燈心一団烏梅一箇 水煎 空心服

柴 응용: 혈뇨 만성신염

淸燥救肺湯 청조구폐탕【醫門法律】

中 桑葉 9 生石膏 15 人參 3(沙參 9) 胡麻仁 9 阿膠 6(沙服) 麥門冬 9 杏仁 6 枇杷葉 9 炙甘草 3 水煎服

【醫門法律(傷燥門)】桑葉 三錢 煅石膏 二 · 五錢 炒杏仁 人參 各七分 甘草 炒胡麻仁 各一錢 阿膠(달이지 말고 녹인다) 八分 麥門冬 一 · 二錢 枇杷葉(毛를 제거하고 蜜炙) 一枚

中 목표: 淸肺潤燥
응용: 인후염 기관지염 기관지확장증 폐결핵 등에서 燥熱傷肺를 나타내는 경우

淸燥養榮湯 청조양영탕【溫疫論】

經 知母 2.0 瓜蔞根 2.0 當歸 2.0 芍藥 2.0 地黃 4.0 陳皮 1.5 燈心草 1.5 甘草 1.5

【溫疫論(解後)】知母 天花粉 當歸 芍藥 地黃汁 陳皮 甘草 加燈心 煎服
凡有陰枯血燥者 宜淸燥養榮湯

淸燥湯 청조탕【脾胃論】

柴 黃耆 4.0 蒼朮 4.0 白朮 3.0 陳皮 3.0 澤瀉 3.0 人參 2.0 茯苓 2.0 升麻 2.0 麥門冬 2.0 當歸 2.0 地黃 2.0 神麴 2.0 猪苓 2.0 五味子 2.0 黃柏 1.0 柴胡 1.0 黃連 1.0 甘草 1.0

【萬病回春(痿躄)】黃耆蜜炙錢半 蒼朮米炒一錢 白朮去蘆 陳皮 澤瀉 各五分 人參去蘆 白茯苓 升麻 各三分 麥門冬去心 當歸 生地黃 神麴 猪苓 各二分 黃柏酒炒 柴胡 黃連 各三分 五味子 九個 甘草炙 二分

柴 목표: 하지마비와 통증

清中安蛔湯 청중안회탕

經 黃連 2.0 黃柏 2.0 枳實 2.0 山椒 2.0 烏梅 3.0

【觀聚要補(多紀元簡)】
【傷寒辨註】治胃實熱 嘔吐長蟲
(注):《觀聚要補》에는 生薑水煎으로 되어 있다.

清唾湯 청타탕【萬病回春】

柴 知母 3.0 貝母 3.0 桔梗 3.0 遠志 3.0 黃柏 2.0 玄參 2.0 乾薑 2.0 熟地黃 4.0 天門冬 4.0 麥門冬 4.0

【萬病回春(出血)】知母去皮 貝母去心 桔梗 黃柏 熟地 遠志去心 玄參 天門冬去心 麥門冬去心 各等分 乾薑炮炒黑減半
柴 응용: 唾血 齒槽膿漏

清肺湯 청폐탕【萬病回春 便血門】

經 地黃 3.0 當歸 3.0 地楡 2.0 黃芩 2.0 山梔子 2.0 川芎 2.0 黃柏 2.0 芍藥 1.5 黃連 1.5 側柏葉 1.5 槐角 1.5 阿膠 1.5

【萬病回春(失血)】

清肺湯 청폐탕【萬病回春 咳嗽】

經 黃芩 2.0 桔梗 2.0 陳皮 2.0 桑白皮 2.0 貝母 2.0 杏仁 2.0 山梔子 2.0 天門冬 2.0 大棗 2.0 竹茹 2.0 茯苓 3.0 當歸 3.0 麥門冬 3.0 五味子 1.0 乾薑 1.0 甘草 1.0

中 桔梗 3 桑白皮 3 川貝母 3 杏仁 2 黃芩 5 山梔子 2 五味子 3 麥門冬 2 天門冬 2 當歸 3 茯苓 3 陳皮 3 生薑 1 炙甘草 1 大棗 1 水煎服

【萬病回春(咳嗽)】
中 목표: 清肺止咳 祛痰 滋陰
응용: 만성기관지염 기관지확장증 폐결핵 등에서 肺熱 肺陰虛를 나타내는 경우
柴 血痰에는 芍藥 3.0 生地黃 4.0 紫菀 竹茹 阿膠 各2.0 去 五味子 杏仁 貝母 桔梗(紅痰가감법)
藥 목표: 가래가 많이 나오는 기침

清咳湯 청해탕【萬病回春】

柴 當歸 4.0 芍藥 4.0 桃仁 4.0 貝母 2.0 白朮 3.0 青皮 3.0 桔梗 3.0 牧丹皮 2.0 黃芩 2.0 山梔子 2.0 甘草 1.0

【萬病回春(失血)】當歸 白芍 桃仁去皮 貝母 各一錢 白朮去皮 牧丹皮 黃芩 山梔子炒黑 各八分 青皮 桔梗 各五分 甘草 三分
柴 응용: 咳血
(注): 龍 加減逍遙散(壽世保元)(咳血)과 비슷하다.

淸血四物湯 청혈사물탕【萬病回春】

柴 當歸 3.0 川芎 3.0 芍藥 3.0 地黃 3.0 黃芩 3.0 茯苓 3.0 陳皮 3.0 紅花 1.0 甘草 1.0 JP生薑 1.0 水煎하여 五靈脂와 함께 복용한다.

【萬病回春(鼻病)】 氣弱加酒浸黃耆

柴 응용: 주사비

靑蒿鼈(別)甲湯 청호별갑탕【溫病條辨】

中 菁蒿 9 知母 9 牧丹皮 9 鱉甲 12 生地黃 15 水煎服

【溫病條辨(卷三)】 菁蒿 知母 各二錢 鱉甲 五錢 生地黃 四分 牧丹皮 三錢

中 목표: 滋陰淸熱

응용: 급성열병의 후기에서 傷陰餘熱未淸한 경우. 폐결핵 빈혈증 기타 만성질환에서 陰虛火旺을 나타내는 경우

淸火凉血湯 청화양혈탕【濟世全書】

柴 當歸尾 3.0 芍藥 3.0 地黃 3.0 貝母 3.0 山梔子 3.0 百合 3.0 麥門冬 3.0 牧丹皮 2.0 蒲黃 2.0 川芎 2.0 桃仁 2.0 阿膠 2.0 JP生薑 1.0

【古今方彙(吐血)】 當歸尾 赤芍酒洗 生地黃 貝母 梔子 百合 麥門冬 各一錢 丹皮 蒲黃炒黑 各七分 川芎 熟地 桃仁 阿膠 各五分 薑皮 水煎

柴 응용: 토혈

(注): 當歸尾는 當歸의 支根 또는 根의 끝이다.

淸暈化痰湯 청훈화담탕【萬病回春】

《衆方規矩》 陳皮 半夏 茯苓 枳實 黃芩 川芎 白芷 羌活 天南星 防風 細辛 甘草

【萬病回春】 陳皮 半夏 茯苓 各一錢半 枳實 一錢 川芎 黃芩酒 各六分 白芷 羌活 各七分 南星 防風 細辛 各六分 甘草 三分 生薑水煎作丸 氣虛加人蔘 白朮 有熱加黃連 血虛加當歸倍 川芎

현훈

椒梅瀉心湯 초매사심탕【일본경험방】

經 半夏 5.0 黃芩 2.5 乾薑 2.5 人蔘 2.5 甘草 2.5 大棗 2.5 黃連 1.0 烏梅 2.5 蜀椒 1.5

勿 卽 半夏瀉心湯方中 加烏梅 蜀椒

이 처방은 회충으로 구토 心下刺痛을 치료한다. 또한 평소 심하에 寒飮이 있어 惡心喜唾하는 것을 치료한다.

經 半夏瀉心湯에 烏梅 2.5 蜀椒 1.5를 가한다.

大

椒梅湯 초매탕【萬病回春】

經 烏梅 2.0 蜀椒 2.0 檳榔 2.0 枳實 2.0 木香 2.0 縮砂 2.0 香附子 2.0 桂枝 2.0 天練子 2.0 厚朴 2.0 甘草 2.0 乾薑 2.0

般 烏梅 2.0 山椒 2.0 檳榔子 2.0 枳實 2.0 木香 2.0 縮砂 2.0 香附子 2.0 桂枝 2.0 川練子 2.0 厚朴 2.0 甘草 2.0 乾薑 2.0

【萬病回春(腹痛 · 心痛)】 烏梅 花椒 檳榔 枳實 木香別硏 香附子 砂仁 川楝子去核 肉桂 厚朴 乾薑 甘草 各等分 右剉一齊生薑三片水煎服

般 응용: 회충제거

椒目丸 초목환【淺田家方】

漢 椒目一味

勿 (丸藥部) 椒目

漢 눈병

草龍膽散 초용담산【証治準繩 眼目門】

柴 龍膽 3.0 木賊 3.0 川芎 2.0 菊花 2.0 香附子 4.0 決明子 6.0 大黃 1.0

【和劑局方(卷七)】 龍膽草洗去土 菊花去梗 木賊洗淨去節 草決明子微炒 甘草炙 各二兩 香附子炒去毛 川芎不見火 各四兩

柴 응용: 망막증

葱白七味飮 총백칠미음【外臺】

中 葱白 15 葛根 9 淡豆豉 9 生薑 3 麥門冬 12 生地黃 12 水煎服

【外臺秘要(卷三)】 葱白一升 葛根 麥門冬 乾地黃 各六合 豆豉一合 生薑二合

中 목표: 發汗解表 滋陰淸熱
응용: 加減葳蕤湯에 준한다.

葱豉湯 총시탕【肘後方】

中 葱白頭(連鬚) 15 淡豆豉 15 水煎服

【肘後備急方(卷二)】 葱白一握 豆豉一升

中 목표: 通陽解表
응용: 감기 인플루엔자 코막힘 등의 表寒 表實의 輕症을 나타내는 경우

催生湯 최생탕=桂枝茯苓丸(p.34)

崔氏八味丸 최씨팔미환=八味地黃丸(p.331)

催乳方 최유방【牛山活套】

經 露蜂房 熟地黃 等分/ 2味를 黑燒하여 梧子大 糊丸으로 만들어 매번 50丸씩 大麥煮汁으로 2주간 복용한다.

【牛山活套(乳病)】 婦人乳汁不出 露蜂房 熟地黃 各等分黑燒糊丸 梧子大每服五十丸 大麥煮湯用二七日中乳汁出如涌

矢 응용: 유즙부족

催乳劑 최유제

柴 茯苓 5.0 薏苡仁 5.0 當歸 3.0 川芎 3.0 酸棗仁 3.0 王不留行 3.0

柴 「출전불명」

追蟲湯 추충탕

漢 海人草 5分 苦楝皮 3分 陳皮 2分 半夏 2分 茯苓 2分 檳榔子 3分 甘草 1分

漢 구충

追風通氣散 추풍통기산【萬病回春】

勿 當歸 4.0 木通 4.0 芍藥 4.0 白芷 4.0 茴香 2.0 枳實 4.0 甘草 2.5 何首烏 4.0 烏藥 3.0

勿 此藥流注癰疽發背傷折 非此不能効

追風通氣湯 추풍통기탕【萬病回春】

龍 當歸 4.0 木通 4.0 芍藥 4.0 何首烏 4.0 烏藥 4.0 白芷 2.5 枳實 2.5 小茴香 1.5 甘草 1.5

龍 목표 · 응용: 癰疽類에서 壞病이 되어 통증이 심한 경우 또는 打撲疝氣脚氣類에서 疼痛 痰飮을 수반한 경우.

追風丸 추풍환【東醫寶鑑】

《醫典》 何首烏 4.0 荊芥 4.0 苦參 4.0 蒼朮 4.0 皂角 4.0

《醫典》 白癜風 항에 기재되어 있다.

縮泉丸 축천환【婦人良方】

中 烏藥 益智仁 等量 粉末을 山藥으로 환을 만들어 1일 2~3회 6g씩 복용한다.

【校註婦人良方(卷八)】 烏藥 益智仁 各等量 가루내고, 술로 달인 山藥粉의 糊로 梧桐子 크기의 환을 만들어 사용한다.

中 목표: 補腎縮尿

春林赤石脂湯 춘림적석지탕【華岡】= 赤石脂湯

經 黃芪 4.0 人蔘 4.0 朮 4.0 當歸 3.0 赤石脂 3.0 陳皮 2.0 生薑 2.0(JP生薑 1.0) 柴胡 2.0 大棗 2.0 甘草 1.5 升麻 0.5

勿 治痔疾藏毒 及眞脫肛
經 補中益氣湯加赤石脂 3.0
(注): 勿 에는 赤石脂湯

春澤湯 춘택탕【奇効】

勿 猪苓 4.0 澤瀉 4.0 茯苓 4.0 蒼朮 4.0 桂枝 3.0 柴胡 4.0 人蔘 4.0 麥門冬 4.0

勿 五苓散方中加柴胡人蔘麥門 治伏暑發熱 煩渴引飮 小便不利 助周文采醫方選要云 兼治傷寒陰陽不分 疑似之間最宜服之

朮附湯 龍 출부탕 = 白朮附子湯【金匱要略】(p.113)

朮附湯 출부탕【醫宗金鑑】

中 白朮(또는 蒼朮) 15(4) 附子 9(1)(先煎) 水煎服

中 목표: 散寒祛濕 止痛 止瀉
응용: 만성관절염 요통증 경견완증후군 좌골신경통 견관절주위염 변형성관절증 만성관절류마티스 등에서 寒濕痺를 나타내는 경우

沖和順氣湯 柴 충화순기탕 = 升麻白芷湯 (p.183)

大

治脚氣冷毒云云方 치각기냉독운운방【外台】

勿 吳茱萸 4.0 檳榔 4.0 木香 2.0 犀角 2.0 半夏 2.5 生薑 2.0

【外臺秘要】治脚氣冷毒悶 心下堅 背膊痛 上氣欲死方

勿 본 처방은 唐侍中一方의 증후에 구토가 있으면서 上氣欲死者에게 사용한다. 嘔氣 양상이 犀角旋覆花湯과 비슷하나, 旋覆花湯은 水氣가 상부에 盛하여 나타나고, 본 처방은 水氣가 나타나는데 濕毒이 곧장 心下에서 상충되어 구토하게 된다.

治肝虛內熱方 치간허내열방【彙言】

勿 羚羊 2.0~4.0 半夏 2.0 當歸 4.0 防風 4.0 天麻 3.0 茯苓 5.0 酸棗 2.0 人蔘 3.0 白朮 4.0 鈎藤 3.0

勿 본 처방은 沈香天麻湯의 증후에 內熱이 있을 때 사용한다. 이 증후와 비슷하면서 가벼운 경우에는 抑肝散으로 한다. 또한 大人이 類中이 되어 肝에 속하면 이 처방으로 한다. 만약 陰分에 빠지면 解語湯을 사용하는데 方意는 모두 서로 비슷하다.

治肩背拘急方 치견배구급방

經《일본경험방》茯苓 6.0 青皮 4.0 香附子 4.0 烏藥 4.0 莪朮 3.0 甘草 1.0

龍《中山攝州》青皮 2.5 烏藥 2.5 莪朮 2.5 茯苓 6.0 香附子 6.0 甘草 3.0

勿 青皮 茯苓 烏藥 莎草 莪朮 甘草

龍 목표 · 응용: 氣鬱에 의한 肩背拘急

(注): 스트레스에 의한 어깨와 목 결림

治鼓脹一方 치고창일방【新修】

勿 琥珀 3.0 沈香 2.0 茯苓 5.0 地黃 4.0 犀角 2.5 三稜 3.0 莪朮 3.0 蘇木 3.0

勿 본 처방은 敗血流로 水氣가 변한 것을 치료한다. 그러나 산후패혈에 의한 水氣에는 東洋琥珀湯으로 하고, 고창이 되면 본 처방으로 한다.

治骨硬一方 치골경일방【台州】

勿 縮砂 3.5 甘草 2.5 包市白湯浸, 含口漸呑下

勿 誤呑釘錢骨 不下咽者皆治之

治狂一方 치광일방【東郭】

勿 厚朴 2.5 大黃 1.0 枳實 4.0 黃芩 4.0 黃連 1.5 芒硝 6.0 一角 2.0~3.0

勿 본 처방은 大承氣湯의 변방으로 심한 狂症에 사용한다. 和田東部이 여러 번 경험한 처방이며, 병이 완화되면 下氣圓으로 처방한다.

治帶片 치대편【上海中藥製藥三廠】

中 金櫻子 芡實 蒼朮 知母 苦蔘 墓頭回

中 목표: 止帶 清熱利濕

(注): 墓頭回는 미타리 유사식물 (patrinia scabio saefolia)

大

治頭瘡一方 치두창일방=大芎黃湯

經 《일본경험방》 連翹 3.0 蒼朮 3.0 川芎 3.0 防風 2.0 忍冬 2.0 荊芥 1.0 甘草 1.0 紅花 1.0 大黃 0.5~1.0

中 《香川》 連翹 3 蒼朮 3 川芎 3 防風 2 忍冬藤 2 荊芥 1 生甘草 1 紅花 1 大黃 1 水煎服

勿 忍冬 紅花 連翹 蒼朮 荊芥 防風 川芎 大黃 甘草

中 목표: 祛風 清熱解毒 活血化濕
응용: 습진 피부염 미란 화농증 아토피성피부염 등에서 風濕熱을 나타내는 경우

柴 治頭瘡一方으로 낫지 않는 경우☞ 馬明湯加減(p.88)

藥 목표: 습진 피부병 영유아 습진

治頭痛一方 치두통일방【東郭】

經 黃芩 1.5 黃蓮 1.5 大黃 1.5 枳實 1.5 乾薑 1.5 吳茱萸 1.5 半夏 6.0 甘草 2.0

龍 黃芩 2.5 黃蓮 2.5 大黃 2.5 枳實 2.5 乾薑 2.5 吳茱萸 2.5 半夏 6.0 甘草 2.0

勿 黃芩 黃連 大黃 半夏 枳實 乾薑 吳茱萸 甘草

龍 목표 · 응용: 두통이면서 명치부위가 답답하고 변비가 있는 경우

治胖丸 치반환【津田玄仙 家方】

《實際》 朮 3.0 厚朴 3.0 陳皮 3.0 甘草 2.0 綠礬 1.0 大棗 1.0/ 米糊로 환을 만들어 1회 4.0~6.0을 복용한다.

《實際》 貧血. 黃胖病(십이지장기생충)

治婦人經水不通方 치부인경수불통방【本事方後集】

勿 人蔘 4.0 茯苓 5.0 當歸 4.0 瞿麥 2.0 大黃 1.0 芍藥 4.0 桂枝 3.0 葶藶 4.0

勿 이 처방은 血分腫의 주처방이다. 혈분종이라는 것은 王汞甫가 「惠濟方」에서 이렇게 정의하였다. 婦人經滯化爲水流走四肢悉皆腫滿各日血分證 與水腫相似醫不能審輒作水腫治之誤也 만약 허증이면 이 처방보다 《寶慶集》의 調經散을 사용한다.

治婦人骨蒸勞熱咳嗽云云方 치부인골증노열해수운운방【官邸便方】

龍 川芎 3.0 當歸 3.0 芍藥 3.0 香附子 4.0 麥門冬 4.0 白朮(또는 古立蒼朮) 2.5 牧丹皮 2.5 地骨皮 2.5 五味子 1.5 甘草 1.5

龍 목표 · 응용: 폐결핵 월경 관련 제반 증상 등에서 발열 피로 咳嗽

大

治婦人癥瘕塊痛方 치부인징가괴통방【彙言薛國球開元記事】

勿 芍藥 4.0 玄胡索 4.0 木香 2.0 乾漆 2.0 莪朮 3.0 五靈脂 3.0 肉桂 3.0

勿 此方治血蠱脹滿

治上熱下寒嘔吐方 치상열하한구토방【傷寒本義】

勿 吳茱萸 4.0 乾薑 2.0 黃連 1.0 人蔘 4.0

勿 이 처방은 吳茱萸湯의 變方으로 上熱을 목적으로 한다. 우리 문중에서 최근 이 처방을 기본으로하여 上熱下寒의 경우 吳茱萸湯에 半夏 黃連을 가하여 특효가 있었다.

治癬一方 치선일방【竹中氏】

勿 忍冬 2.0 樸樕 3.0 石膏 6.0~10.0 芍藥 4.0 大黃 1.0 甘草 2.5 當歸 4.0

勿 이 처방은 竹中文輔의 家方으로 疥癬痛이 심한 경우를 치료한다.

治小兒愛吃泥方 치소아애흘니방【壽世保元】

經 黃芩 2.0 橘皮 2.0 白朮 2.0 茯苓 2.0 使君子 2.0 甘草 2.0 胡黃連 1.0 石膏 5.0

矢 회충으로 壁土 瓦 線香 煙草 生米 茶葉 등을 즐겨 먹어 배가 불룩하며 靑筋이 보이고 코를 후비고 손톱을 물어뜯으며 머리를 흔들고 얼굴이 비뚫어지며 눈을 깜빡깜빡거리는 습관이 있는 경우.
응용: 소아의 癎症 Tic증 이식증

治小兒風痰吐沫氣喘方 치소아풍담토말기천방【彙言】

勿 射干 2.5 大黃 1.0 檳榔 4.0 牛蒡子 3.0 麻黃 2.5 甘草 2.5

勿 이 처방은 麻杏甘石湯의 症에 風痰壅盛하는 자에게 적합하다. 馬脾風의 초기에 사용하면 꽤 효과가 있다.

治水腫鼓脹一方 치수종고창일방【和田東郭】

龍 厚朴 2.5 枳實 2.5 獨活 2.5 茯苓 4.0 古立蒼朮(또는 白朮) 4.0 香附子 4.0 當歸 4.0 川芎 4.0 木通 4.0 甘草 1.0 附子 1.0 紅花 1.0 黃連 1.0

龍 목표 · 응용: 어혈을 겸한 부종
勿 婦人産後水及一切因瘀血而發腫者投之效如神

ㅊ

治腰膝髀云云方 치요슬비운운방【外治】

勿 杜冲 獨活 地黃 當歸 川芎 丹蔘

勿 이 처방은 脚氣腫이 없어진 다음 痿弱酸疼한 경우 사용한다. 후세에서는 思仙續斷圓을 사용하나 이 처방은 간편하면서도 신속한 효과가 있다. 만약 腫氣가 남아 있으면서 痲痺疼痛이 있으면 四物湯加蒼朮 木瓜 薏苡仁으로 한다. 이 처방은 脹腿風에 사용하는 경우도 있는데, 이 모두 酸疼을 목표로 한다.

梔子甘連湯 치자감련탕

《醫典》山梔子 3.0 甘草 4.0 黃連 1.0

梔子甘草豉湯 치자감초시탕【傷寒論】

經 山梔子 3.0 香豉 5.0 甘草 1.0

龍 山梔子 1.4 甘草 1.0 香豉 6.5/ 물 160mL에 山梔子 甘草를 넣고 100mL가 되게 달이고 여기에 香豉를 가하고 60mL가 되게 달여 2회로 나누어 복용한다(편법: 山梔子 2.0 甘草 3.0 香豉 9.5, 水半量 일반전탕법).

【傷寒論(太陽中)】於梔子豉湯方內加入甘草二兩

經 梔子豉湯에 甘草 1.0을 가한다.

龍 목표 · 응용: 梔子豉湯證에 少氣하는 경우

梔子乾薑湯 치자건강탕【傷寒論】

經 山梔子 2.0 乾薑 2.0

龍 山梔子 1.4 乾薑 1.0/ 물 140mL에 약을 넣고 60mL가 되게 달여 2회로 나누어 복용한다(편법: 山梔子 2.0 乾薑 1.5, 水半量 일반전탕법).

【傷寒論(太陽中)】梔子十四枚擘 乾薑 二兩

龍 목표: 심하게 설사한 후, 身熱微煩 또는 불면하는 경우

응용: 梔子豉湯證에서 胃寒 또는 下寒하는 경우. 식도협착증 피부병

梔子大黃湯 치자대황탕【金匱要略】= 枳實梔子大黃湯 枳實梔子大黃豉湯(p.316)

經 山梔子 2.0 大黃 1.0 枳實 1.0 香豉 6.0

龍 山梔子 1.4 大黃 1.0 枳實 3.5 香豉 10.0/ 물 240mL에 약을 넣고 80mL

【金匱要略(黃疸)】梔子 十四枚 大黃 一兩 枳實 五枚 豉 一升

龍 목표: 心中懊憹 또는 熱痛 또는 불면 또는 황달

응용: 황달 주사비 불면증 폐렴 위산과다증

가 되게 달여 3회로 나누어 복용한다.

梔子柏皮湯 치자백피탕【傷寒論】

經 山梔子 3.0 甘草 1.0 黃柏 2.0

龍 山梔子 1.5 甘草 1.0 黃栢 2.0/ 물 160mL에 약을 넣고 60mL가 되게 달여 2회로 나누어 복용한다(편법: 山梔子 2.0 甘草 1.5 黃栢 2.0 水半量 일반전탕법).

中 山梔子 9(3) 黃栢 9(2) 生甘草 3(1) 水煎服

【傷寒論(陽明)】 肥梔子 十五箇擘 甘草 一兩炙 黃蘗 二兩

龍 목표: 身黃 發熱

응용: 황달 소양성피부병 충혈성눈병

中 목표: 淸熱利濕 退黃

응용: 茵蔯蒿湯에 준하되 염증이 심한 경우 사용한다.

梔子生薑豉湯 치자생강시탕【傷寒論】

經 山梔子 3.0 香豉 4.0 生薑 4.0(JP生薑 1.0)

龍 山梔子 1.4 生薑 5.0 香豉 6.5/ 물 160mL에 山梔子 生薑을 넣고 100mL가 되게 달인 다음 香豉를 가하고 60mL가 되게 달여 2회로 나누어 복용(편법: 山梔子 2.0 生薑 7.5 香豉 9.5, 水半量 일반전탕법).

【傷寒論(太陽中)】 於梔子豉湯方內加生薑五兩余依前法得吐止後服

經 梔子豉湯에 生薑 4.0을 가한다.

龍 목표 · 응용: 梔子豉湯證에서 嘔하는 경우

梔子豉湯 치자시탕【傷寒論】

經 山梔子 3.0 香豉 4.0

龍 山梔子 1.4 香豉 6.5/ 물 160mL에 山梔子를 넣고 100mL가 되게 달인 다음, 香豉를 가하여 60mL가 되게 달여 2회로 나누어 복용한다(편법: 山梔子 2.0 香豉 9.5 水半量 일반전탕법. 3회로 나누어 복용).

中 山梔子 9 淡豆豉 9 水煎服

【傷寒論(太陽中)】 梔子十四枚擘 香豉四合綿裹

龍 목표: 虛煩하여 不眠 또는 心中懊憹 또는 胸中塞 또는 心中結痛 또는 煩熱 또는 頭汗出 또는 出血

응용: 열병 폐렴 흉통 불면증 토혈 객혈 痔출혈 瘙痒性皮膚病 胃痛 위산과다증 구내염

中 목표: 淸熱透表 除煩

응용: 감기 인플루엔자 등에서 氣分初熱을 나타내는 경우

열병 회복기에 나타나는 불면에도 사용한다.

梔子枳實芍藥湯 치자지실작약탕

《實際》 梔子 3.0 枳實 2.0 芍藥 4.0

梔子厚朴湯 치자후박탕【傷寒論】

經 山梔子 3.0 厚朴 4.0 枳實 2.0

龍 山梔子 1.4 厚朴 4.0 枳實 3.0/ 물 140mL에 약을 넣고 60mL가 되게 달여 2회로 나누어 복용한다(편법: 山梔子 2.0 厚朴 6.0 枳實 4.0, 水半量 일반전탕법).

【傷寒論(太陽中)】 梔子 十四枚擘 厚朴 四兩炙去皮 枳實 四枚水浸去瓤炒

龍 목표·응용: 心煩腹滿 눕고 일어나기가 편안하지 않음

治酒查鼻方 치주사비방【일본경험방】=治酒查鼻一方

經 地黃 5.0 芍藥 3.0 黃連 2.0 山梔子 2.0 大黃 1.0 甘草 1.0 紅花 1.0

勿 본 처방은 三黃瀉心湯에 가미한 처방으로서 얼굴병에 효과가 있다. 주사비에 국한하여 사용할 경우, 만약 瘡膿이 있으면 大芎湯으로 하고, 淸上防風湯은 이 처방보다 병세가 약한 경우에 사용한다.

治酒查鼻一方 치주사비일방=治酒查鼻方

治脹滿主方 치창만주방【梅花無盡藏】

勿 莎草 4.0 橘皮 2.0 川芎 4.0 茯苓 5.0 蒼朮 4.0 檳榔 4.0 厚朴 2.5 枳實 4.0 黃蓮 1.0

勿 이 처방은 分消湯보다 간편한 것으로 창만 초기에 효과가 있다. 특히 여성에게 좋다. 이 처방보다 증상이 심하면 分消湯을 쓰고, 한층 진행하여 허증에 속하면 行濕補氣養血湯을 쓴다.

治喘一方 치천일방【東郭】

經 茯苓 6.0 杏仁 4.0 桂枝 3.0 厚朴 3.0 紫蘇子 2.0 甘草 2.0

龍 茯苓 6.0 桂枝 3.0 厚朴 3.0 杏仁 4.0 紫蘇子 2.0 甘草 2.0

勿 茯苓 厚朴 桂枝 杏仁 蘇子(東郭은 桑白皮) 甘草

龍 목표·응용: 허증의 천식발작
茯苓杏仁甘草加方: 호흡곤란 동계 尿不利浮腫

治打撲一方 치타박일방【香川】

經 川骨 3.0 樸樕(또는 櫻皮) 3.0 川芎 3.0 桂枝 3.0 大黃 1.0 丁香 1.0 甘草 1.5

中 川骨 5 樸樕 3 川芎 3 桂枝 2 丁香 1 大黃 1 甘草 2 水煎服

勿 浮萍 樸樕 川芎 桂枝 大黃 丁香 甘草

中 목표: 活血化瘀 消腫 通陽
응용: 타박 염좌

藥 목표: 타박에 의한 부종 및 통증

(注): 타박 직후에는 사용하지 않는다. 초기에는 桂苓丸 등을 사용하고, 2~3일째부터 이 처방을 사용하는 것이 보통이다.

治吐乳一方 치토유일방【幼幼新書】

經 蓮肉 2.5 丁香 0.5 人蔘 0.5/ 물 100mL에 50mL가 되게 달여 3회로 나누어 복용한다.

勿 이 처방은 小兒胃虛의 吐乳를 주로 한다.

治肺積右脇硬痛方 치폐적우협경통방

勿 橘皮 2.0 莎草 4.0 檳榔 4.0 一方以沈香代橘皮

勿 이 처방은 右脇硬痛을 치료한다. 만약 飮이 겸한 경우 良枳湯이 좋고, 熱氣가 있는 경우 小柴胡湯加青皮芍藥을 사용한다. 이상 3처방은 左脇硬痛에는 효과가 없으며, 佐脇에는 和肝飮 柴胡疏肝湯 四逆散 吳茱萸茯苓延年半夏湯類를 선택한다. 일반적으로 병을 좌우로 나누어 논할 것은 아니나, 협통은 치료하는 처방을 좌우로 나누어 달리하는데 효과가 없으면 선배들은 吳茱萸 良薑을 左右에 관계 없이 사용했다.

治風癬膿疱疥癩血風諸瘡腫一方 치풍선농포개나혈풍제창종일방【壽世保元】

柴 歸尾 5.0 赤芍 3.0 黃芩 1.0 黃蓮 1.0 黃柏 1.0 大黃 1.0 苦蔘 2.0 防風 2.0 金銀花 2.0 木鱉子 1個

柴 혈변이 있는 경우에는 木鱉子를 빼고, 槐花를 가한다.

治血狂一方 치혈광일방【本邦老醫傳】

龍 當歸 4.0 川芎 4.0 芍藥 4.0 熟地黃 4.0 乾薑 2.0 大黃 2.0 桂枝 3.0 紅花 1.5

龍 목표 · 응용: 壞症의 血狂

治黃胖方 치황반방

經 茵蔯 4.0 茯苓 4.0 澤瀉 4.0 人蔘 3.0 山梔子 3.0 黃耆 3.0 大黃 1.0 薏苡仁 1.0 縮砂 2.0 甘草 2.0

治吃逆一方 치흘역일방【東郭】

柴 半夏 5.0 糯米 5.0 茯苓 3.0 胡椒 3.0 乾薑 3.0 竹茹 2.0

勿 본 처방은 橘皮竹茹湯과 반대로 裏寒에 애역이 있을 때 사용한다. 胡椒 乾薑을 대량 사용하면 효과가 뛰어나다.

七氣消聚散 칠기소취산【統旨】

勿 莎草 3.0 青皮 2.0 莪朮 3.0 三稜 3.0 枳實 4.0 木香 2.0 縮砂 2.0 厚朴 2.5 橘皮 2.0 甘草 2.5 右十味

勿 治蟲脹 因積聚相攻 或疼或脹

七氣湯 칠기탕 = 中 四七湯(p.147)

七厘散 칠리산【良方藥】

中 血竭 30 乳香 5 沒藥 5 紅花 5 朱砂 3 阿仙藥 7 麝香 3.0 龍腦 0.3 / 粉末하여 환을 만들어 1회 1~1.5g 을 술로 복용한다.

【良方集腋(下卷)】 血竭 一兩 紅花 乳香 沒藥 各一錢半 兒茶二 四錢 麝香 氷片各 一 二分 朱砂 一 二錢

中 목표: 活血化瘀 止痛 止血
응용: 타박 염좌 외상 등

七物降下湯 칠물강하탕【修琴堂】

經 當歸 3.0 川芎 3.0 芍藥 3.0 地黃 3.0 黃耆 3.0 鈎鉤藤 4.0 黃柏 2.0

中 當歸 3 川芎 3 白芍 3 熟地黃 3 黃耆 3 鈎鉤藤 4(後下) 黃柏 2 水煎服

經 杜仲 3.0을 가하여 八物降下湯이라고 부른다.

中 목표: 補氣益氣 熄風
응용: 자율신경실조증 갱년기증후군 고혈압 등에서 血虛 肝陽化風을 나타내는 경우

일반적으로 본방은 혈압에 국한하지 말고 血虛의 肝陽上亢을 목적으로 사용하는 것이 좋고, 氣虛가 뚜렷하지 않으면

黃耆를 감량하거나 빼야한다고 생각한다.
또한 강압 진정작용을 가진 補肝腎의 杜仲을 가한 것을 八物降下湯(p.329)이라고 한다.
藥 신체허약 경향의 다음 증상: 고혈압에 동반된 증상(상기 어깨결림 이명 두중)

七味白朮湯 칠미백출탕【小兒藥證直訣】= 錢氏白朮散(p.271)

經 人蔘 12.0 白朮 4.0 茯苓 4.0 葛根 4.0 藿香 1.0 木香 1.0 甘草 1.0
中 〔-散〕 四君子湯에 木香 6(2) 藿香 6(2) 葛根 9(4)을 가한다.

勿 人蔘 茯苓 白朮 藿香 葛根 木香 甘草
中 목표: 補氣健脾 止瀉 解表化濕
응용: 만성위장염 소화불량 만성설사 위장형감기 등에서 脾胃氣虛를 나타내는 경우

七味良枳湯 칠미양지탕☞苓桂甘棗湯(p.216)

七味鷓鴣菜湯 칠미자고채탕【方輿輗】

經 黃連 1.5 大黃 1.5 甘草 1.5 乾薑 1.5 桂枝 4.0 半夏 6.0 鷓鴣菜 3.0

勿 治嘔吐 腹痛 屬蛔者
(注): 勿에서는 출전을 《家方》으로 하고 있다.

七味淸脾湯 칠미청비탕【三因方】

經 厚朴 3.0 靑皮 3.0 半夏 5.0 烏梅 2.0 草果 2,5 甘草 2.0 大棗 2.0 良薑 0.5 生薑 0.5

【衆方規矩(瘧疾)】 食脾傷으로 담음이 정체되어 한열이 발하는 경우를 치료한다.

七成湯 칠성탕【溫疫論】

柴 人蔘 3.0 五味子 3.0 破故紙 3.0 附子 1.0 茯苓 8.0 甘草 2.0

勿 人蔘 附子 茯苓 五味子 甘草 破故紙
柴 응용: 노인의 설사(五更瀉) 脚浮腫

七賢散 칠현산【外科正宗】

經 茯苓 6.0 地黃 5.0 薯蕷 3.0 牡丹皮 3.0 山茱萸 2.0 人蔘 2.0 黃耆 2.0

龍 茯苓 4.0 乾地黃 4.0 山藥 4.0 牡丹皮 3.0 山茱萸 2.0 人蔘 2.0 黃耆 2.0

【外科正宗(卷三)】 茯苓 山藥 牡丹皮 山茱萸 熟地黃 人蔘 各一錢 黃水 二鍾 煨薑三片 大棗二枚

龍 목표: 腸癰이 터진 후 아프며 분비가 멈추지 않는 경우 또는 肉芽不良 또는 무기력 식욕감퇴 面色痿黃 自汗盜汗 睡臥不安한 경우
응용: 급성충수염 겸 국한성 복막염 수술후 궤양

鍼砂湯 침사탕【原南陽】

經 牡蠣 4.0 朮 4.0 桂枝 4.0 茯苓 6.0 鍼砂 1.5 甘草 1.5 人蔘 2.0

矢 白朮 4.0 桂枝 4.0 牡蠣 4.0 茯苓 6.0 人蔘 3.0 鍼砂 1.5 甘草 1.5

【醫事小言(原南陽)】 鍼砂 四錢八分 牡蠣 茯苓 各一錢二分 桂枝四分 人蔘 二分 朮 五分 甘草 一分

목표: 심계항진 어지러움 호흡촉급 안면창백 부종

응용: 심장판막증 빈혈 출혈 후 동계 고혈압 어지러움 심계항진

沈香降氣湯 침향강기탕【和劑局方】

經 沈香 2.0 縮砂 3.0 香附子 5.0 甘草 1.5

龍 香附子 7.5 沈香 0.6 縮砂 1.5 甘草 1.0 生薑 2.0

中 紫蘇子 9 茯苓 9 香附子 6 沈香 3 (後下) 縮砂 3 炙甘草 3 水煎服

中 〔-散〕 沈香 9 香附子 60 縮砂 15 炙甘草 24/ 細末하여 1일 2회, 3g씩 복용한다.

柴 沈香 2.0 縮砂 3.0 香附子 5.0 甘草 1.5 JP生薑 1.0 塩少少

【和劑局方(卷三)】 香附子 二十五斤炒去毛髮 沈香 一斤二兩半一本作十四兩半 縮砂仁 三片 甘草 七片半塩 右爲細末每服一錢入塩少許沸湯

中 목표: 降氣喘 理氣化痰
응용: 蘇子降氣湯에 준하며 寒證이 없는 경우

柴 응용: 협심증 胸症

沈香四磨湯 침향사마탕【家寶】

勿 沈香 2.0 木香 2.0 檳榔 4.0 烏藥 4.0 或加犀角

勿 治冷氣攻衝 心腹疝痛

大

沈香飮 침향음【得效】

勿 沈香 2.0 木香 2.0 羅蔔子 4.0 枳實 4.0

勿 治腹脹 氣喘 坐臥不得

沈香天麻湯 침향천마탕【寶鑑】

經 沈香 2.0 益智 2.0 天麻 2.0 當歸 2.0 防風 3.0 半夏 3.0 獨活 3.0 羌活 4.0 烏頭 1.0 附子 1.0 甘草 1.0 白彊蠶 1.5 生薑 2.0(JP生薑 1.0)

龍 沈香 2.0 益智仁 2.0 烏頭 2.0 天麻 3.0 防風 3.0 半夏 3.0 白河附子 1.0~3.0 羌活 5.0 甘草 1.5 當歸 1.5 白彊蠶 1.5 獨活 4.0

【古今方彙(癎)】 沈香 益智 川烏 各二錢 天麻 防風 半夏 附子炮 各三錢 羌活 五錢 甘草 當歸 姜蚕 各一錢半 獨活四錢

龍 목표 · 응용: 癎症 또는 소아가 공포에 의해 경련을 일으키면서 痰涎을 토하고, 눈을 치켜 뜨며 등이 강직되는 경우. 히스테리 뇌출혈 안면신경마비

矢 목표: 음증체질에서 발생하는 전신동통
응용: 陰證癲癎 小兒急癎 신경쇠약 히스테리 안면신경마비 자율신경실조증

沈香解毒湯 침향해독탕【華岡】

勿 藿香 2.0 連翹 4.0 沈香 2.0 木通 4.0 黃連 1.0 木香 2.0 櫻茹 4.0 黃芩 4.0

勿 治諸疔瘡

沈香豁胸湯 침향활흉탕

經 沈香 3.0 香附子 4.0 縮砂 2.0 桑白皮 2.0 甘草 1.5 吳茱萸 1.5 茯苓 8.0 犀角 0.4

ㅌ

唾石散 타석산【水琴堂】☞排膿散(p.109)

半夏 梔子 甘草

(注): 排膿散의 桔梗을 梔子로 바꿔놓은 것: 中舌 唾舌

托裏消毒飮 탁리소독음

經 《萬病回春》防風 1.5 當歸 1.5 川芎 1.5 白芷 1.5 桔梗 1.5 厚朴 1.5 皂角 1.5 穿山甲 1.5 瓜蔞根 2.0 陳皮 2.0 黃耆 2.5 金銀花 2.5/ 이상을 술에 넣어 달인다.

龍 《外科正宗》人蔘 3.0 川芎 3.0 芍藥 3.0 黃耆 3.0 當歸 3.0 白朮 3.0 茯苓 3.0 桔梗 3.0 白芷 2.0 金銀花 2.0 甘草 2.0 皂角刺 2.0

【萬病回春(癰疽)】金銀花 三錢 黃耆水炒 花粉 各二錢 防風 當歸酒洗 川芎 白芷 厚朴薑汁炒 桔梗 穿山甲炒成珠 皂角刺炒 各一錢 陳皮 三錢 右剉一劑 酒水 各一盃錢服

經 《正宗》의 托裏消毒飮은 防風 瓜蔞根 穿山甲 厚朴을 빼고, 人蔘 白朮 茯苓을 가한 것이다.

龍 목표 · 응용: 모든 화농증

托裏溫中湯 탁리온중탕【外科樞要】

柴 羌活 5.0 益智 3.0 陳皮 3.0 甘草 2.0 丁香 2.0 沈香 2.0 木香 2.0 茴香 2.0 乾薑 1.5 JP生薑 1.0 附子 1.0

【衛生寶鑑(卷十三)】丁香 沈香 茴香 益智仁 陳皮 各一錢 木香 一錢半 羌活 炮薑 各三錢 炙甘草 二錢 附子 炮劑하여 皮와 胚珠를 제거하여 四錢

柴 응용: 설사를 수반한 화농증

奪命丹(丸) 탈명단(환) =桂枝茯苓丸(p.34)

泰山磐石散 태산반석산【景岳全書】

中 黨參 12 黃耆 12 熟地黃 12 白朮 9 當歸 9 續斷 9 黃芩 6 白芍 6 川芎 3 縮砂 3 炙甘草 3 糯米 3 水煎服

【景岳全書(婦人規)】人蔘 黃耆 當歸 續斷 黃芩 各一錢 白朮二錢 川芎 白芍藥 熟地黃各八分 砂仁 炙甘草 各五分 糯米 한 줌

中 목표: 氣血雙補 安胎

응용: 유산전조 절박유산 습관성유산 등에서 氣血兩虛를 나타내는 경우

澤瀉湯 택사탕【金匱要略】

經 澤瀉 5.0 朮 2.0

龍 澤瀉 5.0 白朮 2.0/ 물 80mL를 40mL로 달여 두 번 나누어 복용한다.

【金匱要略(痰飮咳嗽病)】 澤瀉 五兩 白朮 二兩

龍 목표 · 응용: 心下支飮性의 심한 冒眩

澤漆湯 택칠탕【方輿輗】

經 澤漆 4.0 鯉魚(去腸切 2寸) 10.0 赤小豆 10.0 生薑 2.0(JP生薑 1.0) 茯苓 2.0 人蔘 1.0 甘草 0.6

【方輿輗(脚氣 · 癖水腫)】 脚氣腫滿의 증상이 부실하면 이 처방이 훨씬 좋다. 《千金方 · 下》에 內虛不足이 나온다.

土骨皮湯 토골피탕

龍 樸樕 3.0 柴胡 3.0 莪朮 3.0 紅花 1.0 甘草 1.0

龍 목표 · 응용: 頭瘡

土瓜根散 토과근산【金匱要略】

經 土瓜根 芍藥 桂枝 蟅蟲 各等分/ 이상 4味를 細末하여 1회 1.0g을 1회 세 번 나누어 복용한다.

龍 土瓜根 3 芍藥 3 桂枝 3 蟅蟲 3/ 粉末하여 청주로 6.0을 세 번 나누어 복용한다.

【金匱要略(婦人雜病脈證)】 土瓜根 芍藥 桂枝 蟅蟲各三兩

龍 목표: 월경불순 대하 下腹滿痛 또는 음부종창 上氣
응용: 월경불순 인공유산후 월경과 관련된 제증 頑癬

通經導滯湯 통경도체탕【外科正宗】

龍 香附子 4.0 芍藥 4.0 當歸 4.0 川芎 4.0 熟地黃 4.0 橘皮 2.5 牡丹 2.5 牛膝 2.5 獨活 2.5 枳實 1.5 紫蘇葉 1.5 甘草 1.5 紅花 1.0

【外科正宗(下部痛毒門)】 香附 赤芍 川芎 當歸 熟知 陳皮 紫蘇 牧丹皮 紅花 牛膝 枳殼 各一錢 甘草 獨活 各五分

龍 목표 · 응용: 産後의 敗血 腫塊疼痛 또는 부인의 류마티스성 신경통이 오랫동안 낫지 않고 혈액순환과 관련있는 경우

通經湯 통경탕【萬病回春】

藥 當歸 3.0 川芎 3.0 白芍 3.0 生地黃 3.0 肉桂 3.0 厚朴 3.0 枳殼 3.0 枳實 3.0 黃芩 2.0 蘇木 2.0 烏梅 2.0 大棗 2.0 紅花 1.0 JP生薑 1.0 大黃 1.0

【萬病回春(閉經)】 當歸 川芎 白芍 生地黃 大黃 官桂 厚朴 枳殼 黃芩 蘇木 紅花 烏梅 右剉一劑 薑棗 煎服

柴 응용: 부인폐경

E

通關散 통관산【壽世保元】

[勿] 桔梗 4.0 甘草 3.0 人參 3.0 茯苓 4.0 薄荷 1.0 防風 3.0 荊芥 4.0 乾薑 2.0 白朮 4.0 或加附子

[勿] 治喉痺腫痛 不能言語 或瀉 或四肢冷痺者

通竅湯 통규탕【萬病回春】

[藥] 防風 3.0 羌活 3.0 藁本 3.0 葛根 3.0 川芎 3.0 蒼朮 3.0 麻黃 3.0 山椒 2.0 細辛 2.0 甘草 1.0 白芷 1.0 JP生薑 0.5 升麻 2.0

【萬病回春(鼻病)】 防風 羌活 藁本 升麻 乾葛 川芎 蒼朮 白芷 各一錢 麻黃 川椒 細辛 甘草 各三分 右剉一劑 薑三片 葱白三根 水煎熱服

[柴] 응용: 비염 부비동염

通竅活血湯 통규활혈탕【醫林改錯】

[中] 桃仁 9 紅花 9 赤芍 6 川芎 6 葱白 6 生薑 9 大棗 6 麝香 0.15(沖服) 酒水煎服

[中] 목표: 活血化瘀 通竅活絡
응용: 원형탈모증 난청 기미 색소침착 주사비 두부외상후유증 뇌동맥경화증 등에서 血瘀를 띠는 경우

通導散 통도산【萬病回春】

[經] 大黃 3.0 枳殼 3.0 當歸 3.0 芒硝 4.0 厚朴 2.0 陳皮 2.0 木通 2.0 紅花 2.0 蘇木 2.0 甘草 2.0

[中] 當歸 3 紅花 3 蘇木 2 木通 2 大黃 3 芒硝 3 枳實 3 厚朴 2 陳皮 2 甘草 2 水煎服

【萬病回春(折傷)】 大黃 芒硝 枳殼 各二錢 川厚朴 當歸 陳皮 木通 紅花 蘇木 各一錢 甘草五分

[中] 목표: 利氣活血 破血逐瘀 瀉下
응용: 桃核承氣湯에 준하며 血瘀정도가 심하고 氣滯 증후를 띠는 경우. 타박 염좌 외상에도 사용한다.

[藥] 비교적 체력이 있으면서 하복부에 압통이 있고 변비가 잘 생기는 다음 제증: 월경불순 월경통 갱년기장애 요통 변비 타박상 고혈압 수반증상(두통 현훈 어깨결림)

通脈四逆散加猪膽汁湯 통맥사역산가저담즙탕【傷寒論】

[龍] 甘草 2.0 生附子 0.4 乾薑 3.0 猪膽汁 10.0 (羊膽汁 豚膽汁 熊膽으로 代用 가능) 물 120mL에 猪膽汁 이외의 약재를 넣고 50mL가 되게 달인 후 찌꺼기를 버리고, 猪膽汁을

【傷寒論(霍亂)】 於四逆湯方內加人猪膽汁半合余依前法服如無猪膽以羊膽代之

[龍] 목표 · 응용: 汗出하면서 사지궐냉, 四肢拘急 脈微한 경우

가하여 두 번 나누어 복용한다.

通脈四逆湯 통맥사역탕【傷寒論】

經 甘草 3.0 乾薑 3.0 附子 1.0

龍 甘草 2.0 生附子 0.4 乾薑 3.0/ 물 120mL에 약을 넣고 50mL가 되게 달여 두 번 나누어 복용한다(편법: 甘草 2.0 白河附子 1.0 乾薑 3.0을 일반전탕법).

【傷寒論(少陰)】 甘草 二兩炙 附子大者一枚生用去皮破八片 乾薑 三兩 强人可四兩

龍 목표: 裏寒外熱性의 설사 수족냉 脈微 안면홍조 또는 복통 또는 乾嘔 또는 咽痛

응용: 급만성장염 냉증 인통 상기

가감법

안면홍조가 있는 경우는 葱 10cm 정도를 잘라 가한다.

腹中痛이 있는 경우 芍藥 2.0을 가한다.

嘔에는 生薑 2.0을 가한다.

목구멍이 아픈 경우는 桔梗 1.0을 가한다.

설사가 멈추고 맥이 약한 경우는 人蔘 2.0을 가한다.

通脈理氣湯 통맥이기탕【萬病回春】

柴 蒼朮 3.0 白朮 3.0 香附子 3.0 生地黃 3.0 檳榔 3.0 山梔子 3.0 黃芩 3.0 陳皮 3.0 貝母 3.0 玄參 2.0 川芎 2.0 黃柏 1.0 黃連 1.0 甘草 1.0 JP生薑 1.0 木香 1.0 竹瀝

【萬病回春(耳病)】 黃柏酒炒 梔子仁炒 元參酒洗 各一錢 蒼朮鹽水炒 白朮瓦焙 香附童便炒 生地黃薑汁炒 檳榔 各一錢 撫芎 八分 陳皮鹽水浸炒 一錢 貝母 三錢 黃連酒浸猪膽汁炒 黃芩同上製 各一錢 木香 甘草炙 各五分 右剉作一劑生薑煎入竹瀝同服

柴 목표: 이명 이롱 인후불리

痛瀉要方 통사요방【景岳全書】= 白朮芍藥散

中 白朮 9 白芍 9 陳皮 6 防風 5 水煎服

中 목표: 平肝止痛 健脾止瀉

응용: 위장신경증 과민성대장염 만성장염 장결핵 또는 급성위장염 등에서 肝脾不和를 띠는 경우

通仙丸 통선환【方輿輗】

經 蕎麥粉 大黃末 各等分/ 糊丸으로 1회 3.0g씩 복용한다.

【方輿輗(丸劑方)】 花麥 黃良 各等分 治大便不通

退血止痛飮 퇴혈지통음【萬病回春】

柴 當歸尾 1.5 芎藥 1.5 地黃 1.5 白芷 1.5 防風 1.5 荊芥 1.5 羌活 1.5 連翹 1.5 黃芩 1.5 黃連 1.0 黃柏 1.0 山梔子 1.0 薄荷 1.0 枳殼 2.0 桔梗 2.0 知母 2.0 石膏 5.0 車前子 3.0 甘草 1.0

【萬病回春(杖瘡)】歸尾 赤芍 生地黃 白芷 防風 荊芥 羌活 連翹 黃連 黃芩 黃柏 梔子 薄荷 枳殼 桔梗 知母 石膏 車前子 甘草

柴 응용: 打撲症의 통증(어혈)

(注): 歸尾는 當歸의 枝根 또는 根의 끝

透膈湯 투격탕【醫學入門】

柴 木香 1.5 白豆蔲 1.5 砂仁 1.5 枳殼 3.0 大棗 3.0 陳皮 3.0 厚朴 3.0 半夏 3.0 靑皮 3.0 甘草 1.0 大黃 1.0 芒硝 1.0 JP生薑 1.0 檳榔 1.5

【古今方彙(呑酸)】木香 白豆 檳榔 砂仁 枳殼 厚朴 半夏 靑皮 陳皮 甘草 大黃 芒硝 薑棗煎食後通口服

柴 응용: 급성위염 유무협착 등으로 트림 呑酸 메슥거림

透膿散 투농산【外科正宗】

勿 黃耆 3.0 穿山甲 3.0 川芎 3.0 當歸 3.0 皁角子 3.0

勿 治癰疽諸毒 內膿已成不穿破者 宜服之立破

ㅌ

破棺湯 파관탕【일본경험방】

經 桃仁 3.0 杏仁 3.0 桑白皮 3.0

勿 治膈噎

이 처방은 噎膈보다는 痰飮家 欬喘하면서 咽痛하는 경우에 효과가 있다.

(注): 長谷川弥人 [勿誤藥室方函口訣釋義]의 方讀便覽에 生薑이 있다.

破敵膏 파적고【일본경험방】

漢 左突 7錢 青蛇 3錢

【春林軒膏方】 此方吸毒去惡物生肉瘡瘍結毒膿汁連綿而難愈者

漢 左突膏☞p.280 青蛇膏 香油四合 松脂水飛百目 黃鼠八十錢 綠靑 二十錢 烏賊骨 乳香 各十錢 丹礬 五分一本作五錢 枯礬 五分一本作五錢 酢三合一本二合 (春林軒膏方)

八物降下湯 팔물강하탕【大塚敬節】☞七物降下湯(p.320)

矢 七物降下湯에 杜冲 3.0을 가한다.

矢 응용: 허증의 고혈압

八物附子湯 팔물부자탕【千金方】

龍 白河附子 1.0 茯苓 3.0 蒼朮 3.0 芍藥 3.0 桂枝 3.0 當歸 3.0 人蔘 3.0 乾薑 3.0

龍 목표 · 응용: 냉성의 관절통이 심한 경우 관절류마티스

八物湯 팔물탕【薛己】=八珍湯(p.333)

經 人蔘 3.0 白朮 3.0 茯苓 3.0 當歸 3.0 熟地黃 3.0 芍藥 3.0 甘草 1.5 大棗 1.5 乾薑 1.0

龍 人蔘 3.5 白朮 3.5 茯苓 3.5 當歸 3.5 川芎 3.5 熟知黃 3.5 芍藥 3.5 甘草 2.5 大棗 2.0 JP生薑 1.0

龍 목표 · 응용: 血氣虛弱 또는 惡寒發熱 또는 煩燥口渴 또는 寒熱昏迷 또는 흉격이 편안하지 않으며 大便實하지 않은 경우 또는 식욕부진 下腹脹痛 등의 경우

(注): 經에는 川芎이 없다는 점에서 八珍湯과 다르다.

八味帶下方 팔미대하방 【名家方選】

經 當歸 5.0 川芎 3.0 茯苓 3.0 木通 3.0 陳皮 2.0 山歸來 4.0 金銀花 1.0 大黃 1.0

龍 山歸來 6.0 當歸 3.0 川芎 3.0 木通 3.0 茯苓 3.0 陳皮 2.0 金銀花 2.0 大黃 1.0~2.0

勿 寄良 當歸 川芎 茯苓 橘皮 木通 金銀花 大黃

龍 목표·응용: 농성 악취성 대하

(注): 勿 의 寄良은 山歸來에 해당한다.

八味檳榔湯 팔미빈랑탕 【原南陽】

矢 檳榔 半夏 桂枝 陳皮 紫蘇子 茯苓 木通 甘草

矢 九味檳榔湯의 [加減]에 있으나 분량은 없음

八味疝氣方 팔미산기방 【福井】

經 桂枝 3.0 延胡索 3.0 木通 3.0 烏藥 3.0 牧丹皮 3.0 牽牛子 3.0 桃仁 6.0 大黃 1.0

龍 桃仁 4.0 桂枝 3.0 延胡索 3.0 木通 3.0 烏藥 3.0 牧丹皮 3.0 牽牛子末 2.0 大黃 1.0(牽牛子末은 달여 찌꺼기를 버린 후 가한다)

【方讀辨解(疝)】 桂枝 香附子 延胡索 桃仁 烏藥 牧丹 黑丑 大黃

龍 목표·응용: 냉복통 또는 脚攣急 또는 음낭고환종 또는 부인월경불순 血塊痛 또는 자궁탈출증

(注): 설사하지 않는 급성복통, 요통 <中田敬吾>

八味逍遙散 팔미소요산 【和劑局方】=逍遙散

經 當歸 3.0 芍藥 3.0 柴胡 3.0 白朮 3.0 茯苓 3.0 乾薑 1.0 薄荷 1.0 甘草 1.5

【埴岡博共 著 「藥局製劑漢方194方의 사용방법」】 逍遙散과 같은 처방이다. 단지《衆方規矩》의 逍遙散은 薄荷가 들어 있지 않은 7味로 되어 있다. 따라서 7味로 이루어진 처방과 구별하기 위하여 八味라고 이름한 것으로 생각된다.

또한 본방에서 甘草를 빼고 橘皮 牧丹皮 貝母 黃連을 가한 《醫貫》의 逍遙散이라는 처방이 있다. 이것과 구별하기 위해서도 八味라고 부른다고 생각된다.

舊藥 어깨뭉침 쉬 피로하고 정신불안 등의 정신신경증상. 때때로 변비경향이 있는 모든 증상: 냉증 허약체질 월경불순 월경곤란 갱년기장애 월경과 관련된 제증

八味順氣散 팔미순기산

《醫典》白朮 3.0 茯苓 3.0 青皮 3.0 白芷 3.0 陳皮 3.0 烏藥 3.0 人蔘 3.0 甘草 1.0

《實際》마비. 평소에 위장이 약하며 기울 경향이 있는 경우

八味腎氣丸 팔미신기환【金匱要略】= 八味丸

(p.332)

八味地黃湯 팔미지황탕【金匱要略】= 八味地黃丸(p.331) 八味丸(p.332)

經 地黃 5.0 山茱萸 3.0 薯蕷 3.0 澤瀉 3.0 茯苓 3.0 牧丹皮 3.0 桂枝 1.0 附子 1.0

八味地黃丸 팔미지황환【金匱要略】

= 桂附八味丸
附桂八味丸
八味丸
腎氣丸
金櫃腎氣丸
崔氏八味丸
八味腎氣丸

經 地黃 8分 山茱萸 4分 薯蕷 4分 澤瀉 3分 茯苓 3分 牧丹皮 3分 桂枝 1分 附子 1分/ 煉蜜로 환을 만들어 1회 2.0g씩 1일 세 번 나누어 복용한다.

中 熟地黃 24(5) 山藥 12(3) 山茱萸 12(3) 澤瀉 9(3) 茯苓 9(3) 牧丹皮 9(3) 桂枝 3(1) 炮附子 3(1)/ 粉末을 蜂蜜로 환을 만들어 1일 2회 9g씩 복용. 적당량을 水煎服해도 좋다.

中 목표: 溫補腎陽
응용: 만성신염 당뇨병 자율신경실조증 노인성치매 발기부전 초기 전립선비대증 백내장 불임 무월경 기타 만성질환 또는 배뇨기능이상 등에 腎陽虛 腎陰陽兩虛을 띠는 경우
腎陽虛에 대해서는 순환촉진작용이 보다 강한 補陽祛寒의 효능이 있는 肉桂를 사용하는 편이 좋다. 附子 肉桂를 사용한 처방을 附桂八味丸이라 한다.

藥 쉬 피로하고 손발이 자주 차지고 尿量減少 또는 多尿로서 때때로 口渴이 있는 다음 증상: 하지통 요통 저림 노인의 침침한 눈 가려움 배뇨곤란 빈뇨 부종

(注): 藥〔-丸〕1일 6g을 60丸으로 계산한다.

ㅍ

八味丸 팔미환 【金匱要略】

= 附桂八味丸
桂附八味丸
金匱腎氣丸
八味腎氣丸
八味地黃丸(p.331)
腎氣丸
崔氏八味丸

經 地黃 8分 山茱萸 4分 薯蕷 4分 澤瀉 3分 茯苓 3分 牧丹皮 3分 桂枝 1分 附子 1分/ 煉蜜로 환을 만들어 1회 2.0을 1일 세 번 나누어 복용한다.

龍 熟地黃 8.0 山藥 4.0 山茱萸 4.0 澤瀉 3.0 茯苓 3.0 牧丹皮 3.0 桂枝 1.0 炮附子 1.0/ 粉末하여 蜂蜜로 0.3g의 환을 만들고 日本酒 소량으로 1회 15丸을 복용한다. 1일 2회 점차 증량하여 25丸까지 증량한다(편법: 6.0~9.0g~12.0g을 3회로 나누어 복용한다).

龍 [-科] 熟地黃 6.0 山藥 4.0 澤瀉 4.0 茯苓 4.0 山茱萸 2.0 牧丹皮 2.0 桂枝 2.0 白河附子 1.0

【金匱要略(中風歷節)】 山茱萸 薯蕷 各四兩 澤瀉 茯苓 牧丹皮 各三兩 桂枝 附子 炮 各一兩

龍 목표: 口渴 尿利減少 또는 증가 요통 하복부이완 또는 긴장 혹은 煩熱 혹은 短氣
응용: 급만성신염 또는 신증후군 급성방광염 위축신 각기 요통 동맥경화증 고혈압 뇌출혈 성신경쇠약 遺精 陰痿 소양성피부병 陰門瘙痒症

八神湯 팔신탕 【千金方】

勿 柴胡 4.0 芍藥 4.0 鱉甲 3.0 茯苓 4.0 大黃 0.7 乾薑 1.0 人蔘 3.0 甘草 2.0

勿 治心腹痞滿 萎黃瘦瘠 四肢痿弱繚戾

八正散 팔정산 【和劑局方】

中 萹蓄 9 瞿麥 9 車前子 9(包煎) 滑石 9 山梔子 6 大黃 6(後下) 木通 6 甘草 3 水煎服

【和劑局方(卷六)(治積熱)】 車前子 瞿麥 滑石 大黃麪裹隈去麪切焙 山梔子仁 萹蓄 木通 甘草炙 各一斤

中 목표: 淸熱瀉火 利水通淋
응용: 급성요도염 방광염 신우신염 요로결석 등에서 熱淋을 나타내는 경우

八珍益母湯 팔진익모탕☞八珍湯

八珍湯 팔진탕=八物湯(p.329)

經 《瑞竹》 人蔘 3.0 白朮 3.0 茯苓 3.0 當歸 3.0 川芎 3.0 熟地黃 3.0 芍藥 3.0 甘草 1.5 大棗 1.5 乾薑 1.0

中 《正體類要》 黨參 12(人蔘 3) 白朮 6(3) 茯苓 9(3) 炙甘草 3(2) 熟地黃 12(3) 當歸 9(3) 川芎 6(3) 白芍 9(3) 水煎服

八解散 팔해산【和劑局方】

龍 人蔘 3.0 白朮(또는 古立蒼朮) 3.0 茯苓 3.0 陳皮 3.0 半夏 3.0 藿香 3.0 厚朴 6.0 甘草 2.0 生薑 2.0 大棗 2.0

敗毒散 패독산【小兒藥證直訣】=人蔘敗毒散

中 荊防敗毒散(p.348)에서 荊芥 防風을 빼고 人蔘(黨參)을 가한 것

敗毒湯 패독탕【香川家】

經 柴胡 3.0 獨活 3.0 桔梗 3.0 川芎 3.0 枳實 2.0 甘草 2.0 生薑 2.0(JP 生薑 1.0) 茯苓 5.0

龍 〔-散〕 柴胡 4.0 獨活 4.0 桔梗 4.0 川芎 4.0 茯苓 4.0 枳實 3.0 甘草 3.0 生薑 3.0

瞿麥 車前子 등은 유산을 유발할 수 있으므로 임산부에게는 사용하지 않는 것이 좋다.

柴 목표: 熱淋 血淋 少便閉

【萬病回春(補益)】 人蔘 白朮 茯苓 當歸 川芎 白芍 熟地黃 各一錢 甘草炙 五分 右剉薑棗煎服

中 목표: 氣血雙補
응용: 빈혈 만성간염 만성신염 그 외 만성질환 산후출혈후 육아형성부전 자율신경실조증 등에서 氣血兩虛를 띠는 경우
가감법
산후에는 益母草를 가한다(八珍益母湯).

(注): 四君子湯合四物湯

龍 목표·응용: 감기 기타 급성열병에서 열이 높으며 땀이 나고 또는 구토나 설사를 겸하며 식욕부진 안색이 창백하며 누렇게 뜨고 권태감이 심한 경우

中 목표: 氣虛의 風寒濕表證에 적용(發汗작용은 미약하며 補氣한다).

勿 柴胡 獨活 桔梗 川芎 川芎 枳實 甘草 茯苓 生薑

龍 목표·응용: 痛痺 발진 화농 눈병 咽痛 疥癬

貝母瓜蔞散 패모과루산【醫學心悟】

中 浙貝母 12 瓜蔞仁 12 天花粉 9 茯苓 6 桔梗 6 橘紅 3 水煎服

【醫學心悟(卷三)】貝母 一錢半 瓜蔞 一錢 天花粉 茯苓 橘紅 桔梗 各八分

中 목표: 淸熱化痰 潤肺止咳
응용: 淸燥救肺湯에 준하며 燥熱이 심하지 않은 경우

敗母湯 패모탕【本事方】

經 柴胡 3.0 貝母 2.0 桂枝 2.0 杏仁 2.0 五味子 2.5 桑白皮 2.5 橘皮 2.5 黃芩 2.5 乾薑 0.5 甘草 1.0 生薑 1.0 木香 1.0

【本事方(卷三)】貝母 一兩去心薑製半日焙 黃芩生去皮 乾薑生 各一兩 陳皮去白 五味子 各一兩揀 桑白皮淨洗蜜炙黃 半夏湯浸七次 柴胡去苗淨洗 桂心不見火 各半兩 木香 一分 甘草 一分炙
治諸嗽久不差
(注): 원전에는 半夏가 있다.

片仔癀 편자황【中國福建漳州제약회사】

麝香 3% 牛黃 5% 田七 85% 蛇膽 7%

응용: 급만성간염 耳炎 眼炎 齒炎
(注): 임산부는 금한다(添付文書에 따라).

平肝流氣飮 평간유기음【萬病回春】

矢 當歸 3.0 半夏 3.0 茯苓 3.0 橘皮 3.0 山梔子 2.0 香附子 2.0 芍藥 2.0 川芎 2.0 柴胡 2.0 厚朴 2.0 黃連 1.0 靑皮 1.0 吳茱萸 1.0 甘草 1.0 JP生薑 1.0

【萬病回春(脇痛)】當歸酒洗 一錢 白芍酒炒 八分 川芎 六分 橘皮鹽湯洗 一錢 茯苓去皮 一錢 半夏薑製 靑皮醋炒 六分 黃連酒炒 八分 柴胡 七分 香附童便浸炒 八分 厚朴薑汁炒 七分 梔子鹽水拌炒 八分 甘草炙去皮四分 吳茱萸煮三次去水炒 四分 右剉一劑薑三片水煎空心熱服

中 ☞加味逍遙散(p.7)

矢 목표: 간경변이 된지 오래되나 복수는 없거나 적으며 협통이 있는 경우

矢 응용: 모든 시기의 간경변증 복수가 차지 않을 때 모든 시기의 췌장염 담낭염 만성간염 疝氣腹痛

平肝飮 평간음【多紀櫟窓】

龍 柴胡 4.0 芍藥 4.0 香附子 4.0 靑皮 2.0 鼈甲 2.0 檳榔子 2.0 莪朮 2.0 吳茱萸 2.0 甘草 2.0

勿 柴胡 芍藥 莎草 靑皮 鼈甲 檳榔 莪朮 吳茱萸 甘草

龍 목표 · 응용: 좌협하가 결리며, 복직근의 긴장

ㅍ

平胃散 평위산【和劑局方】

經 蒼朮 4.0 厚朴 3.0 陳皮 3.0 大棗 2.0 乾薑 1.0 甘草 1.0

龍 白朮 6.0 厚朴 3.0 陳皮 3.5 甘草 2.5 大棗 2.5 JP生薑 1.0/ 이상을 일반전탕법 또는 散劑로 하여 6.0g을 3회로 나누어 복용한다.

中 蒼朮 9(4) 厚朴 6(3) 陳皮 6(3) 炙甘草 3(1) 生薑 3(1) 大棗 3(2) 水煎服

【和劑局方(卷三)】蒼朮去粗皮米泔浸二日五斤 厚朴去粗皮薑汁製炒香 陳皮去白各三斤二兩 甘草炒 三十兩 右爲細末 每服 二錢以水一錢 入生薑二片 乾棗二枚同煎至七分去薑棗帶熱服空心食前

龍 목표: 위장장애 식욕부진 가슴앓이 하는 경우

응용: 급만성위무력 과식하여 발생하는 천식 위장이 허약하여 감기에 잘 걸리는 경우

가감법

설사에 茯苓 白朮 各 3.0 丁子 1.0을 가한다. 또는 藿香 3.0 半夏 4.0을 가한다.

咳嗽客痰弛脹熱에는 半夏 6.0을 가한다.

腹部氣痛에는 小茴香 2.5을 가한다.

水氣腫滿에는 桑白皮 3.0을 가한다.

冷飮傷食에는 良薑 0.5을 가한다.

滑泄에는 肉荳蔲 2.5를 가한다.

小便赤出澁에는 猪苓 澤瀉 各 3.0을 가한다.

위장무력으로 식욕이 없는 경우에는 黃耆 2.0 人蔘 3.0을 가한다.

점액 설사에는 吳茱萸 3.0을 가한다.

혈변에는 黃連 2.0을 가한다.

胃寒嘔吐에는 乾薑 3.0 茯苓 4.0 丁子 1.5을 가한다.

기가 잘 통하지 않아 가슴앓이하면 香附子 4.0 縮砂 乾薑 各 2.0을 가한다.

胸中이 불쾌하고 가슴앓이하면 枳實 3.0 木香 1.5을 가한다.

대변이 硬하면 大黃 2.0 芒硝 6.0을 가한다.

嘔痢하며 식욕부진인 경우에는 神麯 麥芽 吳茱萸 乾薑 各 2.0 蜀椒 1.0을 가한다.

中 목표: 理氣化濕 화위

응용: 급성위장염 위무력증 위장신경증 급성소화불량증에서 濕困脾胃를 띠는 경우

平胃湯 평위탕【聖濟總錄】= 茯苓四逆湯(p.126)

平咳合劑 평해합제【上海龍華醫院】

中 半夏 9　陳皮 6　厚朴 6　蒼朮 9　水煎服

中 목표: 燥濕化痰 止咳

肺疳方 폐감방【提耳談】

經 木通 3.0　檳榔 3.0　防己 3.0　猪苓 3.0　澤瀉 3.0　半夏 5.0　桔梗 2.0　木香 1.0　丁香 1.0

【提耳談 · 卷一】咳嗽不止 中條流 小兒肺疳方
治小兒肺疳咳 面白或浮腫 오른쪽 복부와 鳩尾에 덩어리가 있으며 小便晝夜數

肺傷湯 폐상탕【千金方】

柴 人蔘 3.0　桂枝 3.0　桑白 3.0　炮薑 2.0　阿膠 2.0　紫菀 2.0　地黃 6.0　飴糖 20.0

勿 人蔘 炮薑 桂枝 阿膠 紫菀 地黃 桑白 飴糖

柴 응용: 咳嗽 咳血을 동반한 폐렴

肺瘍神方 폐양신방 = 肺瘍神湯

肺瘍神湯 폐양신탕【醫宗必讀】= 肺瘍神方

柴 桔梗 3.0　金銀花 3.0　黃耆 3.0　白朮 3.0　薏苡仁 5.0　甘草 2.0　橘皮 2.0　貝母 2.0　葶藶子 1.0　JP生薑 1.0

勿 桔梗 金銀花 黃耆 白朮 薏苡 甘草 橘皮 貝母 葶藶 生薑

柴 응용: 肺壞疽 폐렴의 허증

(注): 肺癰新湯에는 白朮 대신 白芨이 들어가 있다.

肺癰丹方 폐옹단방【明韓丞醫通】

經 薏苡根 搗汁 20.0을 1일 여러번 익혀 복용한다.

(注): 搗汁: 약재를 절구에 찧어 만들어 낸 즙

肺癰神湯 폐옹신탕【醫宗必讀】

龍 桔梗 3.0　黃耆 3.0　白芨 3.0　貝母 3.0　生薑 3.0　金銀花 2.0　甘草 2.0　橘皮 2.0　生薑 2.0　葶藶 2.0　薏苡仁 8.0

龍 목표 · 응용: 폐농양 폐괴저 폐결핵 등에서 소모성해혈이 멈추지 않는 경우.

(注): 肺瘍神湯에는 白芨 대신에 白朮이 들어가 있다.

龍에는 生薑이 중복되어 있다.

肺癰湯 폐옹탕

經 《原南陽》 桔梗 3.0 黃芩 3.0 杏仁 4.0 貝母 4.0 瓜蔞根 2.0 白芥子 2.0 甘草 2.0

龍 《醫事小言》 桔梗 3.0 黃芩 3.0 杏仁 4.0 貝母 4.0 瓜蔞根 4.0 白芥子 2.0 甘草 2.0

蒲公英湯 포공영탕【方輿輗】

經 蒲公英 8 當歸 6 香附子 3 牧丹 3 薯蕷 4

蒲雲散 포운산【淺田家方】

柴 蒲黃炒 雲母炒 各等分

蒲灰散 포회산【金匱要略】

經 蒲灰 7分 滑石 2分/ 이상 2味를 細末하여 1회 1.0g을 1일 세 번 나누어 복용한다.

風六合湯 풍육합탕 ☞ 中 四物湯(p.140)

風引湯 풍인탕【金匱要略】

經 大黃 4分 乾薑 4分 龍骨 4分 桂枝 3分 甘草 2分 牡蠣 2分 寒水石 6分 滑石 6分 赤石脂 6分 紫石英 6分 石膏 6分/ 이상을 細末하여 섞어 1회 2.0g씩 물 50mL에 넣고 2~3회 끓여 찌꺼기를 버리고 1회에 복용한다. 1일 세 번 나누어 복용한다.

龍 大黃 4.0 乾薑 4.0 龍骨 4.0 桂枝 3.0 甘草 2.0 牡蠣 2.0 寒水石 6.0

【醫事小言(卷七)(藏方)】 國老 桔梗 各六分 貝母 瓜蔞根 各五分 杏仁 四分 白芥子 三分 生薑二

龍 목표 · 응용: 폐괴저 폐농양 등에서 咳嗽醒臭 膿 또는 쌀알 같은 것을 토하고, 흉늑간에 隱痛이 있으며 또는 등에 방산통이 있고, 목소리가 잠기고 숨쉬기가 힘들어 누워 있을 수 없는 경우

【方輿輗(乳病)】 蒲公英 一錢六分 薯蕷 七分 當歸 一錢 香附子 五分 牧丹皮 二分

矢 응용: 유즙결핍증

勿 蒲黃炒 雲母炒 各等分

柴 응용: 대하

【金匱要略(消渴小便不利淋)】 蒲灰 七分 滑石 二分 小便不利 蒲灰散主之

【金匱要略(中風歴節)】 大黃 乾薑 龍骨 各四兩 桂枝 三兩 甘草 牡蠣 各二兩 寒水石 滑石 赤石脂 白石脂 紫石英 石膏 各六兩

龍 목표 · 응용: 열성 경련발작 전간 소아경풍

ㅍ

滑石 6.0 赤石脂 6.0 白石脂 6.0 紫石英 6.0 石膏 6.0/ 粉末하여 1회 1.0을 방금 받은 물 120mL로 끓여 3회 정도 끓어오르면 식혀서 40mL를 복용한다.

風陣丸 풍진환

漢 乾薑末을 묽은 풀로 환을 만든다.

漢 목표: 心氣卒痛 中寒水瀉 冷氣咳嗽

河車大造丸 하거대조환

中 [1]《吳球方》紫河車 1個 龜板 60 熟地黃 75 人蔘 30 天門冬 36 麥門冬 36 牛膝 36 杜冲 45 黃柏 45/ 粉末을 蜂蜜로 환을 만들어, 1일 2회 9~12를 복용한다.

中 [2]《扶壽精方》河車大造丸《吳球方》에 茯苓 縮砂를 가한 것

【景岳全書(卷五七)(古方八陣)】 紫河車 一個 龜板 二兩 黃柏 杜冲 各一·五兩 牛膝 天門冬 麥門冬 各一·二兩 熟地黃 二. 五兩

中 [1]목표: 滋補肺腎 淸熱補氣
응용: 만성기관지염 천식 같은 만성질환이 肺腎陰虛 氣虛 증후를 띠는 경우

中 [2]소화흡수촉진의 효능이 더해진다.

夏枯草膏 하고초고【醫宗金鑑】

中 夏枯草 700 甘草 9 桔梗 9 當歸 15 白芍 15 紅花 6 陳皮 9 川芎 9 昆布 9 玄蔘 15 香附子 30 浙貝母 15 白殭蠶 15 烏藥 15/ 煎汁에 蜂蜜 250을 가하여 膏로 만든다. 1일 2회 9~15g 복용한다.

【醫宗金鑑(第六四章)】 京夏枯草 一斤半 當歸 白芍酒炒 黑蔘 烏藥 浙貝母去心 殭蠶(炒) 各五錢 香附子酒炒 一兩 紅花 二錢

中 목표: 軟堅 化痰 散結

夏枯草湯 하고초탕【方輿輗】

經 夏枯草 5.0 甘草 1.5

【方輿輗(眼目)(瘰癧)】 안구 통증 赤眼痛

夏檳湯 하빈탕【木村家】

經 半夏 2.0 朮 2.0 檳榔 1.2 橘皮 1.2 木瓜 1.2

安西安周著「漢方의 臨床과 處方(乳兒脚氣)」에는 半夏 0.5 白朮 0.5 橘皮 0.5 木瓜 0.6 牝狼 0.6으로 되어 있다(量은 初生兒기준이며. 물도 10분의 1로 한다.)

下瘀血湯 하어혈탕【金匱要略】= 下於血丸

龍 大黃 3.0 桃仁 3.0 蟅蟲 6.0 蜂蜜로 四丸을 만들어, 酒 40mL를 끓여 30mL가 되었을 때 頓服한다.

【金匱要略(婦人産後)】 大黃 二兩 桃仁 二十枚 蟅蟲 二十枚熬去足 右三味, 末之煉蜜和爲四丸 以酒二升 煎一丸 取八合 頓服之

用 목표 · 응용: 어혈성복통 월경불순

下瘀血丸 하어혈환【金匱要略】= 下瘀血湯

[經] 大黃 16.0 桃仁 7.0 䗪蟲 21.0/ 이상을 가루로 하여 蜂蜜로서 환을 만들어 1회 1.0을 복용한다.

[中] 大黃 9 桃仁 6 䗪蟲 9/ 粉末을 蜂蜜로 환을 만들어 1일 1회당 3g씩 복용한다.

[中] 목표: 破血逐瘀
응용: 大黃䗪蟲丸(p.82)에 준한다.

寒六合湯 [中] 한육합탕☞四物湯(p.140)

陷胸湯 함흉탕 = 千金陷胸湯

《實際》大黃 1.0 黃連 2.0 甘草 1.0 括蔞實 3.0

[勿] 治胸中心下結積飮食不消
이 처방은 大陷胸湯과 小陷胸湯의 중간에 해당되는 처방이다.

合壁飮 합벽음【內科秘錄】

[經] 芍藥 4.0 黃芩 3.0 枳實 2.5 厚朴 2.0 大黃 2.0 大棗 2.0 甘草 1.0

抗熱牛黃丸 항열우황환 = 安宮牛黃丸(p.204)

解急蜀椒湯 해급촉초탕【外臺】

[經] 蜀椒 2.0 甘草 1.5 乾薑 1.5 人蔘 3.0 大棗 3.0 附子 1.0 粳米 8.0 半夏 5.0

[龍] 乾薑 4.0 人蔘 2.0 蜀椒 1.0 炮附子 0.3(또는 白河附子 1.0) 半夏 8.0 甘草 1.0 大棗 3.0 玄米 7.0

[勿] 卽大建中湯附子粳米湯合方 本無人蔘 今從大建中湯

[龍] 목표: 心腹劇痛 구토 腹鳴
응용: 寒疝 복통 ileus

(注): 복통이 주증상인 大建中湯證에는 본방을 활용한다<藤平健>.

咳奇方 해기방【東郭】

[勿] 麥門冬 4.0 阿膠 4.0 白蛤 4.0 乾薑 2.0 白朮 3.0 地黃 4.0 五味子 1.5 甘草 2.5 桔梗 4.0

[勿] 臺州方鈐名加味百合地黃湯醫法問要久咳方亦同

이 처방은東郭의 經驗方으로 肺痿咳嗽를 치료한다. 만약 熱에 屬한 자라면 聖濟人參養榮湯으로 하며, 이 처방과 景岳의 四陰煎은 伯仲이다.

ㅎ

解肌湯 해기탕【外臺】

勿 葛根 6.0 麻黃 3.0 桂枝 4.0 芍藥 4.0 甘草 2.5 大棗 6.0 生薑 2.0 黃芩 4.0

勿 葛根湯方中加黃芩: 主治天行病二三日 頭痛壯熱者

解毒劑 해독제【香川】

經 山歸來 4.0 木通 4.0 川芎 3.0 忍冬 3.0 大黃 1.0 甘草 1.0 茯苓 5.0

勿 香川 遺糧 川芎 大黃 茯苓 木通 忍冬 甘草

療黴瘡 便毒 下疳 結毒 發漏 筋骨疼痛諸壞證 及癬膗瘡諸惡瘡 膿淋

解毒濟生湯 해독제생탕【觀聚方 外科正宗】

柴 當歸 3.0 川芎 3.0 知母 3.0 天花粉 3.0 茯苓 3.0 金銀花 2.0 麥門冬 2.0 遠志 2.0 柴胡 2.0 黃芩 2.0 犀角 0.5 紅花 1.0 升麻 1.0 牛膝 1.0 甘草 1.0

【外科正宗(脫疽)】 川芎 當歸 黃柏 知母 天花粉 金銀花 麥門冬 遠志 柴胡 黃芩 犀角 茯神 各一錢 甘草 紅花 升麻(手指加) 牛膝(足趾加) 各五分

柴 목표: 脫疽

解勞散 해로산【楊氏】

經 芍藥 6.0 柴胡 4.0 鱉甲 4.0 枳殼 4.0 甘草 2.0 茯苓 2.0 大棗 2.0 JP生薑 1.0

龍 柴胡 6.0 鱉甲 2.0 枳實 2.0 芍藥 4.0 甘草 3.0 茯苓 3.0 大棗 3.0 JP生薑 1.0

勿 卽四逆散方中加鱉甲茯苓

龍 목표: 복부종괴 背部에 견인통 또는 발열이 있는 경우

응용: 결핵성 복막염 담석증 담낭염 위궤양

解語湯 해어탕【永類鈐方】

龍 桂枝 3.0 獨活 3.0 防風 3.0 天麻 2.0 羚羊角末 0.5 甘草 1.0 白河附子 1.0 酸棗仁 6.0

勿 桂枝 防風 獨活 附子 羚羊 甘草 酸棗 天麻

勿 桂枝 防風 獨活 附子 羚羊 甘草 酸棗 天麻

龍 목표: 허증의 언어장애, 舌不自由, 유연

응용: 뇌출혈후의 언어장애

解鬱湯 해울탕【醫學入門】

柴 柴胡 3.0 黃芩 3.0 黃耆 3.0 地骨皮 3.0 地黃 3.0 芍藥 3.0 黃連 1.0

【古今方彙(衄血)】 柴胡 黃連 黃芩 黃耆 地骨皮 生地 熟地 白芍各等分 水煎服

柴 목표: 貧血

海人草 해인초【一貫堂】

經 鷓胡菜 0.5 大黃 0.5 桃仁 0.5 紅花 0.5 桂枝 0.5 黃蓮 0.5 甘草 各 0.5

(注): 출산 시 영아에게 먹여 胎毒을 배출시킨다. ☞ 甘蓮大黃湯(p.16)

海藻玉壺湯 해조옥호탕【醫宗金鑑】

中 海藻 9 浙貝母 9 連翹 6 昆布 9 法半夏 6 青皮 3 海浮石 9 當歸 6 川芎 3 海帶 9 水煎服

【醫宗金鑑(卷七二)】 海藻洗 陳皮 貝母去心 連翹去心 昆布 半夏制 青皮 獨活 川芎 當歸 甘草 各一錢 海帶洗 五分

中 목표: 消痰結 散癭瘤 甲狀腺腫

行氣香蘇散 행기향소산【醫鑑】=行氣香蘇散

經 香附子 2.5 紫蘇葉 2.5 陳皮 2.5 烏藥 2.5 羌活 2.5 川芎 2.5 麻黃 2.0 枳殼 2.0 JP生薑 1.0 甘草 1.0

龍 紫蘇葉 3.0 香附子 3.0 麻黃 3.0 陳皮 2.5 柴胡 2.5 白朮 2.5 川芎 2.5 羌活 2.5 枳殼 2.5 甘草 1.0 JP生薑 1.0

【萬病回春(飮食)】 紫蘇 陳皮 香附子 烏藥 川芎 羌活 麻黃 枳殼麩炒 甘草 因濳加蒼朮 右剉一劑 生薑 三片 水煎溫服

龍 목표: 生冷厚味堅硬한 것을 먹고, 복만복통한 경우, 혹은 급성열병으로 두통신열 관절통 마비 동통 음식이 소화되지 않고 배가 아픈 경우

응용: 食傷 감기 류마티스 복통

가감법

소화가 안 좋은 경우는 山査子 神麯 各 2.0을 가한다.

杏酪湯 행락탕【朝鮮傳】

勿 杏仁 3.0 麥門冬 4.0 氷糖 6.0

勿 清俗供客必用云 暑月最佳 今借治咳嗽

이 처방은 상기 용도 외에도 肺痿勞嗽甚他咳嗽甚者에게도 겸용하여 복용하면 좋다.

杏蘇散 행소산

經 《直指方》 紫蘇葉 3.0 五味子 2.0 大腹皮 2.0 烏梅 2.0 杏仁 2.0 陳皮 1.5 桔梗 1.5 麻黃 1.5 桑白皮 1.5 阿膠 1.5 紫菀 1.5 甘草 1.0

中 《溫病條辨》 紫蘇葉 6 製半夏 6 前胡 6 桔梗 6 杏仁 6 茯苓 9 枳殼 3 陳皮 3 炙甘草 3 生薑 2 大棗 2 水煎服

【中枋規矩(咳嗽)】 紫蘇 七分 五味子 大腹皮 烏梅 杏仁 各五分 陳皮 桔梗 麻黃 桑白皮 阿膠 各二分半 紫菀 三分 甘草 二分

中 목표: 辛溫解表 宣肺 化痰止咳

응용: 감기, 기관지염 등이 凉燥의 표증을 나타내는 경우. 만성기관지염, 기관지확장증 등이 痰濕의 해수를 나타내는 경우

藥 응용: 기침 가래

行濕補氣養血湯 행습보기양혈탕【萬病回春】

[經] 人蔘 2.5 朮 2.5 茯苓 2.5 當歸 2.0 芍藥 2.0 川芎 2.0 木通 1.5 厚朴 1.5 陳皮 1.5 大腹皮 1.5 蘿菖子 1.5 木香 1.0 甘草 1.0 紫蘇葉 1.0

[龍] 人蔘 3.0 白朮 3.0 茯苓 3.0 當歸 3.0 芍藥 3.0 川芎 3.0 木通 2.5 陳皮 2.5 厚朴 2.5 大腹皮 2.5 蘿菖子 2.5 海金砂 2.5 紫蘇葉 2.5 大棗 2.5 甘草 1.0 木香 1.0 JP生薑 1.0

【萬病回春(臌脹)】人蔘 白朮去蘆 茯苓 當歸 川芎 白芍斂瘡 各一錢 蘇梗 陳皮泄漏 厚朴薑炒 大腹皮斂氣 蘿菖子炒 海金沙 木通 利水 各八分 木香運氣 甘草生 各三分 右剉一劑生薑三片棗一枚水煎服

[龍] 목표: 기혈허약 고창 복만 복수 부종
응용: 복수 복막염 간경변증

【萬病回春(鼓脹門)】기허에는 人蔘 白朮 茯苓을 倍로 하고, 혈허에는 當歸 川芎 白芍藥을 倍로 하며, 少便短少에는 猪苓 澤瀉 滑石을 가한다.

杏仁五味子湯 행인오미자탕【家方】

[勿] 杏仁 4.0 五味子 0.5 茯苓 5.0 甘草 2.5

[勿] 이 처방은 茯苓杏仁甘草湯의 症에 咳嗽가 甚한 경우를 치료한다. 고령이면서 虛羸한 사람이 후미한 약을 감당할 수 없는 경우에 의외로 좋은 효과를 보인다.

行和芍藥湯 행화작약탕

[經]《活方機要》芍藥 6.0 當歸 3.0 黃連 3.0 黃芩 3.0 大黃 2.0 檳榔 1.0 木香 1.0 桂枝 1.0

[龍]〔-散〕《和劑局方》芍藥 6.0 當歸 3.0 黃連 3.0 黃芩 3.0 大黃 2.0 檳榔子 1.5 木香 1.5 桂枝 1.5 甘草 1.5

[龍] 목표 · 응용: 급성대장염에 점액 또는 혈변 또는 裏急後重하여 배변후 하복통이 있는 경우

香葛湯 향갈탕【辻本菘庵】

[勿] 紫蘇葉 4.0 葛根 4.0 香附子 6.0 陳皮 6.0 桔梗 3.0

[勿] 목표 · 응용: 감기 발열 기침

香芎湯 향궁탕【儒門】

[經] 石膏 12.0 桂枝 4.5 川芎 5.0 香附子 5.0 甘草 2.0 薄荷 1.0

[龍] 石膏 10.0 桂枝 3.0 川芎 3.0 香附子 6.0 薄荷葉 2.0 甘草 2.0

[龍] 목표 · 응용: 발열두통 열성두통 편두통

香連丸 향련환【兵部手集方】

中 黃連 60(吳茱萸 30과 함께 炒한 뒤, 吳茱萸를 버린다) 粉末 木香 15를 醋로 환을 만들어, 1일 3회 1회당 3~6g씩 복용한다.

中 목표: 淸熱化濕 理氣止痛 止瀉
응용: 급성위장염 세균성하리 적리 등이 大腸濕熱을 띠는 경우

香龍湯 향룡탕【山脇東洋】

한피 9.0 丁字 1.0: 夜尿症

香朴湯 향박탕【萬病回春】

經 厚朴 5.0 木香 1.0 附子 1.0

【萬病回春(鼓脹)】 厚朴薑炒 一兩 大附子炮去皮臍 七錢半 木香 三錢 右剉一劑薑七片棗一枚水煎服 治老人中寒下虛 心腹膨脹 不喜食 脈浮遲而弱 此名寒脹

香砂養胃湯 향사양위탕【萬病回春】

經 朮 3.0 茯苓 3.0 蒼朮 2.0 厚朴 2.0 陳皮 2.0 香附子 2.0 白荳蔲 2.0 人蔘 2.0 木香 1.5 縮砂 1.5 甘草 1.5 大棗 1.5 JP生薑 0.7

龍 人蔘 1.5 木香 1.5 白朮 3.0 陳皮 2.5 茯苓 2.5 厚朴 2.5 古立蒼朮 2.5 縮砂 2.5 香附子 2.5 甘草 2.5 白荳蔲 2.0 大棗 2.0 JP生薑 1.0

【萬病回春(飮食門)】 香附子炒 砂仁 蒼朮米泔製炒 厚朴薑汁炒 陳皮 各八分 人蔘五分 白朮去蘆 一錢 茯苓去皮 八分 木香五分 白荳蔲去殼 六分 甘草炙 右剉一劑薑棗煎服

龍 목표: 위장장애 식욕부진 음식 맛을 모를 때 胃에 뭔가 걸린 것 같은 느낌이 들면서 답답할 때
응용: 위염 위하수 위확장 위무력증 식욕부진

【萬病回春(飮食門)】 脾胃의 막힘에는 乾薑 官桂를 가하고, 육식이 소화되지 않는 경우에는 山査子 草果를 가하며, 밀가루나 면류를 먹어 체한 경우에는 神麴 麥芽를 가하며, 생냉과일을 먹어 체한 경우에는 檳榔子 乾薑을 가하며, 胸腹滿悶이 있는 경우에는 枳殼 蘿葍子 大腹皮를 가하고, 음식이 상하여 윗배가 아프면 木香 枳實 益智仁을 가하며, 음식에 상하여 설사하는 경우에는 乾薑 烏梅 白朮을 가한다. 惡心 구토하는 경우에는 藿香 丁香 半夏 烏梅 乾薑을 가한다.

香砂六君子湯 향사육군자탕【內科摘要】= 中 健脾和胃湯

經 人蔘 3.0 朮 3.0 茯苓 3.0 半夏 3.0 陳皮 2.0 香附子 2.0 大棗 1.5 JP生薑 1.0 甘草 1.0 縮砂 1.0 藿香 1.0

龍 半夏 6.0 陳皮 3.0 人蔘 3.0 白朮 3.0 茯苓 3.0 香附子 3.0 藿香 2.0 縮砂 2.0 大棗 2.0 生薑 2.0 甘草 1.5

中 《和劑局方》 六君子湯에 木香 9(3) 縮砂 3(1)을 가한다.

【萬病回春(飮食門)】 香附子 一錢 砂仁 五分 人蔘 五分 白朮 一錢 茯苓去皮 半夏薑製 陳皮 各一錢 木香 白荳蔻 厚朴薑汁炒 益智仁 甘草炙 各五分 右剉一劑薑棗煎服

龍 목표: 허약한 위장으로 宿食痰氣를 겸하여 식욕부진 구토오심 또는 설사 후 위장이 좋지 않고, 열병 후의 미열이 가시지 않으면서 기침이 멈추지 않아 기력이 약해진 경우, 노인허약자 등이 식후에 졸리고 머리도 무거우며 팔다리에 기운이 하나도 없는 경우, 또는 服滿 噯氣 呑酸
응용: 위장무력 병후 식욕부진 위산과다증 감산증

中 목표: 補氣健脾 理氣化痰 止痛
응용: 위장신경증 위십이지장궤양 소화불량증 만성설사 임신구토 등에서 脾胃氣虛 痰濕 氣滯를 띠는 경우

香砂二陳湯 향사이진탕 ☞二陳湯(p.249)

香砂平胃散 향사평위산【萬病回春】

經 蒼朮 4.0 香附子 4.0 厚朴 3.0 陳皮 3.0 大棗 2.0 JP生薑 1.0 甘草 1.0 藿香 1.0 縮砂 1.5

龍 香附子 3.0 陳皮 3.0 白朮 3.0 枳實 2.5 藿香 2.5 縮砂 1.5 木香 1.5 甘草 1.5 JP生薑 1.0

經 平胃散에 香附子 4.0 藿香 1.0 縮砂 1.5을 가한다.

龍 목표: 밥맛은 좋아서 평소보다 배 정도 먹었으나, 소화를 시킬 수 없고 위장에 그득 친 느낌.
응용: 食傷 위산과다증

(注): 《萬病回春》에는 음식 鬱證 설사 구토 呑酸 소삽 복통 협통의 各門에 동명으로 수록되어 있다. 제각각 약물 구성은 다르다.

響聲破笛丸 향성파적환【萬病回春】

經 連翹 2.5 桔梗 2.5 甘草 2.5 大黃 1.0 縮砂 1.0 川芎 1.0 訶子 1.0 阿仙藥 2.0 薄荷 4.0

龍 連翹 2.5 桔梗 2.5 甘草 2.5 大黃 1.0 縮砂 1.0 川芎 1.0 訶子 1.0 阿仙藥 2.0 薄荷葉 4.0/ 이상의 배합으로 卵白을 가하여 丸藥으로 만들어 1회 2.0~3.0 복용한다.

藥 〔-丸〕전량생약을 가루로 내어 蜂蜜을 결합제로 활용하여 환제 175환을 만든다, 20환을 1일 수회에 걸쳐 복용한다.

【萬病回春(咽喉)】 連翹 二兩半 桔梗 二兩半 川芎 一兩半 川芎 一兩半 砂仁 一兩 訶子 一兩炒 百藥 二兩 薄荷 四兩 大黃 一兩 甘草 二兩半 右爲細末雉子淸爲丸……臨臥噙化. 徐徐嚥下

龍 목표 · 응용: 노래나 연설을 시행하여 목소리가 망가진 경우

香蘇散 향소산【和劑局方】

經 香附子 4.0 紫蘇葉 1.0 甘草 1.0 陳皮 2.5 生薑 3.0(JP生薑 1.0)

龍 紫蘇葉 4.0 香附子 6.0 陳皮 6.0 甘草 1.0 JP生薑 1.0 炙若干

中 香附子 6(4) 紫蘇葉 6(1) 陳皮 3(2) 炙甘草 3(1) 生薑 2(3) 水煎服

【和劑局方(卷二)】 陳皮二兩不去白 香附子炒香去毛 紫蘇葉 各四兩 甘草炙 一兩

龍 목표 · 응용: 감기 기타 열병에서 두통 발열 오한이 있는 경우

가감법

두통에는 川芎 細辛 各 3.0 白芷 2.5을 가한다.

발한에는 麻黃 白朮 各 3.0을 가한다.

해수에는 杏仁 桑白皮 各 3.0을 가한다.

中 목표: 理氣和胃 理氣解表

응용: 신경성 위염 위염 위장신경증 등에서 脾胃氣滯를 띠는 경우. 또는 위장형 감모

가감법

烏藥 乾薑〔正氣天香湯(p.273)〕

矢 魚中毒(蕁麻疹)

【衆方規矩(感冒 · 香蘇散)】 頭痛에는 芎芷를 加하여 芎芷香蘇散이라고 명하며 氣鬱頭痛을 치료한다.

香薷飮 향유음【和劑局方】

中 香薷 6 白扁豆 9 厚朴 6 水煎服

【和劑局方(卷二)】 香薷去土一斤 白扁豆微炒 厚朴去麄皮薑汁塗炙令黃各半斤

中 목표: 祛暑解表 化濕化中
응용: 여름감기 급성위장염 인플루엔자 등에서 더위를 먹은 경우
가감법
陰暑로 구갈, 발열이 심한 경우: 加 金銀花 12 連翹 9 (新加香薷飮)
陰暑로 구갈 발열이 심한 경우: 加 黃連 (四味香薷飮)
陰暑로 설사가 심한 경우: 加 茯苓 12 炙甘草 3 (五味香薷飮)
陰暑에 기허가 동반된 경우: 加 黨參 9 白朮 9 黃耆 12 陳皮 3 木瓜 3 (十味香薷飮)

香川解毒劑 향천해독제【香川】

經 山歸來 4.0 木通 4.0 茯苓 5.0 川芎 3.0 忍冬 3.0 甘草 1.0 · 大黃 1.0

勿 遺糧 川芎 大黃 茯苓 木通 忍冬 甘草

矢 응용: 매독에 의한 제증상 모든 피부질환 淋病

玄武湯 柴 현무탕 = 眞武湯(p.291)

玄參升麻湯 현삼승마탕【證治準繩】

柴 玄參 2.0 赤芍 4.0 升麻 1.0 犀角 1.0 桔梗 3.0 黃芩 3.0 管衆 3.0 甘草 2.0 JP生薑 0.5

柴 응용: 소아구내염

血府逐瘀湯 혈부축어탕【醫林改錯】

中 生地黃 12 桃仁 12 當歸 9 川芎 9 赤芍 9 牛膝 9 柴胡 6 枳殼 6 桔梗 5 甘草 3 水煎服

【醫林改錯(上卷)】

中 목표: 活血化瘀 理氣止痛 補血
응용: 협심증 관상동맥질환 만성두통 편두통 불면증 흉통 늑간신경통 뇌혈관장애 뇌외상증후군 안저출혈 알레르기성자반병증 만성간염 간경변증 만성담낭염 요로결석 위 십이지장궤양 혈전성정맥염 월경곤란 무월경 산후 태반잔류 부정성기출혈 출혈성 자궁병증 골반내혈종 타박에 의한 혈종 DIC 등

ㅎ

荊芥蓮翹湯 형개연교탕

經 《萬病回春》荊芥 2.0 連翹 2.0 防風 2.0 當歸 2.0 川芎 2.0 芍藥 2.0 柴胡 2.0 枳殼 2.0 黃芩 2.0 山梔子 2.0 白芷 2.0 桔梗 2.0 甘草 1.5

經 《一貫堂》當歸 1.5 芍藥 1.5 川芎 1.5 地黃 1.5 黃連 1.5 黃芩 1.5 黃柏 1.5 山梔子 1.5 連翹 1.5 防風 1.5 薄荷 1.5 荊芥 1.5 甘草 1.5 枳殼 1.5 柴胡 2.0 白芷 2.0 桔梗 2.0

龍 《一貫堂》當歸 1.5 芍藥 1.5 川芎 1.5 熟地黃 1.5 黃連 1.5 黃芩 1.5 黃柏 1.5 山梔子 1.5 連翹 1.5 防風 1.5 薄荷葉 1.5 荊芥 1.5 甘草 1.5 枳殼 1.5 柴胡 2.0 白芷 2.5 桔梗 2.5

中 《一貫堂》黃連 2 黃芩 2 黃柏 2 山梔子 2 當歸 2 川芎 2 熟地黃 2 白芍 2 連翹 2 荊芥 2 薄荷 2 防風 2 柴胡 2 白芷 2 桔梗 2 枳殼 2 炙甘草 2 水煎服

【萬病回春(耳)】荊芥 連翹 防風 當歸 川芎 白芍 柴胡 枳殼 黃芩 山梔 白芷 桔梗 各等分 甘草減半兩 耳腫痛하는 것은 腎經에 風熱이 있기 때문이다.

龍 목표: 체질적으로 피부가 약간 거무스럼하면서 손발이 끈적끈적거리고 脈腹이 모두 긴장되어 있는 경우.
응용: 급성중이염 축농증 비후성비염 편도선염 코피 여드름 청년기 허약체질 개선

中 일반적으로 청년의 귀, 코, 인후, 폐의 만성염증을 목표로 하지만 반드시 청년기에 구애받을 필요는 없다.

(注):《萬病回春(耳病門, 癰疽門)》의 한약구성은 經이며, 나머지는 《一貫堂》의 처방이다. 鼻病門의 한약구성은 耳病門 구성에서 枳殼이 빠지고, 生地黃이 들어가 있다. 대변을 소통시키기 위해서 大黃 芒硝를 넣고, 열이 심하면서 통증도 격렬하면 黃芩 黃連을 넣는다.

荊防敗毒散 형방패독산

經 《萬病回春》荊芥 2.0 防風 2.0 羌活 2.0 獨活 2.0 柴胡 2.0 前胡 2.0 薄荷 2.0 連翹 2.0 桔梗 2.0 枳殼 2.0 川芎 2.0 金銀花 2.0 茯苓 2.0 甘草 1.0

龍 《萬病回春》荊芥 2.0 防風 2.0 獨活 2.0 柴胡 2.0 前胡 2.0 薄荷葉 2.0 枳殼 2.0 川芎 2.0 桔梗 2.0 金銀花 2.0 連翹 2.0 茯苓 2.0 甘草 1.0 JP生薑 1.0

中 《攝生衆妙方》荊芥 9(3) 防風 9(3) 羌活 6(2) 獨活 6(2) 柴胡 9(3) 前

【萬病回春(癰疽)】防風 荊芥 羌活 獨活 柴胡 前胡 薄荷 連翹 桔梗 枳殼 川芎 茯苓 金銀花 甘草

龍 목표: 화농증으로 惡寒發熱頭痛疼痛이 있는 경우
응용: 癰(Carbuncle) 유선염 임파선염 피하농양 근염

中 목표: 辛溫解表 祛風濕 止咳化痰 止痛
응용: 감기 인플루엔자 유행성이하선염 기관지염 만성관절류마티스 잠을 못자서 생긴 項强 經肩腕증후군 한냉 담마진 습진 초기 화농증 등에서 風寒濕의 表證을 띠는 경우

胡 6(2) 川芎 6(2) 桔梗 3(1) 枳殼 6(2) 茯苓 9(3) 炙甘草 3(1) 生薑 3(1) 薄荷 3(1)(後下) 水煎服

蒿芩淸膽湯 호금청담탕【重訂通俗傷寒論】

中 菁蒿 10 黃芩 10 竹茹 10 製半夏 6 赤茯苓 10 枳殼 6 陳皮 10 碧玉散(滑石, 生甘草, 青黛) 10 (包煎) 水煎服

中 목표: 和解半表半裏 淸熱化濕 和胃化痰
응용: 급성간염 담낭염 신우염 위염 인플루엔자 뇌염 여름철열 등에서 濕熱에 의한 半表半裏證을 띠는 경우

胡麻散料 호마산료【壽世保元】

柴 胡麻 3.0 當歸 3.0 何首烏 2.0 防風 2.0 威靈仙 2.0 川芎 2.0 牛蒡子 2.0 蒺藜子 2.0 黃芩 2.0 芍藥 2.0 白芷 1.0 荊芥 1.0 菊花 1.0 苦蔘 1.0 升麻 1.0 蔓荊子 1.0 薄荷 1.0 黃連 1.0

柴 응용: 백반

琥珀散 호박산

《實際》琥珀 2.0 海金砂 2.0 滑石 3.0/ 이상을 粉末로 하여 섞어 1회 2.0씩 1일 세 번 나누어 복용한다.

琥珀湯 호박탕

經[1]《方輿輗》澤瀉 5.0 猪苓 3.0 茯苓 3.0 朮 3.0 桂枝 2.0 琥珀 3.0 商陸 3.0 反鼻 1.0 丁香 1.0

經[2]《山脇家》琥珀 3.0 商陸 3.0 反鼻 1.5 丁香 1.5

龍《山脇家方》琥珀 商陸 反鼻 猪苓 丁香

勿《山脇》琥珀 商陸 反鼻 猪苓 丁香

經[1] 五苓散加琥珀反鼻(方輿輗. 수종)

龍 목표 · 응용: 산후부종 및 諸血毒腫

ㅎ

虎翼飮 호익음【産論】

經 半夏 8.0 生薑 4.0 茯苓 4.0 橘皮 3.0 伏龍肝 15.0

【産論(卷一)】病候曰 心下逼而嘔吐者 治法曰 虎翼飮以伏龍肝汁煎服半夏八錢 茯苓 四錢 靑皮 一錢 生薑 一錢半

紅藍花酒湯 홍람화주탕【金匱要略】

經 紅花 1.0 紅花 하나를 술 40mL에 넣고 끓여 20mL가 되면 1일 2회 나누어 복용.

【金匱要略(婦人雜)】紅藍花 一兩 右一味 以酒一大升 煎減半 頓服半 未止再服 婦人六十二種風 及腹中血丸刺痛

紅花當歸散 홍화당귀산【壽世保元】

柴 當歸 6.0 川芎 3.0 芍藥 3.0 熟地黃 3.0 黃芩 3.0 香附子 3.0 枳殼 2.0 玄胡索 2.0 茴香 1.5 厚朴 1.5 柴胡 1.5 陳皮 1.5 三稜 1.5 莪朮 1.5 牛膝 1.5 紅花 1.0 甘草 1.0 JP生薑 1.0

柴 응용: 월경통 월경불순

和肝飮 화간음【玉案】

勿 當歸 4.0 芍藥 4.0 三稜 3.0 靑皮 2.0 茴香 2.0 木香 2.0 枳實 4.0 柴胡 5.0 縮砂 3.0

勿 治脅下結硬起一條作疼

華蓋散 화개산【和劑局方】

經 麻黃 4.0 杏仁 4.0 茯苓 5.0 橘皮 2.0 桑白皮 2.0 紫蘇子 2.0 甘草 1.0

龍 紫蘇子 3.5 茯苓 3.5 陳皮 3.5 桑白皮 3.5 麻黃 3.5 杏仁 3.5 甘草 2.0

中 麻黃 12 杏仁 12 茯苓 15 橘皮 6 桑白皮 6 紫蘇子 6 甘草 3 水煎服

【和劑局方(痰飮)】麻黃去根節 紫蘇子 隔紙炒 桑白皮炙 杏仁去皮尖炒 赤茯苓去皮 陳皮去白 各一兩 甘草炙 半兩

龍 목표: 發熱咳嗽上氣 胸滿 어깨와 목 근육 경결 현훈 코막힘 목소리 잘 나오지 않음.
응용: 감기 유행성 감기 기관지천식

中 목표: 辛溫解表 化痰

和口散 화구산【淺田家方】

漢 蒲黃 辰砂(外用)

《實際》蒲黃 20.0 辰砂 5.0/ 이상을 가루내어 散布한다. 또는 人中白을 가하거나 또는 龍腦를 가하여 蜜로 버무려 사용한다.

勿 蒲黃二錢 辰砂五厘

漢 입이 헌다든지 배꼽이 짓무른데 외용한다.

(注): 人中白은 사람 소변의 자연침전응고물이다.

和氣飮 화기음【續易簡後集】

勿 蒼朮 4.0 茯苓 5.0 橘皮 3.0 白芷 3.0 甘草 2.5 當歸 4.0 厚朴 2.5 川芎 4.0 芍藥 4.0 桔梗 4.0 半夏 2.5 桂枝 3.0 枳實 4.0 乾薑 2.0

勿 五積散去麻黃

化痰淸火湯 화담청화탕【萬病回春】

柴 當歸 天南星 2.0 半夏 2.0 陳皮 2.0 知母 2.0 石膏 2.0 蒼朮 2.0 白朮 2.0 黃連 2.0 黃芩 2.0 山梔子 2.0 芍藥 2.0 甘草 1.5 生薑 1.0

【萬病回春(嘈雜)】 南星薑汁炒 半夏薑汁炒 陳皮 知母 石膏 蒼朮米泔浸 白朮去蘆 黃連 黃芩 梔子 白芍 各等分 甘草 一錢半 右剉一劑生薑三片 水煎服

柴 목표: 嘈雜有痰

化毒丸 화독환【東洋】

經 乳香 10.0 輕粉 1.0 大黃 3.0 雄黃 3.0 亂髮霜 3.0/ 이상을 辰砂를 입혀 糊丸으로 1회 2.0씩 1일 1회 복용한다.

勿 治黴毒沈深 及偏枯一切癘毒腹痛等

化食養脾湯 화식양비탕【證治大還】

經 人蔘 4.0 白朮 4.0 茯苓 4.0 半夏 4.0 陳皮 2.0 大棗 2.0 新麴 2.0 麥芽 2.0 山査子 2.0 縮砂 1.5 JP生薑 1.0 甘草 1.0

經 六君子湯에 縮砂 1.5 神麴 2.0 麥芽 2.0 山査子 2.0을 가한다.

般 응용: 위장이 약하면서 식욕이 없고, 명치가 답답하며, 쉽게 피로해하며, 빈혈성으로 수족이 쉽게 차가워지는 데 활용한다.
-위염 위무력증 위하수 소화불량 식욕부진 胃痛 구토

和中飲 화중음【일본경험방】

勿 枇杷葉 4.0 藿香 3.0 縮砂 3.0 吳茱萸 4.0 桂枝 3.0 丁香 2.0 甘草 2.5 木香 2.0 莪朮 3.0

勿 이 처방은 關本伯傳의 家方으로서 傷食을 치료하는 일반 약이다.

和解湯 화해탕【鷄峰】

勿 芍藥 4.0 桂枝 3.0 甘草 2.5 乾薑 2.0 蒼朮 4.0 茯苓 5.0 半夏 2.5

勿 治血氣虛弱 外感寒邪 身體疼倦壯熱 惡寒 腹中絞痛 鼻塞頭昏 痰多咳嗽 大便不調

還睛散 환정산【證治準繩】

柴 川芎 3.0 草龍膽 3.0 草決明 3.0 石決明 3.0 荊芥 2.0 枳實 2.0 炙甘草 2.0 菊花 1.5 麻子仁 4.0 白茯苓 4.0

柴 응용: 익상편

還睛丸 환정환【證治準繩】

柴 川芎 3.0 蒺藜子 3.0 木賊 3.0 白朮 3.0 羌活 3.0 菟絲子 3.0 熟地黃 3.0 甘草 1.0

【和劑局方(七卷)】 白朮生用 菟絲子酒浸別研 青箱子去土 防風去蘆 甘草炙 羌活去苗 白蒺藜炒去尖 密蒙花 木賊去節

柴 응용: 결막염

還魂湯 환혼탕【金匱要略】

經 麻黃 3.0 杏仁 3.0 甘草 2.0

【金匱要略(雜療方)】 麻黃 三兩去節 杏仁去皮尖 七十個 甘草 一兩炙 救卒死客忤死

豁痰湯 활담탕【萬病回春】

柴 半夏 4.0 山梔子 3.0 海桐皮 3.0 陳皮 3.0 枳殼 3.0 茯苓 2.5 川芎 2.0 薑黃 2.0 甘草 1.0

【萬病回春(背痛)】 半夏製 梔子炒 各一錢 陳皮 海桐皮 枳殼 各八分 桔梗 赤芍 蒼朮製 香附子 各七分 茯苓去皮 六分 川芎 薑黃 各五分 甘草 二分 右剉一劑 生薑煎

柴 견배동통

活絡流氣飮 활락유기음【會元】

勿 木通 4.0 羌活 3.0 柴胡 5.0 升麻 3.0 白芷 4.0 桔梗 4.0 薄荷 2.0 當歸 4.0 川芎 4.0 紅花 2.0 甘草 2.5 連翹 4.0 皂角刺 2.5 木鱉子 2.5 威靈仙 2.5

勿 治流注塊或不痛者 或發乍寒乍熱 亦日流注風

滑石白魚散 활석백어산【金匱要略】

經 滑石 亂髮霜 白魚 等分/ 이상을 가루 내어 1회 1.0g을 1일 세 번 나누어 복용한다.

活血散瘀湯 활혈산어탕【外科正宗】

經 川芎 2.5 當歸 2.5 芍藥 2.5 牧丹皮 2.5 瓜子 2.5 桃仁 2.5 蘇木 2.0 枳殼 2.0 檳榔 2.0 大黃 2.0

龍 川芎 3.0 當歸 3.0 防風 3.0 芍藥 3.0 蘇木 3.0 連翹 3.0 天花粉 3.0 皂刺 3.0 黃芩 3.0 枳殼 3.0 紅花 1.0 大黃 1.0

【外科正宗(腸癰主治方)】川芎 當歸 防風 赤芍 蘇木 連翹 天花粉 皂角 紅花 黃芩 枳殼 各一錢 大黃 二錢

龍 목표 · 응용: 臀部癰 또는 항문주위 염증의 초기에 發赤 腫脹 疼痛 便秘

가감법

변통: 去大黃加乳香 1.0

(注): 經은 腸癰論 龍은 臀癰論의 同名異方

活血解毒湯 활혈해독탕【淺田家方】

經 山歸來 4.0 木通 4.0 茯苓 5.0 當歸 5.0 川芎 3.0 忍冬 3.0 荊芥 1.5 甘草 1.0 大黃 1.0 紅花 1.0

經 香川解毒湯에 當歸 5.0 紅花 1.0 荊芥 1.5를 가한다.

勿 이 처방은 해독제증에 血燥를 띠는 경우에 활용한다.

豁胸湯 활흉탕【東郭】

柴 桑白皮 6.0 茯苓 6.0 吳茱萸 2.0 犀角 0.5

中 桑白皮 西閣 吳茱萸 茯苓

勿 卽桑白皮湯方中加犀角茯苓

中 응용: 濕脚氣 脚氣衝心으로 허약한 자 및 좌심실부전: 沈香降氣湯을 合方

柴 胸痛: 沈香降氣湯에 合方

ㅎ

黃芩加半夏生薑湯 황금가반하생강탕【傷寒論】

經 黃芩 4.0 大棗 4.0 甘草 3.0 芍藥 3.0 生薑 3.0(JP生薑 1.0) 半夏 5.0

龍 黃芩 3.0 大棗 3.0 芍藥 2.0 甘草 2.0 半夏 8.0 JP生薑 1.0/ 물 400mL를 끓여 120mL로 만들어 1일 3회로 나누어 복용한다.

【傷寒論(太陽下)】 黃芩 三兩 芍藥 二兩 甘草 二兩炙 大棗 十二枚擘 半夏 半升洗 生薑 一兩半 一方三兩切

經 黃芩湯加半夏 5.0 生薑 3.0(JP生薑 1.0)

龍 목표: 설사구토 발열 또는 복통
응용: 급성장염

中 응용: 급성장염, 세균성설사, 赤痢 등이 大腸濕熱을 띠는 경우

黃芩湯 황금탕【傷寒論】= 天物黃芩湯

經 黃芩 4.0 大棗 4.0 甘草 3.0 芍藥 3.0

龍 黃芩 3.0 大棗 3.0 芍藥 2.0 甘草 2.0

中 黃芩 9(4) 白芍 6(3) 生甘草 6(3) 大棗 6(4) 水煎服

【傷寒論(太陽下)】 黃芩 三兩 芍藥 二兩 甘草 二兩炙 大棗十二枚擘(太陽과 少陽의 合病)

龍 목표: 發熱腹痛泄瀉
응용: 급성장염 복통

中 목표: 淸熱止痢 和中止痛

(注): 위장형감모(바이러스에 의한 경우)

黃耆建中湯 황기건중탕【金匱要略】

經 桂枝 4.0 生薑 4.0(JP生薑 1.0) 大棗 4.0 黃耆 4.0 芍藥 6.0 甘草 2.0

위의 약재를 달여 찌꺼기를 걷어낸 후, 膠飴 20.0을 가하여 다시 끓인 후 5분 뒤 溫服한다.

龍 黃耆 1.5 桂枝 3.0 大棗 3.0 甘草 3.0 芍藥 6.0 水飴 20.0 JP生薑 1.0 물 280mL에 넣고 120mL가 되게 달여 찌꺼기를 걷어내고 水飴를 가하여, 1일 3회 나누어 복용한다..

中《金匱要略》小建中湯에 黃耆 18~30(4)을 가한다.

【金匱要略(血痺虛勞)】 於小建中湯內加黃耆一兩半餘依上法

經 小建中湯加黃耆 4.0

龍 목표: 虛勞裏急諸不足 自汗 盜汗 體表의 분비물
응용: 피로성질환 盜汗 궤양 중이염 치루
가감법: 人蔘 3.0을 가한 것도 있다.
氣短胸滿 : 加JP生薑 0.5
腹滿 : 去大棗 加茯苓 1.5
肺虛損 : 加半夏

中 목표: 補氣固表 緩急止痛 溫中補虛
응용: 小建中湯에 준하나 氣虛의 정도가 강한 것에 적당하다. 이 외에도 알레르기성비염 만성중이염 피부궤양 등에도 사용된다.

黃耆桂枝五物湯 황기계지오물탕【金匱要略】

經 黃耆 3.0 芍藥 3.0 桂枝 3.0 大棗 3.0 生薑 6.0(JP生薑 1.5)

龍 黃耆 3.0 芍藥 3.0 桂枝 3.0 大棗 3.0 生薑 6.0(JP生薑 2.0)/ 물 240mL를 넣고 80mL가 될 때까지 달여 1일 3회로 나누어 복용한다.

【金匱要略(血痺虛勞)】 黃耆 三兩 芍藥 三兩 桂枝 三兩 生薑 六兩 大棗 十五枚

龍 목표: 血痺 身體不仁
응용: 지각마비

黃耆鱉甲湯 황기별갑탕【和劑局方】

經 桑白皮 1.0 半夏 1.0 甘草 1.0 人蔘 1.0 桂枝 1.0 桔梗 1.0 地骨皮 1.5 知母 1.5 秦艽 1.5 紫苑 1.5 柴胡 2.0 黃耆 2.0 芍藥 2.0 鱉甲 2.0 地黃 2.0 天門冬 2.5 茯苓 2.5

【和劑局方(上五卷)】 桑白皮炙 半夏煮 黃耆蜜炙 知母去蘆焙 赤芍藥洗 甘草爁 紫苑去蘆 各二兩半 秦艽去蘆 白茯苓焙 生乾地黃洗焙乾 地骨皮去土 柴胡洗 各三兩三錢 苦桔梗 肉桂去皺皮不見火 人蔘 各一兩陸錢半 鱉甲醋浸去裙炙酥 天門冬 各五兩去心焙 一作地黃 三兩 肉桂 二兩陸 錢半

矢 목표: 勞咳 骨蒸熱 風勞(초기감모에 걸려 攝養을 게울리하여 점차 폐결핵으로 이행한 경우), 열이 지속되는 咳嗽를 수반하는 경우
응용: 만성해수 흉부질환에 수반되는 弛張熱 稽留熱 消耗熱 만성기관지염 만성말라리아

黃耆茯苓湯 황기복령탕【千金方】

勿 黃耆 4.0 茯苓 5.0 當歸 4.0 川芎 3.0 桂枝 3.0 芍藥 4.0 白朮 4.0 地黃 6.0 人蔘 3.0 甘草 3.0

勿 治男諸虛不足 一切病後不如舊

黃耆芍藥桂枝苦酒湯 황기작약계지고주탕【金匱要略】= 耆芍桂枝苦酒湯

經 黃耆 5.0 芍藥 3.0 桂枝 3.0 苦酒(酢로 해도 좋다) 30.0

【金匱要略(水氣)】 黃耆 五兩 芍藥 三兩 桂枝 三兩
以上三味以苦酒一升水七升相和煮取三升溫服一升黃汗病

黃耆湯 황기탕

經 《直指方》黃耆 1.5　人蔘 1.5　蝦蟆 1.5　使君子 1.5　鱉甲 2.0　陳皮 2.0　川芎 2.0　芍藥 2.0　生薑 2.0(JP生薑 1.0)　柴胡 2.5　當歸 3.0　地黃 3.0　茯苓 3.0　半夏 3.0

中 《外臺》黃耆 30　麥門冬 15　生地黃 15　天花粉 18　茯苓 6　五味子 5　甘草 5　水煎服

勿 黃耆 人蔘 鱉甲 當歸 地黃 茯苓 橘皮 川芎 芍藥 蝦蟆 半夏 柴胡 使君子 生薑
治疳勞 喘咳 虛汗 骨蒸 渴而腹瀉 小食者

中 목표: 滋陰益氣
응용: 당뇨병 만성위염 만성기관지염 기타 만성질환에 氣陰虛를 나타내는 경우

黃連橘皮湯 황련귤피탕 【外臺】

《實際》黃連 1.5　橘皮 3.0　杏仁 3.0　麻黃 3.0　葛根 5.0　枳實 2.0　厚朴 3.0　甘草 1.0

勿 療冬溫未即病 至春被積寒所折 不得發 至夏得熱 其春寒解 冬溫毒始 發出肌中 斑爛癮疹 如綿文 而咳 心悶 嘔吐清汁 眼赤 口瘡 下部赤生瘡 己自得下痢

黃連消毒飮 황련소독음 【壽世保元】

經 黃連 1.5　羌活 1.5　黃芩 1.5　黃柏 1.5　藁本 1.5　防己 1.5　桔梗 1.5　當歸 1.5　地黃 1.5　知母 1.5　獨活 1.5　防風 1.5　黃耆 1.5　連翹 1.5　人蔘 1.0　甘草 1.0　陳皮 1.0　蘇木 1.0　澤瀉 1.0

【古今方彙(附骨疽)】黃連 羌活 各一錢 黃芩 黃柏 藁本 防己 桔梗 當歸尾 各五分 生地黃 知母 獨活 防風 連翹 各四分 黃耆 人蔘 甘草 陳皮 各三分 蘇木 澤瀉 各二分

黃連阿膠湯 황련아교탕 【傷寒論】

經 黃連 3.0　芍藥 2.5　黃芩 2.0/ 이상을 달여 찌꺼기는 버리고 여기에 阿膠 3.0을 넣어 다시 달인다. 阿膠가 녹으면, 불을 끄고 조금 식은 다음, 달걀노른자 1개를 넣고 잘 섞은 후 溫服한다.

龍 黃連 4.0　黃芩 2.0　芍藥 2.0　阿膠 3.0　鷄卵黃 1개
물 240mL에 黃連 黃芩 芍藥을 함께 80mL로 만들어 찌꺼기를 버리고,

龍 목표: 心中煩 不得臥
응용: 불면증 번조 토혈 객혈

中 목표: 滋陰降火 安神除煩

藥 목표 용법에서 전탕액에 阿膠를 넣고 녹인 다음, 조금 식으면 卵黃 1개를 넣는다.

(注): 소음의 瀉心湯이라고 불린다.

ㅎ

여기에 阿膠를 넣고 녹인다음, 조금 식으면 卵黃을 가한다. 3회로 나누어 복용한다.

中 黃連 3(3) 黃芩 9(3) 白芍 9(3) 阿膠 9(3) (溶解) 鷄子黃 2個(1個)(後下) 水煎服

黃連溫膽湯 황련온담탕【六因條辨】

中 黃連 3 半夏 6 陳皮 6 茯苓 9 甘草 3 生薑 2 竹茹 6 枳實 6 水煎服

【雜病源流犀燭(卷七)(臟腑門)】黃芩 二兩 黃連 生地黃 知母 各一兩 甘草 五錢
【雜病源流犀燭(卷二十三)(內傷外感門)】薑黃連 甘草 生地黃 當歸尾 赤芍藥 木通 連翹 防風 荊芥
中 목표: 燥濕化痰 淸熱理氣

黃連二陳湯 황련이진탕☞二陳湯

中 二陳湯에 黃連을 가한 것

黃連竹茹湯 황련죽여탕【萬病回春】

柴 黃連 3.0 山梔子 3.0 竹茹 3.0 人蔘 1.5 白朮 1.0 茯苓 1.0 陳皮 1.0 芍藥 1.0 麥門冬 1.0 甘草 1.0 炒米 5.0 烏梅 1.5 大棗 3.0

【萬病回春(卷上)(嘔吐)】黃連薑汁炒 山梔子炒黑 竹茹 各一錢 人蔘 五分 白朮去蘆 茯苓去皮 陳皮 白芍炒 麥門冬 去心 甘草 三分 炒米一撮 發熱加 柴胡 右剉一劑 烏梅 一個 棗一枚 水煎徐徐溫服
柴 목표: 위열 구토 번갈

黃連地黃湯 황련지황탕【萬病回春】

柴 黃連 2.0 五味子 2.0 甘草 2.0 竹葉 2.0 地黃 3.0 瓜蔞根 3.0 當歸 3.0 人蔘 3.0 茯苓 3.0 麥門冬 3.0 大棗 3.0 葛根 4.0 JP生薑 1.0

【萬病回春(消渴)】黃連去鬚 生地黃 天花粉 五味子去梗 川當歸 人蔘去蘆 乾葛 白茯苓去皮 麥門冬 甘草 各一錢 右剉一劑 生薑 一片 棗一枚 竹葉 十片 水二鍾 煎去渣溫服
龍 목표: 三焦의 渴
上焦渴者加 山梔子 桔梗, 中焦渴者加 黃芩, 頭眩渴者 加石膏, 下焦渴者 加黃柏知母

黃連湯 황련탕【傷寒論】

經 黃連 3.0 甘草 3.0 乾薑 3.0 人蔘 3.0 桂枝 3.0 大棗 3.0 半夏 6.0

龍 黃連 3.0 甘草 3.0 乾薑 3.0 桂枝 3.0 大棗 3.0 人蔘 2.0 半夏 8.0/물 400mL을 240mL가 되게 달여 찌꺼기는 버리고 낮에 3회, 밤에 2회에 나누어 복용한다.

中 黃連 6(3) 半夏 9(6) 乾薑 6(3) 大棗 12(3) 炙甘草 9(3) 水煎服

【傷寒論(太陽下)】傷寒 胸中有熱 胃中有邪氣 腹中痛 欲嘔吐者 黃連 三兩 甘草 三兩炙 乾薑 三兩 桂枝 三兩去皮 人蔘 二兩 半夏 半升洗 大棗 十二枚擘

龍 목표: 胸熱胃寒 복통 구토
응용: 급성위염 급성위장염 위산과다증 담석증

中 목표: 和胃降逆 消痞止痛 止瀉 清熱調和腸胃
응용: 半夏瀉心湯에 준한다.

(注): 食傷에는 茯苓을 加하는 것이 좋다(木村博昭談).

(注): 목표는 두꺼운 白黃苔, 상복부의 통증도 포함될 수 있다.

黃連解毒湯 황련해독탕

經 《外臺》黃連 1.5 黃柏 1.5 黃芩 3.0 山梔子 2.0

龍 《萬病回春》黃連 2.0 山梔子 2.0 黃芩 3.0 柴胡 3.0 黃柏 1.5 連翹 1.5

中 《外臺》黃連 9(2) 黃芩 9(3) 黃柏 9(2) 山梔子 9(2) 水煎服

【萬病回春(上卷)(傷寒)】

龍 목표: 煩悶 乾嘔口燥 呻吟 錯語 不眠 출혈
응용: 급성열병 피부병 吐血 喀血 發狂喜笑

中 목표: 清熱瀉火 解毒 清熱化濕 止血
응용: 급성감염증(인플루엔자 일본뇌염 유행성뇌척수막염 패혈증 등) 피부화농증 등이 熱盛을 띠는 경우
각종 염증성출혈과 발진
급성간염 급성위장염 세균성설사 요로감염 급성담낭염 등이 濕熱을 띠는 경우
자율신경실조증 갱년기장애 신경증 불면증 고혈압 구내염 치통 신경성위염 등이 心火旺 肝膽相火 胃熱을 띠는 경우

(注): 本方은 苦寒性이 강하므로 熱證 이외에는 사용되지 말아야 한다.

[가감법]

漢 객혈 衄血: 加 地黃

矢 고혈압의 불면 상기 안면홍조 불안감: 加 釣鉤藤 黃耆 魚腥草

中 식도, 위점막등의 糜爛: 加 大黃

中 加 桔梗 石膏 合 小柴胡湯: 폐화농

黃龍湯 황룡탕【傷寒六書】=蔘歸承氣湯

中 大黃 9(後下) 芒硝 10(沖服) 厚朴 10 枳實 10 人蔘 6 當歸 12 桔梗 10 甘草 3 生薑 3 大棗 10 水煎服

黃土湯 황토탕【金匱要略】

經 黃土 7.0 地黃 3.0 朮 3.0 阿膠 3.0 黃芩 3.0 甘草 2.0 附子 1.0

龍 甘草 3.0 乾地黃 3.0 白朮 3.0 白河附子 3.0 阿膠 3.0 黃芩 3.0 黃土(一名 伏龍肝) 8.0/ 물 320mL를 120mL까지 달여서 2회로 나누어 복용한다.

中 伏龍肝 30(7)(달여서 찌꺼기는 버리고 이것을 물 대신 사용한다) 生地黃 9(3) 阿膠 9(3) (沖服) 炮附子 9(1) 白朮 9(3) 炙甘草 6(2) 黃芩 6(3) 水煎服

黃解散 황해산【南涯】=黃連解毒湯

經 黃連 3.0 黃芩 2.0 黃柏 2.0 山梔子 1.0/ 이상을 末로 하여 1회량 1.0 1일 3회 冷水로 하여 복용

龍 黃連 3 黃芩 2 黃柏 1 山梔子 1/ 이상의 배합으로 粉末로 하여 2.0g을 頓服

증 화농성기관지염 기관지확장증 등

經 加 大黃〔黃解丸(p.360)〕

(注): 加 甘草 2.5~3.0: 구내염(大塚敬節流)

(注): 喜笑: 漢方의 臨床, 50:10(29)

中 목표: 瀉下列缺 補氣血

응용: 大承氣湯에 준하여 氣血兩虛의 증후를 동반하는 경우

가감법

體力低下: 去芒硝 增人蔘 當歸

氣陰陽虛: 加玄蔘 麥門冬 生地黃 海蔘(新加黃龍湯 新加蔘歸湯)

【金匱要略(驚悸吐 · 下血胸滿於血)】黃連去鬚甘草 乾地黃 白朮 附子炮 阿膠 黃芩 各三兩 竈中黃土 半斤

龍 목표 · 응용: 하혈 토혈 비혈 불면

中 목표: 收澁止血 溫陽健脾 養血

응용: 하혈 혈뇨 자궁출혈 비출혈 토혈 등이 陽虛를 띠는 경우

勿 (丸散) 黃連 三兩 黃芩 黃柏 各二兩 梔子 一兩

龍 목표 · 응용: 객혈 토혈 비혈

ㅎ

黃解丸 황해환【湯本求眞】= 黃連解毒湯加大黃 (p.359)

經 黃連 3.0 黃芩 3.0 黃柏 3.0 大黃 4.0 山梔子 2.0/ 이상의 비율로 환을 만들어 1회량 2.0g을 복용한다.

龍 黃連 3 黃芩 3 黃柏 3 大黃 4 山梔子 2/ 이상의 배합으로 환약을 만들어 1회량 2.0g 복용.

回生散 회생산【華岡】

經 香附子 24.0 紫丹 24.0 人蔘 24.0 白檀 12.0 鬱金 0.6 甘草 0.6 胡椒 8.0/ 이상을 細末로 1회 1.0을 복용한다.

回首散 회수산【萬病回春】☞烏藥順氣散
《醫典》烏藥順氣散加木瓜(p.223)

【萬病回春(頭痛)】烏藥順氣散加羌活獨活木瓜
(注): <醫方口訣集>에는 烏藥順氣散加羌活 獨活 木瓜

回春茵蔯散 회춘인진산【萬病回春】= 茵蔯散 (p.255)

經 茵蔯 3.0 山梔子 3.0 茯苓 3.0 猪苓 3.0 澤瀉 3.0 蒼朮 3.0 枳實 3.0g 黃連 3.0 厚朴 3.0 滑石 3.0 燈心草 2.0

【萬病回春(五疸)】茵蔯 梔子 赤茯苓 猪苓 澤瀉 蒼朮 枳實 黃連 厚朴 滑石 各等分 右剉一劑 燈心草 一團 水煎服: 治濕熱發黃
(注):《萬病回春(五疸)》에 「茵蔯散」으로 되어 있다.

厚朴麻黃湯 후박마황탕【金匱要略】

經 厚朴 4.0 半夏 4.0 杏仁 4.0 麻黃 3.0 五味子 3.0 石膏 10.0 小麥 10.0 乾薑 1.5

龍 厚朴 5.0 半夏 5.0 麻黃 4.0 杏仁 4.0 石膏 10.0 乾薑 2.0 細辛 2.0 小麥 14.0 五味子 3.0/ 물 480mL에 먼저 小麥을 넣고 달여 익히고, 찌

【金匱要略(肺痿肺癰咳嗽上氣病)】厚朴五梁 麻黃 四兩 石膏如鷄子大 杏仁 半夏 各半升 乾薑 細辛 各二兩 小麥 一升 五味子 半升

龍 목표: 기침하면서 脈浮
응용: 백일해 기관지염 천식

꺼기를 버린 다음 다른 약재를 넣고 달여 120mL가 되면 세 번 나누어 복용한다.

厚朴三物湯 후박삼물탕【金匱要略】

經 厚朴 5.0 枳實 2.5 大黃 2.5

龍 厚朴 8.0 大黃 4.0 枳實 3.5/ 물 480mL에 먼저 厚朴 枳實을 200mL로 달인 다음 大黃을 가하여 120mL가 되게 끓여 1회 40mL씩 복용한다.

【金匱要略(腹滿寒疝)】厚朴 八兩 大黃 四兩 枳實 五枚

龍 목표: 복통 변비 복만
응용: 복통 변비

中 목표: 理氣通便

(注): 복만이 주증상이고, 변비(경향)는 부증상이다.

厚朴生薑半夏甘草人蔘湯 후박생강반하감초인삼탕【傷寒論】=厚朴生薑半夏人蔘甘草湯

經 厚朴 3.0 生薑 3.0(JP生薑 1.0) 半夏 4.0 人蔘 1.5 甘草 2.5

龍 厚朴 8.0 生薑 8.0(반드시 和生薑) 半夏 8.0 甘草 2.0 人蔘 1.0/ 물 400mL에 달여 120mL가 되게 하여 세 번 나누어 복용한다.

藥 厚朴 3.0 生薑 0.5 半夏 4.0 人蔘 2.0 甘草 2.0

【傷寒論(太陽中)】厚朴 半斤炙 生薑 半斤 半夏 半升洗 甘草 二兩炙 人蔘 一量

龍 목표 · 응용: 발한후 허증의 복창만, 개복수술후 음식을 먹으면 토할 것 같은 경우에 활용하면 좋다.

厚朴溫中湯 후박온중탕【內外傷辨惑論】

中 厚朴 6 草豆蔻 2.5 陳皮 6 木香 3 茯苓 9 乾薑 2 甘草 3

中 목표: 溫中祛寒 燥濕

厚朴七物湯 후박칠물탕【金匱要略】

經 厚朴 5.0 甘草 2.0 大黃 2.0 大棗 1.5 桂枝 1.5 枳實 3.0 生薑 3.0(JP生薑 1.0)

龍 厚朴 8.0 甘草 3.0 大黃 3.0 大棗 2.5 枳實 3.5 桂枝 2.0 生薑 5.0(또는 JP生薑 2.0)/ 물 400mL에 달여 160mL로 만들어 세 번 나누어 복용한다.

【金匱要略(腹滿寒疝)】厚朴 半斤 甘草 大黃 各三兩 大棗 十枚 枳實 五枚 桂枝 一兩 生薑 五兩

龍 목표 · 응용: 腹滿 脈浮數 식사는 평소대로
가감법
嘔: 加 半夏 5.0
설사: 去 大黃
寒多: 生薑 8.0

厚朴湯 후박탕

柴 厚朴 4.0 白朮 4.0 半夏 4.0 枳實 2.0 紫蘇葉 2.0 甘草 2.0 JP生薑 1.0

柴 응용: 虛秘

侯氏黑散 후씨흑산【金匱要略】

經 菊花 40分 白朮 10分 細辛 3分 茯苓 3分 牡蠣 3分 人蔘 3分 礬石 3分 當歸 3分 乾薑 3分 川芎 3分 桂枝 3分 桔梗 8分 防風 10分 黃芩 5分/ 이상을 細末로 하여 술로 1회 1.0g을 복용한다.

龍 菊花 4 白朮 1.0 防風 1.0 細辛 3 茯苓 3 牡蠣3 人蔘3 礬石3 當歸 3 乾薑3 川芎3 桂枝3 黃芩5 桔梗 8/ 위의 비율로 粉末하여 1일 1회 2.0g씩 술로 복용.

【金匱要略(中風歷節)】 菊花 四十分 白朮 十分 細辛 茯苓 牡蠣 各三分 桔梗 八分 防風 十分 人蔘 礬石 各三分 黃芩 五分 當歸 乾薑 芎藭 桂枝 各三分

龍 목표 · 응용: 中風 四肢煩重 心中惡寒 또는 風癲

黑膏方 흑고방【肘后方】

中 淡豆豉 鮮地黃

中 목표: 淸營凉血

黑歸脾湯 흑귀비탕☞歸脾湯(p.53)

黑豆湯 흑두탕【淺田家方】

勿 黑豆一合(炒) 桔梗 4.0 紅花 2.0 大黃 1.0 甘草 2.5

勿 治黴瘡 服輕粉 口中腐爛 齒斷出 血不止者

黑散 흑산【千金方】

勿 麻黃 2.5 杏仁 3.0 大黃 1.0

勿 治小兒變蒸 中挾時行溫病 或非變蒸時而時行者

黑錫丹 흑석단【和劑局方】

中 黑錫(研) 60 硫黃 60 川楝子 30 胡蘆巴 30 木香 30 附子 30 肉豆蔻 30 補骨脂 30 陽起石 30 沈香 30 茴香 30 肉桂 65/ 粉末을 酒糊丸하여 1일 1회 3~9g을 복용한다.

【和劑局方(卷五)】 金鈴子蒸去皮核 胡蘆巴酒浸炒 木香不見火 附子炮去皮臍 肉豆蔻麪裹煨 破故紙酒浸炒 沈香不見火鉤茴香舶上者炒 陽起石酒煮一日焙乾研細 各一兩 肉桂去皺皮不見火半兩 黑錫去滓淨秤 硫黃透明者 結砂子 各二兩

中 목표: 溫腎陽 散陰寒 鎭逆氣 定虛喘

黑逍遙散 흑소요산【女科摘要】

中 逍遙散에 生地黃 또는 熟地黃을 12g을 가한다.

中 목표: 疏肝解鬱 補血健脾 調經
응용: 逍遙散에 준하며 血虛의 정도가 심한 경우

ㅎ

인공지능총서

챗GPT와 시 읽기

학습자는 물론 교수자와 연구자에게 인공지능을 활용한 담화 생성 전략으로서의 프롬프팅 설계는 중요한 역량이다. 인공지능을 활용한 읽기는 챗봇-담화의 맥락에서 사용자가 메타읽기를 수행하는 데 도움을 준다. 시는 개인의 감상뿐 아니라 보편적 감상, 시인에 대한 전기적 이해, 시 세계와 현실 세계의 반영론적 차원 이해가 동반될 때 학습자에게 깊이 있는 읽기 질료가 된다. 인공지능은 보편적이고 일반적인 읽기 단계에 도움이 된다. 어떤 방식으로 읽느냐에 따라 독서의 새로운 방식을 이해하고 학습 과정에서 활용할 수 있다.

김웅기

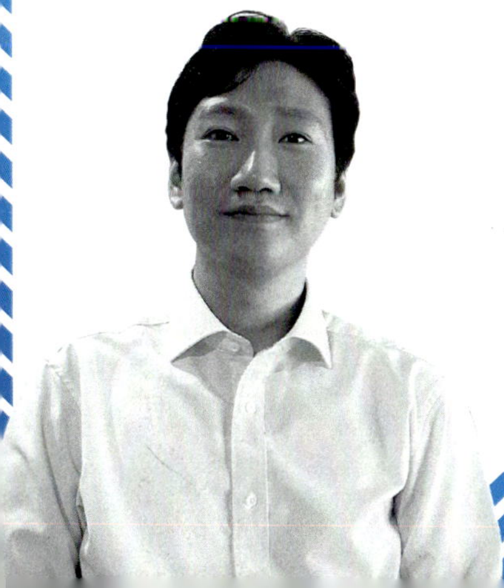

김웅기

문학평론가. 2025년 조선일보 신춘문예로 등단했다. 대구대학교 국어국문과를 졸업하고 《김수영의 변증법적 공간 연구》와 《윤곤강 시 연구》로 경희대학교 대학원 국어국문학과 석사 학위와 동 대학원 박사 학위를 받았다. 주요 연구로 AI 분야에서는 《인공지능과 문학의 미래》(2024), 《인공지능 시대의 문학》(2025)을 공저했고, "AI 시대 논증적 글쓰기를 위한 프롬프팅 연구", "챗GPT 번역 프롬프팅 연구" 등의 논문을 발표했다. AI를 활용한 현대시 향유 및 비평 작업을 위한 연구를 이어 나갈 예정이다. 경희대학교 프락시스 연구회 소속으로 《윤곤강 문학 연구》(2022), 《한국문학사와 동인지문학》(2022), 《모던 경성과 전후 서울》(2023), 《해방 이후 동인지문학》(2025) 등을 공저했다. 우리문학회 학술상, 백조학술논문상 등을 수상했다. 현재 경희대학교 후마니타스칼리지에 출강하고 있다.

표지디자인 송성재